CATALOGUE DES PIÈCES

DU

MUSÉE DUPUYTREN

PUBLIÉ

Sous les auspices de la Faculté de Médecine de Paris

PAR

M. HOUEL

CONSERVATEUR DES COLLECTIONS DE LA FACULTÉ DE MÉDECINE DE PARIS
AGRÉGÉ DE LA FACULTÉ
CHEVALIER DE LA LÉGION D'HONNEUR
MEMBRE DE LA SOCIÉTÉ DE CHIRURGIE, DE LA SOCIÉTÉ DE BIOLOGIE
ET DE LA SOCIÉTÉ ANATOMIQUE

TOME CINQUIÈME

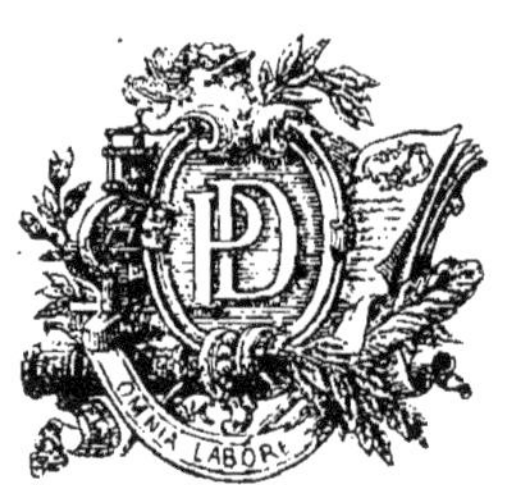

PARIS

PAUL DUPONT
ÉDITEUR
41, rue Jean-Jacques-Rousseau.

G. MASSON, ÉDITEUR
LIBRAIRE DE L'ACADÉMIE DE MÉDECINE
Boulevard Saint-Germain, en face l'École de Médecine

1880

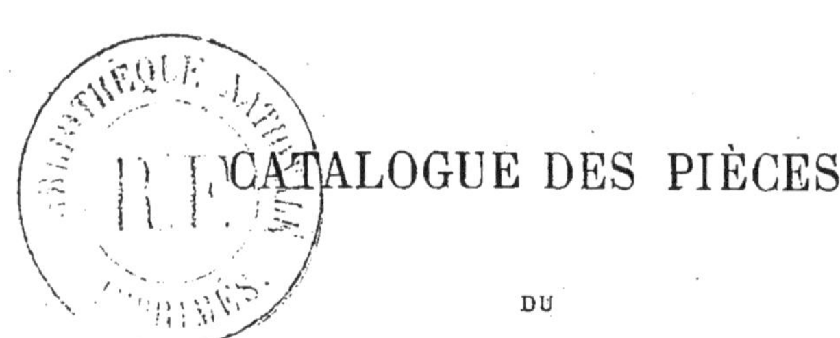

CATALOGUE DES PIÈCES

DU

MUSÉE DUPUYTREN

CATALOGUE DES PIÈCES

DU

MUSÉE DUPUYTREN

PUBLIÉ

Sous les auspices de la Faculté de Médecine de Paris

PAR

M. HOUEL

CONSERVATEUR DES COLLECTIONS DE LA FACULTÉ DE MÉDECINE DE PARIS
AGRÉGÉ DE LA FACULTÉ
CHEVALIER DE LA LÉGION D'HONNEUR
MEMBRE DE LA SOCIÉTÉ DE CHIRURGIE, DE LA SOCIÉTÉ DE BIOLOGIE
ET DE LA SOCIÉTÉ ANATOMIQUE

TOME CINQUIÈME

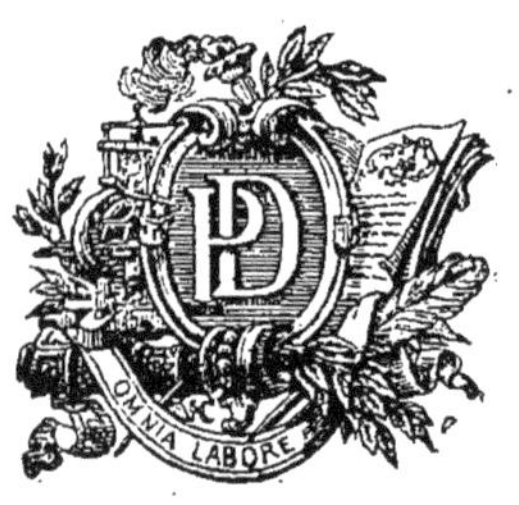

PARIS

PAUL DUPONT
ÉDITEUR
41, rue Jean-Jacques-Rousseau.

G. MASSON, ÉDITEUR
LIBRAIRE DE L'ACADÉMIE DE MÉDECINE
Boulevard Saint-Germain, en face l'École de Médecine.

1880

AVIS

Ce cinquième volume termine le Catalogue du Musée Dupuytren. Il ne reste plus que la tréatologie, qui fera l'objet d'un volume spécial, dans lequel, en même temps que je publierai le catalogue des monstres, je ferai un petit traité élémentaire, où seront résumés les beaux travaux de J.-G. Saint-Hilaire. Je m'attacherai à faire de ce sixième volume une espèce de petit traité qui permettra, un monstre donné, de le classer immédiatement.

Mais pour exécuter un travail de cette importance, il me faudra deux ans au moins. Ce n'est donc que vers la fin de 1882 que paraîtra le sixième et dernier volume du catalogue. Ce cinquième volume n'est point accompagné de photographies; si on juge nécessaire d'en faire elles paraîtront séparément plus tard.

Afin de tenir toujours le Musée Dupuytren au courant des pièces nouvelles qui sont déposées chaque année, il sera nécessaire, tous les quatre ans environ, de publier un supplément; c'est ce que je me propose de faire. Cette publication, dans un temps donné, deviendra ainsi une collection importante de faits nombreux d'anatomie pathologique, avec pièces à l'appui.

Paris, le 30 *novembre* 1880.

HOUEL.

Article 2.

LÉSIONS DU CŒCUM

Huit pièces seulement, du n° 446 au n° 453, se rapportent aux lésions du cœcum. La première, n° 446, est relative à une pérityphlite. Les pièces n°s 447, 448 sont des exemples d'helminthes, qui ont perforé le cœcum. Les pièces n°s 449 et 450 sont des exemples de corps étrangers, qui ont perforé l'appendice cœcal.

La pièce n° 451 est un exemple rare et intéressant de rétrécissement et de cloisonnement du cœcum, résultant probablement d'une invagination. Les pièces n°s 452 et 453 sont des exemples de cancer de la valvule iléo-cœcale.

N° 446. — Cœcum ; pérityphlite.

Sur ce cœcum, on constate, à la face interne, une ulcération qui a environ 7 centimètres d'étendue ; elle est couverte de nombreuses végétations, qui résultent de l'inflammation de la pérityphlite qui a existé à ce niveau.

Sur un point on voit une perforation d'environ 3 centimètres, qui a déterminé un abcès de la fosse iliaque, que l'on peut constater sur la pièce.

N° 447. — Cœcum, avec son appendice et une portion du péritoine ; vers lombrics.

Cette pièce a été trouvée sur un jeune enfant, qui avait présenté quelques symptômes de fièvre éruptive, et était mort promptement.

Il existe une perforation de l'appendice cœcal, à travers laquelle est engagé un ver lombric, qui est comme étranglé ; il bouche même la perforation si complètement, qu'il s'oppose momentanément à l'épanchement des matières dans le péritoine. On voit qu'il existe aussi sur cette pièce plusieurs vers lombrics dans le péritoine ; un d'eux était passé par l'hiatus de Winslow, dans l'arrière cavité des épiploons.

N° 448. — Cœcum ; ver lombric.

Sur cette pièce, on n'a conservé qu'une portion de cœcum, et il existe à la face postérieure près de l'appendice, une perforation du cœcum, à travers laquelle est engagé un ver lombric, dont une moitié du corps fait saillie dans la cavité péritonéale, tandis que l'autre moitié est encore contenue dans la cavité du cœcum. Le corps de l'helminthe obstrue d'une façon très exacte la perforation.

N° 449. — Cœcum ; épingle qui a traversé l'appendice vermiculaire.

Cette pièce, qui a été trouvée dans les amphithéâtres de l'Ecole pratique, provient d'un enfant qui est mort avec des tubercules pulmonaires.

On constate sur ce cœcum, qu'une épingle ordinaire, est engagée dans l'appendice vermiculaire du cœcum ; elle a ulcéré la partie de l'appendice qui adhère au cœcum. Par sa présence elle avait déterminé à ce niveau, un abcès local. Il n'existait pas trace de péritonite.

(Professeur Broca.)

N° 450. — Cœcum ; perforation de l'appendice.

Sur cette pièce, dont l'origine est inconnue, on constate qu'il existe une perforation du sommet de l'appendice vermiculaire du cœcum, par laquelle il s'est fait un épanchement dans la cavité péritonéale.

N° 451. — Portion d'intestin grêle avec le cœcum ; rétrécissement

Sur cette pièce on constate qu'il existe un rétrécissement considérable de l'intestin, qui siège au niveau de l'insertion de l'intestin grêle sur le cœcum. Cette lésion a été observée chez une jeune fille, et elle donnait lieu à la plupart des symptômes d'un étranglement interne ; le cours des matières fécales s'arrêtait pendant quelques jours pour reprendre ensuite.

Il existe sur cette pièce un rétrécissement considérable avec dilatation du bout supérieur de l'intestin. Dans le point rétréci circulairement, il existe un grand nombre de brides circonscrivant de petits orifices, en forme de crible. C'est l'origine de ces brides ou membranes qu'il est difficile d'interpréter ; il est probable que chez cette jeune fille il y a eu une invagination, et que le boudin de l'invagination s'étant gangrêné, ces brides que l'on rencontre aujourd'hui n'en sont que les débris. C'est du moins l'explication qui me paraît la plus vraisemblable. Cette pièce est donc doublement intéressante : 1° au point de vue du siège du rétrécissement ; 2° des brides fibreuses qui cloisonnent l'intestin rétréci.

(Professeur Gosselin.)

N° 452. — Cœcum avec la première portion du gros intestin; squirrhe de la valvule iléo-cœcale.

Cette pièce, qui a été déposée en 1810 dans les musées de la faculté, sans aucun renseignement, présente un squirrhe avec infiltration colloïde de la valvule iléo-cœcale. La lésion s'est étendue au colon ascendant qui est hypertrophié et perforé dans certains points.

(M. Beauchêne, *Bul. de la Fac.*, 1812, p. 36.)

N° 453. — Cœcum ; cancer ulcéré de la valvule iléo-cœcale.

Cette pièce provient d'une vieille femme. On constate du côté du cœcum, au niveau de la valvule qui a été en grande partie détruite, une vaste ulcération assez bien circonscrite, qui a été considérée comme de nature cancéreuse.

Cette lésion a été complètement ignorée pendant la vie; la malade présentait depuis longtemps des coliques accompagnées quelquefois de diarrhée abondante, même sanguinolente ; elle avait subi un amaigrissement considérable. Aucun autre organe n'avait présenté d'altération.

(M. Roulland, *Soc. anat.*, 1840, t. XV, p. 171.)

Article 3.

LÉSIONS DU GROS INTESTIN

Treize pièces seulement, du n° 454 au n° 465 inclusivement, se rapportent aux lésions du gros intestin. Les pièces n°s 454 et 455 sont des représentations d'hémorrhagies du gros intestin. Celle n° 456 d'une éruption pustuleuse.

La pièce n° 457, qui est en cire (la pièce naturelle a malheureusement été volée peu de temps après la fondation du Musée), est un exemple très rare de rétrécissement de l'S iliaque, avec dilatation du bout supérieur qui était venu se mettre en contact avec l'inférieur, et la circulation était sur le point de se rétablir, laissant sur le côté le rétrécissement.

Les pièces n°s 458, 459, 460, 461, 462, 463 et 464 sont relatives à la dysenterie ; les quatre premières sont des représentations d'après le procédé Thibert, et la pièce n° 462 est en cire.

N° 554. — Modèle, procédé Thibert, d'une portion du gros intestin, représentant des plaques d'hémorrhagies partielles.

N° 455. — Modèle, procédé Thibert, d'une portion du gros intestin, représentant une hémorrhagie générale dans le gros intestin, avec des fausses membranes.

N° 456. — Modèle, procédé Thibert, d'une portion du gros intestin, qui représente une éruption pustuleuse qui occupe la première portion du colon ascendant : colite folliculeuse.

N° 457. — Modèle en cire de la portion descendante du colon et du rectum ; rétrécissement de l'S iliaque.

Cette pièce, qui est du plus grand intérêt, est la représentation en cire de l'intestin de Talma ; la pièce naturelle a été volée au Musée peu de temps après sa fondation.

L'observation est rapportée avec de grands détails par Biet dans le *Répertoire d'anatomie et de physiologie* de Breschet. Je ne donnerai ici que les détails anatomiques de la pièce. On se demande, en voyant ce rétrécissement, comment la vie a pu se prolonger assez pour qu'il puisse atteindre ce degré.

A l'ouverture de l'abdomen, une grande quantité de liquides s'échappèrent de la cavité du péritoine. Il existe, à 18 centimètres au-dessus de l'anus, un rétrécissement circulaire d'environ 6 centimètres de longueur qui réduisait dans ce point l'intestin en un cylindre consistant et dur d'environ 9 mill. de diamètre ; la surface de ce cylindre offrait des sillons analogues à ceux d'une bourse dont l'ouverture est froncée par des cordons. La partie du gros intestin située au-dessus du rétrécissement est dilatée, et, au centre de cette dilatation, existe une ouverture irrégulièrement arrondie de 3 centimètres de diamètre ; cette ouverture donnait issue à des matières en tout semblables à celles épanchées dans le petit bassin. La partie du rectum située au-dessous du rétrécissement est réduite au volume de l'intestin grêle d'un enfant.

Les bords de l'ouverture signalée au bout supérieur de l'intestin dilaté, avaient contracté au dehors quelques adhérences avec la partie antérieure de l'intestin, immédiatement au-dessous du point rétréci, et ce dernier point de l'intestin présentait une légère ulcération qui se trouvait en contact avec la perforation que j'ai décrite au bout supérieur. On comprend facilement comment cette communication aurait pu être accidentellement rétablie pendant la vie, et permettre la sortie de quelques gaz ou de quelques matières. La partie de l'intestin rétrécie n'offrait aucune trace apparente de canal ; il n'existait donc aucune communication entre le bout supérieur du canal intestinal et son bout inférieur, que celle qui tentait à se produire, et qui se serait infailliblement établie si Talma avait encore pu vivre quelques jours.

(Professeur Breschet, *Répert. d'anat.*, t. III, p. 99.)

N° 457 a. — Portion du gros intestin ; rétrécissement, dilatation du bout supérieur.

Cette portion du gros intestin a été recueillie sur une femme qui est morte à la suite d'une hernie épiploïque de la ligne blanche. Dans l'intestin, on aperçoit une bande ulcérée d'environ 6 centimètres de hauteur ; à ce niveau, l'intestin est très rétréci au-dessus il est très dilaté et hypertrophié.

(Prof. Cruveilhier.)

N° 458. — Modèle, procédé Thibert, d'une portion de gros intestin, représentant un cas de dysenterie épidémique ; congestion de la muqueuse, hypertrophie des parois.

N° 459. — Modèle, procédé Thibert, d'une portion du gros intestin, représentant une inflammation chronique de cet organe, avec de vastes ulcérations et hémorrhagie.

N° 460. — Modèle, procédé Thibert, d'une portion du gros intestin, représentant une dysenterie avec destruction de la muqueuse et gangrène du tissu cellullaire.

N° 461. — Modèle, procédé Thibert, d'une portion du gros intestin, représentant les lésions de la dysenterie ; il existe une destruction presque complète de la muqueuse et du tissu cellullaire.

N° 462. — Modèle en cire d'une portion du gros intestin, qui représente une gangrène du côlon transverse.

L'altération, dans un point, occupe toute l'épaisseur de l'intestin, et, dans d'autres, elle se manifeste seulement par la coloration noire des valvules. La lésion s'étend jusqu'au rectum.

N° 463. — Gros intestin ; dysenterie.

Cette pièce provient d'un homme qui avait habité la Cochinchine, et il en était revenu avec une diarrhée qui s'est améliorée à son retour en France. Il a eu ensuite plusieurs pleurésies avec épanchement qui ont nécessité plusieurs ponctions et même, plus tard, l'empième. Le lobe droit du foie contenait un vaste abcès solitaire.

Mais ce sont surtout les lésions de l'intestin qui doivent nous préoccuper ici ; on a constaté à l'autopsie l'engorgement de nombreux ganglions au niveau du cœcum, où ils constituaient une masse volumineuse. La muqueuse est très épaissie et est le siège de nombreuses ulcérations. Les lésions diminuent dans le côlon transverse pour devenir plus fréquentes dans le côlon descendant. L'S iliaque est presque indemne ; c'est dans le rectum que les lésions atteignent leur plus haut degré.

Les ulcérations par place ne sont que de simples tubercules jaunâtres, indurés ; à quelques centimètres au-dessus de l'anus, les ulcérations deviennent plus étendues ; dans certains points les membranes sont presque entièrement détruites, le péritoine semble seul constituer l'unique barrière qui persiste encore.

(M. Mossé, *Soc. Anat.* (1877), 4me série, t. II, p. 649.)

N° 464. — Gros intestin; ulcération de la muqueuse, suite de colite chronique.

Cette pièce provient d'une femme de 51 ans, qui, six mois avant son entrée à l'hôpital, avait été prise de pertes de sang par le fondement, qui durèrent environ six semaines. Au moment de son entrée à l'hôpital, cette malade était profondément affaiblie; chaque fois qu'elle prenait des aliments, elle souffrait au creux de l'estomac. Au bout de quelques heures, elle était prise de diarrhée et d'hémorrhagie.

Comme la malade souffrait de tout le ventre, on explora avec soin la paroi abdominale, et l'on ne constata la présence d'aucune tumeur, ce qui n'empêcha pas de supposer que les parois du gros intestin étaient atteintes de dégénérescence cancéreuse, dans un point inaccessible au toucher. Un examen plus prolongé, permit de constater que la malade ne rendait pas seulement du sang en allant à la selle, mais encore qu'il s'échappait continuellement par l'anus, un liquide sanieux et fétide. Cette fétidité était telle, qu'on fut obligé de changer cette malheureuse femme de salle plusieurs fois.

Le traitement consista en lavements laudanisés, pilules d'opium, cataplasmes sur le ventre. La malade continuant à s'affaiblir, elle succomba un mois après son entrée à l'hôpital.

Autopsie. — Les lésions étaient exclusivement bornées à l'intestin. L'intestin grêle au voisinage de la valvule iléo-cœcale, était un peu injecté, et sa muqueuse était ramollie. Le gros intestin, comme on le constate sur la pièce, outre qu'il présentait une injection considérable, offrait dans toute son étendue de nombreuses ulcérations de la muqueuse, dont on ne retrouvait plus que de petits îlots circonscrits de toutes parts. La muqueuse est détruite dans les deux tiers environ de son étendue.

(M. Coffin.)

N° 465. — Produits pseudo-membraneux.

Ces produits pseudo-membraneux ont été rendus dans les selles, par une femme affectée de colite chronique et avaient été pris pour des helminthes.

(Professeur Cruveilhier.)

Article 4.

LÉSIONS DU RECTUM.

Vingt-neuf pièces, du n° 466 au n° 494 inclusivement, sont des exemples de lésions diverses du rectum. Je n'établirai point de subdivisions; je vais seulement indiquer dans ces généralités les pièces les plus remarquables de cet article.

Les pièces nos 466, 467, 467 *a*, sont des corps étrangers venus du dehors et introduits dans le rectum. La première est une choppe d'un volume considérable qui a pu être extraite par M. Nélaton, à l'aide d'un forceps et sans la briser. La seconde, n° 467, est une portion de manche de pelle de boulanger, la troisième un couteau.

Six pièces, nos 468, 469, 470, 471, 472 et 473, sont des exemples de rétrécissements du rectum ; sur les quatre premières pièces, le rétrécissement est très probablement de nature syphilitique; sur la pièce n° 472, il existe une fistule recto-vulvaire.

Les deux pièces nos 474, 475 sont des exemples assez rares de dilatation énorme du rectum et d'une grande partie du gros intestin. J'ai dit rares, et j'y reviens ici avec intention, à cause de la distension énorme qu'a subie l'intestin sur ces deux pièces. Cette distension a été produite par un rétrécissement. Dans la première pièce, il résulte d'une torsion, et dans la seconde, n° 475, d'une imperforation de l'anus qui a été opérée. Ces distensions exagérées de l'intestin dans ces deux cas ont pu donner naissance à une erreur de diagnostic.

Quatre pièces, nos 477, 478, 479, 480, sont des exemples d'hémorrhoïdes. La pièce n° 481 est un kyste de la marge de l'anus, probablement consécutif à une ancienne hémorrhoïde.

Les pièces nos 482, 483, 484 sont des spécimens de polypes du rectum, et la pièce n° 485 de végétations polypeuses multiples.

Les pièces nos 487, 488, 489, 491, 492 et 493 sont des exemples de cancers du rectum ; sur les pièces nos 487, 488 et 492, la tumeur siège à environ cinq centimètres au-dessus de l'anus, sur celle n° 489 à 12 centimètres ; enfin, sur les pièces nos 491 et 493, la tumeur commence à l'anus même.

N° 466. — Corps étranger du rectum ; choppe.

Cette pièce est malheureusement sans renseignements. Je sais seulement que cette choppe a été extraite du rectum d'un homme, dans lequel elle était complètement introduite. Cette extraction a été faite par le professeur Nélaton à l'aide d'un forceps et sans briser le verre.

Cette choppe en verre moulé, comme on les faisait à cette époque, est beaucoup plus volumineuse que celles que l'on fait aujourd'hui ; elle a 14 centimètres de hauteur, vingt de circonférence à sa partie inférieure ou fond, et 26 à sa partie supérieure ; elle avait pénétré en totalité dans le rectum.

(Prof. Nélaton, 1865.)

N° 467. — Portion de manche de pelle, longue de 22 centimètres, introduite dans le rectum ; extraction.

Cette pièce provient d'un homme de 61 ans, boulanger, qui s'est introduit dans le rectum l'extrémité d'un manche de pelle à enfourner le pain. Le toucher rectal pratiqué, le malade étant couché sur le côté droit, permettait à l'index de sentir très haut, à 8 ou dix centimètres environ, un corps dur et raboteux qu'il était cependant impossible de saisir avec les doigts, ni avec des pinces à anneaux ordinaires.

M. Gillette fit coucher le malade sur le dos et dans la position d'une femme examinée au spéculum. Deux doigts introduits dans la cavité rectale, atteignaient plus facilement le corps étranger, mais ne pouvaient l'amener au dehors. On put alors, à l'aide de tenettes, en guidant cet instrument avec les doigts de la main gauche, saisir le morceau de bois, l'attirer en bas, en lui faisan suivre la courbure du sacrum.

Avant l'extraction, le palper abdominal permettait de constater dans la fosse iliaque la présence d'un corps dur et résistant ; il était en effet situé en grande partie dans l'S iliaque ; car la longueur moyenne du rectum étant de 20 à 22 centimètres, si on y ajoute celle de cette portion de manche de pelle qui est de 22 centimètres, plus la distance de 10 centimètres que parcourait le doigt avant de l'atteindre, on a 30 ou 32 centimètres. Ce corps étranger, qui a 4 centimètres de diamètre, n'avait déterminé aucun accident du côté de l'abdomen.

(M. Gillette, *Soc. de chir.*, 1877, t. III, p. 684.)

N° 467 a. — Couteau de cuisine qui a été introduit dans le rectum.

Ce couteau de cuisine a été trouvé sur un homme de soixante ans qui se l'était introduit par le rectum, un mois environ avant l'extraction. Deux jours après l'introduction, le malade fut obligé de cesser son travail. Lorsqu'il vint à l'hôpital Saint-Louis, il racontait qu'il s'était assis par mégarde sur un couteau planté par la pointe sur une table.

Lorsque M. Ledentu examina ce malade, il constata que la fesse droite présentait une tumeur inflammatoire ; sous la peau on sentait la pointe du couteau. Le toucher rectal faisait percevoir très haut le manche du couteau. Une large incision fut pratiquée sur la fesse à 7 ou 8 centimètres de l'anus, à l'endroit où la pointe faisait saillie. La pointe du couteau put être saisie par une pince, et le couteau tout entier fut extrait. Pendant la chloroformisation, on a pu compléter l'histoire de ce fait par les aveux du malade. Il a avoué que la première version était fausse, et a confessé sa distraction en ces termes pittoresques : *C'est moi-même qui se l'est fait.*

(M. Le Dentu, *Soc. de chir.*, 1879, t. V, p. 594.)

N° 468. — Rectum ; rétrécissement de nature probablement syphilique.

Cette pièce provient d'une femme de 25 ans qui était syphilitique. On constate qu'il existe à l'orifice externe de l'anus plusieurs condylômes ; au-dessus, la muqueuse est boursouflée et présente un certain nombre de saillies mamelonnées qui la rendent bosselée inégale.

Au-dessus de ce point, au niveau de la jonction avec la portion ampullaire, existe un rétrécissement qui était surtout notable pendant la vie. Il est formé par un tissu dur, inextensible. Ce rétrécissement se trouve à 4 ou 5 centimètres au-dessus de l'orifice de l'anus, à l'union de la portion sphinctérienne et ampullaire. Le rétrécissement sur cette pièce a une épaisseur considérable, et il paraît de nature fibreuse. La couche musculaire est légèrement hypertrophiée, mais sans induration notable.

Au-dessus du rétrécissement, dans une étendue de 10 à 12 centimètres, existe sur toute la périphérie de l'intestin, une érosion de la muqueuse ; la surface de l'intestin est lisse. Cette érosion consiste dans une destruction de l'épithélium et des couches superficielles du derme, plus particulièrement de la couche glandulaire ; d'où il résulte que la surface de l'organe est constituée par le derme plus ou moins épaissi, et n'est plus revêtue que par un épithélium. M Robin, qui a examiné cette pièce, dit : La surface lisse érodée, ne présente que des épithéliums mucléaires; il n'y a que de rares cellules d'épithélium cylindrique, elles ne forment pas une membrane continue. Au-dessous se voient de la matière amorphe et des fibres de tissu cellulaire élastique. Les fibres musculaires à ce niveau, sont très hypertrophiées, et l'intestin a de 4 à 6 millimètres au lieu de deux.

La limite entre la ligne de démarcation de la muqueuse saine et la grande érosion, est indiquée par un contour festonné, au niveau duquel la transition entre la partie saine et la partie malade est brusque. De sorte que le rectum est à peu près sain à sa partie supérieure.

(Professeur Gosselin, *Arch. gén. de méd.*, 1854, p. 666.)

N° 469. — Rectum ; rétrécissement, très probablement de nature syphilitique, observé chez une femme.

Cette pièce provient d'une femme syphilitique. Ce rétrécissement a la plus grande analogie avec la pièce précédente, n° 470.

Comme sur cette pièce, il existe des condylomes au niveau de l'anus qui était très rétréci à la partie supérieure de l'ampoule. Au-dessus de ce rétrécissement, l'intestin est lisse et ulcéré dans une étendue de 11 centimètres, et cette surface lisse se termine par un bord festonné, au-dessus duquel la muqueuse de l'intestin reprend son caractère normal.

(Professeur Gosselin, 1854, p. 666.)

N° 470. — Rectum ; rétrécissement probablement syphilitique observé sur une femme.

Sur cette pièce l'altération est moins nette, moins bien caractérisée que sur les deux précédentes. La pièce est en outre sans renseignements.

On constate au niveau de l'anus la présence de plusieurs condylomes; dans l'ampoule existent de nombreuses ulcérations, et au-dessus un rétrécissement considérable. Dans toute cette région, les tissus sont notablement hypertrophiés et indurés.

Le rectum, dans une étendue d'environ 10 centimètres au-dessus du rétrécissement, présente une destruction de la couche épithéliale de la muqueuse, avec des dépressions en cul-de-sac, mais qui n'ont point déterminé de fistules. La limite supérieure de la lésion est beaucoup moins nette que sur les deux pièces précédentes, nos 468 et 469.

(Professeur Broca.)

N° 471. — Rectum ; rétrécissement du rectum, de nature probablement syphilitique.

Cette pièce a été recueillie sur un homme âgé de 26 ans, mort à l'hôpital du Gros-Caillou. Il était entré pour une diarrhée qui se supprima bientôt, puis reparut, fut de nouveau arrêtée, et cette fois pour ne plus revenir. Deux mois avant sa mort, ce malade se plaignait d'une certaine difficulté à prendre des lavements ; le toucher fut pratiqué, et l'on constata un rétrécissement du rectum tellement prononcé que, dans le bourrelet dur dont il était formé, il était impossible d'engager l'extrémité du doigt. Des bougies furent introduites et une garde-robe eut lieu. On apprit alors du malade que, plusieurs mois auparavant, il était entré au Val-de-Grâce pour y être traité d'un chancre induré de la verge, et qu'il était sorti guéri au bout de cinq ou six semaines après avoir été cautérisé plusieurs fois avec le nitrate d'argent, sans qu'aucun traitement syphilitique lui eût été prescrit.

L'examen de la verge montra en effet la cicatrice du chancre ; mais le rétrécissement du rectum était-il de nature syphilitique? M. Depaul pense qu'il était permis de le penser. L'iodure de potassium fut alors donné à la dose de 0,50 centigrammes par jour pendant six semaines, mais sans produire aucune modification avantageuse. Loin de là, les accidents ne firent que s'accroître. Les intestins se distendirent considérablement, il se forma un épanchement rapide dans la cavité péritonéale, avec prostration des forces, affaiblissement du pouls, et le malade succomba dans un état cachectique.

Autopsie. Il existait une dilatation énorme de l'intestin, surtout des côlons qui avaient le volume de la cuisse; il y avait accumulation de gaz et de matières fécales.

La partie inférieure du rectum est transformée en une masse volumineuse, d'une apparence lardacée, et dans laquelle l'intestin est comme enchâssé; l'épaisseur est surtout considérable en arrière. Cette masse, qui n'a pas été examinée au microscope, a l'aspect des tumeurs que l'on décrit sous le nom de squirre du rectum, c'est-à-dire qu'il existe un tissu fibreux très dense criant sous le scalpel. Il existait en outre, dans le péritoine, un grand nombre de petites tumeurs arrondies, variables en consistance, que leur aspect a fait supposer être de nature colloïde. Les ganglions mésentériques ne présentaient d'altération qu'au voisinage de la région diaphragmatique. Les viscères ne contenaient aucune autre altération.

Prof. Depaul, *Soc. anat.*, 1855, p. 501.)

N° 472. — Rectum avec l'utérus, le vagin et la vessie; rétrécissement du rectum, fistule recto-vulvaire.

Cette pièce provient d'une femme de 28 ans, qui était entrée à l'hôpital de Lourcine, pour une fistule recto-vulvaire, dont elle était affectée depuis cinq ans. Cette femme avait plusieurs chancres; pendant son séjour à l'hôpital, qui a été d'environ deux mois, elle a présenté des symptômes d'un rétrécissement du rectum qui a été également reconnu par le toucher.

On constate sur cette pièce, que les ovaires adhèrent intimement ainsi que les trompes au corps de l'utérus surtout à droite. L'anus ne présente ni condylomes ni hémorrhoïdes. Le rectum a été incisé verticalement à sa face postérieure ; la muqueuse de la partie inférieure du rectum est chagrinée, elle rappelle assez bien l'aspect d'une cicatrice de brûlure, et présente en outre des ulcérations, les unes superficielles, les autres profondes, mais ne dépassant pas les tuniques qui sont hypertrophiées. A 2 centimètres environ de l'orifice anal, se trouvent peux petites ouvertures laissant passer une sonde de femme, qui aboutissent à l'orifice vulvaire : ce sont les orifices rectaux de la fistule.

Le calibre du rectum est notablement diminué dans une hauteur de 10 à 20 centimètres. L'ampoule rectale est complètement effacée; à 8 centimètres de l'anus, existe une tumeur, qui se continue sans ligne de démarcation avec les tuniques hypertrophiées de la portion inférieure du rectum.

Cette tumeur a 6 ou 8 centimètres de hauteur; son épaisseur est plus considérable à la partie postérieure qu'à l'antérieure. La muqueuse qui tapisse cette portion du rectum est érodée et ulcérée. Les limites supérieures de l'ulcération ne sont point nettes ni régulières. M. Verneuil n'a trouvé dans la tumeur que des éléments fibro-plastiques et des fibres musculaires hypertrophiées.

Une longue discussion s'est élevée au sein de la Société anatomique, pour savoir si cette lésion devait se rapporter aux lésions syphilitiques de l'intestin ou à un cancer.

(M. Provent, *Soc. anat.*, 1855, t. XXX, p. 18.)

N° 473. — Rectum avec une portion du gros intestin ; rétrécissement du rectum.

Sur cette pièce, qui est sans renseignements, on constate l'existence d'un rétrécissement très considérable du rectum. Ce rétrécissement est situé à quatre centimètres au-dessus de l'anus ; il est circulaire et paraît dû à une cicatrice.

Immédiatement au-dessus, le gros intestin acquiert une dimension énorme. Cette dilatation avec épaississement des parois, s'étend à tout le colon. Dans un point existe une ulcération au fond de laquelle existe une perforation.

(M. Poumet.)

N° 474. — Portion du gros intestin ; dilatation considérable de l'S iliaque.

Cette pièce provient d'un ancien militaire, qui vint à l'hôpital de la Pitié, après trois jours de constipation opiniâtre. Le ventre était considérablement distendu ; le ballonnement, le météorisme indiquaient une tympanite. La sonorité s'étendait jusque dans les gouttières vertébrales. Le foie était refoulé très haut, la dyspnée n'était pas excessive, il n'y avait ni nausées ni vomissements. Les purgatifs répétés restèrent sans résultat ; les lavements ne pouvaient pénétrer.

Déjà, il y a cinq ans, ce malade avait éprouvé des accidents semblables, qui avaient cédé à des onctions avec un liniment camphré. Ce moyen échoua cette fois et, vingt-quatre heures après son entrée à l'hôpital, le malade mourut.

On constata, sur cette pièce, une dilatation générale de tout le tube digestif et de l'estomac lui-même, mais principalement du colon descendant qui forme une énorme cavité qui était remplie de matières. Les tuniques intestinales sont hypertrophiées.

L'obstruction siégeait à la partie supérieure du rectum et était formée par la torson du rectum, entraîné et déplacé par le côlon distendu. La lumière du canal se trouvait ainsi obstruée par ses parois, contournées sur elles-mêmes.

(M. Oulmont, *Soc. anat.*, 1842, t. XVII, p. 336.)

N° 475. — Moitié inférieure du gros intestin avec le rectum ; dilatation hypertrophique considérable.

Cette pièce provient d'un homme âgé de 38 ans, qui entra le 21 juin à l'hôpital de la Charité, dans le service de M. le professeur Vulpian. Ce malade était né avec une imperforation de l'anus qui fut opérée avec succès ; mais pendant sept ans il a été obligé de se servir d'une canule pour la défécation. Au bout de ce temps, il put aller à la selle d'une façon normale.

A l'âge de 18 ans, ce malade eut une pleurésie; en 1870, il eut une première attaque de rhumatisme, qui se renouvela environ deux ans avant son entrée à l'hôpital.

Mais ce qu'il importe de constater, c'est que depuis son enfance, B. a éprouvé des troubles intestinaux caractérisés par une constipation opiniâtre: il restait habituellement quatre ou cinq jours sans aller à la selle, et avait un gonflement du ventre qui apparaissait une heure ou deux après le repas. Ce gonflement s'accompagnait d'un notable malaise avec sensation d'étouffement; il disparaissait aussitôt après l'évacuation d'une quantité considérable de gaz.

B. faisait remonter les débuts de sa maladie actuelle à trois mois. Vers cette époque, il remarqua que le gonflement habituel de son ventre, au lieu de se dissiper comme les autres fois, persistait. Ce gonflement, d'abord léger, augmenta peu à peu, et bientôt envahit tout l'abdomen.

Au premier coup d'œil, M. Vulpian fut frappé du volume énorme que présentait le ventre de ce malade. Il était uniformément distendu, mais cependant il faisait saillie en carène sur toute la longueur de la ligne blanche ; l'épigastre était le point où il était le plus saillant ; c'est là, du reste, que la masse intestinale paraissait s'être réfugiée. En effet, à ce niveau, existait une sonorité exagérée qui dénotait l'accumulation de gaz dans cette région. A mesure que la percussion s'éloignait, on trouvait tout autour de cette saillie, une matité qui devenait complète dans les deux flancs et dans toute la région sous-ombilicale.

Dans les parties mates, on percevait très nettement la sensation de flot, quand l'on frappait avec le bout des doigs sur un des flancs, l'autre main étant appliquée sur la région ombilicale ou sur l'autre flanc.

Les veines de la peau de l'abdomen étaient considérablement dilatées, et formaient un réseau très-apparent.

Le foie paraissait avoir diminué de volume, mais il était difficile de le délimiter à cause du développement exagéré de l'abdomen. La respiration était courte, et au moindre effort il y avait de l'essoufflement.

On porte le diagnostic : *ascite symptomatique d'une cirrhose du foie*. On croit qu'il existe une grande quantité de liquide, quinze litres environ.

Le lendemain de son entrée, le 22 mai, le malade se plaint d'avoir eu la veille, vers le soir, une de ses crises, consistant en une sensation d'étouffement qui le force à s'asseoir ou à se lever, qui s'est dissipée comme d'habitude après qu'il a rendu quelques gaz. Il paraît que dans les crises, le malade se couchait parfois à plat ventre à terre, se frappait l'abdomen sur le sol, et qu'ainsi il parvenait à expulser des gaz, et à faire cesser son attaque de dyspnée. M. Vulpian renommande à son interne, M. Raymond, de se tenir prêt à pratiquer une ponction abdominale si les phénomènes de dyspnée et d'asphyxie se reproduisaient avec plus d'intensité encore que la veille.

Le 23, au matin, même état que la veille; vers 3 heures de l'après midi, le malade va au cabinet d'aisances. Au bout d'un quart d'heure à vingt minutes, on l'y trouva couché sur le ventre, faisant quelques efforts pour se presser le corps sur le sol; mais déjà il marmottait des paroles incompréhensibles, il était cyanosé, paraissait sur le point d'être asphyxié, et il mourut.

A l'ouverture de la cavité abdominale, dont les parois étaient très amincies, le couteau ayant éraillé une partie de l'intestin, il y eut subitement un dégagement de gaz avec issue des matières fécales, noirâtres, à demi-liquides; ce dégagement fut précédé d'une détonation assez forte, projetant au loin les matières fécales; en même temps, l'intestin s'ouvrait sur une longeur de 30 centimètres. Un énorme poche remplissait toute la cavité abdominale depuis la partie inférieure jusqu'au diaphragme, refoulant ce muscle, non seulement vers la cavité thoracique, mais avec lui l'intestin grêle, l'estomac et le foie.

Il fut reconnu que cette poche énorme n'était autre chose que l'S iliaque et le rectum très dilatés et remplis de matières noirâtres très molles. Il n'y avait pas de traces de liquide dans la cavité abdominale; les autres portions de l'intestin étaient blotties dans le fond de cette cavité et paraissaient très diminuées de volume. Après avoir vidé l'S iliaque et le rectum des matières qu'ils renfermaient, on évalua la quantité de ces matières à la valeur de 20 litres.

La dilatation commence au-dessous de l'S iliaque, qui est également beaucoup augmenté de volume. Le rectum est aussi très dilaté jusqu'à l'anus: c'est au niveau de l'ampoule rectale et un peu au-dessus que la dilatation atteint son maximum.

L'épaisseur des parois de l'intestin, au niveau de la dilatation, est considérablement accrue; les trois tuniques sont épaisses, mais c'est la tunique musculaire qui, à la simple vue, paraît l'être le plus. Sur la face interne de l'intestin, on remarque des éraillures plus ou moins profondes, plus ou moins étendues, qui semblent dues à la distension des parois par les matières et les gaz.

Ces éraillures paraissent avoir été produites après la mort, lorsque de nouveaux gaz venant à se développer, ont fait augmenter dans une énorme proportion le volume de l'abdomen. La mensuration a donné les résultats suivants:

Circonférence au niveau du rectum dans la plus grande largeur, 70 centimètres.

Longueur totale, 90 centimètres.

La portion supérieure du gros intestin, qui était aussi un peu dilatée, contenait des matières analogues à celles de l'S iliaque et du rectum. On y rencontra des corps étrangers de toute espèce: des phalanges entières de lapin ou de lièvre, des boutons, des noyaux de fruits incrustés de matières calcaires.

(Professeur Vulpian, *Clinique médicale de la Charité*, 1879, p. 197 et 247.)

N° 476. — Anus de la pièce précédente; rétrécissement.

Au moment de la naissance de cet homme, il existait une imperforation de l'anus. Cette imperforation fut opérée avec succès, mais pendant sept ans, ce malade a été obligé de se servir d'une canule pour la défécation; au bout de ce temps il put aller à la selle d'une facon normale.

Sur cette pièce, l'anus se présente à l'endroit où se terminait la dilatation du rectum, sous la forme d'un anneau assez rétréci, dans lequel le doigt pénètre difficilement. L'ouverture anale est conforme à celle d'un anus normal.

(Professeur Vulpian, *Clinique médicale de la Charité*, 1879, p. 197 et 247.)

N° 477. — Rectum; injection des veines qui constituent les hémorrhoïdes.

Cette pièce, dont les veines sont injectées, est destinée à montrer le mode de distribution et d'anastomose des veines qui ramènent le sang du rectum. Sur cette préparation sèche, on constate que le tronc de la veine mésentérique inférieure s'est divisée en deux branches principales qui longent chacune un côté du rectum; puis, à une certaine distance de l'anus, on les voit perforer perpendiculairement les tuniques de cet intestin pour se distribuer à la muqueuse. C'est à peine s'il s'en détache quelques ramuscules pour les autres couches du rectum. Les veines hémorrhoïdales supérieures semblent être, en conséquence, les veines propres de la muqueuse rectale.

Près de l'anus, se voient des dilatations veineuses en forme de bosselures qui tendent à s'isoler; elles constituent alors de petites cavités, ou complètement closes, ou communiquant encore avec un rameau veineux voisin. Ce sont des hémorrhoïdes commençantes, exclusivement formées par la terminaison de la veine mésentérique inférieure, qui rampent dans l'étendue de 10 centimètres entre la muqueuse et la membrane musculeuse.

(Professeur Verneuil, *Soc. anat.* 1855, t. XXX, p. 175.)

N° 478. — Rectum; hemorrhoïdes internes.

Cette pièce a été recueillie par M. Gosselin, sur un homme de 58 ans, qui, depuis plus de 25 ans, était tourmenté par des hémorrhoïdes internes. Ces hémorrhoïdes formaient à chaque défécation, un prolapsus difficile à réduire. Il existait aussi des hémorrhoïdes externes ou cutanées, qui s'enflammaient un peu après chacune des inflammations consécutives au prolapsus des hémorrhoïdes internes.

M. Gosselin s'est proposé d'étudier sur cette pièce la disposition des veines. Pour cela, il a poussé une injection de haut en bas, par le tronc de la petite veine mésaraïque, et une autre, par une des veines dorsales de la verge, et il a ensuite séparé la muqueuse des autres membranes de l'intestin.

Il a constaté que, dans chacune des hémorrhoïdes externes, il n'y avait qu'une seule veine, deux au plus, et que la tumeur était principalement formée de tissu cellulaire hypertrophié.

Au contraire, il a vu que les trois ou quatre paquets formant le bourrelet interne, étaient constitués par la muqueuse sans hypertrophie ni de son derme, ni de son tissu cellulaire sous-jacent, mais par une grande quantité de veines sous-jacentes à la muqueuse et la soulevant. Chacun de ces amas est formé par huit ou dix veines, plus grosses que des plumes de corbeau, flexueuses, paraissant peu anastomosées entre elles, se terminant toutes en culs-de-sac, et ne communiquant pas directement avec les veines beaucoup moins nombreuses qui se trouvent dans les hémorrhoïdes externes.

En un mot : Indépendance des deux variétés d'hémorrhoïdes ;

Structure plus celluleuse que variqueuse des hémorrhoïdes externes ;

Structure exclusivement variqueuse (et abondamment variqueuse) des hémorrhoïdes internes.

(Professeur Gosselin, 1864).

N° 479. — Portion de la muqueuse rectale ; injection des veines ; tumeurs hémorrhoïdales.

Sur cette pièce, qui a beaucoup d'analogie avec la précédente, on constate une injection des veines qui se rendent aux tumeurs hémorrhoïdales.

(Professeur Gosselin, 1864.)

N° 480. — Rectum ; hémorrhoïdes volumineuses.

Cette pièce provient d'une vieille femme de l'hôpital de la Salpêtrière, qui était atteinte depuis plusieurs années d'une constipation opiniâtre. Lorsqu'elle vint à l'infirmerie, elle n'avait point été à la selle depuis trois semaines.

On lui administra plusieurs lavements en enfonçant profondément une canule dans le rectum ; bientôt il survint une diarrhée abondante à laquelle elle succomba.

On constate, sur cette pièce, qu'il existe quelques tumeurs hémorrhoïdales externes, et au-dessus de l'anus un certain nombre de tumeurs internes. De plus, dans l'étendue d'environ 12 centimètres, la muqueuse a été exulcérée; elle présente des brides cicatricielles qui rétrécissaient le rectum à tel point, que l'on avait de la difficulté à y introduire le doigt indicateur. La délimitation de ces exulcérations, qui ressemblent beaucoup à celles décrites par M. Gosselin, n'est point nette. On constate sur la paroi latérale droite du rectum, une large perforation isolée, d'environ 1 centimètre de diamètre, qui conduisait à un foyer purulent placé entre le rectum et le sacrum. On peut se demander si cette perforation résulte d'une ulcération, ou bien si elle a été produite par l'introduction des canules.

(M. Gaubric, *Soc. anat.*, 1844, t. XVI, p. 12.)

N° 481. — Kyste du rectum.

Ce kyste a été enlevé de la marge de l'anus; la tumeur existait depuis longtemps et avait des parois minces. La cavité se vidait spontanément et contenait un liquide chocolat. Il est probable que cette tumeur résultait d'une ancienne varice ampullaire.

(Professeur Laugier.)

N° 482. — Polype du rectum.

Ce polype, du volume d'une grosse noisette, a été excisé du rectum d'un enfant de 6 ans. La tumeur était pédiculée; le pédicule a environ 2 millimètres. Elle est constituée par un tissu fibreux qui présente une disposition spongieuses aréolaire.

(M. Pigné, 1838.)

N° 483. — Polype du rectum.

Ce polype, du volume d'une noisette, provient d'une jeune fille de 4 ans. Il a été détaché du rectum par une chute sur le fondement, au moment où le polype faisait saillie par l'effort de la défécation. Ce polype avait un pédicule très petit.

(M. Combes, 1852.)

N° 484. — Tumeur fibreuse du rectum.

Ce polype du rectum, très volumineux, a été recueilli sur un homme de 57 ans qui s'est toujours bien porté. 2 ans avant l'extirpation de sa tumeur, il fut pris d'une hémorrhagie rectale ; à partir de cette époque, il est allé en s'affaiblissant, il éprouvait constamment un malaise rectal et rendait sans cesse des mucosités sanguinolentes. Dans les efforts de la défécation, la tumeur sortait plus ou moins complètement. Il était entré à la maison de santé pour se faire traiter d'une dysenterie ; une exploration rectale fit découvrir une tumeur molle, élastique ; elle était insérée par une large base à la paroi postérieure de l'intestin.

On constate sur cette pièce, que le polype est considérable : il a 9 centimètres de hauteur sur 6 de large ; sa structure est fibreuse, il est un peu lobulé. Il a été enlevé sans perte de sang notable par écrasement linéaire.

(M. Demarquay, *Soc. de chir.*, 1866, 2me série, t. VII, p. 378.)

N° 485. — Rectum ; végétations polypeuses multiples de la muqueuse.

Sur cette pièce, on constate l'existence d'un rétrécissement considérable de la partie inférieure du rectum. Ce rétrécissement s'étend depuis la marge de l'anus jusqu'à 5 centimètres au-dessus. La muqueuse est parsemée d'une multitude de petites végétations cylindriques.

A 5 centimètres environ au-dessus de l'anus, existe un rétrécissement cylindrique, fibreux, inextensible, qui diminuait le calibre de l'intestin de moitié, et au-dessus de lui existe une végétation volumineuse pédiculée : elle a 6 centimètres de long. Dans le reste de l'étendue du rectum, les membranes musculeuses et muqueuses sont hypertrophiées, et le calibre de cet intestin était presque doublé.

(M. Gaubric, 1842.)

N° 486. — Modèle, procédé Thibert, d'une portion du rectum qui est criblée d'ulcérations de la muqueuse, qui avaient donné lieu à de nombreuses hémorrhagies.

N° 487. — Moitié inférieure du rectum ; cancer du rectum.

Sur cette pièce, on constate à 5 centimètres environ au-dessus de l'anus, à la face interne du rectum, une bride circulaire très indurée, au niveau de laquelle cet intestin augmente brusquement d'épaisseur. Cet épaisseur, au niveau de la bride, a plus de 2 centimètres. Dans la portion comprise au-dessous jusqu'à la marge de l'anus, les parois intestinales sont envahies par une dégénérescence cancéreuse qui en diminue notablement le calibre.

(Professeur A. Bérard, 1842.)

N° 488. — Portion du rectum; cancer colloïde.

Sur cette pièce on observe qu'à 5 centimètres environ de l'anus, la muqueuse du rectum dans une étendue d'environ 8 centimètres en hauteur, est ulcérée ; les parois en sont très épaissies circulairement. A la partie centrale de cette altération cancéreuse du rectum, il existe une perforation circulaire d'environ 1 centimètre de diamètre de la cloison recto-vésicale, d'où résultait une fistule.

N° 489. — Rectum ; cancer.

Sur cette portion d'intestin qui est sans renseignements, on constate à la face interne du rectum, à 12 centimètres environ au-dessus de la marge de l'anus, une tumeur cancére u encéphaloïde, qui a un volume considérable, celui du poing environ.

Cette tumeur est développée dans l'épaisseur des parois du rectum. La surface est ulcérée, fougueuse. La tumeur est multilobulaire; deux des lobes sont aplatis et reposent sur une base large, le troisième est pediculé. Cette tumeur rétrécissant l'intestin, le bout supérieur est dilaté légèrement.

(Professeur Hallé, 1797.)

N° 490. — Rectum ; tumeur cancéreuse.

Modèle en cire de la pièce précédente.

(Professeur Hallé, 1797.)

N° 491. — Portion inférieure du rectum ; cancer.

Sur cette pièce on constate que le fibro-sarcôme qui siège à la partie inférieure du rectum, a une longueur d'environ 7 centimètres. La tumeur a envahi circulairement tout l'intestin dont les parois ont une épaisseur considérable; dans certains points elles ont 4 centimètres. La face interne du rectum est profondément ulcérée; on y retrouve encore, par place, quelques fibres musculaires. Il existait un rétrécissement considérable; la lésion cesse assez brusquement à sa partie supérieure, et au-dessus il existe une dilatation.

(M. Ricord, 1844.)

N° 492. — Rectum avec la vessie ; cancer du rectum.

On constate sur cette pièce un fibro-sarcome du rectum, qui est ulcéré. La tumeur qui entoure complètement le rectum, a envahi toutes les tuniques de cet intestin et la plus grande partie du tissu cellulaire pelvien ; dans certains points, elle a jusqu'à cinq centimètres d'épaisseur.

Cette tumeur commence à quatre centimètres au-dessous de la marge de l'anus, et s'étend à douze centimètres au-dessus. La vessie est saine. Le rectum est considérablement rétréci au niveau du cancer, dont la partie inférieure seule est ulcérée. Au-dessus de la tumeur dont la partie supérieure est mal délimitée, l'intestin est dilaté et les parois sont légèrement amincies.

(Professeur Grisolle, 1840.)

N° 493. — Rectum; sarcôme mélanique primitif.

Cette pièce a été recueillie sur une femme de 54 ans, qui avait des alternatives de diarrhée et de constipation, avec des selles hémorrhagiques. On constatait facilement à environ 5 ou 6 centimètres au-dessus de l'anus, une tumeur assez dure, siégeant sur la paroi postérieure du rectum, mais on ne pouvait en limiter la partie supérieure avec le doigt. Cette femme fut prise d'œdème des membres supérieurs et d'ascite, puis elle succomba.

Le rectum, dans l'étendue de 10 centimètres à partir de l'anus et dans tout son pourtour, est occupé par une masse noire, résistante et élastique, d'un centimètre et demi d'épaisseur. Cette masse présente à sa surface, des saillies verruqueuses, de volume variable, dont quelques-unes sont à peine exulcérées.

Le calibre du rectum est fortement rétréci; mais il laissait encore passer un boudin fécal de petit volume. Le rectum est étroitement ahérent au vagin et à la partie inférieure de l'utérus. Les ganglions abdominaux étaient augmentés de volume et complètement noirs. Le foie contenait un grand nombre de tumeurs mélaniques; il porte le n° 587. Il s'agit ici d'une tumeur que le microscope a montré être un sarcôme fuso-cellulaire.

(M. Meunier, *Soc. anat.*, 1875, 3e série, t. X, p. 792.)

N° 494. — Modèle, procédé Thibert, du rectum avec la partie inférieure du côlon; représentant un carcinome du rectum avec un rétrécissement considérable.

Article 5.

LÉSIONS DU PÉRITOINE

Les pièces de lésions du péritoine dans le Musée, sont au nombre de 17, du n° 495 au n° 509 inclusivement. La plupart de ces pièces sont des représentations en cire.

Ces pièces se divisent de la manière suivante : trois, nos 495, 496, 497, sont des représentations en cire de péritonite pseudomembraneuse. Les pièces nos 498, 499 sont des exemples de surcharge graisseuse de l'épiploon ou du mésentère; ces trois pièces sont également en cire. La pièce n° 500 représente un kyste qui a été trouvé dans le mésentère.

Les pièces nos 501, 502, 503, 504, 505, 506, 507, 508 et 509, sont des exemples de cancer de l'épiploon ou du mésentère. Les six premières sont des représentations de cette affection.

N° 495. — Modèle en cire de la partie postérieure de la paroi abdominale avec le bassin; péritonite pseudo-membraneuse.

Sur cette pièce en cire qui représente la partie postérieure de la paroi abdominale avec le bassin, le foie et le diaphragme, on a simulé l'existence d'une péritonite pseudo-membraneuse, qui recouvre la totalité des viscères abdominaux.

Cette pseudo-membrane formait une vaste poche qui était remplie par une grande quantité de liquide; cette poche avait refoulé le paquet intestinal contre la colonne vertébrale. Le foie est également refoulé vers la partie supérieure de l'abdomen, et il est notablement atrophié. Les viscères se trouvent très diminués de volume et n'occupent plus qu'un tiers environ de la capacité de l'abdomen; les deux autres tiers étaient remplis par un liquide purulent.

N° 496. — Modèle en cire représentant la cavité abdominale; péritonite kystique.

Sur cette pièce en cire, on a représenté la cavité abdominale ouverte à sa partie antérieure, et on a figuré l'existence d'une péritonite pseudo-membraneuse avec kystes multiples.

La pseudo-membrane, très étendue, recouvre tous les viscères; elle présente un grand nombre de kystes adossés les uns aux autres. Quelques-uns de ces kystes ont été représentés ouverts, pour montrer leur forme et leur capacité. Ces kystes étaient remplis par une sérosité limpide; les viscères abdominaux sont refoulés en haut et en arrière.

(Professeur Leroux, *Bul. de la Fac.*, 1810, p. 129.)

N° 497. — Modèle en cire du tronc; péritonite tuberculeuse.

Cette pièce en cire a été modelée sur un enfant de 10 ans. La cavité abdominale est ouverte, et l'on constate que le péritoine, dans sa totalité, est recouvert de petites tumeurs blanches, du volume d'un grain de millet. Péritonite tuberculeuse.

(Professeur Dupuytren, *Bul. de la Fac.*, 1807, p. 111.)

N° 498. — Intestin grêle avec l'épiploon; petites tumeurs graisseuses multiples.

On constate, sur cette pièce, que la surface séreuse de l'intestin, ainsi que l'épiploon, est couverte de petites tumeurs graisseuses très nombreuses. Cette pièce est sans renseignements.

(M. Pigné, 1845.)

N° 499. — Modèle en cire d'une portion du gros intestin et du méso-côlon; altération graisseuse du péritoine.

Modèle en cire d'une portion du gros intestin, qui a été moulée sur une femme, mendiante de profession. Cette femme était d'une obésité remarquable: elle pesait 162 kilogrammes. Toute l'étendue du tube digestif était hérissée de prolongements graisseux, analogues à ceux qui sont représentés sur cette pièce; ces prolongements, de longueur et de grosseur variées, sont plus ou moins pédiculés : ils flottaient dans la cavité abdominale. Le mésentère est lui-même fortement chargé de graisse.

(Professeur Dupuytren, *Bul. de la Fac.*, 1806, p. 62.)

N° 500. — Modèle en cire d'un kyste du mésentère.

Modèle en cire d'un kyste qui a été trouvé dans le mésentère. Ce kyste, d'un volume considérable, environ celui d'une tête, avait, est-il dit, ses parois fibro-cartilagineuses. Il contenait une substance analogue à celle des kystes méliceriques.

(Professeur Dupuytren, 1806.)

N° 501. — Modèle en cire de la partie postérieure de la paroi abdominale avec le bassin ; péritonite chronique avec tumeurs cancéreuses.

Sur cette pièce en cire, qui représente la partie postérieure de la paroi abdominale avec le bassin, le foie, l'estomac, une grande portion de l'intestin et l'épiploon, on observe les lésions d'une péritonite presque générale, avec pseudo-membranes épaisses, recouvrant la presque totalité des organes abdominaux.

Cette pseudo-membrane est criblée d'une multitude de petites tumeurs rosées cancéreuses. Le foie en contient un certain nombre, qui, par places, sont agglomérées et font saillie à sa face convexe. La vésicule biliaire est volumineuse, distendue.

(Professeur Leroux, *Bul. de la Fac.*, 1807, p. 110.)

N° 502. — Modèle en cire d'un foie, avec l'estomac de la pièce précédente ; cancer des ganglions mésentériques.

Sur cette pièce, qui est la représentation en cire d'une portion de la précédente, n° 501, on a figuré une tumeur ganglionnaire cancéreuse des ganglions mésentériques. La tumeur, qui est volumineuse, refoule en haut l'estomac, ainsi que le lobe gauche du foie.

(Professeur Leroux, *Bul. de la Fac.*, 1807, p. 110.)

N° 503. — Modèle en cire d'une cavité abdominale, ouverte à sa partie antérieure ; cancer du péritoine.

Sur cette représentation en cire, la cavité abdominale est ouverte à sa face antérieure, pour montrer l'épiploon carcinomateux qui recouvre la totalité des viscères abdominaux. Dans certains points, on remarque des plaques mélaniques ; dans d'autres, des tumeurs vasculaires ; dans d'autres, enfin, des masses colloïdes.

De plus, du côté droit, cet homme portait une hernie inguinale. (*Bul. de la Fac.*, t. IV, p. 515.)

N° 504. — **Modèle en cire d'une portion de l'épiploon de la pièce précédente n° 503, atteint de cancer.**

(*Bul. de la Fac.*, t. IV, p., 515.)

N° 505. — **Modèle en cire du foie, de la vésicule biliaire, de l'estomac et de l'épiploon; cancer.**

Sur cette pièce en cire, on a représenté un cancer des épiploons, du péritoine, surtout de la partie qui entoure l'estomac. Tous ces organes sont recouverts d'une masse d'une épaisseur variable, qui, dans quelques points, est de 8 centimètres. Cette masse est formée par l'agglomération d'une quantité considérable de petits tubercules cancéreux, irréguliers, et de la grosseur d'un pois. A la partie moyenne de l'estomac, toutes les tuniques sont détruites dans une étendue de 10 centimètres; le reste de ce viscère est sain. Le péritoine diaphragmatique, au niveau du foie, est également cancéreux et le foie est sain.

(M. Beauchène, *Bul. de la Fac.*, 1810, p. 21 et 50.)

N° 506. — **Modèle en cire du foie, de la rate et de l'estomac; cancer du grand épiploon.**

Modèle en cire d'un cancer du grand épiploon qui a acquis un volume considérable. Le foie, dans son lobe droit, présente plusieurs petites tumeurs cancéreuses, qui font relief à sa surface.

(Professeur Corvisart.)

N° 507. — **Cancer des ganglions mésentériques.**

Cette pièce est constituée par une masse cancéreuse développée dans la cavité abdominale, aux dépens des glandes mésentériques. La tumeur, qui est considérable, oblongue, a 15 centimètres de diamètre transverse, 12 centimètres de hauteur et 8 d'épaisseur.

N° 508. — **Estomac avec le mésentère; cancer du mésentère.**

Cette pièce a été recueillie sur un nègre de l'Ile de France, âgé de 37 ans. Le mésentère, qui est cancéreux, a acquis une épaisseur considérable, et on observe à ses deux faces un grand nombre de saillies assez volumineuses, qui sont constituées par des masses cancéreuses dont quelques-unes sont légèrement pédiculées.

(Professeur Breschet, 1821.)

N° 509. — Foie, estomac avec l'épiploon ; cancer colloïde de l'épiploon.

Cette pièce, qui provient d'un homme de 40 ans environ, présente l'exemple d'un cancer colloïde des plus étendus. Il occupe, à la fois, l'épiploon, l'estomac et le péritoine diaphragmatique.

L'épiploon est considérablement épaissi; dans beaucoup d'endroits il est complètement transformé en cancer. Sa surface est hérissée de granulations, dont les unes forment des grappes, les autres sont disséminées.

L'affection cancéreuse a également envahi toute l'épaisseur de l'estomac dont les parois sont devenues rigides, inextensibles. Cet organe est considérablement rétréci. Le pylore a triplé d'épaisseur sans que son diamètre ait eu à en souffrir. Sur le péritoine qui recouvre le diaphragme et l'intestin grêle, il existait un grand nombre de tubercules carcinomateux.

(M. Dupertuis, *Soc. anat.*, 1841, t. XVII, p. 146.

Article 6.

LÉSIONS DU FOIE

Les pièces relatives aux lésions du foie sont au nombre de quatre-vingts, du n° 510 au n° 590 inclusivement. Un certain nombre de ces pièces sont de la fin du siècle dernier ou du commencement de ce siècle et sont en cire. Toutes les lésions du foie ou à peu près toutes, sont représentées dans le Musée. Je vais les indiquer sommairement dans leurs généralités, suivant l'ordre de leur classement.

Les pièces n°s 510 et 511 sont des exemples de rupture du foie, auxquels on aurait pu joindre la pièce n° 204 qui est placée dans les hernies. Sur la pièce n° 511 la rupture du foie est étendue, elle est complète et d'avant en arrière ; les deux portions du foie ne sont plus réliées entre elles, que par la veine-cave inférieure qui apparaît au fond de la rupture.

La pièce nº 512 est un exemple d'hypertrophie simple du foie. Les pièces nºs 513 et 514 sont des exemples d'abcès.

Les pièces du nº 515 au nº 536 inclusivement, sont des calculs biliaires soit de la vésicule, soit des canaux biliaires. La première, nº 515, et un exemple de sables biliaires, et les pièces nº 535 sont une série remarquable de très-beaux calculs biliaires réunis sous un cadre, et qui ont été donnés par M. le professeur J. Cloquet. Six pièces sont relatives aux voies biliaires : les nºs 537 et 538 sont des exemples de dilatation de la vésicule ; le nº 539 est une altération crétacée de la vésicule ; le nº 540 une oblitération du canal cystique par un calcul et les nºs 541, 542 du canal cholédoque.

Treize pièces, du nº 543 au nº 555 inclusivement, se rapportent aux kystes hydatiques du foie. Les pièces nºs 546, 547 sont des exemples de kystes hydatiques du foie, dont les parois du kyste ont subi l'altération crétacée. Sur la pièce nº 555, le kyste hydatique s'est ouvert dans la veine-cave inférieure. La pièce nº 556 est une représentation d'un foie de cochon qui est très volumineux et rempli de petites cavités kystiques qui étaient très probablement des cysticerques.

Les deux pièces nºs 557 et 558 sont des exemples de foie syphilitiques ; les nºs 559 et 560 de foie cireux. Huit pièces, du nº 561 à 568, sont des foies atteints de cirrhose avec des degrés divers de cette lésion.

Les deux pièces nºs 569 et 570 sont des exemples assez rares de tubercules du foie, et la pièce nº 571 est la représentation d'un foie graisseux.

La pièce nº 572, qui est très remarquable, est un très bel exemple de myxome kystique du foie.

Les pièces nºs 573, 574 et 575 sont des exemples de tumeurs érectiles du foie.

Quinze pièces, du nº 576 au nº 590, sont des cancers divers du foie; le nº 576 est un épithélioma, et les pièces nºs 583, 584, 585, 586, 587, 588, 589 et 590 sont des exemples de cancers mélaniques.

N° 510. — Foie; ruptures multiples.

Enfant sur le ventre duquel a passé une roue de voiture. Le foie présente plusieurs ruptures. Une de ces ruptures occupe la face convexe, elle a environ 6 centimètres de longueur et commence en arrière, au niveau de la veine-cave inférieure.

Le lobe droit, dans sa partie antérieure, est complètement broyé, la lésion s'étend jusqu'à la face inférieure, et un morceau volumineux se trouve ainsi détaché de la masse principale. Il existait un épanchement sanguin considérable dans la cavité abdominale.

(M. Marjolin.)

N° 511. — Foie ; rupture complète verticale, antéro-postérieure du lobe droit du foie.

Cette pièce provient d'un homme de 40 ans, charretier de charbonnier, qui était tombé de sa voiture sur un sol plat. Comme il perdit immédiatement connaissance, il ne put dire s'il était tombé sur le ventre ou sur le dos. Ce blessé fut pris immédiatement de coliques vives qui se calmèrent au bout de quelque temps et neuf heures après l'accident il mourut.

Le foie est rompu dans toute son épaisseur, suivant un plan vertical antéro-postérieur, parallèle au ligament suspenseur; la déchirure est situé à 8 centimètres de ce ligament. Cette rupture, qui n'est pas la seule, mais qui est la principale, occupe donc le lobe droit du foie; elle serait complète, si un gros rameau de la veine-porte et les veines sus-hépatiques, au niveau de leur embouchure dans la veine-cave, n'avaient résisté à la violence. Sur la face inférieure du viscère, la solution de continuité occupe le sillon de la vésicule biliaire qui est restée intacte, ainsi que les canaux cholédoque, cystique et hépatique.

La vésicule est pleine de bile et adhérente au fragment gauche.

La veine-cave est saine; elle adhère encore aux deux fragments du foie par les veines sus-hépatiques, comme il a déjà été dit. L'artère hépatique n'est pas rompue, ainsi que les premières grosses branches qu'elle fournit. L'hémorrhagie qui s'est faite, a donc été alimentée uniquement par des vaisseaux de petit calibre. C'est peut-être ce qui explique la petite quantité de sang épanché, qui ne dépassait certainement pas trois quarts de litre, et qui s'est logée en partie dans le péritoine, mais seulement dans le flanc droit, sans gagner le bassin, et partie dans le tissu cellulaire sous-péritonéal et périnéal correspondant, où le liquide a dû arriver par la rupture du ligament coronaire du foie.

Indépendamment de la rupture complète dont il vient d'être parlé, et qui partage le foie en deux parties de volume égal, il existe plusieurs fissures avec la rupture de la membrane de Glisson et décollement de cette membrane au voisinage des lèvres de chaque solution de continuité. La principale fissure occupe la face convexe du fragment droit; elle est antéro-postérieure, longue d'environ 20 centimètres, tortueuse et peu profonde. Quatre autres, beaucoup moindres, rayonnent dans tous les sens sur la même face du même fragment, dont la face inférieure est sillonnée par les deux dernières fissures qui existent.

Il est bon d'ajouter que la glande hépatique de ce sujet avait le volume, la couleur et la consistance qu'elle a habituellement.

(M. Farabœuf, *Soc. anat.*, 1865, 2e série, t. X, p. 654.)

N° 512. — Modèle, procédé Thibert, d'un foie; hypertrophie.

Sur cette pièce, on a représenté une hypertrophie du foie qui est, en même temps, profondément altéré. Il existe une dilatation considérable, avec inflammation des canaux biliaires. De nombreux foyers purulents en occupent toute la longueur; il existe en outre une fonte purulente du parenchyme du foie.

M. Oliffe.)

N° 513. — Modèle, procédé Thibert, d'un abcès du foie.

Sur cette portion de foie, on a représenté, ouvert, à la face convexe de cet organe, un abcès enkysté du foie, du volume d'un petit œuf de poule. De petits points agglomérés montrent le début du travail inflammatoire.

(Professeur Chomel.)

N° 514. — Foie; abcès volumineux.

Cette pièce a été recueillie sur un chasseur de la garde des Consuls, qui, en Égypte, avait éprouvé une affection du foie, laquelle se termina, à son arrivée en France, par un abcès.

L'abcès est situé dans la portion droite du foie; la cavité peut admettre environ la tête d'un fœtus à terme. Cet abcès a été ouvert vingt-quatre heures avant la mort du malade. La cavité est tapissée par une membrane pyogénique épaisse; le tissu du foie qui la recouvre est en partie atrophié, transformé en tissu fibreux. La membrane de Glisson est hypertrophiée à ce niveau.

(Baron Larrey.)

N° 515. — Sables biliaires de volumes divers.

N° 516. — Vésicule biliaire ; calculs.

Cette vésicule, qui a à peu près son volume et sa forme normale, est remplie de nombreux calculs biliaires peu volumineux.

N° 517. — Calcul biliaire volumineux.

Calcul biliaire volumineux, ovoïde : il a le volume d'un petit œuf de poule, il est rugueux à sa surface. Il remplissait en entier le volume de la vésicule biliaire ; sa coupe indique qu'il est entièrement constitué par de la cholestérine.

N° 518. — Calcul biliaire volumineux.

Ce calcul biliaire, très volumineux, ovoïde, devait remplir la totalité de la vésicule biliaire. Il a été brisé dans sa partie moyenne, et l'on peut constater à son centre un noyau de matière brune, autour de laquelle tombent perpendiculairement des cristaux rayonnés de cholestérine. La couche périphérique est formée de couches circulaires.

N° 519. — Calcul biliaire volumineux.

Ce calcul biliaire provient d'une femme de 78 ans, qui fut prise de constipation opiniâtre et de vomissements bilieux qui ne cédèrent à aucuns purgatifs, ni aux autres moyens employés. Cette constipation dura six jours ; le septième, la malade veut aller à la garde-robe et elle entend tomber dans le vase de nuit, un corps dur, volumineux, qui est ce calcul. Dans la journée, il en sortit dix autres plus petits. En remontant plus haut dans l'histoire de cette malade, on apprit qu'à diverses reprises elle avait eu des constipations opiniâtres, dont une datait d'environ dix-huit mois.

Ce gros calcul qui est constitué par de la cholesterine, pesait encore, huit jours après son expulsion, 18 grammes. Il mesure en longueur 43 millimètres ; son plus grand diamètre mesure 23 millimètres, son plus petit, 16 ; la circonférence est de 9 centimètres.

Je pense que ce calcul a passé directement dans le gros intestin à la suite d'adhérences de la vésicule biliaire.

(Professeur Brouardel, *Soc. anat.* 1875, 3e série, t. X, p. 570.)

N° 520. — Calcul biliaire volumineux.

Ce calcul biliaire qui remplissait très probablement la vésicule, est oblong : il a près de 5 centimètres de long sur 8 de circonférence. Il est composé de cholestérine.

N° 521. — Calcul biliaire volumineux.

Ce calcul biliaire est oblong et volumineux ; il devait remplir la vésicule biliaire. Il est composé de couches superposées de cholestérine.

N° 522. — Calcul biliaire.

Ce calcul biliaire, qui est assez volumineux, devait être contenu dans la vésicule biliaire.

N° 523. — Calculs biliaires.

Deux calculs biliaires assez volumineux et à facettes : ils sont du volume d'une grosse noisette.

N° 524. — Calcul biliaire.

Calcul biliaire du volume d'une grosse noisette, oblong. Il a été brisé dans son milieu, et on constate qu'il est composé de cholestérine à cristallisation rayonnée. Il était très probablement contenu dans la vésicule biliaire.

N° 525. — Portion de calcul biliaire.

Cette moitié de calcul biliaire est ovoïde, formée de cholesterine. Dans son entier il devait avoir le volume d'une noisette ; il a été rendu par les selles.

N° 526. — **Calculs biliaires.**

Ces calculs, peu volumineux, sont au nombre de trois : ils sont taillés à facette et proviennent du canal cystique.

N° 527. — **Calcul biliaire.**

Ce calcul biliaire unique est très rugueux, noirâtre ; il a l'aspect d'un calcul mural et provient du canal cystique.

N° 528. — **Calcul biliaire.**

Ce calcul, du volume d'une noisette, est arrondi : il est composé de cholestérine et a été trouvé dans le canal cystique.

N° 529. — **Calcul biliaire.**

Calcul biliaire du volume d'une petite noisette, qui a été trouvé dans le canal cystique.

N° 530. — **Calcul biliaire.**

Portion d'un calcul biliaire qui devait être assez volumineux. Il est composé de cholestérine.

N° 531. — **Calculs biliaires.**

Deux petits calculs à facettes, qui ont été trouvés dans le canal cystique.

N° 532. — **Calcul biliaire.**

Portion d'un calcul biliaire qui devait être volumineux.

N° 533. — **Calculs biliaires.**

Deux calculs biliaires volumineux et à facettes.

N° 534. — Calculs biliaires.

Collection de calculs biliaires de formes et de volumes divers.

N° 535. — Calculs biliaires.

Très belle collection de calculs biliaires de volume et de forme variée.
(Professeur J. Cloquet.)

N° 536. — Calculs biliaires expulsés par les selles.

Cette pièce, qui a été expulsée par les selles, est malheureusement sans renseignements; elle est composée de soixante-quinze calculs biliaires en forme d'épis de maïs.
(M. Sabramca, *Union médicale de la Gironde*, avril et mai 1854.)

N° 536 a. — Modèle, procédé Thibert, d'un calcul biliaire volumineux contenu dans la vésicule.

Ce calcul biliaire occupait toute la cavité de la vésicule, dont les parois étaient hypertrophiées et indurées.
(Professeur Chomel.)

N° 537. — Vésicule biliaire ; dilatation considérable.

Cette vésicule biliaire qui a subi une dilatation considérable, a été trouvée sur le cadavre. Elle a verticalement 19 centimètres et 22 centimètres de circonférence; ses parois sont très minces. Le canal cystique et cholédoque sont également très dilatés. On voit encore sur cette pièce qu'un calcul biliaire oblitérait l'orifice du canal cholédoque.
(M. Houel, 1864.)

N° 538. — Vésicule biliaire; dilatation.

On constate sur cette pièce que la vésicule biliaire est très dilatée, et qu'elle contient dans sa cavité une agglomération considérable de calculs biliaires. Cette pièce a été trouvée sur le cadavre.
(M. Houel, 1864.)

N° 539. — Vésicule biliaire; altération crétacée.

Cette vésicule biliaire a été trouvée à l'autopsie d'une femme qui était morte d'une toute autre affection que celle des voies biliaires. La vésicule est entièrement transformée en une coque ostéo-calcaire, sans avoir subi de dilatation préalable.

(M. Ch. Rouhier.)

N° 540. — Deux vésicules biliaires; oblitération du canal cystique.

Deux vésicules biliaires, dont l'une, l'inférieure, contient un certain nombre de calculs biliaires. La vésicule biliaire supérieure, peu volumineuse, présente une oblitération du canal cystique par un calcul.

(M. Barth.)

N° 541 — Six vésicules biliaires; calculs biliaires.

On constate sur cette pièce six vésicules biliaires, contenant ou ayant contenu des calculs. La *première* (comptez de haut en bas) est ouverte pour faire voir le développement d'un réseau musculeux sous-muqueux; la *seconde* contient un grand nombre de calculs peu volumineux, formés de cholestérine; la *troisième* ne contient qu'un calcul engagé dans le commencement du canal cholédoque. Sur la *quatrième* on aperçoit très bien le tissu musculeux sous-muqueux; deux calculs assez volumineux sont engagés dans le col de la vésicule. Dans la *cinquième* on voit plusieurs calculs, dont un volumineux est adhérent à la muqueuse de la vésicule; la *sixième* est très dilatée, par suite de la rétention de la bile, due à une obstruction du canal cholédoque par un calcul.

(M. Barth.)

N° 542. — Portion du duodénum avec le canal cholédoque; oblitération de l'orifice inférieur du canal cholédoque.

Sur cette pièce, on constate que le canal cholédoque est oblitéré à son embouchure dans le duodénum, par un calcul biliaire volumineux. Le canal cholédoque a subi une dilatation considérable; il a acquis la capacité d'une anse intestinale.

(M. Barth.)

N° 543. — Modèle en cire d'un foie; kyste hydatique.

Sur ce modèle en cire, on a représenté un kyste hydatique du foie, d'un volume considérable, qui fait saillie presque en totalité sur la face concave du lobe droit.

La tumeur est arrondie: elle a 12 centimètres de diamètre, elle est pédiculée et comprimait la veine-cave inférieure; on a figuré de nombreures bosselures à la surface du kyste. L'aspect que présente ce kyste me fait poser la question de savoir s'il ne s'agit point ici d'un kyste hydatique du péritoine, plutôt que du foie.

(Professeur Pinel, 1801.)

N° 544. — Kyste hydatique du foie.

Kyste hydatique du foie du volume environ d'une tête d'enfant à terme. Ce kyste faisait saillie du côté de la face convexe du lobe droit du foie.

(M. Nivet, *Soc. anat.*, 1836, t. XI, p. 110.)

N° 545. — Portion de foie; kyste hydatique.

Cette pièce provient d'un foie gras et volumineux, d'un garçon boucher, âgé de 58 ans. Il existait sur la face supérieure du foie à 0,02 du bord antérieur, un épaississement blanc-nacré, de la largeur d'une pièce de 50 centimes.

Une coupe perpendiculaire à la face supérieure de l'organe, fait voir un kyste régulièrement sphérique, du volume d'une noisette, renfermant une matière blanc-jaunâtre, d'apparence tuberculeuse, semblable, par sa coloration et sa consistance, à du mastic. Cette masse caséeuse est formée de granulations graisseuses, de granulations calcaires et de cristaux de cholestérine.

Au milieu de la masse caséeuse, on distingue, par sa teinte opaline et son aspect pellucide, un noyau de substance friable, semblable à de l'albumine, que le microscope montre parfaitement homogène et amorphe. Ce noyau n'est rien autre chose que les débris d'une hydatide détruite par l'accumulation de matière caséeuse dans le kyste. C'est là un des modes de guérison spontanée des kystes acéphalocystes, décrits par Davaine et Frerichs. Il n'existait point de crochets.

(M. Landouzy, *Soc. anat.*, 1870, 2e série, t. XV, p. 262.)

N° 546. — Kyste hydatique crétacé du foie.

Ce kyste, qui a été trouvé dans le foie, a le volume environ d'une grosse pomme: il est arrondi et a environ 20 centimètres de circonférence. Il est constitué par une coque creuse, crétacée. Quoique les renseignements manquent, il n'est pas douteux qu'il s'agit ici d'un kyste hydatique dont la paroi fibreuse est devenue crétacée.

(Professeur Rostan, *Bul. de la Fac.*, t. V, p. 554.)

N° 547. — Kyste hydatique du foie; altération crétacée.

Cette pièce a été recueillie dans le foie : il s'agit d'un kyste dont les parois sont crétacées. Ce kyste a le volume d'une grosse pomme; il a 22 centimètres de circonférence. Cette pièce est sans renseignements.

(Professeur Monneret.)

N° 548. — Modèle en cire du foie; kyste hydatique du lobe gauche.

Sur ce modèle en cire, on a représenté un foie, et on constate que, dans le lobe gauche, on a figuré un kyste qui fait un relief à la surface convexe du foie. Ce kyste est recouvert de toutes parts par de la substance hépatique, dont la couche est très mince à la partie supérieure: elle est, à ce niveau, atrophiée et devenue presque fibreuse. Cette hydatide était solitaire.

Les parois du kyste ont peu d'épaisseur; la cavité qui est arrondie, a 14 centimètres de diamètre. A la surface interne existe environ une quinzaine de grappes d'échinocoques.

(Professeur Dupuytren.)

N° 549. — Foie; Kyste hydatique.

Ce kyste hydatique a des parois fibro-celluleuses. Il est développé dans le lobe droit du foie, près de son bord antérieur, au niveau de la vésicule biliaire. Le kyste est de toutes parts enveloppé par la substance du foie. Il a été incisé à sa partie antérieure. Il ne contenait qu'une hydatide solitaire qui a le volume d'une orange.

(M. Chassaignac.)

N° 550. — Foie; Kyste hydatique.

Cette pièce est sans renseignements. On constate qu'il existe dans le foie un kyste hydatique à parois fibro-cartilagineuses. La cavité a 15 centimètres dans tous les sens ; la substance hépatique le recouvre exactement; seulement elle est atrophiée au niveau de la partie la plus saillante du kyste.

N° 551. — Modèle en cire d'un foie, avec la partie antérieure du thorax; kyste hydatique.

Sur ce modèle en cire, on a représenté un kyste hydatique du foie qui s'est développé dans l'épaisseur du lobe droit. Ce kyste est énorme : il a 35 centimètres de haut en bas sur 20 de large ; les parois en sont épaisses, fibro-cartilagineuses. La face interne est figurée rugueuse par suite de l'existence de dépôts calcaires. Il était rempli d'hydatides secondaires.

Le diaphragme est fortement refoulé en haut, jusqu'au niveau de la troisième côte. Le poumon droit était comprimé vers la partie supérieure et postérieure du thorax.

(Professeur Leroux, 1861.)

N° 552. — Foie; kyste hydatique.

Cette pièce, qui est sans renseignements, est un kyste hydatique du foie, dont le volume est considérable; il a été observé sur une femme de 40 ans. L'hydatide était solitaire.

(Professeur Cruveilhier.)

N° 553. — Foie ; kyste hydatique.

Cette pièce est malheureusement sans renseignements. Le lobe droit du foie, contient un énorme kyste hydatique qui l'a détruit en grande partie. Ce kyste qui, par sa partie supérieure, adhérait au diaphragme qu'il a perforé, s'est ouvert dans la plèvre et le poumon droit; mais tout le reste de l'observation manque.

N° 554. — Foie ; kyste hydatique.

Cette pièce provient d'une malade âgée de 26 ans, qui faisait remonter le début de sa tumeur à deux ou trois ans avant sa mort. Au moment de son entrée à l'hôpital, la tumeur qui était très volumineuse était plus développée à gauche qu'à droite; elle descendait vers le pubis et s'enfonçait profondément dans l'hypocondre gauche. Cette tumeur était rénitente, et présentait un frémissement hydatique des mieux caractérisés.

La nature de la poche kystique ayant été reconnue, M. Hérard employa le traitement par les cautérisations successives; d'abord avec la pâte de Vienne ordinaire, plus tard avec le caustique de Filhos. Après sept cautérisations, dans l'espace de quinze jours, on pénétra dans le kyste, de l'intérieur duquel s'échappèrent 200 grammes, environ, d'un liquide limpide non albumineux. Une sonde introduite dans la poche kystique, permit de reconnaître à son intérieur l'existence d'un corps rénitent qui parut être une hydatide volumineuse. En pressant un peu fortement, M. Hérard éprouva la sensation d'une résistance vaincue, et en même temps s'écoulèrent de nouveau environ 1,000 grammes d'un liquide également clair, mais cette fois légèrement albumineux.

Dans la soirée, la malade fut prise d'accidents très graves, simulant une péritonite : vomissements, face grippée, pouls fréquent, etc. Mais ces accidents qui semblèrent tenir à l'entrée de l'air dans le kyste et à la décomposition du liquide, s'apaisèrent rapidement sous l'influence des injections d'eau tiède fréquemment répétées, et plus tard des injections iodées furent faites.

Une amélioration notable ne tarda point à se manifester, à tel point que la malade recouvra l'appétit, put même se lever et se promener dans les salles. La rétraction du kyste s'opérait insensiblement, et tout faisait espérer une guérison prochaine et définitive, lorsque, dans les derniers jours de février, la malade fut prise d'infection putride, diarrhée, fièvre, inappétence, toux, etc. et elle succomba.

On constate que sur cette pièce, le lobe droit du foie, contient un énorme kyste hydatique. Il existe des adhérences crées par le caustique entre la peau et le kyste; elles sont d'une grande solidité et représentent un canal fibreux de communication, entre la poche hydatique et la peau; il a la rigidité et la résistance d'un canal naturel. D'une autre part, on constate que la rétraction du kyste a été considérable, car au moment de l'autopsie il ne pouvait plus contenir qu'environ 400 grammes de liquide, tandis que primitivement, on pouvait introduire dans sa cavité de 2 à 3 litres.

(M. Hérard, *Gaz. des Hôpitaux*, 1862, p. 133.)

N° 555. — Foie ; kyste hydatique ouvert dans la veine cave inférieure.

Cette pièce provient d'un homme de 60 ans, qui éprouva, sans cause connue, une douleur dans l'hypocondre droit, qui fut d'abord traitée pour une névralgie intercostale. Le ventre augmenta notablement. Par la percussion et la palpation on constata la présence d'une tumeur mate, descendant à 6 centimètres au-dessous du rebord des fausses côtes, s'élevant jusqu'à la quatrième côte.

Dans la nuit, ce malade fut pris tout à coup de suffocation, de nausées, et il mourut subitement.

On constate sur cette pièce qu'il existe, vers le milieu de la partie gauche du foie, un kyste hydatique du volume d'une tête d'adulte, qui fait une saillie vers la face inférieure de cet organe. Vers la partie inférieure du lobe de Spigel, la veine-cave inférieure présente une déchirure irrégulière de 2 centimètres de longueur qui établit une communication entre ce vaisseau et la cavité kystique.

(M. L'honneur, *Soc. anat.*, 1855, t. XXX, p. 253.)

N° 556. — Modèle en cire d'un foie de cochon, criblé de petits kystes.

Ce foie de cochon, qui a acquis un volume considérable, est criblé de nombreux kystes du volume d'une noisette, qui ont été indiqués comme étant des hydatides et qui me paraissent plutôt devoir se rapporter à des kystes de cysticerques.

(Professeur Lallement, 1798.)

N° 557. — Foie d'un enfant de deux mois; lésions de la syphilis.

Ce foie provient d'un enfant de deux mois, qui était malade depuis cinq semaines. Il avait présenté un amaigrissement considérable, avec des ulcérations multiples et très superficielles sur les fesses et la partie interne des cuisses. Ces ulcérations avaient une forme arrondie et s'étaient montrées vers la troisième semaine après la naissance.

Le ventre avait un développement exagéré et était d'une grande dureté, les veines superficielles de la région abdominale étaient distendues et se dessinaient par transparence.

Le foie, sur cette pièce, est très volumineux : sa surface est lisse; à la coupe il a une consistance remarquable, sa coloration est jaunâtre, cireuse; on constate de larges plaques à contours peu nets, ayant une coloration jaune intense, avec un aspect brillant. Sur ce point paraissent de nombreux petits points blancs, comparables à des grains de semoule.

Sur des coupes microscopiques M. Déjérine a constaté une innombrable quantité de noyaux que l'on trouve autour et dans l'intérieur des lobules. Ces noyaux, colorés par le carmin, se trouvaient en grande quantité entre les cellules hépatiques; sur certains points, le tissu du foie est complètement remplacé par ce tissu embryonnaire. Autour des vaisseaux dont les parois sont notablement épaissies, la même lésion s'observe; elle est même plus avancée. Les veines centrales des îlots, sont entourées d'un véritable manchon de tissu embryonnaire. La capsule du foie est très épaissie. Le tissu hépatique proprement dit est très altéré; la plupart des cellules sont diminuées de volume, ratatinées, en voie de dégénérescence graisseuse.

Les points blancs, qui ressemblent à des grains de semoule, sont formés de la façon suivante: à un faible grossissement on y observe deux zones: l'une, périphérique, est formée des noyaux qui se colorent par le carmin; l'autre, centrale, est formée par les mêmes éléments en voie de dégénérescence granulo-graisseuse. Ces lésions sont celles de l'hépatite interstitielle diffuse, avec des nodules de nature gommeuse.

M. Parrot a reconnu que chez cet enfant, le fémur présentait l'altération des couches superficielles de l'os, que cet auteur a décrites chez les enfants syphilitiques.

(M. Ory, *Soc. anat.*, 1875, 3me série, t. X, p. 447.)

N° 558. — Foie; syphilis tertiaire.

Ce foie provient d'une femme de 34 ans, qui, trois ans environ avant sa mort avait contracté la syphilis après deux mois de mariage.

Le foie volumineux adhérait au diaphragme et aux organes voisins; les adhérences étaient lâches et attestaient qu'il avait subi un mouvement de retrait. A sa face inférieure, le foie présente un grand nombre de sillons dont les uns sont profonds, ce qui lui donne une aspect mamelonné comme dans la cirrhose. Il présente par transparence un grand nombre de granulations jaunâtres, assez volumineuses. Ce foie est un exemple-type de foie bothryoïde.

Les deux humérus de cette malade atteinte d'exostose, portent le n° 389e, et le crâne le n° 339e.

(M. Oulmont, *Soc. anat.*, 1877, 4me série, t. XXVI, p. 268.)

N° 559. — Foie atteint d'altération cireuse.

Ce foie, qui a acquis un volume considérable et présente une grande densité, est un type très prononcé de l'altération cireuse de cet organe. Sa coloration est d'un blanc assez foncé, il présentait à un haut degré la réaction amyloïde.

N° 560. — Foie atteint d'altération cireuse.

Ce foie provient d'un enfant de 16 ans, qui était affecté depuis cinq ans d'ostéite scrofuleuse. Le foie, très hypertrophié, pèse 3 kil. 500. A la coupe on ne reconnaît plus les deux substances; elles sont confondues en un tissu transparent, homogène, très dense et friable. Il s'agit ici d'un foie cireux. A cette époque on s'est demandé, à tort, s'il ne s'agissait point de la dégénérescence signalée en Allemagne comme consécutive à l'usage prolongé de l'huile de foie de morue.

Les reins de cet enfant présentaient également l'altération cireuse.

(M. Fournier, *Soc. anat.*, 1857, 2e série, t. II, p. 66.)

N° 561. — Foie; cirrhose au début.

Ce foie provient d'un homme de 50 ans, qui est mort tuberculeux.

Le foie a conservé son volume ordinaire. Il offre cependant les lésions caractérisques du deuxième degré de la cirrhose. La substance rouge a presque disparu; la jaune, au contraire, est beaucoup plus abondante que dans l'état normal; elle constitue une masse de granulations apparentes qui sont augmentées de volume. La consistance du foie est augmentée. Il n'y avait point d'ascite.

(M. André, *Soc. anat.*, 1851, t. XXVI, p. 155.)

N° 562. — Modèle, procédé Thibert, d'une portion de foie; cirrhose.

Sur cette représentation d'une portion du foie, on remarque, à la coupe comme à la surface extérieure de cet organe, des granulations jaunâtres, volumineuses, qui occupaient tout le foie qui n'était pas encore déformé. C'est un exemple de cirrhose à son début.

(Professeur Trousseau.)

N° 563. — Foie; cirrhose.

Ce foie, qui est sans renseignements, est atteint de cirrhose. Son volume est peu considérable; il est divisé à ses deux faces, mais surtout à l'inférieure, en un grand nombre de lobes de volume

variable. Il a une très grande densité et sa membrane fibreuse d'enveloppe (capsule de Glisson), est très hypertrophiée. C'est un exemple-type de la déformation extérieure du foie dans la cirrhose.
(Professeur Cruveilhier.)

N° 564. — Foie; cirrhose.

Ce foie, qui provient d'un adulte, est sans renseignements. Son volume est peu considérable; il est extrêmement déformé, principalement dans son lobe droit, qui a pris une forme arrondie. Sa surface externe est parcourue par de nombreux sillons, au fond desquels la membrane fibreuse est très hypertrophiée. Ce foie est divisé en de nombreux lobules de volume et de forme variables; quelques-uns de ces lobules sont même pédiculés. C'est un type très prononcé de la déformation du foie dans la cirrhose.

N° 565. — Foie; cirrhose.

Ce foie, qui provient d'un adulte, est sans renseignements, et est extrêmement déformé. Il est peu volumineux, ratatiné. Les deux faces sont criblées de nombreux lobes de volume variable, irréguliers, et séparés par des sillons plus ou moins profonds, au niveau desquels la membrane fibreuse qui enveloppe le foie est très hypertrophiée. C'est un exemple-type de la déformation du foie dans la cirrhose.

N° 566. — Foie; cirrhose.

Ce foie provient d'une femme âgée de 40 ans; il est encore assez volumineux et est atteint de cirrhose assez avancée. Ce foie est déformé à ses deux faces, qui sont parcourues par des sillons profonds qui les divisent en lobes nombreux, de volume variable. Le bord libre du foie est découpé par de profondes entailles.
(Professeur Grisolle, 1836.)

N° 567. — Modèle en cire d'un foie atteint de cirrhose.

Ce foie est représenté déformé : à sa surface, il présente un grand nombre de lobules séparés par des sillons profonds.

N° 568. — Modèle en cire d'un foie déformé, lobulé atteint de cirrhose.

(Professeur Corvisart.)

N° 569. — Modèle, procédé Thibert, d'une portion de foie; granulations tuberculeuses.

Ce foie provient d'un enfant. On a représenté sur la coupe, des tubercules miliaires qui sont disséminés dans le parenchyme du foie. Il en existe aussi à la surface.
(M. Guersant.)

N° 570. — Foie d'adulte; tubercules.

Sur ce foie, qui provient d'une vieille femme de la Salpêtrière, on constate, dans le lobe droit, près de son bord postérieur, un énorme tubercule, du volume d'un petit œuf de poule. Ce tubercule a été incisé verticalement au milieu de sa partie moyenne. Le poumon contenait un grand nombre de tubercules.
(M. Barth.)

N° 571. — Modèle, procédé Thibert, d'une dégénérescence graisseuse du foie chez un phtisique; l'organe entier présentait une teinte jaunâtre.

(Professeur Fouquier.)

N° 572. — Foie; myxome kystique.

Cette pièce, qui est des plus intéressantes par sa rareté, provient d'une petite fille de 8 mois. A cause de l'importance de ce fait, je crois devoir en rapporter ici l'observation à peu près complète.

A la naissance, le volume du ventre de cette enfant ne présentait rien d'extraordinaire. Cette petite fille fut mise en nourrice, et, au bout de cinq mois, la mère la retrouva dans un état hectique prononcé; l'enfant avait alors le ventre volumineux, une diarrhée abondante, une maigreur des membres considérable, et la mère put se convaincre que l'enfant n'avait pas été nourrie au sein.

Elle la ramena à Paris, la nourrit au biberon, et vit bientôt son enfant recouvrer un état de santé assez satisfaisant. Cependant le ventre restait volumineux ; la mère alla à la consultation de l'hôpital des Enfants, où M. Roger hésita entre une tumeur solide du foie, ou un cancer avancé. L'enfant entra à l'Hôtel-Dieu dans le courant du mois de décembre.

La petite fille était de taille moyenne, les membres un peu grêles, les chairs molles, la peau très pâle ; mais les yeux étaient brillants, les joues assez pleines, l'appétit excellent, les digestions satisfaisantes. La poitrine rétrécie en haut, mais très dilatée en bas, surmontait un abdomen énorme ; la dilatation du ventre était régulière et affectait une forme ovalaire, à grand axe vertical. Une dépression partant du côté gauche de l'appendice xiphoïde se dirigeait vers l'ombilic, puis, courant horizontalement à droite, se perdait sur le côté ; au-dessus de cette ligne déprimée, se sentait une tumeur dure, mate, sans fluctuation. Au-dessous, sur la ligne médiane et à droite, on percevait une tumeur vague, dure, mate, qu'on ne pouvait séparer de la précédente, et emplissant tout l'abdomen, de sorte que ce n'est que dans le flanc et la fosse iliaque gauche qu'on percevait de la sonorité. Mais la tension de l'abdomen était telle qu'on ne pouvait séparer par la palpation, les parties mates des parties sonores ; on ne sentait ni flot, ni fluctuation, mais une certaine élasticité de la région inférieure du ventre pouvait seule faire penser à la présence possible d'un liquide. Les veines sous-cutanées abdominales étaient sinueuses et dilatées ; il existait une certaine dyspnée, sans râles pulmonaires.

La mère, interrogée sur ses antécédents, nia absolument qu'elle eût présenté les phénomènes primitifs ou secondaires de la syphilis ; elle ne les a pas observés chez le père de l'enfant, avec lequel elle vit maritalement ; du reste, elle ne présente sur sa personne aucune trace de vérole.

Une ponction, faite avec un trocart explorateur, au-dessus de la dépression indiquée ci-dessus, donne issue à quelques gouttelettes de liquide citrin, analogue à la sérosité d'un vésicatoire, se prenant en masse albumineuse sous l'influence de l'acide nitrique et de la chaleur, et se prenant en masse gélatineuse spontanément au bout de quelques heures. Le trocart a pénétré dans une cavité dont on sent la paroi postérieure à une faible distance.

La tumeur augmente de volume assez rapidement, et, le 19, l'enfant n'urine pas ; on le sonde, et il ne sort que quelques gouttes d'urine ; un bain rétablit les fonctions des reins.

Le 20, M. Dieulafoy fait quatre ponctions à l'aide de son appareil : par une piqûre faite à côté de la première, il s'écoule environ 250 grammes de liquide analogue au premier, mais par les trois autres piqûres on ne retire que quelques gouttes, et les aiguilles rencontrent une partie dure très rapprochée de la paroi abdominale.

Le ventre, loin de diminuer de volume, augmente tous les jours; les veines deviennent plus volumineuses, les membres s'amaigrissent, la dyspnée devient intense, on entend des râles sous-crépitants, et l'enfant meurt le 8 février.

Autopsie. — Le crâne n'a pas été ouvert.

Les veines cutanées du côté droit de la poitrine sont fort dilatées. Il existe une broncho-pneumonie double des lobes inférieurs des poumons, plus marquée à droite qu'à gauche.

Le cœur est sain.

La dilatation de l'abdomen est énorme; la forme en est régulière; les veines superficielles sont très dilatées; les parois de l'abdomen sont très minces, et les couches qui les composent ont une épaisseur des plus minimes.

Le foie descend jusqu'à la dépression indiquée plus haut, mais il se continue directement avec une tumeur qui envahit tout l'abdomen jusqu'au-dessous du pubis, et refoule les intestins dans le flanc gauche. Le foie et la tumeur pèsent ensemble 2 kil. 20 gr.

Le péritoine revêt toute la surface de la tumeur, excepté la partie supérieure coiffée par le foie. Le péritoine intestinal et épiploïque est un peu adhérent à la surface de la tumeur, mais on peut l'en décoller assez facilement.

Aucune ligne de démarcation autre qu'une très légère dépression, ne sépare le foie du tissu morbide en avant; mais, en arrière, sur une étendue de quelques centimètres, il existe une rainure marquée entre le bord postérieur du foie et la tumeur; cependant, la coloration de la partie supérieure de la paroi de la tumeur est absolument celle du foie, et cette apparence ne cesse pas brusquement, mais va en diminuant peu à peu, de sorte qu'il semble que la tumeur soit revêtue en haut par un prolongement du tissu hépatique. La tumeur n'adhère qu'au lobe droit, car la vésicule biliaire est libre, ainsi que la veine-porte; mais la division gauche de cette veine passe sous la tumeur pour s'enfoncer dans le sillon transverse, et l'on est obligé, pour l'y suivre, de couper avec le scalpel le péritoine et un tissu sous-péritonéal épaissi.

Si on fend la tumeur par une section verticale et d'avant en arrière, on voit que le foie, fort aminci, forme une calotte à la tumeur, calotte qui, en avant, se prolonge sur elle dans le tiers de sa hauteur et sous une épaisseur de 2 à 3 millimètres; puis le revêtement, qui se continue sur toute la paroi, est évidemment la continuation de la capsule de Glisson, fort épaissie, avec le péritoine : cette enveloppe renferme de nombreux vaisseaux, et d'ailleurs ne peut être séparée du reste de la tumeur avec laquelle elle fait corps.

Le tissu fondamental de cette production se présente sous l'apparence du tissu colloïde; sa consistance est celle d'un tissu solide, sa coloration est jaune clair; assez transparent, ce tissu renferme des fibres blanchâtres, plus ou moins abondantes, suivant la partie considérée; la pression fait sortir très peu d'un liquide séreux, jaunâtre. La coupe est absolument nette, et sectionne des vaisseaux nombreux, dont quelques-uns ont un calibre important.

Cette tumeur est criblée de cavités arrondies plus ou moins régulières; deux ont le volume d'une petite orange, les autres varient du volume d'une prune à celui d'un pois, et leur nombre est tel qu'on ne saurait dire si la partie liquide de la tumeur n'occupe pas un volume plus considérable que la partie solide. Ces cavités sont pleines d'une sérosité analogue à celle sortie par les ponctions. Elles ont des parois très lisses et qui semblent formées par une membrane blanchâtre transparente.

Il n'y a pas de liquide dans la cavité péritonéale; le paquet intestinal était refoulé au-dessous de l'ombilic.

Les autres organes paraissent absolument sains; le tissu du foie lui-même paraît normal.

Examen microscopique. — Le tissu gélatiniforme de la tumeur, examiné à l'état frais aussitôt après l'autopsie, montre des faisceaux de fibres du tissu conjonctif séparées par un liquide contenant : 1° des corpuscules blancs du sang; 2° de grandes cellules, les unes plates, possédant un ou plusieurs noyaux, les autres sphériques et distendues, montrant également des noyaux ovoïdes, volumineux, des granulations graisseuses fines. Ces grands éléments qui appartiennent au tissu conjonctif, offrent ici les mêmes lésions que dans l'œdème.

La surface lisse qui recouvrait les cavités kystiques, a été traitée par le nitrate d'argent sans qu'on ait pu y voir d'éléments épithéliaux disposés comme sur une surface séreuse, en sorte que son aspect lisse et l'apparence membraneuse, étaient dus simplement au tassement du tissu conjonctif.

Les parties rouges disposées sous forme d'îlots, qui se laissaient voir en plusieurs points de la tumeur au-dessous de la capsule de Glisson, ont été examinées d'abord à l'état frais, et nous y avons reconnu un tissu composé de cellules polyédriques, granuleuses, contenant des granulations jaunâtres ou des granulations graisseuses et possédant de petits noyaux sphériques. Il n'y avait pas de doute que nous eussions affaire ici à des cellules hépatiques.

Les mêmes points étudiés sur des sections de la pièce durcie, ont montré des îlots de cellules hépatiques aplaties, superposés et séparés les uns des autres par du tissu muqueux disposé autour d'eux et se continuant directement avec le tissu muqueux de la masse morbide.

Il s'agit donc, dans ce cas, d'un myxôme kystique considérable du foie, tumeur de cet organe dont nous n'avons pas trouvé d'exemple dans les auteurs.

(M. Cornil. *Soc. anat.*, 1872, 2e série, t. XVII, p. 73.)

N° 573. — Portion du foie; tumeur érectile.

Cette portion de foie provient d'un homme de 64 ans, qui est mort de pneumonie. Le foie, qui était d'un volume normal, contenait dans son épaisseur plusieurs tumeurs érectiles. Sur la portion conservée, on trouve une de ces tumeurs qui est du volume d'une noix, et d'une couleur d'un brun foncé; son pourtour est nettement délimité.

(Professeur Vulpian, *Soc. anat.*, 1870, t. XV, p. 325.)

N° 574. — Portion du foie; tumeur érectile.

Cette pièce a été trouvée sur un homme qui est mort dans le service de M. le professeur Trélat, d'infection purulente, suite d'une plaie par arme à feu.

On constate sur cette portion du foie, à la face convexe, une large tache lie de vin, située sous la membrane fibreuse. Cette tache a environ 4 centimètres dans le sens le plus étendu et 3 verticalement. Une incision ayant été pratiquée sur cette tumeur, on voit qu'elle pénètre d'environ 2 centimètres dans le tissu du foie; elle est couleur lie de vin assez bien délimitée : il s'agit ici d'une tumeur érectile. A l'œil nu, on peut y distinguer un grand nombre de vaisseaux.

(Professeur Vulpian, 1871.)

N° — 575. — Modèle en cire d'un foie; tumeurs érectiles.

Sur ce foie dont le volume est à peu près normal, on a représenté trois tumeurs, peu volumineuses qui font saillie à la surface convexe. Ces tumeurs, qui ont été considérées comme appartenant au cancer dit *hématodes*, me paraissent plutôt devoir se rapporter aux tumeurs érectiles.

Ces tumeurs siègent toutes les trois dans le lobe droit du foie. La plus volumineuse, qui est près du bord antérieur, est irrégulièrement arrondie ; elle fait peu de saillie à la surface du foie. Il est dit dans la note remise, que son tissu était spongieux, analogue à celui du corps caverneux. La surface péritonéale de la tumeur était bleuâtre.

(Professeur Dupuytren, *Bull. de la Fac.*, 1806, p. 30.)

N° 576. — Portion de foie; noyaux secondaires d'épithelioma.

Cette portion de foie provient d'une femme de 57 ans, qui a succombé à un étranglement interne, produit par un épithelioma cylindrique, qui siégeait à la partie inférieure de l'S iliaque. Il n'y a eu pendant la vie aucun symptôme de la lésion du foie.

Le foie contenait plusieurs tumeurs, celle qui est déposée dans le Musée occupait à elle seule presque tout le lobe gauche du foie. Elle a le volume d'une grosse orange et se délimite assez facilement du tissu hépatique, sans en être séparée cependant par une enveloppe de tissu conjonctif. Cette tumeur est molle, d'une couleur blanche uniforme, elle se désagrège facilement sous le doigt et ne donnait aucun suc au raclage.

Par le raclage à l'état frais, on obtint une quantité considérable de cellules cylindriques, ayant les mêmes caractères que celles de la tumeur primitive, c'est-à-dire que les cellules cylindriques dont quelques-unes sont munies de deux noyaux, se coloraient facilement par le picro-carmin. Sur des coupes, après durcissement dans l'alcool, la tumeur apparaît constituée par une multitude de cavités tubulées, tapissées par un épithélium cylindrique implanté perpendiculairement à la paroi. C'est un épithélium cylindrique du foie analogue à celui de la tumeur primitive.

(M. Déjérine, *Soc. anat.*, 1878, 4e série t. III, p. 288.)

N° 577. — Modèle, procédé Thibert, représentant un foie très-hypertrophié, contenant un grand nombre de masses cancéreuses disséminées sur toute la surface de l'organe.

(M. Ribes.)

N° 578. — Modèle, procédé Thibert, représentant un foie d'enfant qui est criblé de masses cancéreuses de volumes divers.

(M. Guersant.)

N° 579. — Modèle en cire d'un foie; cancer.

Sur ce modèle en cire du foie, sont représentées plusieurs tumeurs cancéreuses qui sont developpées dans le lobe droit. La supérieure a le volume de la tête d'un adulte. Autour d'elle sont groupées un grand nombre de tumeurs moins volumineuses.

N° 580. — Modèle en cire d'un foie ; tumeurs cancéreuses.

Sur cette représentation en cire du foie qui est très hypertrophié, on a figuré un grand nombre de tumeurs cancéreuses, la plupart confluentes. Ces tumeurs ont comprimé, détruit même la majeure partie du tissu de l'organe, dont la masse, par l'agglomération de la matière cancéreuse, a néanmoins triplé de volume.
(Professeur Chaussier 1797.)

N° 581. — Modèle en cire d'un foie dont le volume est considérable et sur lequel on a représenté une dégénérescence carcinomateuse générale.

(Professeur Chaussier 1806.)

N° 582. — Foie ; cancer.

Ce foie provient d'une femme âgée de 36 ans. Cet organe est envahi dans son entier par de nombreuses tumeurs cancéreuses, que circonscrivent encore quelques îlots de la substance hépatique. La veine-cave contient à son intérieur de la substance cancéreuse.
(Professeur Velpeau, 1825.)

N° 583. — Foie ; cancer mélanique.

Foie d'un professeur de la Faculté, affecté de cancer mélanique. La totalité de cet organe est convertie en grappes carcinomateuses, formées par la réunion d'un très grand nombre de tumeurs mélaniques dont le volume varie depuis un pois, jusqu'à celui d'une noix. Le foie est triplé de volume, la substance hépatique est à peine reconnaissable en quelques points.
(Professeur Breschet, 1836.)

N° 584. — Portion de foie ; cancer mélanique.

Sur cette portion de foie qui est sans renseignements, on constate que tout le parenchyme de cet organe est criblé de petites masses de matière mélanique, variables depuis le volume d'un pois jusqu'à celui d'une noisette. Ces petites masses mélaniques sont circonscrites par le tissu du foie qui tranche par sa couleur.

N° 585. — Portion de foie ; cancer mélanique généralisé, secondaire.

Cette portion du foie a été prise sur un homme âgé de 28 ans, auquel M. Robert a extirpé l'œil gauche pour un cancer mélanique. La tumeur de l'œil examinée par M. le professer Robin, fut trouvée composée en grande partie de cellules pigmentaires, de tissu fibreux et de quelques cellules épithéliales.

Huit mois après, le malade rentra à l'hôpital pour une récidive de la tumeur dans le même œil, et il succomba en moins de six semaines à l'extension de la lésion oculaire. L'autopsie démontra une généralisation du cancer dans la plupart des organes et même les os. Voir lésions du cœur, n° 120, cancer de la colonne vertébrale, n° 452 c. Sur cette tranche du foie, on constate l'existence de nombreuses tumeurs mélaniques de volume variable, depuis celui d'un grain de millet jusqu'à celui d'une pomme. Leur aspect est complètement noir et leur bord est parfaitement délimité du foie qui a conservé son aspect normal.

(M. Campana, *Soc. anat.*, 1857, 2e série, t. II, p. 293.)

N° 586. — Foie ; cancer mélanique.

Ce foie provient d'une femme dont la lésion cancéreuse paraît avoir eu pour point de départ la grande lèvre. Quand elle s'en aperçut, il existait une tache noire de la largeur d'une pièce de un franc sur la grande lèvre, puis bientôt elle vit se développer les ganglions de l'aine du côté correspondant. Après l'ablation de la tumeur de la grande lèvre qui augmenta rapidement, M. le professeur Dolbeau ne tarda pas à constater la généralisation de la lésion dans presque tous les organes : poumons et le rein. A part la rate, le pancréas et la vessie qui étaient intacts, il n'est pas d'organe qui n'ait offert quelques points mélaniques.

Ce foie a acquis un volume considérable : il pesait 3 kilogrammes et mesurait 17 centimètres dans le sens vertical. Sa surface est couverte de bosselures, et sur une coupe que l'on a pratiquée sur la face convexe du lobe droit, on constate que le foie est parsemé de noyaux et de traînées mélaniques.

(Professeur Dolbeau, *Soc. anat.*, 1876, 4e série, t. I, p. 108.)

N° 587. — Portion d'un foie ; cancer mélanique.

Cette portion de foie a été prise sur une femme âgée de 54 ans, qui était atteinte d'un cancer mélanique du rectum, qui, à partir du rectum, s'étendait en hauteur à 10 centimètres au-dessus. Ce n'est que dans les derniers temps de la vie, qu'il s'est manifesté quelques troubles du côté du foie ; douleurs dans la région, teinte subictérique. Le foie avait considérablement augmenté de volume.

Ce foie, dont il n'existe qu'une portion au Musée, pesait 5 kilogrammes. Il présente des masses noires qui font nettement saillie sur le fond clair du parenchyme. Le volume de ces masses est très variable. A la coupe, ce foie donnait très bien l'aspect d'un pâté fortement truffé. Ces tumeurs sont des sarcômes fuso-cellulaires.

(MM. Meunier et Nepveu, *Soc. anat.*, 1875, 3e série, t. X, p. 792.)

N° 588. — Modèle en cire d'un foie ; cancer mélanique.

Sur ce foie en cire, on a représenté un grand nombre de tumeurs mélaniques disséminées dans la substance de cet organe, dont le tissu normal a en grande partie disparu. Ces tumeurs sont de volume variable; quelques-unes sont grosses comme une orange.

(M. Esquirol, *Bul. de la Fac.* t. IV, p. 211.)

N° 589. — Portion du foie ; cancer mélanique.

Cette portion de foie provient d'un homme de 32 ans, qui fut pris, sans cause appréciable, de diarrhée abondante et persistante. Au bout d'un mois, une constipation remplaça la diarrhée, et le ventre augmenta de volume. La palpation donnait la sensation d'une tumeur dure qui avait envahi la plus grande partie de la cavité abdominale. Cette tumeur occupait les deux hypocondres, la région ombilicale et descendait jusqu'à quatre travers de doigts au-dessus du pubis. A ce niveau, elle se terminait par un rebord tranchant. Supérieurement cette tumeur remontait jusqu'à la cinquième côte droite, et mesurait une hauteur verticale de 28 centimètres. Le malade marcha en s'affaiblissant, les vomissements devinrent fréquents, la dyspnée augmenta, et il succomba rapidement.

Le foie sur lequel a été pris cette portion, pesait 9 kil. 200 ; le diamètre vertical du lobe droit était de 32 centimètres, celui du lobe gauche de 26. La surface qui était lisse présentait des adhérences avec la paroi abdominale.

Le tissu du foie induré présente une teinte gris-noirâtre, uniforme et généralisée. A la coupe, on constate que les canaux biliaires et les branches de la veine-porte sont augmentés de volume. Les deux reins présentaient chacun une masse noire de la grosseur d'une aveline.

(M. Latil, *Soc. Anat.* 1878, 4e série, t. III, p. 550.)

N° 590. — Portion de foie ; tumeurs mélaniques.

Ce foie provient d'un homme de 46 ans, dont tous les membres étaient ématiés, tandis que le ventre avait pris des proportions considérables.

On a conservé une portion seulement du foie qui était très volumineux, d'une coloration brun-noirâtre. Il existe, à sa surface, un nombre considérable de saillies mamelonnées, arrondies, molles, presque fluctuantes. Leur volume varie entre celui d'une noisette et d'une petite pomme.

Ce foie pesait, entier, plus de 5 kilogrammes ; sur la coupe qui a été pratiquée, le foie paraît comme bourré de truffes, au milieu du tissu normal qui est brunâtre. Ces tumeurs arrondies, et de volume variable, semblent entourées par une zone fibreuse qui les limite exactement, tandis que le tissu périphérique paraît sain. Ces tumeurs sont molles, presque diffluentes, et, à la coupe, il en sortait un liquide noir. Il existait, en outre, plusieurs autres tumeurs mélaniques qui étaient disséminées dans les os, en particulier ; ceux de la colonne vertébrale, dans les côtes et les os du crâne.

(M. Leroux, *Soc. Anat.* 1879, 4e série, t. IV, p. 456.)

Article 7.

LÉSIONS DE LA RATE.

Les pièces relatives aux lésions de la rate sont au nombre de vingt, dans le Musée, du n° 591 au n° 610 inclusivement. Les pièces n° 611 sont des exemples de diverticulum de l'intestin, que j'ai cru devoir placer à la fin des lésions du tube digestif.

Les pièces relatives à la rate se répartissent de la manière suivante : le n° 591 est un exemple de rate surnuméraire ; les pièces n°s 592, 593, 594, 595, 596, 597 sont des exemples d'hypertrophie. La pièce n° 594 présente en outre, un état cireux type. Sur les deux pièces n° 595 et 596, l'hypertrophie a été accompagnée d'hémorrhagie qui a été surtout considérable pour la pièce n° 596.

La pièce n° 598 est un exemple de rupture très étendue de la rate. Celle n° 599 est un très bel exemple d'infractus multiples et étendus, à la suite d'une endocardite végétante.

Les pièces n°s 600, 601, 602, 603, 604, 605 et 606 sont des exemples de kystes de la rate. Sur toutes ces pièces, si on les examine avec soin, on reconnaît que presque tous ces kystes sont très probablement des kystes acéphalocystes; que le kyste est en dehors de la rate qui est accolée, étalée à la surface. Sur trois de ces kystes, n°s 602, 603, 604, la poche a subi l'altération crétacée. La pièce n° 605 est surtout digne d'intérêt, la nature et le siège du kyste ayant été méconnus. La tumeur a été enlevée par M. Péan, avec succès ; il a pratiqué la splénotomie.

La pièce n° 607 est un exemple très remarquable de tubercules miliaires de la rate. Les pièces n°s 608 et 609 sont des exemples de cancers.

N° 591. — Rate surnuméraire.

Cette rate surnuméraire, du volume d'une petite noix, est adhérente à la rate principale, à sa partie supérieure et interne, par un prolongement cellulo-fibreux.

N° 592. — Rate ; hypertrophie.

Cette rate est très volumineuse, elle présente des traces d'anciennes péritonites, à sa surface. Le péritoine est rugueux, épaissi. Elle mesure en hauteur 10 centimètres et 6 en largeur Sa structure paraît normale.

Cette pièce provient d'une femme qui avait eu à plusieurs reprises des fièvres intermittentes.

(Professeur Cruveilhier, 1836.)

N° 593. — Rate; hypertrophie.

Cette rate, qui est très volumineuse, provient d'un individu qui, à plusieurs reprises, a été atteint de fièvres intermittentes. Elle mesure en hauteur 13 centimètres. Le péritoine qui l'enveloppe est épaissi, rugueux; il lui forme presque de toute part une coque fibro-celluleuse qui présente, dans certains points, près d'un demi-centimètre d'épaisseur. Une incision pratiquée verticalement sur la face externe de la rate, permet de constater que son tissu a un aspect normal.

(Professeur Cruveilhier, 1838.)

N° 594. — Portion de rate ; hypertrophie cireuse.

Cette moitié de rate appartient à une rate qui était légèrement hypertrophiée ; elle est malheureusement sans renseignements. Cette rate est très dense et a un aspect cireux.

N° 595. — Rate ; hypertrophie considérable.

Cette rate, qui provient d'une femme âgée de 61 ans, pesait 3 kilogrammes 50 grammes. *Cette femme n'avait jamais eu de fièvre intermittente*, et n'avait jamais présenté d'aspect cachectique. Elle présentait, dans le flanc gauche, une tumeur qui fut reconnue pour être la rate, qui descendait de haut en bas et de dehors en dedans vers l'ombilic, qu'elle dépassait à droite, et, en bas, de trois travers de doigts. En haut et à gauche, elle s'enfonçait profondément sous les fausses côtes.

Je vais rapporter en détail l'examen microscopique de ce fait intéressant d'hypertrophie de la rate. Bien entendu, le mot hypertrophie ne s'applique ici qu'à l'augmentation de volume considérable de l'organe. Cette rate a été incisée dans un grand nombre de points. La veine splénique est *oblitérée*, convertie presque en un cordon fibreux, au moment où elle émerge de la rate. Les vaisseaux courts étaient atrophiés.

Quant à la rate elle-même, elle présentait une altération que l'on pourrait appeler une hypertrophie hémorrhagique, qui est moins visible, aujourd'hui que la pièce a macéré dans l'alcool, qu'au moment de l'autopsie. L'aspect du tissu de la rate n'était point uniforme: dans un point, on trouvait de la fibrine jaunâtre; plus loin la coloration de la chair musculaire; plus loin encore on trouvait l'aspect de la boue splénique.

Dans des endroits, on trouvait des foyers hémorrhagiques bien limités, bien circonscrits; dans d'autres, de l'apoplexie diffuse. La forme de la rate est profondément changée. Sa consistance, qui était variable, était dure, friable, molle, fluctuante suivant les points.

On peut se demander quelle influence l'oblitération de la veine splénique a eu sur cette lésion. (Voir les détails de l'observation et la discussion qui a suivi.)

(M. Barth, *Soc. anat.*, t. XXIX, p. 366.)

N° 596. — Modèle en cire d'une rate; hypertrophie.

Sur ce tableau, on a représenté un foie atteint de cirrhose, et une rate qui est très hypertrophiée; elle a un volume considérable: elle présente 35 centimètres de hauteur sur 25 de large.

(M. Lafargue, *Bull. de la Fac.* 1806, p. 162.)

N° 597. — Rate; hypertrophie.

Cette rate, qui a acquis un volume considérable, sans altération microscopique de structure, provient d'un homme qui a été atteint, à plusieurs reprises, de fièvre intermittente. La rate a 25 centimètres de hauteur sur 15 de largeur, et autant d'épaisseur.

(Professeur Cruveilhier, 1836.)

N° 598. — Rate; déchirure complète avec fissures nombreuses.

Cette pièce provient d'un homme de 22 ans, qui a été pris entre deux voitures qui marchaient en sens inverse. Le malade est mort dans l'espace de 24 heures.

Il y avait dans la cavité abdominale, un épanchement de sang considérable, ainsi que sous le péritoine. La rate présente une double déchirure: l'une horizontale qui la divise en deux moitiés; la déchirure est presque complète; une seconde déchirure est verticale et n'occupe que la surface. Le rein gauche présentait également une déchirure étendue.

(M. Marc Sée, *Soc. anat.*, 1852, t. XXVII, p. 312.)

N° 599. — Rate ; infractus multiples d'endocardite végétante.

Cette rate provient d'une jeune fille âgée de 14 ans, qui, au moment de son entrée à l'hôpital, a présenté des symptômes typhoïdes assez nets, avec un léger souffle à la pointe du cœur au premier temps. Il existait une oppression avec des palpitations cardiaques. Le bruit de souffle de la pointe du cœur étant devenu rude, se propageait du côté de l'aisselle. Ces symptômes cardiaques, sous l'influence d'un traitement convenable, s'amendèrent pendant quelque temps. Puis, trois mois après, l'enfant mourut après avoir présenté quelques embolies de la peau, au niveau du poignet gauche.

La valve postérieure de la valvule mitrale présentait une série de végétations irrégulières, qui se laissaient facilement écraser sous le doigt, et qui sont, très probablement, le point de départ des nombreux infractus observés dans le rein et la rate.

A la rate, tout à fait à la surface, existe un infractus jaunâtre, caséeux, à forme triangulaire, à base très allongée, à sommet tourné vers le centre de la rate. A la partie médiane existe aussi un vaste infractus qui occupe toute la largeur de l'organe. Il présente à la périphérie une largeur de 2 centimètres. Le sommet arrive presque jusqu'au hile. Ces infractus présentent une dégénérescence graisseuse très avancée.

(M. Carré, *Soc. anat.* 1877, 4me série, t. II, p. 626.)

N° 600. — Rate ; kyste hydatique volumineux.

Cette rate provient d'un homme âgé de 50 ans, qui a succombé à une pneumonie. Elle présente un kyste énorme qui a environ 27 centimètres de circonférence, 24 centimètres de long et 27 centimètres de diamètre transversal. La cavité du kyste est tapissée par une membrane lisse : elle renfermait des hydatides et des débris membraneux. Autour de ce grand kyste en existait d'autres plus petits qui renfermaient, les uns des hydatides d'un petit volume, les autres de la matière mélicérique. Il existait aussi des kystes hydatiques dans l'épiploon.

Quel est le siège précis de ce kyste ? Est-il dans la rate, ou s'est-il développé à sa surface, pour lui adhérer consécutivement ? Il est difficile de se prononcer d'une manière exacte ; mais on retrouve sur un point de la surface de cette poche kystique seulement, étalée et aplatie, une grande portion de la rate, ce qui me ferait penser que ce kyste est né en dehors de la rate.

(M. Poumier, *Bul. de la Soc.* 1840, t. XV, p. 171.)

N° 601. — Rate ; kyste hydatique.

Cette pièce est sans renseignements. On constate à la face interne de la rate qui est un peu atrophiée, une énorme cavité kystique qui a 23 centimètres de hauteur. Il s'agit ici évidemment d'un kyste hydatique qui s'est developpé en dehors de la rate, que l'on retrouve étalée à sa surface et principalement à sa partie inférieure.

(M. Barth.)

N° 602. — Rate ; kyste hydatique crétacé.

Cette pièce est sans renseignements : on constate l'existence d'un kyste du volume d'une orange, que Beauchêne dit avoir rencontré *au centre de la rate.* Ce kyste, dont les parois sont complètement crétacées, contenait un liquide albumineux. Il s'agit évidemment d'un kyste hydatique dégénéré. En l'examinant avec soin, il paraît situé à la surface de la rate qui le coiffe partout, moins dans un point.

(M. Beauchêne, 1806.)

N° 603. — Deux modèles en cire, destinés à représenter la pièce précédente, n° 602, de kyste hydatique de la rate.

N° 604. — Rate ; kyste hydatique crétacé.

Cette pièce est sans renseignements. On constate, à la partie supérieure de la rate, une tumeur arrondie du volume d'une pomme, dont les parois très denses sont devenues crétacées. Il s'agit évidemment ici d'un kyste hydatique en voie d'altération.

Il est facile de constater sur cette pièce, que la tumeur a pris naissance en dehors de la rate, à laquelle elle n'est qu'accolée. La substance qui la recouvre ne s'étend que sur une très petite partie du kyste.

(M. Maygrier, 1877.)

N° 605. — Rate; Kyste. Splénotomie.

L'observation de cette pièce, à cause de son importance chirurgicale, me paraît devoir être rapportée avec d'assez grands détails. Ce kyste de la rate provient d'une jeune fille de 20 ans. Deux ans avant l'opération, la région hypogastrique devint le siège d'une augmentation de volume avec douleurs vives. Ces douleurs devinrent rapidement assez intenses, pour arracher des cris à la malade. Elles siégeaient surtout dans la fosse iliaque droite.

Quand cette jeune fille vint consulter M. Pean, le 20 août 1867, elle était dans un état d'épuisement surtout déterminé par la souffrance. Le développement du ventre était peu prononcé : il était surtout augmenté de volume au niveau de l'hypogastre. La saillie qu'il formait présentait quelques bosselures, elle était analogue par sa position, son étendue et sa forme, à un utérus gravide dans le dernier mois de la gestation. Sur la ligne médiane et du côté droit, la fluctuation était très apparente. Au niveau de certaines bosselures, particulièrement du côté gauche, la consistance était plus ferme et rappelait celle des fibromes.

Il existait une matité absolue sur toute la surface de la tumeur, avec perception de flot très net dans une grande partie de son étendue. La tumeur était complètement dépourvue de mobilité. On pensa à une tumeur de l'ovaire gauche. L'opération de l'ovariotomie fut pratiquée le 6 septembre.

Une incision fut faite sur la ligne médiane, de l'ombilic au pubis; la paroi abdominale assez épaisse fut divisée par couches successives. La tumeur parut appliquée fortement contre la paroi abdominale, et recouverte dans toute son étendue par l'épiploon qu'il fût impossible d'éloigner à cause de ses adhérences, et à travers lequel on pratiqua une ponction avec un trocart de fort calibre. Cette ponction donna issue à trois litres d'un liquide épais visqueux, brun-jaunâtre.

La main introduite dans la cavité abdominale, en vain on cherche, du côté de l'ovaire, à reconnaître la situation du pédicule ou de la base d'implantation du kyste qui, débarrassé de l'épiploon dont il était couvert, présentait un aspect analogue à celui du tissu utérin. M. Péan sachant que des kystes, ayant la plus grande analogie avec ceux qui prennent naissance dans l'ovaire, pouvaient se développer dans le mésentère ou même dans le rein, porta son attention de ce côté ; mais le résultat de son examen fut négatif.

L'impossibilité d'amener la tumeur au dehors, pour pousser plus loin l'exploration, rendait nécessaire l'agrandissement de l'incision qui fut prolongée, sur le côté gauche, jusqu'à quatre travers de doigts au-dessus de l'ombilic.

M. Péan fut frappé de l'aspect de ce kyste, de sa couleur insolite, de la nature du tissu qui en constituait la paroi, surtout dans les points ou elles offraient une grande épaisseur. La recherche des points d'implantation du kyste, recherche qui conduisit la main jusque dans l'excavation diaphragmatique de l'hypochondre gauche, et qui permit de circonscrire la masse charnue constituant la portion supérieure de la tumeur, tout prouve que c'était la rate qui était intéressée.

Le chirurgien procéda à la ligature successive des diverses branches de l'artère splénique, de manière à circonscrire et à isoler la portion de la rate qui portait le kyste ; la partie inférieure de la tumeur fut réséquée, et c'est cette portion qui est déposée dans le Musée. Le reste de la rate fut ensuite détruit et la malade a guéri assez rapidement. *Voir l'observation pour les détails.*

La tumeur examinée après l'opération, avait une coloration et une consistance analogue à celle des rates hypertrophiées. La masse enlevée, qui constitue la pièce déposée dans le Musée, comprenait environ les deux tiers de la production morbide : elle pesait 1,140 grammes.

Les parois du kyste ont une épaisseur variable : sur certains points elles sont minces, réduites même à une coque fibreuse ; sur d'autres, elles ont au contraire jusqu'à trois travers de doigts d'épaisseur. Cette épaisseur résulte en ce point, de ce que la rate se trouve étalée à la surface du kyste.

L'examen de la tumeur fait par M. Ordonez, montra qu'elle contenait un grand nombre de globules sanguins non altérés, avec une très grande quantité de glomérules de malpighi. Aux endroits où les parois du kyste étaient les plus minces, on voyait les éléments disparaître pour faire place à une trame de tissus fibreux.

L'intérieur de la poche est lisse, recouvert sur certains points de plaques dures, formées par des carbonates et des phosphates de chaux et de magnésie. Le liquide ne différait pas beaucoup de celui que l'on rencontre dans les kystes de l'ovaire. Il était épais, d'un brun-jaunâtre et contenait une proportion très considérable d'albumine, de cristaux de cholestérine, de globules sanguins à différents degrés d'altération.

Il me paraît résulter de la description de cette pièce, que le kyste s'est développé en dehors de la rate que l'on trouve accolée et étalée dans certains points. Il a la plus grande analogie avec les kystes hydatiques ; il est regrettable que l'on n'en ait point recherché les crochets.

(M. Péan, *Mémoires*, 1869, p. 129.)

N° 606. — Rate ; Kyste hydatique.

Ce kyste a été trouvé à l'autopsie d'un phtisique arrivé à la troisième période de la tuberculose pulmonaire, dans le service de M. le professeur Vulpian. Il n'avait donné lieu pendant la vie du malade à aucun signe manifeste ; au point que cet homme, qui avait été soigné dans plusieurs hôpitaux pour son affection pulmonaire, n'avait jamais appelé l'attention sur sa tumeur de l'hypochondre gauche.

La mort eut lieu le 12 janvier 1870, par suite des lésions pulmonaires ; l'autopsie fut faite le 13 janvier, 26 heures après la mort. L'examen de tous les viscères, fait avec le plus grand soin, ne révéla aucune altération se rapprochant de celle de la rate.

Description de la tumeur. A l'ouverture de l'abdomen, la rate se présente sous la forme d'une tumeur globuleuse qui occupe tout l'hypochondre gauche, s'avance jusqu'à l'ombilic et descend dans la fosse iliaque correspondante. Cette tumeur adhère sur plusieurs points à la séreuse pariétale : elle est arrondie et présente une circonférence de 37 centimètres.

A un examen très-superficiel on remarque qu'elle est composée de deux parties : 1° à la partie interne, une membrane blanc-jaunâtre ; à la partie externe et supérieure, la paroi est formée par un tissu rougeâtre, présentant une couleur analogue à celle de la rate, excepté toutefois sur un point sur lequel nous aurons à revenir plus tard.

La face interne est sillonnée en plusieurs points par des vaisseaux artériels et veineux, dont quelques-uns atteignent le volume d'une plume d'oie, et qui se ramifient à la surface du kyste. Un faisceau vasculaire se dirige à la partie supérieure et externe, vers le tissu splénique dans lequel il pénètre par un orifice bien circonscrit.

La partie externe, que nous avons dit être constituée par le tissu splénique, peut se subdiviser en deux zones concentriques : 1° une zone périphérique constituée par la rate très étalée et recouverte par le péritoine sur lequel l'on remarque, par places, des néo-membranes ; 2° une zone centrale, à bords irrégulièrement déchiquetés, formée par une plaque blanchâtre, saillante, d'aspect cartilagineux. C'est vers la partie supérieure, en un point où le tissu splénique semble se séparer de la paroi kystique, que les vaisseaux pénètrent dans l'organe. La tumeur occupe en conséquence le hile de la rate, rejetant à la partie externe celle-ci étalée.

Si, maintenant, la main étant appliquée à plat sur l'un des points de la tumeur, l'on percute, même légèrement, un autre point, la main éprouve un frémissement très net. J'insiste d'autant plus sur cette particularité, qu'ainsi que nous le verrons tout à l'heure, la tumeur ne renferme pas un contenu franchement liquide.

Avant l'ouverture du kyste, son poids était de 2,041 grammes; après l'écoulement du liquide, il est de 537 grammes; par une incision large, il s'échappe un liquide de couleur jaunâtre, gélatineux, non homogène, qui s'écoule difficilement, coupé en de nombreux endroits par des traînées blanches, constituées par de fausses membranes hyalines. Au microscope l'on trouve des granulations graisseuses, des cristaux de chlolestérine et des crochets d'échinocoque. La surface interne est tomenteuse, inégale, et rappelle l'aspect d'une artère athéromateuse. En un point, cette paroi semble présenter un véritable abcès athéromateux, ouvert dans la grande cavité.

Au point qui correspond à la plaque blanchâtre que nous avons décrite plus haut sur la partie externe, la paroi est translucide.

En effet, en ce point, entouré de toute part par le tissu splénique étalé, la paroi est uniquement constituée par du tissu kératoïde. La rate étalée semble saine; elle est peut-être un peu indurée.

En résumé, dans la plus grande partie de son étendue, la tumeur est limitée par une paroi d'une épaisseur uniforme, d'environ 3 centimètres; arrivant à la partie externe, cette paroi est recouverte par la rate étalée, et enfin, au centre, le tissu splénique disparaît pour laisser la tumeur uniquement limitée par un tissu de nouvelle formation.

(Professeur Vulpian, *Soc. anat.*, 1870, 2e série, t. XV, p. 30.)

N° 607. — Rate; tubercules miliaires.

Rate à la surface de laquelle on trouve de nombreux tubercules miliaires; il en existe également un très grand nombre dans l'intérieur de cet organe qui est hypertrophié. Cette pièce est sans renseignements.

(Professeur Cruveilhier, 1837.)

N° 608. — Modèle en cire d'une rate contenant un très grand nombre de tumeurs mélaniques.

Cette pièce provient d'une femme de 69 ans. Les tumeurs mélaniques sont nombreuses; quelques-unes ont le volume d'une noix.

(M. Esquirol, *Bul. de la Fac.*, t. IV, p. 241.)

N° 609. — **Modèle en cire d'une rate qui est criblée de tumeurs cancéreuses ; l'une d'elles, qui occupe le centre, a le volume d'une noix.**

(Professeur Dupuytren, 1805.)

N° 610. — **Rate de porc ; hypertrophie.**

Cette rate de porc, qui est notablement hypertrophiée, pesait 10 kilogrammes : elle avait 1m20 de long et 27 centimètres de large.

N° 611. — **Plusieurs portions d'anses intestinales qui présentent des diverticulums à divers degrés de développement.**

APPAREIL DE LA RESPIRATION

Les lésions de l'appareil de la respiration comprennent 116 numéros ; mais, sur ce chiffre, six numéros ont été réservés pour servir aux pièces à venir. Ce sont les nos 94, 95 et 96 qui sont spécialement réservés aux lésions de la pneumonie, et les nos 105, 106 et 107 pour les tubercules. Je noterai ici que les lésions de l'appareil de la respiration sont, relativement, les pièces les plus incomplètes dans le Musée ; c'est une lacune que je m'attacherai à combler. Mais, en revanche, cet appareil renferme des pièces du plus haut intérêt et dont quelques-unes sont même relativement rares. Je diviserai ces pièces en plusieurs chapitres distincts, savoir :

1° Lésions du corps thyroïde ;
2° Lésions du larynx et de la trachée-artère ;
3° Lésions des bronches ;
4° Tumeurs des médiastins ;
5° Lésions de la plèvre ;
6° Lésions des poumons.

Cette multiplication de chapitres pourra peut-être paraître exagérée pour un si petit nombre de pièces ; mais un catalogue a besoin de nombreuses divisions, surtout quand il est appelé un jour à prendre une grande extension. Ces divisions facilitent les recherches et le classement des pièces ; c'est pourquoi je n'ai point craint de les multiplier.

CHAPITRE PREMIER

Lésions du corps thyroïde

Lorsque les connaissances en anatomie pathologique étaient encore peu étendues, on désignait sous le nom générique de goître toutes les affections du corps thyroïde avec excès de volume, et, par extension, on donnait même ce nom à toutes les tumeurs qui existaient à la partie antérieure du cou. Mais, dans le corps thyroïde, comme dans les autres organes, il peut se développer un grand nombre de tumeurs qui n'ont de commun que le siège, et qui sont anatomiquement bien différentes.

Le Musée renferme vingt et une pièces seulement relatives aux lésions du corps thyroïde, du n° 1 au n° 21. Ces pièces sont loin de présenter toutes les variétés de tumeurs qui peuvent se développer dans cet organe ; néanmoins je les diviserai en trois catégories qui feront autant d'articles distincts, à savoir :

1° Hypertrophies du corps thyroïde ;
2° Kystes du corps thyroïde ;
3° Cancers du corps thyroïde.

Article premier

HYPERTROPHIE DU CORPS THYROÏDE

Cinq pièces seulement, du n° 1 au n° 5 inclusivement, se rapportent à cette lésion ; ces cinq pièces présentent deux variétés distinctes. La première, n° 1, est un exemple d'hypertrophie, principalement des lobes latéraux. Sur cette pièce, l'hypertrophie porte principalement sur l'élément fibreux, tandis qu'il existe une atrophie des cavités closes.

Pour les quatre pièces suivantes, n°s 2, 3, 4 et 5, la variété d'hypertrophie appartient à celle désignée sous le nom de vésiculaire, celle qui présente le moins de ressources à la thérapeuthique. Les pièces n°s 2 et 4 sont des exemples en cire de cette lésion ; celles n°s 3 et 5 sont des pièces naturelles. Sur celle n° 3, il paraît bien établi dans l'observation, que l'hypertrophie est déterminée par la multiplication et la formation nouvelle d'éléments glandulaires normaux.

N° 1. — Larynx avec la trachée-artère et l'œsophage ; hypertrophie du corps thyroïde.

Sur cette pièce, on constate que le corps thyroïde est divisé en trois lobes qui sont distincts supérieurement, tandis qu'ils sont réunis à la partie inférieure.

Le lobe médian, qui a 3 centimètres d'épaisseur sur 5 de hauteur, commence au niveau de l'os hyoïde auquel il est adhérent par un petit prolongement, et il descend sur la trachée jusque dans la cavité thoracique ; il passait derrière le sternum. Les deux parties latérales sont symétriques et ovoïdes : elles présentent 8 centimètres en hauteur sur 5 à leur base. Les veines jugulaires internes et externes, la carotide et le pneumo-gastrique étaient à leur état normal. Le corps thyroïde est dense, d'une grande fermeté ; l'hypertrophie a surtout porté sur le tissu fibreux, tandis qu'il existe une atrophie des cavités. Il n'existe point de cavités kystiques.

L'individu sur lequel a été prise cette pièce est mort asphyxié, et il est probable que l'asphyxie a été déterminée par la pression qu'exerçait sur la trachée, la tumeur formée par le lobe médian du corps thyroïde, qui se trouvait emprisonné sous le sternum. La trachée ne présente point de déviation.

(M. Gaucher, *Soc. Anat.*, 1842, t. XVII, p. 178.)

N° 2. — Modèle en cire d'une hypertrophie du corps thyroïde.

Ce corps thyroïde a été moulé en cire après son ablation; il n'a que deux lobes ; le lobe moyen est relativement peu développé. Chacun des lobes latéraux est ovoïde et présente 13 centimètres de hauteur sur 7 de largeur à la base.

Une coupe verticale a été pratiquée sur chaque lobe, et elle permet de constater sur ce modèle, que le corps thyroïde est constitué par de nombreuses vésicules transparentes, présentant chacune le volume d'un gros pois. Hypertrophie kystique.

(Professeur Dupuytren. *Bul. de la Fac.*, 1808, p. 62.)

N° 3. — Larynx avec une portion de la trachée-artère et de l'œsophage ; hypertrophie du corps thyroïde.

Cette pièce provient d'une femme de 72 ans qui, en même temps qu'elle présentait une énorme tumeur du cou, au niveau de la région *sous-hyoïdienne*, avait les symptômes d'une pneumonie grave à laquelle elle a succombé.

Cette tumeur, qui est considérable, par ses parties latérales, remontait à peu près jusqu'au niveau de l'angle de la mâchoire inférieure et comprimait, en arrière, les vaisseaux et nerfs du cou auxquels elle forme une gouttière. Cette tumeur n'avait point déterminé de troubles de la respiration, ni de la phonation ; elle était dure, élastique, mais non fluctuante.

La tumeur volumineuse est formée non-seulement par l'augmentation de volume des lobes latéraux du corps thyroïde, mais aussi par celle de l'isthme lui-même. Le diamètre vertical du corps thyroïde est de 15 centimètres au niveau des lobes, et de 12 centimètres au niveau de l'isthme. Le diamètre transversal du lobe droit est de 10 centimètres, celui du lobe gauche égale 8 centimètres. Le diamètre transversal de la tumeur, pris dans l'ensemble, est de 22 centimètres.

L'aspect extérieur de la tumeur offre des bosselures jaunâtres, séparées comme par des tractus blanchâtres. Une incision verticale nous montre l'aspect des petites bosselures également jaunâtres, molles, ayant l'apparence d'une gelée presque solidifiée. Le volume de ces grains n'est pas assez grand pour faire supposer l'existence de kystes.

La glande hypertrophiée était composée de lobules sphériques ayant en moyenne 1 centimètre de diamètre; en les râclant, on en exprimait des gouttelettes d'un liquide colloïde ressemblant au sagou cuit. Dans plusieurs de ces lobules on voyait, à l'œil nu, de petits points rouges et une vascularisation extrême.

Sur des coupes de ces lobules, on avait la section de vésicules closes, séparées les unes des autres par des tractus minces de tissu lamineux où passaient les vaisseaux. Ces vésicules closes étaient, pour la plupart, petites, mesurant de 1 millimètre à 4 millimètres; d'autres, plus volumineuses, mesuraient de 2 à 5 millimètres. Les premières ont exactement le volume indiqué par Kolliker comme normal; les secondes, celui que le même auteur donne aux vésicules qui contiennent de la matière colloïde, ce qui, comme on le sait, est si commun, non pas seulement dans le goître, mais dans un grand nombre de glandes qui n'ont rien de morbide.

Dans les vésicules closes de petit diamètre, les cellules qui en tapissent la paroi interne étaient ou des noyaux, ou de l'épithélium polyédrique. Dans les vésicules plus volumineuses, ces cellules étaient remplies, plus ou moins, par la matière demi-solide, réfringente et homogène qui formait, en outre, au centre de la vésicule, une gouttelette sphérique.

Ces gouttelettes de matière colloïde, lorsqu'on les examine isolément, ont un bord ombré bien arrêté, et lorsqu'on les presse entre les deux lames de verre, elles se dissocient et se segmentent en présentant des lignes droites et très nettes. Il est très probable que cette matière homogène, de nature protéique, est formée d'abord au sein des cellules pariétales, et que, de là, elle s'accumule dans la cavité de la vésicule close.

Les vaisseaux, étudiés dans les lobules les plus vascularisés, présentent des dilatations anévrysmatiques très intéressantes à étudier, et qui ont, du reste, été signalées par un grand nombre d'observateurs, Ecker, Rokitansky, etc.

Ces dilatations portaient surtout sur les capillaires, et avaient donné lieu à des diverticules terminés en massue et libres dans la cavité d'un grand nombre de vésicules closes. Le mode de formation de ces dilatations, et leur saillie dans les cavités des vésicules est facile à comprendre. Ces vésicules, en effet, sont séparées par des cloisons lamineuses où passent les capillaires, cloisons d'autant plus minces, dans ce cas, que les vésicules étaient plus grosses. Les vaisseaux, lorsqu'ils se dilatent sous une pression plus grande du sang, ne peuvent donc se développer que dans une cavité vésiculaire, et ils forment là soit une anse libre, soit une dilatation piriforme ou sphérique libre. Là, ces vaisseaux, non soutenus par du tissu lumineux, se rompent facilement, d'où résultent les épanchements sanguins dans les vésicules, fait qui a été observé aussi dans le cas présent.

Il s'agit, sur cette pièce, d'une hypertrophie causée par la multiplication et la formation nouvelle d'éléments glandulaires normaux.

(M. Gallard; *Soc. anat.*, 2e série t. X, p. 316.)

N° 4. — Modèle en cire d'un larynx avec la trachée-artère; hypertrophie du corps thyroïde.

Ce modèle en cire représente une tumeur vésiculeuse considérable, formée par les deux lobes du corps thyroïde, qui présentent 20 centimètres de haut sur 22 de large. A la partie antérieure, on a figuré sur cette tumeur un grand nombre de bosselures formées par des vésicules transparentes, volumineuses, qui contenaient une sérosité limpide. L'intérieur de la tumeur était rempli par de petites vésicules, pour la plupart, du volume d'un pois. La trachée-artère était comprimée.

(Professeur Dupuytren, 1835.)

N° 5. — Corps thyroïde; hypertrophie vésiculaire considérable.

Cette pièce est malheureusement sans renseignements, mais on constate qu'il existe une hypertrophie très considérable des trois lobes du corps thyroïde, principalement des latéraux. Cette hypertrophie appartient à la forme vésiculaire. La trachée artère devait être fortement comprimée.

(Professeur Broca.)

Article 2.

KYSTES DU CORPS THYROIDE

Sous ce titre de kystes du corps thyroïde, j'ai compris les kystes séreux et sanguins, ainsi que ceux qui contiennent des dépôts crétacés, que je considère comme des kystes sanguins profondément altérés et qui sont devenus crétacés. Le musée ne renferme point de kystes hydatiques.

Treize pièces, du n° 6 au n° 18 inclusivement, se rapportent à cet ordre de lésion. Quelques-uns de ces kystes, n°s 12, 15, 16 et 18, ont contracté des adhérences intimes avec la trachée, et c'est principalement dans cette forme que l'on constate des déviations ou des rétrécissements de la trachée, surtout au niveau de l'adhérence.

Ces rétrécissements se rencontrent encore, n°s 8, 9 et 12, dans les tumeurs de l'isthme du corps thyroïde, lorsque la tumeur est interposée au sternum et à la trachée ; quelquefois alors la tumeur peut même être peu volumineuse.

Sur la pièce n° 18, le kyste paraît avoir pénétré dans la trachée, en passant entre les anneaux de ce canal.

N° 6. — Larynx avec une portion de la trachée-artère ; kyste sanguin du corps thyroïde.

Sur cette pièce, qui est sans renseignements, on constate que le lobe droit du corps thyroïde, est transformé en une poche sanguine considérable. La tumeur a une hauteur d'environ 10 centimètres ; elle est ovoïde et a le volume d'un gros œuf de dinde. Les parois sont fibreuses, d'environ 2 millimètres d'épaisseur ; elles adhèrent à la trachée-artère.

La cavité kystique est unique, et remplie de caillots qui sont adhérents à la face interne du kyste. Le corps thyroïde paraît détruit.

Le lobe gauche est également transformé en une cavité kystique qui contient de la fibrine décolorée. Ce kyste a le volume d'une grosse noix, et la glande thyroïde est également détruite. (Professeur Cruveilhier.)

N° 7. — Maxillaire inférieur avec le larynx et la trachée-artère ; kyste séro-purulent du corps thyroïde.

Cette pièce est malheureusement en mauvais état de conservation ; on constate dans le lobe droit du corps thyroïde, une cavité kystique qui peut admettre un gros œuf de poule. Cette cavité contenait primitivement un liquide séreux transparent. Ce malade, qui est mort asphyxié, a été traité par l'emploi du séton. A la suite de ce traitement, le liquide est devenu purulent. Les parois du kyste, dans certains points, ont près de 1 centimètre d'épaisseur ; elles sont irrégulières et tapissées, à leur face interne, de débris pseudo-membraneux.

(M. Poumet, 1841.)

N° 8. — Larynx avec une portion de la trachée-artère ; kyste du lobe médian du corps thyroïde.

Sur cette pièce, le lobe médian du corps thyroïde, qui adhère fortement à la trachée-artère est le siège d'un développement kystique uniloculaire. La tumeur, qui est arrondie, parfaitement circonscrite, a le volume d'une petite orange ; les parois du kyste sont épaisses et fibro-cartilagineuses. Ce kyste, qui déprime la trachée-artère à ce niveau, lui est adhérent et contenait un liquide transparent, légèrement jaunâtre.

(Professeur J. Cloquet.)

N° 9. — Modèle en cire du larynx et d'une portion de la trachée-artère ; kyste du corps thyroïde.

Sur ce modèle en cire, on a représenté un kyste du corps thyroïde volumineux, qui a 7 centimètres de diamètre sur 12 de hauteur. Il est situé au centre du corps thyroïde, dans le lobe médian ; il descendait sous le sternum. Les parois, très épaisses, sont fibro-cartilagineuses.

Dans l'intérieur de ce kyste, existaient un grand nombre de produits pseudo-membraneux, qui le cloisonnaient. Quelques-uns sont figurés dans cette tumeur qui est représentée ouverte. Le reste de la cavité était rempli par du pus séreux.

(Professeur Dupuytren, 1806.)

N° 10. — Larynx avec une portion de la trachée-artère ; kyste sanguin du corps thyroïde.

Cette pièce est malheureusement sans renseignements ; elle a été trouvée sur une femme âgée. L'isthme et le lobe droit du corps thyroïde ont acquis un développement considérable, celui d'une tête d'enfant. Le kyste est incisé à sa partie antérieure et l'on peut constater sur la pièce, que les parois en sont épaisses fibro-cartilagineuses. L'intérieur de la cavité est remplie d énormes caillots sanguins décolorés, qui ont la plus grande analogie avec ceux des anévrysmes.

La trachée-artère, fortement comprimée par le lobe droit de la tumeur, est aplatie à ce niveau, et déviée à gauche ainsi que l'œsophage. Il devait exister un obstacle à la respiration et à la déglutition.

(M. Barth.)

N° 11. — Corps thyroïde; concrétions ostéoïdes.

Ce corps thyroïde a été trouvé sur une femme de 60 ans ; il présente dans son épaisseur un certain nombre de concrétions ostéoïdes ; une d'entre elles a quatre centimètres de hauteur.

(M. Beauchène, *Bull. de la fac.*, 1810, p. 36.)

N° 12. — Larynx avec la partie supérieure de la trachée-artère ; altération crétacée du corps thyroïde.

Cette pièce présente un certain intérêt à cause de l'étendue de la lésion. Le corps thyroïde qui est hypertrophié, est le siège de dépôts crétacés considérables, très irréguliers à leur surface. Ces dépôts forment trois masses distinctes, deux latérales et une médiane. Les deux masses latérales ont trois centimètres de diamètre transverse, et siègent dans les lobes latéraux du corps thyroïde.

La masse antérieure, qui est la plus volumineuse, a six centimètres de hauteur et dans quelques points cinq centimètres d'avant en arrière. Elle s'est manifestement developpée dans le lobe médian du corps thyroïde qui était hypertrophié; elle adhère fortement à la trachée qu'elle déprime. Il est à regretter que cette pièce soit sans renseignements.

(M. Barth, 1841.)

N° 13. — Concrétion crétacée du corps thyroïde.

Cette concrétion, entièrement ostéoïde, a été trouvée dans le corps thyroïde; elle a le volume environ d'une noisette ; elle est arrondie, rugueuse à sa surface extérieure, elle contient intérieurement trois ou quatre cavités kystiques irrégulières, cloisonnées par des membranes crétacées.

(M. Fano.)

N° 14. — Deux concrétions ostéoïdes trouvées dans le corps thyroïde.

Ces deux concrétions ostéoïdes du volume d'une petite noisette, très irrégulières à leur surface, ont été trouvées dans le corps thyroïde d'une femme de 57 ans.

N° 15. — Corps thyroïde; tumeur ostéoïde.

Cette tumeur a été trouvée sur une femme de soixante ans; elle s'est développée dans l'épaisseur du corps thyroïde, et elle présente cinq centimètres de diamètre transverse, quatre d'avant en arrière et trois de hauteur. Cette tumeur est lobulée, et les différentes parties qui sont séparées de la masse principale, lui sont unies par un tissu très dense.

(M. Fauraytier, *Soc. Anat.* 1839, t. XVI, p. 11.)

N° 16. — Corps thyroïde; dépôt crétacé.

Ce corps thyroïde, qui était hypertrophié, a été extirpé par M. Voisin, médecin à Limoges.

Au centre de la tumeur se trouve un dépôt crétacé irrégulier, qui a trois centimètres environ de diamètre. Cette pièce est malheureusement sans renseignements.

(M. Voisin, 1836.)

N° 17. — Larynx avec la trachée-artère; kyste crétacé du corps thyroïde.

Cette pièce sans renseignements, préparée par dessiccation, présente sur le côté latéral droit de la trachée-artère, un kyste développé dans le lobe correspondant du corps thyroïde. Dans la cavité de ce kyste, se rencontrent un grand nombre de petites concrétions irrégulières.

Par sa présence, cette tumeur avait comprimé latéralement la trachée-artère à laquelle elle adhère ; la trachée se trouve déviée légèrement à gauche : il avait dû en résulter une gêne notable dans la respiration.

(M. Houel.)

N° 18. — Larynx avec la portion supérieure de la trachée-artère ; kystes du corps thyroïde.

Cette pièce provient d'une femme âgée de 55 ans, douée d'une forte constitution et jouissant d'une bonne santé. Six ans avant sa mort, elle commença à éprouver une gêne de la respiration.

Cette gêne, d'abord passagère, et survenant à intervalles assez éloignés, ne tarda pas à prendre plus de durée et d'autre part à revenir plus fréquemment. De temps en temps, cette femme eut même de véritables accès de suffocation, accompagnés de quintes de toux d'une violence toujours croissante. L'expectoration était composée de crachats fluides et purulents.

Le cou était notablement déformé, du côté gauche existait une tumeur volumineuse qui remontait et descendait pendant les mouvements de déglutition, elle appartient évidemment au corps thyroïde. L'examen local permet, en effet, d'affirmer ce fait, et de constater que c'est bien le lobe gauche du corps thyroïde qui est hypertrophié et qui la constitue.

Le larynx et la trachée n'étaient pas déplacés. A l'examen laryngoscopique on ne trouva rien aux cordes vocales. L'auscultation et la percussion permettaient également d'affirmer que le cœur et les poumons étaient absolument sains et fonctionnaient régulièrement, sans présenter de troubles d'aucune sorte.

On prescrivit l'iodure de potassium à la dose de 2 grammes par jour. On éleva bientôt cette dose, on la porta à 3 grammes, mais sans obtenir aucun résultat.

Les accès de suffocation persistaient, et dans la nuit du 12 au 13 octobre, c'est-à-dire sept jours à peine après son entrée à la maison de santé, la malade succombait au milieu d'une de ces crises.

A l'autopsie, on trouva de nombreux kystes du lobe gauche du corps thyroïde. Le larynx est extérieurement intact et n'offre pas de déformation, mais dans l'intérieur de cet organe et au-dessous de la corde vocale inférieure gauche, et indépendante d'elle. existe une tumeur aplatie, mollasse, ayant comme dimension 2 centimètres de long sur 1 centimètre de large.

Déprimée en entonnoir à la partie centrale, cette tumeur présente des adhérences intimes et très résistantes avec les cartilages correspondants qui du reste sont intacts.

Un stylet porté dans la partie centrale de la tumeur, au point où celle-ci se déprime comme en entonnoir, pénètre dans une cavité creusée dans le corps même de la glande thyroïde.

Une section donna issue à une certaine quantité de liquide qui se trouvait contenu dans une multitude de petits kystes, variant comme volume de la grosseur d'une noisette à celle d'un grain de raisin, petits kystes à cavités anfractueuses, irrégulières, que tapissait une membrane de consistance mollasse.

Ainsi donc on avait affaire à une tumeur kystique du corps thyroïde ayant pénétré dans le larynx, entre le cartilage cricoïde et le premier anneau de la trachée, après avoir détruit la membrane qui réunit normalement ces deux cartilages et qui avait déterminé, par la compression qu'elle exerçait alors, la série d'accès de suffocation auxquels la malade a succombé.

(M. Marc Sée, *Soc. de Chir.*, 1876, t. II, p. 729.)

Article 3.

CANCERS DU CORPS THYROÏDE.

Les cancers du corps thyroïde sont relativement rares. Le Musée ne renferme que trois pièces, n°s 19, 20 et 21, qui peuvent s'y rapporter ; encore la pièce n° 20 est peut-être la seule qui puisse être considérée comme un exemple de cancer.

N° 19. — Corps thyroïde; tumeurs fibreuses.

Dans l'épaisseur de ce corps thyroïde, qui est légèrement hypertrophié, on constate l'existence d'un grand nombre de tumeurs fibreuses arrondies, de volume variable, depuis une noisette jusqu'à celui d'un pois. Ces tumeurs isolées sont dures et enkystées.

(Professeur Velpeau, 1825.)

N° 20. — Larynx avec une portion de la trachée-artère et de l'œsophage; tumeur cancéreuse du corps thyroïde.

Cette pièce provient d'un femme de 56 ans qui était affectée d'un cancer de l'utérus, du tiers supérieur du tibia et du peroné. Cette femme éprouvait des accès de suffocation qui survenaient le plus souvent sans cause appréciable ; ces accès étaient variables, duraient de une à cinq minutes, l'inspiration était sifflante, prolongée, l'expiration longue, difficile et accompagnée d'une toux sèche, brusque et sonore.

La malade portait à la partie antérieure du cou une tumeur oblongue transversalement, dont le bord inférieur était éloigné de 27 millimètres de la fourchette du sternum ; les parties latérales étaient recouvertes par les muscles sterno-cleïdo-mastoïdiens. Les accès de suffocation se manifestaient cinq à six fois par jour, leur type était franchement intermittent. Plus tard les accès se rapprochèrent et devinrent si nombreux que l'hémathose en reçut une atteinte marquée ; enfin du type intermittent, la suffocation devint continue.

On constate sur cette pièce que le corps thyroïde est atteint d'un sarcome fusiforme, l'isthme très developpé faisait saillie entre les muscles sterno-hyoïdiens. Les deux lobes latéraux présentent à leur face postérieure, une gouttière longitudinale dans laquelle sont en partie logées les artères carotides.

A travers le lobe latéral gauche, passe le nerf récurrent du même côté. Ce nerf, parvenu à la partie inférieure de la tumeur, la perce de bas en haut, et s'éparpille en plusieurs filets. Quelques-uns se confondent avec la dégénerescence, tandis que les autres émergent de la tumeur et se réunissent en un faisceau qui va directement aux muscles du larynx.

Le nerf récurrent droit passe au travers du lobe gauche, près de la face postérieure de ce lobe ; ses faisceaux, ne se divisant pas dans l'intérieur de la tumeur, se portent aux muscles du larynx.

La portion de la trachée englobée dans la tumeur n'est point altérée dans sa structure, mais son calibre est rétréci.

Les accès de suffocation qui ont déterminé la mort par asphyxie ont, dans ce cas particulier, été attribués à la lésion des nerfs récurrents. Cette pièce, comme cela résulte du rapport de M. Gosselin, est une des premières qui aient servi à montrer l'influence de nerfs laryngés sur l'asphyxie, qui jusqu'alors avait toujours été attribuée à la compression de la trachée-artère.

(M. Gaubric, *Soc. Anat.*, 1841, t. XVI, p. 128.)

N° 21. — Portion médiane du maxillaire inférieur avec la langue, le larynx, une portion de la trachée-artère et de l'œsophage ; tumeur sanguine du corps thyroïde.

Cette pièce intéressante est encore malheureusement sans renseignements. On constate au niveau de l'isthme du corps thyroïde, une tumeur ovoïde, oblongue de haut en bas et qui a le volume d'une grosse poire. Cette tumeur est bridée en avant par les muscles de la région ; elle a évidemment pour siège la partie moyenne du corps thyroïde.

Il est aujourd'hui bien difficile de déterminer la nature de cette tumeur, qui a été incisée verticalement; mais, à la nature des parois qui sont épaisses, denses, fibro-cartilagineuses, il est très probable qu'il s'agit d'un kyste sanguin du corps thyroïde. La cavité contient dans son intérieur de nombreux et volumineux dépôts de fibrines qui, dans certains points, adhèrent aux parois du kyste.

La tumeur s'insinue entre l'œsophage et la trachée-artère

qu'elle dévie. L'œsophage présente une perforation qui a quatre centimètres de diamètre, la trachée-artère en présente une également d'environ deux centimètres. Ce sont ces deux perforations qui me font hésiter sur la nature de la lésion, et je me demande, en l'absence de tous renseignements, si ce n'est point un exemple assez rare de cancer du corps thyroïde.

(M. Poumet.)

CHAPITRE II

Lésions du larynx et de la trachée-artère

Trente et une pièces, du n° 22 au n° 52 inclusivement, sont relatives aux lésions du larynx et de la trachée-artère. Il ne sera point fait mention dans ce chapitre des perforations de la trachée-artère par des tumeurs anévrysmales ; elles ont été décrites dans l'appareil de la circulation ; ni de ces corps volumineux qui, avalés gloutonnement, bouchent à la fois l'orifice inférieur du pharynx et supérieur du larynx. Ces corps étrangers sont décrits dans les pièces relatives à l'appareil de la digestion.

Comme ce chapitre est appelé à prendre une grande extension par l'addition d'un grand nombre de pièces, il m'a paru nécessaire, pour en faciliter les recherches, d'établir un certain nombre d'articles distincts, qui serviront de jalons pour l'avenir, à savoir :

1° Polypes du larynx ;

2° Rétrécissements et oblitération du larynx ;

3° Fausses membranes du larynx et de la trachée-artère, trachéotomie et ulcérations de la muqueuse de la trachée ;

4° Corps étrangers du larynx ;

5° Ulcérations du larynx ;

6° Cancers du larynx.

ARTICLE PREMIER.

POLYPES DU LARYNX

Quatre pièces seulement, n°s 22, 23, 24 et 25, se rapportent aux polypes du larynx. Les trois premières sont des exemples de végétations polypiformes plus ou moins volumineuses; la quatrième, n° 25, est un exemple de sarcome fibreux.

N° 22. — Larynx avec la langue; végétation polypiforme du larynx.

Cette pièce provient d'une femme syphilitique qui est morte subitement. Elle était venue à la consultation de l'hôpital Beaujon, pour une aphonie, et, elle présentait, en outre, une dyspnée très intense avec des exacerbations violentes. Il existait sur une des amygdales une grande ulcération; l'autre en présentait également une, mais presque cicatrisée.

M. Hugnier reçut cette malade dans son service, dans la pensée que la trachéotomie deviendrait nécessaire. Le lendemain de son entrée, pendant un grand orage, la malade succomba. On la trouva morte dans son lit.

On constate dans le larynx une tumeur qui a tous les caractères des excroissances dites en choux-fleurs. Cette tumeur, qui a le volume d'une noisette, est insérée sur la corde vocale inférieure droite, et se prolonge dans le ventricule du larynx du même côté. Elle oblitérait en grande partie l'orifice glottique.

(M. Hugnier, *Soc. de Chir.*, 1859, t. IX, p. 534.)

N° 23. — Larynx; polypes disposés sous forme de végétations.

Ce larynx provient d'un enfant de 3 ans. Vers l'âge de 18 mois, il avait perdu la voix; le 1er juillet 1861, c'est-à-dire, 9 jours avant sa mort, cet enfant est entré à l'hôpital Cochin. La respiration, depuis trois semaines, était devenue difficile, pénible; cette difficulté de la respiration, qui était continue, augmentait tous les jours; l'inspiration était sifflante et s'entendait à distance; l'expiration était moins bruyante. Ce petit malade avait trois ou quatre accès de dyspnée en 24 heures, pendant lesquels il s'agitait, suffoquait, et prenait une couleur violacée. Le 4 juillet, la respiration étant encore devenue plus difficille. On pratiqua la trachéotomie qui amena un peu d'amélioration passagère, et l'enfant succomba le 9 août.

On constate sur ce larynx la fistule trachéale due à la présence de la canule que l'enfant avait dû conserver, et qui était toujours difficile à introduire. L'altération principale siège au niveau des cordes vocales inférieures, et à la partie inférieure et médiane de la face postérieure de l'épiglotte. Il existe, à ce niveau, des végétations finement granulées ; la plus volumineuse est insérée en avant, à la jonction des deux cordes vocales, par un pédicule très étroit transversalement et assez large verticalement. Sa surface globuleuse, arrondie et subdivisée en deux lobes par une scissure, est hérissée de petites granulations ; sa longueur antéro-postérieure est de 7 millimètres, et sa grosseur de 5 millimètres. De chaque côté, à droite et à gauche, on ne voit que quelques granulations ; mais plus en dehors, sur les parties latérales du larynx, toujours sur les cordes vocales inférieures, les végétations prennent de plus grandes dimensions, et continuent à oblitérer le passage de l'air. La muqueuse n'est saine qu'à la partie latérale gauche postérieure ; c'est par ce point seulement que la respiration pouvait se faire : or, elle devait être fort incomplète, puisque la glotte dont le diamètre antéro-postérieur a 11 millimètres, était en grande partie obturée en ce sens par la végétation médiane qui en a 7, et qui, transversalement ayant 5 millimètres, occupait la moitié antérieure du détroit que rétrécissaient encore les végétations latérales.

Les végétations de l'épiglotte ont le même aspect : il existe deux masses principales à larges pédicules ; leurs dimensions sont de 3 à 4 millimètres.

Examinées au miscroscope, ces productions morbides n'ont offert que des éléments épithéliaux, épithélium cylindrique ou normal à la surface, épithélium pavimenteux profondément ; peu de noyaux, peu de granulations, et pas de vaisseaux.

(M. Bouchard, *Soc. anat.*, 1862, 2e série., t. LXXVI, p. 196.)

No 24. — Moitié latérale droite du larynx; polype papillaire.

Sur cette moitié latérale droite du larynx, on constate, au niveau de la partie antérieure de la corde vocale inférieure, une petite végétation polypeuse, muriforme, pédiculée, qui a le volume d'un petit pois. Il est à regretter que cette pièce soit sans renseignements.

(Professeur Verneuil.)

N° 25. — Larynx avec une portion de la trachée-artère ; sarcome fibreux du repli aryteno-épiglottique.

Cette pièce est malheureusement sans renseignements. On constate, au niveau du repli aryteno-épiglottique gauche, une tumeur du volume d'une petite pomme. Cette tumeur est insérée sur le repli aryteno-épiglottique par un pédicule assez large, aplati ; elle fait saillie en arrière du côté du pharynx. La surface de cette tumeur est lobée et, dans certains points, couverte de petites papilles ; la structure de cette masse morbide est fibreuse ; il s'agit ici d'un sarcome fibreux, qui devait apporter une grande gêne à la déglutition.

(M. Follin, 1857.)

Article 2.

RÈTRÉCISSEMENTS ET OBLITÉRATIONS DU LARYNX.

Trois pièces seulement, nos 26, 27 et 28, se rapportent à cet ordre de faits, et deux de ces pièces, nos 26 et 28, présentent un grand intérêt au double point de vue de la lésion et des phénoménes physiologiques de la phonation qui ont été observés.

N° 26. — Larynx avec une portion de la trachée-artère ; rétrécissement du larynx.

Cette pièce provient d'un homme de 38 ans qui avait été atteint du croup dans la prison d'Oran. Il y avait subi la laryngo-trachéotomie, à la suite de laquelle la respiration se faisait uniquement par la fistule ; elle ne s'était plus rétablie par les voies naturelles, à cause de la déformation et du rétrécissement du larynx. Chez cet Arabe, la parole existait encore en l'absence complète de la voix, mais elle était faible et dépendait certainement des modifications que le tuyau bucco-labial imprimait à l'air, mis en mouvement par l'ascension brusque du larynx.

On constate sur cette pièce que le larynx est diminué de volume de plus de moitié ; l'ouverture épiglottique forme une gouttière étroite oblique de haut en bas et d'avant en arrière, de trois centimètres de long, au bas de laquelle on distingue à peine un cartilage arythénoïde. Les ventricules du larynx sont obliquement dirigés de haut en bas; le cartilage thyroïde, en partie fibreux, est aplati en avant, et le cricoïde, divisé sans doute par la première opération de trachéotomie, est réduit à de si faibles dimensions dans tous les sens, qu'il ne constitue plus qu'un canal aplati de six millimètres de diamètre et de dix millimètres de haut. C'est l'atrophie de la partie postérieure de ce cartilage, qui a produit la gouttière épiglottique en entraînant les éléments du larynx qui s'y attachent. Au-dessous de la fistule, la trachée est dans l'état normal.

Les deux ouvertures qu'on remarque sur cette pièce pathologique sont dues : l'inférieure à l'opération de laryngo-trachéotomie pratiquée à Oran ; la supérieure, que M. Roux a rétablie, à la trachéotomie sous-hyoïdienne faite à Toulon.

Voir pour les détails la très intéressante observation de M. J. Roux.

(M. J. Roux, *Soc. de chir.*, t. VII, p. 74.)

N° 27. — Larynx avec une portion de la trachée-artère; et de l'œsophage; division complète et transversale de la trachée.

Cette pièce provient d'une femme qui, à l'aide d'un instrument tranchant, dans une intention de suicide, a divisé complètement la trachée entre le premier et le second anneau. Il existe entre les bouts de la trachée un écartement de deux à trois centimètres, qui résulte de la rétraction des deux bouts de ce conduit. Il y avait une suffocation très prononcée qui était due évidemment, dans ce cas, à la constriction du bout inférieur de la trachée, et nécessitait l'emploi d'une canule.

Au bout de vingt jours la malade a succombé. A l'autopsie, on a trouvé une infinité de petits abcès de la grosseur d'une tête d'épingle, disséminés dans les deux poumons. M. Richet s'est demandé d'abord si ce pus ne serait pas dû à l'existence de tubercules pulmonaires, mais il a bien vite reconnu que les bronches étaient remplies d'une matière purulente, indice évident d'une inflammation bronchique, qui s'était propagée jusqu'aux dernières ramifications de l'arbre aérien.

Sur les côtés de l'œsophage et dans la région cervicale, on trouva un abcès contenant une cuillerée de pus, baignant l'artère carotide, qui, bien que mise à nu, n'avait pas été atteinte par l'instrument tranchant.

(Professeur Richet, *Soc. de chir.*, 1859, t. IX, p. 266.)

N° 28. — Larynx avec une portion de la trachée-artère ; oblitération complète du larynx avec fistule.

Cette pièce provient d'un forçat qui, dans une tentative de suicide, s'était coupé le larynx de dedans en dehors, immédiatement au-dessous des cornes inférieures du cartilage thyroïde. Six semaines après cet accident, la plaie était presque cicatrisée, mais il éprouvait une difficulté extrême à respirer. Il se pratiqua de nouveau, dans le même point, une incision par ponction toujours de dedans en dehors. Le chirurgien qui fut appelé tenta de réunir de nouveau les lèvres de la plaie, mais les accidents de suffocation qu'éprouvait alors le patient, l'obligèrent d'y renoncer. La plaie, par suite de la cicatrisation, tendant à se retrécir d'elle-même, la suffocation était continuelle, et le patient, afin d'y remédier, se fabriqua un tuyau de plomb de 6 centimètres de long, qu'il introduisit avec beaucoup de difficulté dans la fistule. M. Reynaud, pendant le séjour de ce forçat à l'infirmerie, chercha à s'assurer qu'il n'existait aucune communication entre le larynx et la trachée-artère ; du mercure put même être injecté dans le larynx sans qu'aucun atôme de ce métal s'introduisît dans la trachée-artère. Cet homme cependant pouvait parler assez distinctement et être entendu à distance ; c'est lui-même qui a fourni les détails de tous les évènements publiés par M. Reynaud dans son intéressante publication. Il pouvait prononcer assez distinctement les lettres b, c, d, f, g, h, i, j, k, p, q, r, s, t, u, v, x, y, z ; il éprouvait au contraire une grande difficulté à prononcer les lettres a, e, l, et surtout la lettre o ; il lui était impossible de prononcer les lettres m, n. Il a été atteint de plusieurs bronchites qui ont amené une phlegmasie chronique des poumons, et il est mort huit ans après sa première tentative de suicide.

Le larynx, au niveau du bord inférieure du cartilage thyroïde, est obstrué par une cloison oblique de haut en bas et d'avant en arrière ; elle a paru formée à M. Raynaud dans ses deux tiers antérieurs, par les téguments, et dans son tiers postérieur par la face antérieure du pharynx qui est venu à la rencontre de ces derniers et s'est cicatrisé avec la lèvre supérieure de la plaie ; l'ouverture fistuleuse a environ deux centimètres : cette disposition est très visible sur la pièce. L'épiglotte est normale, l'ouverture supérieure du larynx est un peu rétrécie, les cordes vocales ainsi que les ventricules sont dans l'état naturel. Lors de l'autopsie on a encore rempli la cavité du larynx de mercure, et on n'a vu passer aucune parcelle de ce métal dans la trachée-artère.

(M. Reynaud. *Gaz. Méd.* 1841, p. 583.)

ARTICLE 3.

FAUSSES MEMBRANES DU LARYNX ET DE LA TRACHÉE-ARTÈRE; TRACHÉOTOMIE ET ULCÉRATIONS DE LA MUQUEUSE CONSÉCUTIVES.

Huit pièces seulement, du n° 29 au n° 36 inclusivement, se rapportent à cet ordre de lésions. Les trois premières, n°s 29, 30 et 31, sont des exemples de fausses membranes; la pièce n° 30 est une fausse membrane qui a été expulsée en totalité dans un effort de toux.

Les cinq dernières pièces, sont des exemples d'ulcérations de la muqueuse produites par la canule.

N° 29. — Larynx avec la langue et une partie de la trachée-artère; fausse membrane.

On constate sur cette pièce, qui est sans renseignements, l'existence d'une pseudo-membrane qui s'étend depuis la partie supérieure du larynx jusque dans les grosses bronches. Cette fausse membrane, peu adhérente, est canaliculée et est revenue sur elle-même par l'action de l'alcool.

(M. Roger, 1841.)

N° 30. — Fausse membrane de la trachée-artère.

Cette pièce provient d'un adulte qui exerçait la profession de bateleur; il avait été pris du croup, et dans un effort de toux il a expulsé ce produit pseudo-membraneux.

Ces fausses membranes, qui ont une grande consistance, occupaient la trachée et les bronches, même celles d'un petit volume; aussi voit-on des filaments très fins qui devaient occuper les dernières ramifications. Cette pièce présente donc un certain intérêt au point de vue de l'étendue possible de la lésion.

(M. Guersant, 1861.)

N° 31. — Modèle en cire d'un larynx avec la partie supérieure de la trachée-artère; fausse membrane.

Sur cette pièce en cire, on a représenté le larynx d'un enfant qui est mort du croup. Le larynx est représenté ouvert par sa face postérieure. La fausse membrane, très épaisse, peu adhérente, tapisse l'intérieur du larynx et de la trachée-artère. Elle se prolongeait très probablement jusque dans les bronches.

(M. Nacquart.)

N° 32. — Larynx avec une portion de la trachée-artère; trachéotomie, ulcérations.

Cette pièce provient d'une petite fille de trois ans et demi qui a été atteinte du croup. La trachéotomie a été pratiquée, et la canule a été retirée le sixième jour. L'enfant est mort le vingt-deuxième jour.

On constate sur cette pièce une ulcération de la trachée, avec perte de substance qui intéresse tout le côté droit de l'incision. Il existait une broncho-pneumonie double avec tubercules miliaires.

(M. Roger, *Soc. Anat.*,1859, 2e série, t. IV, p. 112 et *mém. Arch. gén. de méd.* 1859.)

N° 33. — Larynx avec une portion de la trachée-artère; trachéotomie, ulcérations.

Cette pièce provient d'un enfant de cinq ans qui a été atteint du croup. La trachéotomie a été pratiquée, la canule a été retirée le cinquième jour, l'enfant est mort douze jours après, d'une broncho-pneumonie double.

On constate sur cette pièce une ulcération profonde, située à la face interne de la paroi antérieure de la trachée-artère, et qui a probablement été produite par le séjour de la canule.

(M. Roger, *Soc. Anat.*, 1859, 2e série, t. IV, p. 112 et *Mém. Arch. gén. de méd.*, 1859.)

N° 34. — Larynx avec une portion de la trachée-artère; trachéotomie ; ulcérations.

Cette pièce provient d'un enfant de trois ans, qui a été atteint du croup. La trachéotomie a été pratiquée ; dès le second jour, il s'est produit une gangrène de la plaie, et l'enfant est mort après deux septenaires d'une double broncho-pneumonie.

On constate sur cette pièce, à la face interne de la paroi antérieure de la trachée, une ulcération large et profonde ; elle occupe toute l'épaisseur de la muqueuse, avec destruction incomplète des cartilages.

(M. Roger, *Soc. Anat.*, 1859, 2e série, t. IV, p. 112, et *Mém. Arch. gén. de méd.*, 1859.)

N° 35. — Larynx avec une portion de la trachée-artère; trachéotomie; ulcération de la muqueuse.

Cette pièce provient d'un enfant de trois ans qui a été atteint du croup. La trachéotomie a été pratiquée et la canule a été retirée le cinquième jour. Il s'est produit une gangrène de la plaie. L'enfant est mort le huitième jour d'une broncho-pneumonie double.

On observe une ulcération à la paroi antérieure et postérieure de la trachée, avec érosions multiples.

(M. Roger, *Soc. Anat.*, 1859, 2e série, t. IV, p. 112 et *Mém. Arch. gén. de méd.*, 1859.)

N° 36. — Larynx avec la trachée-artère et les bronches; trachéotomie, ulcérations de la trachée-artère.

Cette pièce provient d'un enfant de quatre ans qui a été atteint du croup, pour lequel la trachéotomie a été pratiquée. L'enfant est mort quatre jours après de broncho-pneumonie.

On constate que la trachée-artère est ulcérée au-dessous de la plaie, sur la face antérieure, en un grand nombre de points et superficiellement.

(M. Gellé, *Soc. Anat.*, 1859, 2e série, t. IV, p. 39.)

ARTICLE 4.

CORPS ÉTRANGERS DU LARYNX

Une seule pièce, n° 37, est relative aux corps étrangers du larynx. Outre l'intérêt particulier qu'elle présente, son numéro servira de point de départ pour les pièces à venir.

N° 37. — Corps étranger du larynx; poire de boucle d'oreille.

Ce corps étranger, qui consiste dans une poire en verre de

boucle d'oreille, provient d'un enfant de 5 ans et demi, qui avait avalé en jouant cette portion de pendant de boucle d'oreille. Au moment de l'accident, la mère vit son enfant se crisper, tomber, la face devenir bleue, il étranglait; la respiration était bruyante, sifflante, l'accès dura environ vingt minutes.

Le médecin appelé, pensant que le corps étranger était dans l'œsophage, administra un vomitif, et fit vainement le cathéterisme. L'enfant eu successivement plusieurs accès de suffocation pendant lesquelles il rendait en petite quantité du sang pur. Ces accès devenaient de plus en plus violents, l'asphyxie paraissait imminente; la respiration se présentait pendant les accès sous deux types distincts: ou bien elle était sifflante comme celle des asthmatiques, ceci se passait dans l'inspiration; dans l'expiration elle était saccadée comme grelottante.

Chaque reprise respiratoire ne représentait point ce double phénomène ; il y avait des inspirations libres, et de temps en temps le petit malade faisait effort de toux, court, sec, semblable au bruit d'une toile tendue avec force; c'était bien le bruit de drapeau franc, ou mieux un bruit de soupape.

Une fois le siège du corps étranger reconnu, la trachéotomie ayant été jugée nécessaire, elle fut pratiquée, et dans des efforts de toux le corps étranger s'engagea par la plaie; il put alors être retiré.

(M. Desprès, *Annales des maladies de l'oreille et du larynx*, 1877, t. III. p. 299.)

Article 5.

ULCÉRATIONS DU LARYNX

Douze pièces, du n° 38 au n° 49 inclusivement, sont des exemples d'ulcérations du larynx, dont un certain nombre sont en voie de cicatrisation, d'autres sont cicatrisés. M. Louis et M. Barth, dans un mémoire qu'ils ont publié dans les *Archives*, font observer que ces ulcérations sont rarement simples, et c'est en effet ce que démontrent les pièces du Musée. Elles sont presque toujours occasionnées soit par des tubercules, n° 39, 40, 47, 48 et 49, soit par la syphilis constitutionnelle, n° 38, 41, 42, 43, 44 et 45. La pièce n° 46 est une nécrose du cartilage thyroïde.

La variété d'ulcération paraît avoir une influence sur le siège ; les ulcérations syphilitiques sont le plus souvent bornées à la partie supérieure du larynx ; l'épiglotte peut alors être complètement détruite, et le larynx est généralement rétréci dans le point correspondant à l'ulcération. Il peut encore arriver que l'ulcération devienne assez profonde pour déterminer des trajets fistuleux qui peuvent alors faire communiquer l'espace sous-glottique avec les ventricules du larynx, traverser la base de l'épiglotte, s'ouvrir dans l'œsophage, et arriver même jusqu'à la peau de la région sus-hyoïdienne (n° 45).

N° 38. — Tumeur dite syphilitique de la luette.

Cette tumeur, qui a été considérée comme syphilitique, était implantée à l'extrémité de la luette ; elle présente une pédicule d'un centimètre aplati. Ce pédicule supporte une petite tumeur du volume d'un gros pois, granulée en forme de choufleur. Cette tumeur donnait lieu à des accidents de suffocation.

(M. Laborie, *Soc. anat.*, 1838, t. XIII, p. 40.)

N° 39. — Larynx avec la langue; ulcération de la muqueuse du larynx.

Cette pièce provient d'un homme qui est mort des suites de la fièvre typhoïde. Il existe une ulcération de la muqueuse du larynx, qui est située à la partie postérieure du ventricule gauche, vers la corde vocale inférieure. Cette ulcération est irrégulière, et présente 1 centimètre et demi de hauteur dans certains points.

(M. Barth, 1840.)

N° 40. — Larynx avec la langue ; destruction d'une partie des cordes vocales

Ce larynx a été trouvé sur un maçon qui était arrivé au dernier degré de la phtisie pulmonaire ; il était atteint d'une aphonie complète. Ce malade avalait assez bien les solides, mais les liquides tombaient dans le larynx et étaient aussitôt expulsés par les narines. Pour boire, cette homme était obligé d'avaler trois ou quatre bouchées de pain dur et mal mâché.

On constate sur ce larynx qu'il existe une destruction presque complète des cordes vocales supérieures et de l'inférieure droite. Il n'y a plus de cartilage aryténoïde droit, le gauche est ossifié, dénudé et en grande partie nécrosé. L'épiglotte, épaissie surtout à sa base, n'est point ulcérée profondément.

(Professeur Cruveilhier.)

N° 41. — Larynx avec une portion de la trachée ; ulcération syphilitique de la muqueuse laryngée.

Sur ce larynx, on constate une vaste cicatrice consécutive à une ulcération syphilitique. Cette cicatrice occupe presque tout l'espace qui sépare les ventricules de la base de l'épiglotte. Le tissu inodulaire est épais et ridé ; les ventricules sont confondus en un seul par la destruction de la muqueuse qui les sépare à l'état normal.

(M. Chassaignac, 1842.)

N° 42. — Larynx avec une partie de la trachée-artère ; ulcérations syphilitiques de la muqueuse du larynx.

Sur ce larynx on constate qu'il existe une vaste cicatrice, consécutive à une ulcération syphilitique de la muqueuse. Toute la partie supérieure de la cavité du larynx, depuis l'épiglotte jusqu'au ventricule, est tapissée par un tissu inodulaire. L'épiglotte est presque entièrement détruite ; il n'en reste plus qu'un léger repli muqueux. Il existe un trajet fistuleux, passant au-dessous de la corde vocale supérieure droite, qui fait communiquer le ventricule correspondant avec l'espace situé au-dessus de la corde vocale.

(M. Barth, 1839.)

N° 43. — Larynx avec la langue et la partie supérieure de la trachée-artère ; ulcération syphilitique du larynx.

Sur ce larynx, on observe qu'un tissu cicatriciel très dense radié occupe la partie supérieure du larynx ; il s'agit d'une vaste cicatrice syphilitique de la muqueuse du larynx, qui est épaissie, et présente un grand nombre de plis radiés. Les ventricules sont à peu près complètement effacés. L'épiglotte est traversée à sa base par une perforation d'un demi-centimètre de diamètre, qui établit ainsi une fistule laryngo-pharyngienne.

(M. Chassaignac, *Soc. Anat.*, 1840.)

Nº 44. — Larynx avec une portion de la trachée-artère et de l'œsophage ; ulcération syphilitique du larynx ; perforation de l'œsophage.

Sur cette pièce on constate l'existence de la cicatrice d'une ulcération syphilitique de la muqueuse laryngée, avec une destruction partielle du cartilage cricoïde qui est ossifié. Dans cette portion érodée, existaient plusieurs trajets fistuleux, dont un, assez considérable, se dirigeait obliquement de haut en bas et venait s'ouvrir à la partie supérieure de l'œsophage, au milieu d'une vaste ulcération.

(M. Barth, *Arch. gén. de méd.*, *juillet* 1838.)

Nº 45. — Larynx avec la partie supérieure de la trachée-artère ; ulcération syphilitique de la muqueuse du larynx.

Ce larynx provient d'un homme qui est mort d'une syphilis constitutionnelle. Il existe une vaste cicatrice de la muqueuse de la partie supérieure du larynx.

L'épiglotte, qui est très déformée, présente plusieurs cicatrices de sa muqueuse ; les replis aryteno-épiglottiques sont épaissis et rigides. Les cartilages du larynx sont en partie ossifiés. La glotte est rétrécie et les cordes vocales ulcérées. Les ventricules du larynx présentent une vaste ulcération, principalement à droite. Plusieurs fistules existaient entre le canal aérien et l'œsophage ; deux autres fistules existent entre la cavité du larynx et la peau de la région du cou.

(M. Barth, *Soc. Anat.*, 1840, t. XV, p. 170.)

Nº 46. — Larynx ; nécrose du cartilage thyroïde.

Sur cette pièce, qui est sans renseignements, on constate qu'il existe une nécrose de la partie postérieure et inférieure du cartilage thyroïde. La portion de cartilage nécrosée, forme un séquestre qui est en grande partie séparé du reste du cartilage ; il est recouvert par la membrane muqueuse du larynx qui est épaissie, rugueuse, inégale. Il est probable, comme dans la plupart des cas observés, que cette lésion est le résultat d'une laryngite chronique.

(M. Chassaignac, 1843.)

N° 47. — Larynx avec une portion de la trachée-artère; phtisie laryngée.

Cette pièce est sans renseignements. Les seuls qui me soient parvenus c'est que cette lésion est la suite d'une phtisie laryngée.

Il existe sur cette pièce une destruction de la plus grande partie de l'épiglotte et de la partie antérieure du larynx. Cette destruction, à bords irréguliers, se présente sous forme d'un triangle, dont la base, qui a trois centimètres, est en haut, et la pointe, qui est en bas, correspond à la partie moyenne du cartilage thyroïde.

N° 48. — Larynx; ulcérations tuberculeuses du larynx.

Cette pièce provient d'une femme qui était atteinte d'une pharyngite aiguë. Elle fut prise le matin, à la suite d'une amélioration, due à l'usage du tartre stibié, d'une suffocation subite, survenue sans cause appréciable; elle succomba trois jours après.

La muqueuse de la glotte était ulcérée et boursouflée. Il existe de nombreuses ulcérations entre le bord de l'épiglotte et les ventricules du larynx; ces ulcérations sont plus nombreuses et plus profondes à droite, au niveau du cartillage aryténoïde. Sur la ligne médiane, on en voit une assez profonde qui fait communiquer les deux ventricules entre eux.

Il existait une circatrice au sommet des deux poumons, et des tubercules disséminés dans le parenchyme.

(M. Voillemier, *Soc. Anat.* 1840, t. XV, p. 139.)

N° 49. — Larynx avec une portion de la trachée-artère; phtisie laryngée.

Cette pièce est sans renseignements, mais on constate que la partie supérieure du larynx est criblée de tubercules miliaires; l'épiglotte est notablement épaissie ainsi que les ligaments aryténo-épiglottiques.

(M. Barth.)

Article 6.

CANCERS DU LARYNX

Trois pièces seulement, nos 50, 51 et 52, sont des exemples de cette lésion qui est relativement assez rare.

N° 50. — Larynx avec une portion de la trachée-artère; cancer végétant des cordes vocales.

Cette pièce provient d'un homme de 70 ans, qui avait une aphonie presque complète, et éprouvait une dyspnée très forte. A chaque inspiration, le thorax était péniblement soulevé par la contraction du muscle sterno-mastoïdien et celle des scalènes. La glotte s'abaissait fortement, le diaphragme se contractait avec énergie pour dilater la cage thoracique, l'air ne pouvait entrer en quantité assez notable pour suffire à l'hématose : la face était cyanosée, empreinte d'une expression anxieuse et inquiète. Ce malade succomba dans un accès de suffocation.

Le larynx, vu par son extrémité supérieure, présente au niveau des cordes vocales, une sorte de bourrelet irrégulier et blanchâtre, dont les bords libres se touchent. Incisé par sa partie postérieure et ses deux moitiés étant écartées l'une de l'autre, on voit la glotte occupée dans tout son diamètre, à l'exception d'un petit espace central; par une tumeur arrondie, offrant toutes les apparences extérieures d'un cancer encéphaloïde, d'un blanc mat au centre, rosé à sa périphérie, parsemée çà et là de vascularisations très fines, mollasses, irrégulières, intéressant les cordes vocales supérieures.

Examinées au microscope par M. le professeur Broca, les végétations de cette tumeur ont été considérées comme formées par une agglomération de cellules cancéreuses, probablement de nature épithéliale.

(M. Pitet, *Soc. anat.*, 1849.)

N° 51. — Larynx avec la langue; tumeur épithéliale du repli aryténo-épiglottique droit.

Cette pièce provient d'un homme de 48 ans, qui portait une tumeur volumineuse de la région sus-hyoïdienne. Cette tumeur avait altéré profondément la voix, et l'inspiration était beaucoup plus gênée que l'expiration. En introduisant le doigt par la bouche jusqu'à l'orifice supérieur du larynx, on constatait au-dessus de l'épiglotte, l'existence d'une tumeur assez dense. M. Giraldès l'enleva partiellement. Dix jours après l'opération, le malade fut atteint d'un accès d'oppression suivi de deux autres, qui amenèrent la mort onze jours après.

On constate, sur cette pièce, qu'il existe une tumeur du volume d'une noix, qui est implantée sur le repli aryténo-épiglottique droit. Cette tumeur, de nature épithéliale, s'abaissait comme une soupape sur l'ouverture supérieure du larynx. Il est probable que c'est dans son abaissement qu'elle a oblitéré l'ouverture supérieure du larynx, d'où est résulté l'asphyxie.

(M. Giraldès, *Soc. anat.*, 1851, t. XXVI, p. 198.)

N° 52. — Larynx avec la langue ; cancer de l'orifice supérieur du larynx.

Cette pièce est malheureusement sans renseignements. On constate à la base de la langue, en arrière du V lingual, une vaste ulcération cancéreuse capable de loger un gros marron. Cette ulcération a détruit la moitié droite de l'épiglotte, le repli aryténo-épiglottique correspondant, ainsi que le cartilage aryténoïde ; elle s'étend ensuite assez profondément sur la muqueuse du larynx, jusqu'au niveau de la corde vocale supérieure.

(M. Demarquay, 1862.)

CHAPITRE III

Lésion des bronches.

Neuf pièces seulement, du n° 53 au n° 61 inclusivement, se rapportent aux lésions des bronches. Les pièces n°s 53, 54, 55 et 56, sont des exemples de dilatation, la pièce n° 57 de rétrécissement, celle n° 58 de corps étrangers. La pièce n° 59 est un exemple de perforation, le n° 60 de rupture et enfin le n° 61 de perforation.

N° 53. — Modèle procédé Thibert de la langue du larynx, de la trachée-artère et des bronches; dilatation des bronches.

Cette pièce, qui est sans renseignements, est destinée à montrer une dilatation assez considérable, du larynx, des bronches et de la trachée-artère. On a figuré, dans toute l'étendue de l'arbre aérien, outre la dilatation, l'existence de nombreuses brides saillantes sous la muqueuse, produites très probablement par d'anciennes inflammations. Cette disposition anormale donnait lieu à un bruit extraordinaire, imitant celui que l'on entend chez les chevaux corneurs. On ne voit aucune trace de tubercules pulmonaires.

(Professeur Chomel.)

N° 54. — Portion de poumon droit ; dilatation des bronches.

Cette pièce provient d'un homme de 50 ans, qui faisait remonter la bronchite qu'il avait à un an environ. Il avait une assez grande oppression, sa voix était légèrement rauque, et il avait une expectoration très abondante. La respiration était parfois sifflante même à distance, le son était obscur en avant et à droite; il était mat en arrière dans presque toute la hauteur du poumon. Sous la clavicule existait des râles humides, on en trouvait également en arrière au sommet du poumon. Au niveau de l'angle inférieur de l'omoplate, les bulles étaient plus grosses, plus éclatantes, mêlées de respiration avec bronchophonie caverneuse.

On constate sur cette pièce que le poumon droit est enveloppé d'une fausse membrane qui a plusieurs millimètres d'épaisseur. Le parenchyme pulmonaire est grisâtre, strié de noir, dense comme dans la pneumonie chronique; il existe en outre des dépôts manifestes de matière tuberculeuse avec des excavations d'un petit volume.

La bronche qui se rend au poumon droit est très dilatée; elle semble continuer directement la trachée. Celui de ses rameaux qui se rend au lobe supérieur est rétréci, et l'on voit, dans son intérieur, au niveau de son origine, une apparence de cicatrice. L'autre rameau de la bronche droite présente, au contraire, une dilatation uniforme qui lui donne presque le volume de la trachée. Les canaux secondaires sont également très amples.

(M. Barth, *Soc. Anat.*, 1855, t. XXX, p. 45.)

N° 55. — Trachée-artère de cheval à l'état normal.

Cette pièce est destinée à montrer la trachée du cheval à l'état normal.

(M. Imlin, *Soc. Anat.*, 1836, t, XI, p. 141.)

N° 56. — Trachée-artère de cheval; déformation, dilatation partielle ; cornage.

Cette trachée, qui provient d'un cheval atteint de cornage, est aplatie et présente en outre, dans différents points de sa longueur, des dilatations assez considérables; l'animal était atteint de cornage.

(M. Imlin, *Soc. anat.*, 1836, t. XI, p. 141.

N° 57. — Larynx avec la trachée-artère; rétrécissement; trachéotomie.

Cette pièce provient d'un homme de trente et quelques années, qui avait été atteint d'une syphilis constitutionnelle grave, qui avait amené une perforation de la voûte palatine. A son entrée à l'hôpital on avait diagnostiqué une laryngite syphilitique : il existait une oppression considérable qui faisait craindre la nécessité prochaine de la trachéotomie.

Six jours après, en effet, M. Demarquay trouva le malade dans un état grave : le pouls était petit, dépressible, la respiration rapide, l'inspiration bruyante. Les traits étaient altérés ; on crut à un œdème de la glotte. La trachéotomie fut pratiquée ; mais, malgré l'emploi d'une grosse canule, la respiration ne se fit pas mieux, et le malade ne tarda point à succomber.

La trachée-artère, ainsi que le larynx, sont incisés verticalement par leur face antérieure ; on constate, à la partie inférieure de la trachée-artère, à 2 ou 3 centimètres de la bifurcation des bronches, un rétrécissement considérable par suite de la rétraction d'un tissu cicatriciel. La trachée, à ce niveau, donnait à peine passage à une sonde de moyen calibre. La trachée était, en outre, adhérente aux tissus voisins ; les ganglions lymphathiques étaient durs, hypertrophiés. Les bronches, au-dessous du rétrécissement, sont dilatées.

(M. Demarquay, *Soc. de Chir.*, 1858, t. IX, p. 201.)

N° 58. — Portion de poumon d'un bouc ; aiguille engagée dans la bronche gauche.

Cette pièce a été prise sur un vieux bouc. On constate, dans la bronche gauche, une aiguille assez volumineuse : elle a 4 centimètres de longueur. La bronche est adhérente à la face interne des côtes, le bonnet est adhérent au diaphragme, et celui-ci à la bronche.

Dans l'estomac existe une petite cicatrice, en sorte qu'il est probable que l'aiguille a été avalée avec les aliments, qu'elle a traversé le bonnet, le diaphragme et qu'elle est arrivée dans la bronche après avoir déterminé l'adhérence de ces différents organes.

(M. Bardinet, *Soc. anat.*, 1838, t. XIII, p. 161.)

N° 59. — Portion inférieure de la trachée-artère avec les premières bronches ; ulcération de la partie inférieure de la trachée.

Cette pièce provient d'un homme de 32 ans qui, à plusieurs reprises, a eu des accès de suffocation ; on constate, à peu de distance de la bifurcation de la trachée, une large perforation avec destruction des arceaux et qui communique avec un ganglion ramolli. Il existait, en outre, un emphysème du tissu cellulaire sous-cutané des parois gauches du thorax.

(M. Simon, *Soc. anat.*, 1856, 2e série, t. I, p. 364.)

N° 60. — Portion inférieure de la trachée-artère avec les premières bronches ; rupture de la bronche droite.

Cette pièce provient d'un homme de 50 ans, qui présentait une fracture de la clavicule et du sternum. (N° 9 *des maladies des os.*)

On constate la déchirure de la bronche droite, qui se trouve séparée en partie de la trachée-artère, au niveau de leur continuité, dans le premier espace qui sépare le premier anneau bronchique du dernier cartilage de la trachée-artère. Il existait un emphysème assez considérable, et, en pratiquant une insufflation par la trachée, on constata que la plus grande partie de l'air passait par le médiastin, qui était le siège d'un épanchement sanguin.

(M. Carbonell, *Soc. anat.*, 1865, 2e série, t. X, p. 18.)

N° 61. — Larynx avec la trachée-artère et l'œsophage ; perforation de la trachée-artère, probablement par un cancer.

Sur cette pièce, qui est sans renseignements, on constate qu'il existe une perforation de la trachée-artère. Cette perforation, qui siège à la face postérieure de la trachée-artère, à l'union du tiers inférieur avec le tiers moyen, a environ 3 centimètres de hauteur ; les bords en sont irréguliers. Selon toute probabilité, cette lésion est due à une affection cancéreuse.

(Professeur Cruveilhier, 1830.)

CHAPITRE IV

Tumeurs des médiastins.

Sept pièces, du n° 62 au n° 68 inclusivement, sont des exemples de tumeurs diverses des médiastins.

N° 62. — Modèle en cire d'une tumeur du médiastin antérieur.

Sur cette représentation en cire, on a figuré une tumeur jaunâtre, d'aspect graisseux, légèrement bosselée, qui occupe tout le médiastin antérieur. Cette tumeur avait été qualifiée, à cette époque, d'albumineuse. Les deux poumons sont refoulés contre les parties latérales du thorax, et le cœur en bas et à droite. Pendant la vie on avait cru à l'existence d'un hydro-thorax.
(Professeur Leroux, 1801.)

N° 63. — Dessin de la pièce précédente, représentée du coté de la face dorsale.

(Professeur Leroux, 1801.)

N° 64. — Modèle en cire d'une pièce représentant le larynx, la trachée et les poumons ; tumeur du médiastin antérieur ; cancer.

Cette tumeur, qui a été qualifiée à l'époque, de stéatomateuse, occupe le médiastin antérieur. Elle s'étend depuis la partie inférieure du larynx jusqu'à la base du poumon, et enveloppe les gros troncs de la crosse aortique. Elle se dirige ensuite en avant, contre le sternum qui est profondément altéré dans sa partie moyenne Le cœur est refoulé en arrière, de manière à ce que la pointe touche la colonne vertébrale.

La tumeur a 25 centimètres de hauteur, 14 de largeur ; de chaque côté elle est adhérente aux poumons. Il est probable qu'il s'agit ici d'une tumeur cancéreuse du médiastin antérieur qui a envahi le sternum.

(MM. les professeurs Corvisart et Leroux. *Bul. de la Fac.* 1805, p. 51.)

N° 65. — Sarcome fibreux du médiastin antérieur.

Cette tumeur, qui est de nature fibreuse, a été trouvée dans le médiastin antérieur. Elle adhérait au diaphragme et s'étendait de bas en haut, en suivant le sternum, jusqu'au niveau de l'insertion du cartilage de la quatrième côte. La tumeur, qui est ovoïde, présente 15 centimètres de diamètre sur 20 de hauteur et 10 d'épaisseur; elle est légèrement lobulée à sa surface et recouverte d'une enveloppe fibro-celluleuse adhérente à la tumeur.

(Professeur Chaussier, 1821.)

N° 66. — Portion de la colonne vertébrale avec les côtes; tumeur de la moitié latérale gauche du thorax.

Cette pièce est sans renseignements : elle provient d'une femme, et est préparée par dessiccation. On constate, dans la moitié latérale gauche du thorax, une tumeur volumineuse qui, à l'époque, a été désignée comme stéatomateuse, et qui est probablement un sarcome nucliaire. Cette tumeur occupe la presque totalité de la cavité gauche du thorax, sans avoir contracté d'adhérence, ni avec les côtes, ni avec le poumon. Le poumon était refoulé vers la partie antérieure et supérieure du thorax ; il était en grande partie atrophié. Le cœur, également refoulé, est placé tout entier à droite de la colonne vértébrale.

(M. Lallement, 1797.)

N° 67. — Modèle en cire de la pièce précédente : tumeur développée dans le côté gauche du thorax.

(Professeur Lallement, 1797.)

N° 68. — Tumeur cancéreuse du médiastin antérieur.

Cette tumeur, qui est très volumineuse, est sans renseignements; il est dit seulement qu'elle est constituée par un cancer encéphaloïde. Elle était développée dans le médiastin antérieur et avait envahi la base du cœur, ainsi que l'origine des gros vaisseaux. Cette tumeur a environ 18 centimètres dans tous les sens.

(M. Barth, 1842.)

CHAPITRE V

Lésions de la plèvre

Douze pièces seulement, du n° 69 au n° 80 inclusivement, sont relatives aux lésions de la plèvre. Les trois pièces n°s 69, 70 et 71 sont des exemples de fausses membranes fibreuses à divers degrés d'évolution. Sur la pièce n° 70, la fausse membrane circonscrit, au sommet du poumon, une cavité kystique qui communique avec une bronche. La pièce n° 73 est un exemple de gangrène de la plèvre; les pièces n°s 74, 75, 76, 77 et 78 sont des exemples de dépôts crétacés des plèvres ; celle n° 79 est relative à un abcès enkysté de la plèvre diaphragmatique. Enfin, la pièce n° 80 est un cancer.

N° 69. — Portion de côte ; tumeur fibreuse de la plèvre costale.

A la face interne de cette portion de côte, on constate que la plèvre est épaissie ; elle présente un certain nombre de petites tumeurs fibreuses arrondies. Trois de ces petites tumeurs, du volume d'un petit pois, font à peine saillie à la face interne de la plèvre; une quatrième, du volume d'une noisette, adhère à la plèvre par un pédicule long d'environ 1 centimètre. Cette tumeur est mamelonnée à sa surface, et paraît composée par un grand nombre de petites tumeurs agglomérées : elles n'ont point encore subi l'altération crétacée.

(Professeur Verneuil.)

N° 70. — Portion de poumon droit ; fausse membrane.

Cette portion de poumon provient d'un homme adulte : il existe une pseudo-membrane très épaisse, fibreuse, qui recouvrait le sommet du poumon droit. Dans un point, elle circonscrit une cavité à la surface du poumon, petit kyste pleural du volume d'une noix, qui communique avec un rameau bronchique par une ouverture d'environ un demi-centimètre.

(M. Bouvier, 1842.)

N° 71. — Poumon ; pseudo-membrane.

Cette pièce est sans renseignements ; mais on constate un épaississement considérable de la plèvre costale et viscérale. L'épaississement de la plèvre, qui est devenue fibreuse, est tel que, dans certains points, cette membrane a 5 millimètres d'épaisseur. Du côté du hile du poumon, l'adhérence entre les deux feuillets est telle qu'il est impossible de les séparer.

En dehors la cavité pleurale est conservée, mais cloisonnée par un grand nombre de tractus fibreux d'une assez grande épaisseur. Le poumon est donc enfermé dans une coque fibreuse qui l'enserrant de toutes parts, ne lui permettait point de se déplisser.

N° 72. — Plèvres ; fausses membranes.

Cette pièce se compose d'un grand nombre de fragments de fausses membranes de la plèvre, dont quelques-uns ont une épaisseur considérable, et au sein desquels existent des dépôts crétacés.

(Professeur Cruveilhier.)

N° 73. — Portion du poumon ; fausses membranes.

Cette pièce provient d'un enfant qui est mort après dix mois de maladie, d'une gangrène de la plèvre et du sommet du poumon gauche, consécutif à un hydrothorax.

Une grande partie du poumon a été enlevée ; il se trouve réduit à une pseudo-membrane fibro-cartilagineuse très épaisse : elle a un centimètre dans quelques points. Cette fausse membrane tapisse simultanément la plèvre diaphragmatique, thoracique et pulmonaire. A la partie inférieure, au niveau de la base du poumon, elle présente une cavité circulaire et triangulaire qui n'est autre que le reste de la cavité pleurale. Dans tout le reste de leur étendue, la pseudo-membrane costale et diaphragmatique adhèrent à la plèvre pulmonaire. Voir pour les détails l'observation.

(M. Chavignez, *Soc. Anat.*, 1837, t. XII, p. 18.)

N° 74. — Portion de colonne vertébrale avec quatre côtes du côté gauche; fausse membrane crétacée.

Cette pièce se compose de cinq vertèbres, avec les huitième, neuvième, dixième, et onzième côtes gauches. La face interne des côtes est doublée d'une pseudo-membrane quadrangulaire qui a 15 centimètres dans le sens transversal, et 9 verticalement ; elle présente dans certains points un demi-centimètre d'épaisseur.

Cette pseudo-membrane est entièrement crétacée; elle présente une série de plaques ostéo-calcaires, développées au milieu du tissu fibreux dont on ne retrouve que quelques vestiges. Dans quelques points, les dépôts crétacés semblent même se dissocier, e présentent l'aspect d'un os qui est en train de se nécroser.

N° 75. — Fausse membrane crétacée développée dans la plèvre.

Plaque ostéo-calcaire qui a été retirée de la plèvre: elle est constituée par une pièce d'apparence osseuse, irrégulièrement ovoïde, qui présentait 10 centimètres transversalement, sur 10 de hauteur et un demi-centimètre d'épaisseur. Cette plaque a un aspect osseux très prononcé : l'examen microscopique a montré qu'elle contenait quelques rares ostéoplastes plus petits qu'à l'état normal.

(Professeur A. Bérard, 1836.)

N° 76. — Fausse membrane crétacée de la plèvre du côté droit.

Cette large plaque crétacée a été recueillie sur la plèvre d'un prisonnier de Bicêtre, sur les antécédents duquel on ne put se procurer aucuns renseignements positifs. Cette plaque, qui est un peu oblongue, a verticalement 21 centimètres, et 19 dans le sens transversal. Elle présente une courbure à concavité interne qui était en rapport avec la face externe du poumon droit.

La face externe convexe de cette plaque, rugueuse, inégale,

était adhérente à la concavité des côtes ; cette plaque est crétacée et présente une épaisseur qui, dans certains points, est de 2 à 3 centimètres. A la face interne, concave de cette plaque existe un feuillet comme parcheminé, fibro-calcaire. Ce feuillet, qui est distinct de la plaque à laquelle il adhère dans toute sa circonférence, contenait dans la poche qu'il forme, un liquide purulent qui a été évalué à cent cinquante grammes. Lorsque M. Mercier a présenté cette pièce à la Société anatomique, sur les deux faces existait manifestement la plèvre, de manière qu'il considère cette production comme ayant pour siège non la séreuse, mais une fausse membrane contenue dans son intérieur. C'est une question qu'il est impossible de vérifier aujourd'hui.

(M. Mercier, *Soc. Anat.*, 1837, t. XII, p. 164.

N° 77. — Portion de quatre côtes du côté gauche ; avec une fausse membrane crétacée.

Cette plaque ostéo-calcaire, qui adhère à la plèvre costale au sein de laquelle elle paraît s'être développée, a 10 centimètres de hauteur sur 5 de large. Elle est composée de plaques distinctes, unies entre elles par des dentelures ; ces plaques sont plus accusées, plus lisses du côté de la face interne.

(Professeur Cruveilhier.)

N° 78. — Modèle en cire d'une altération crétacée d'une portion de la plèvre qui recouvre deux côtes.

(Professeur Corvisart, 1802.)

N° 79. — Poumon droit avec le diaphragme et le foie ; abcès enkysté de la plèvre diaphragmatique.

On observe sur cette pièce un abcès enkysté de la plèvre diaphragmatique droite. La cavité kystique présente 6 centimètres de diamètre : elle est située immédiatement au-dessus du diaphragme, le long de la paroi thoracique.

Les parois du kyste sont épaisses ; dans plusieurs endroits elles ont subi l'altération crétacée. Sur la surface interne on voit quelques points rugueux, comme nécrosés, qui ne sont très probablement que l'altération d'une de ces plaques crétacées si fréquentes dans la plèvre ; ce qui le confirme, c'est que cet abcès est venu à la suite d'une pleurésie diaphragmatique chronique.

(M. Hourmann, 1836.)

N° 80. — Les deux poumons avec le cœur; tumeurs cancéreuses de la plèvre droite.

Cette pièce a été trouvée sur une femme de 49 ans, qui avait toujours joui d'une bonne santé jusqu'à l'époque de son âge critique, survenu quinze mois environ avant sa mort. La respiration était très gênée ; il existait des accès de suffocation et de toux ; la voix était faible, entrecoupée, haletante. Du côté droit de la poitrine il existait une voussure très-marquée, et la percussion au niveau de ce point donnait une matité très évidente ; l'auscultation ne révélait aucun bruit anormal : le murmure respiratoire dans ce point avait complètement disparu. Du côté gauche la respiration était pure, mais puérile. Pendant la vie on pensa à un épanchement pleurétique.

A l'autopsie, on trouva la cavité droite de la plèvre remplie d'une énorme quantité de liquide sanguinolent; en même temps, la plèvre présentait un grand nombre de petites tumeurs que l'on peut constater sur cette pièce, et que le microscope a démontré être de nature cancéreuse. C'est un des exemples de cancers de la plèvre, les plus étendus que l'on ait jamais observés. Par son aspect, il peut aussi être considéré comme primitif, ce qui est très rare, tandis que les dépôts secondaires sont assez fréquents. Les masses cancéreuses occupent non seulement la plèvre pulmonaire, mais encore la plèvre costale: la lésion est bien plus prononcée à droite qu'à gauche. Ces tumeurs sont pédiculées en céphaloïdes aplaties latéralement ; ce sont des espèces de végétations. Les gros vaisseaux sont intacts, les veines pulmonaires, examinées avec soin, quoique entourées de toutes parts par la tumeur, n'ont pas été envahies ; les glandes bronchiques sont saines ; les deux poumons, dans leur épaisseur, sont parsemés de petites masses cancéreuses, les mediastins n'ont pas été envahis. (Voir pour les détails l'observation.)

(M. Musset, *Soc. anat.* 1350, p., 376.).

CHAPITRE VI

Lésions des poumons

Les pièces relatives au poumon comprennent 36 numéros, du n° 80 au n° 116 inclusivement. Mais, par le fait, comme je l'ai déjà indiqué plus haut, il n'y a que trente pièces, six n^{os}, 105, 106 et 107, ayant été réservés pour servir de tête de colonne aux pièces de pneumonie à venir, et les n°s 105, 106 et 107, pour les tubercules.

Si les pièces de lésions pulmonaires sont relativement rares dans le Musée, lacune qu'il faudra s'attacher à combler, il est quelques-unes de ces pièces qui présentent un grand intérêt, et que je me propose de signaler dans ces généralités.

Les pièces n°s 81, 82 et 83 sont des exemples d'emphysème pulmonaire, et celle n° 84 de tumeur gazeuse de la plèvre. Les pièces n°s 85, 86, 87 et 88 sont des infiltrations du poumon par des poussières de charbon.

Cinq pièces, n°s 89, 90, 91, 92 et 93, sont des exemples d'hydatides du poumon. Il aurait été facile de conserver un plus grand nombre de ces tumeurs qui sont communes : il suffit, pour s'en convaincre, de parcourir les bulletins de la Société anatomique. Le kyste adventif dans le poumon a été indiqué comme pouvant manquer, et, sur deux pièces, n°s 89 et 90, ce kyste est très mince, presque transparent, surtout pour la pièce n° 89 ; mais il existe néanmoins, et, sur les trois autres pièces, il est très accusé.

La pièce n° 97 est un exemple, relativement assez rare, de pneumonie massive ; celle n° 98, de broncho-pneumonie avec dilatation des bronches. La pièce n° 99 est un exemple de pneumonie caséeuse, et celle n° 100, un exemple intéressant de pneumonie dissécante, avec gangrène et élimination de la plèvre viscérale. Je signalerai encore la pièce n° 101, qui est un exemple de tubercule pulmonaire, avec fistule pleurale qui a donné lieu à un tintement métallique, par suite de la vibration de la plèvre qui est détachée sur les bords de la fistule.

Les pièces de cancer du poumon sont nombreuses. Je signalerai d'abord quatre exemples de tumeurs fibro-plastiques du poumon : nos 108, 109, 110 et 111 ; deux pièces d'enchondrôme généralisé : nos 112 et 113 ; une pièce intéressante de Virchow, de cancer épithélial, qui a été envoyée pour servir à la discussion de l'Académie sur le Cancer, en 1856 ; enfin une pièce de cancer mélanique généralisé.

N° 81. — Les deux poumons ; emphysème d'un nouveau-né.

Ces deux poumons proviennent d'un enfant nouveau-né, d'une femme de 24 ans. L'accouchement avait été laborieux, par suite du rétrécissement du bassin par saillie de l'angle sacro-vertébral. Le diamètre sacro-pubien avait, au plus, 0,075 millimètres, et l'emploi du forceps fut jugé nécessaire. L'enfant est né en état de mort apparente. L'insufflation a eu lieu avec une sonde, puis de bouche à bouche, ce qui n'empêcha point l'enfant de succomber.

On constate que les deux poumons sont le siège d'un emphysème lobulaire et interlobulaire, qui donne naissance à des saillies pédiculées, demi-transparentes. On peut se demander, sur cette pièce, si l'emphysème a été cause de la mort, et surtout s'il était dû à l'insufflation : cela n'est point probable ; ce qui, par exclusion, obligerait à admettre un emphysème congénital.

(M. Notta, *Soc. anat*, 1850, t. XXV, p. 329.)

N° 82. — Poumon gauche ; emphysème du sommet du poumon.

Cette pièce est sans renseignements, mais l'on peut constater que le sommet du poumon gauche est le siège d'un emphysème considérable. Il existe, à ce niveau, de grosses cavités ou dilatations remplies par de l'air. Le reste du poumon paraît normal.

N° 83. — Portion de poumon ; emphysème vésiculaire et intra-lobulaire.

Cette pièce provient d'un jeune homme de 18 ans, qui éprouvait une dyspnée considérable. L'hématose était difficile : les muqueuses étaient violacées, la peau refroidie. Cette gêne de la respiration datait de son enfance, et avait été en augmentant. La percussion donnait une résonnance exagérée dans les régions antérieures de la poitrine, surtout au-dessous des clavicules.

Les poumons, dans leur totalité, étaient emphysémateux. On a conservé le sommet de l'un de ces poumons, qui a été préparé par dessiccation, après insufflation.

Le tissu pulmonaire que l'on voit à la surface de la coupe présente des espaces assez larges, de 1 à 2 centimètres de diamètre, qui s'enfoncent profondément jusqu'à 2 et 3 centimètres, ne contenant dans leur intérieur que quelques filaments et débris de cloisons, et semblant communiquer avec les cavités voisines par des ouvertures de 1 à 2 ou 3 millimètres de diamètre ; quelques-uns vont jusqu'à la plèvre. Entre ces grandes lacunes, se voient des espaces de grandeur variable, depuis 1/2 jusqu'à 2 centimètres dans leur plus grand diamètre, espaces formés par des vésicules irrégulières et de dimensions variables, communiquant entre elles par de petits orifices.

Il semble donc que les grandes lacunes soient creusées dans le tissu cellulaire interlobaire, et que les espaces formés de cellules, et qui leur sont interposés, représentent les lobules du tissu pulmonaire, dont les vésicules sont agrandies et reliées entre elles par des communications très irrégulières. Il est évident que les cellules des lobules ont des communications faciles avec les espaces interlobulaires.

Cette pièce démontre ce qu'avait avancé Addison, que, dans l'intérieur des vésicules, il existe des espèces d'arcades, des cloisons. Non seulement dans l'emphysème les cellules se dilatent, mais encore, quand deux ramuscules bronchiques sont adossés l'un à l'autre et dilatés par l'emphysème, la séparation s'atrophie et les vésicules finissent par communiquer entre elles.

(M. Aubrée, *Soc. anat.*, 1857, t. II, 2e série, p. 60.)

N° 84. — Poumon ; tumeur gazeuse de la plèvre.

Cette pièce qui est sans renseignements, a été trouvée sur un cadavre livré aux dissections. Il s'agit d'une femme de 35 ans environ, qui présentait les traces d'un accouchement récent, et qui paraissait avoir succombé à une métro-péritonite.

La tumeur, avant qu'elle fût vidée et affaissée, avait le volume des deux poings environ ; elle était bien distincte et isolée dans la cavité thoracique dont elle occupait la partie inférieure. Elle est multiloculaire, ses parois sont lisses, ne présentent aucune trace de phlegmasie récente ni ancienne, et sont trop épaisses, trop nettement délimitées, pour qu'on puisse penser qu'il s'agit ici d'une simple tumeur emphysémateuse, survenue pendant les efforts de l'accouchement. La plèvre ne présente elle-même aucune trace de phlegmasie, et l'on constate également que la tumeur n'est pas constituée par un ancien foyer de pleurésie circonscrite.

(M. Tillaux, *Soc. anat.*, 1861, 2e série, t. VI, p. 68.)

N° 85. — Poumon ; infiltration de poussière de charbon.

Cette pièce est sans renseignements ; on constate seulement que la totalité du poumon est infiltrée de poussière de charbon, que l'on retrouve dans les cellules pulmonaires.

N° 86. — Poumon gauche ; infiltration de poussière de charbon.

Cette pièce est également sans renseignements ; mais l'on constate sur les différentes coupes que l'on a pratiquées, que le poumon qui est dense, est infiltré dans toute son étendue de poussière de charbon. Son aspect, à la coupe, est complètement noire ; on y distingue seulement quelques taches blanches. Sous le doigt, il est facile de sentir les grains de charbon.

(Professeur Cruveilhier, 1855.)

N° 87. — Portion de poumon ; infiltration de poussière de charbon.

Cette pièce qui est sans renseignements, consiste dans une portion de poumon qui a été incisée verticalement. On constate sur cette coupe, que le poumon dans sa totalité est infiltré de poussière de charbon qui lui donne un aspect absolument noir. Ces dépôts peuvent même s'apercevoir à travers la plèvre.

(Professeur Cruveilhier, 1855.)

N° 88. — Poumons ; infiltration de poussière de charbon.

Cette pièce provient d'un homme de 55 ans, fondeur en cuivre, qui, de 1817 à 1852, se livra au même travail : il employait pour ses moules la poussière de charbon. Pris d'accès d'asthme avant de quitter l'état de fondeur, il fut un des ouvriers présentés à M. Tardieu, lorsque ce médecin fut chargé de faire un rapport tendant à faire substituer l'emploi de la fécule à celui de la poussière de charbon, pour la confection des moules de fondeurs. Obligé d'abandonner son état, cet homme resta sans trop souffrir de son asthme, dont les accès survenaient à des intervalles assez éloignés, jusqu'à il y a environ deux ans et demi, époque à laquelle les accès de suffocation se répétèrent plus souvent, et commencèrent à le gêner par leur fréquence. Leur durée, d'abord courte, augmenta peu à peu, ainsi que leur intensité ; ils survenaient sous l'influence des causes les plus légères, et rendaient souvent la marche impossible. Une fois, cependant, ils semblèrent diminuer et laissèrent un intervalle de quatre mois sans reparaître. Mais, après cette période de rémission, ils revinrent plus longs, plus fréquents et plus intenses. Une fois même, un de ces accès persista, avec de rares intervalles de repos, pendant huit jours, empêchant le malade de marcher, l'obligeant souvent de se mettre au grand air pour pouvoir respirer. Ces accès arrivaient à tout moment, le jour comme la nuit.

L'année dernière, il eut en même temps d'assez fortes palpitations ; les membres inférieurs et le ventre augmentèrent un peu de volume. Enfin, un mois avant l'entrée du malade dans le service, les accès devinrent tellement intenses et fréquents, qu'ils lui laissaient à peine deux ou trois heures de repos dans l'intervalle de chacun d'eux ; mais en même temps les palpitations devinrent moins fortes.

Dès l'arrivée du malade à l'hôpital, on constate une dyspnée presque constante, avec accès fréquents de suffocation allant parfois jusqu'à l'orthopnée ; la voix était entrecoupée ; le pouls faible, irrégulier, facilement dépressible, battait 96 fois par minute. A la percussion : sonorité, surtout en arrière. A l'auscultation : quelques râles disséminés dans toute la poitrine, surtout à gauche ; à droite, bruit respiratoire faible. Battements du cœur fréquents ; pas de bruit de souffle. Œdème des extrémités inférieures ; un peu d'ascite. La respiration devenant de plus en plus difficile, ce malade succomba au bout de six semaines de séjour à l'hôpital.

Les poumons étaient unis aux parois costales par des adhérences assez nombreuses ; l'une d'elles, d'une étendue de 3 à 4 centimètres, et d'une épaisseur d'environ 2 millimètres, existe à la base du poumon gauche ; dans ce dernier repli, surtout, existent de petites masses noires que l'on retrouve moins nombreuses dans les autres points où existent des adhérences. L'examen microscopique fait par M. Robin, a établi que ces masses noires n'étaient autre chose que du charbon. Les poumons sont très volumineux et lourds, plus denses qu'à l'état normal ; sur leur face externe on voit une teinte noire, uniforme, à peine interrompue en quelques points par une teinte moins foncée.

Avec les poumons on a enlevé la trachée, et une incision étant faite dans toute la longueur de cet organe, l'on voit le long du trajet des bronches, dès leurs premières divisions, une hypertrophie réelle des fibres élastiques, bien plus sensible dans les divisions suivantes, fibres formant des tractus longitudinaux et parallèles, et laissant un intervalle plus au moins considérable entre chacune d'elles. En poursuivant jusqu'aux dernières ramifications, on rencontre sur leur trajet de petites masses noirâtres, que l'on trouve disséminées dans toute la hauteur des deux poumons, et qui ne sont que des parcelles de charbon; les doigts et le linge mis en leur contact restent noircis. Aux deux sommets, à gauche surtout, existe une induration très prononcée, s'écrasant assez facilement sous le doigt, et qui s'étend à un ou deux travers de doigt au-dessous des sommets. Ces masses dures auraient pu faire croire à l'existence de tubercules ; mais elles ont été examinées par M. Robin, ainsi que d'autres parties du poumon, et il a été démontré qu'il n'y avait, dans toutes ces masses noires, que du charbon.

(M. Colombel, *Soc. anat.*, 1861, 2e série, t. VI, p. 260.)

N° 89. — Poumon gauche ; hydatide solitaire.

Cette pièce provient d'une femme de 61 ans. Depuis longtemps elle se plaignait d'étouffement et de palpitations. Lors de son entrée à l'hôpital, elle était fortement cyanosée : le thorax était déformé, cylindrique, saillant en avant ; la respiration, courte et fréquente ; la toux quinteuse ; expectoration peu abondante d'un liquide visqueux. A la percussion, il existait une sonorité exagérée à la partie antérieure des deux côtés : en arrière et à gauche, son clair dans le quart inférieur, matité absolue dans les trois quarts supérieurs ; du côté droit, la sonorité était exagérée dans toute la hauteur, le bruit respiratoire était considérablement affaibli. La malade a succombé le lendemain de son entrée.

A l'autopsie, le poumon gauche fut trouvé adhérent à la paroi thoracique, et, en rompant ces adhérences, on aperçut une tumeur molle, blanche qui vint faire hernie. On reconnaît que tout le poumon est creusé d'une large cavité logeant une énorme hydatide. La vésicule hydatide était unique et présentait tous les caractères propres à cette membrane; on la retrouve encore aujourd'hui sur cette pièce. Elle était distendue par un liquide transparent, incolore, dans lequel le microscope a reconnu la présence des échinocoques. Le kyste d'enveloppe de la vésicule, contrairement à ce que l'on observe dans le foie, est très peu visible : il consiste en un feuillet mince, sorte de séreuse, et, d'après un examen superficiel, on pourrait croire avoir affaire à une hydatide kystique.

(M. Hérard, *Union méd.*, 1851, p. 42.)

N° 90. — Poumon droit ; kyste hydatique.

On constate sur ce poumon droit, du côté de la face externe, une cavité kystique qui contenait une tumeur hydatique qui avait le volume d'un gros œuf. Les parois de la poche présentent une enveloppe fibreuse, peu épaisse, transparente dans la plus grande partie, tandis que, dans certains points, il existe des dépôts calcaires. Cette poche est située près de la surface externe, quoiqu'elle se soit développée dans l'épaisseur du poumon.

Dans ce kyste acéphalokyste, qui n'avait aucune communication avec les bronches, existait un certain nombre d'hydatides, filles mortes, en même temps qu'il s'en trouvait encore de vivantes.

(M. Barth, 1854.)

N° 91. — Portion du poumon droit ; kyste hydatique.

Cette pièce, qui est sans renseignements, a été trouvée dans les amphithéâtres de dissection. Il existe à la base du poumon droit une vaste poche kystique, du volume d'une tête d'enfant adulte, qui contenait une membrane aphalocyste qui a été détruite. Ce qu'il y a d'intéressant sur cette pièce, c'est que le kyste adventif a des parois d'une épaisseur considérable, fibreuses, et, dans certains points, il présente des dépôts crétacés.

En examinant ce kyste adventif avec soin, on trouve bien que sa partie supérieure est coiffée par le poumon auquel il adhère, mais, à sa partie inférieure, qui devait reposer sur le diaphragme, le poumon manque. Je me demande si, dans ce fait particulier, ce kyste ne s'est point primitivement développé en dehors du poumon, sous la plèvre, ce qui donnerait l'explication de l'épaisseur du kyste adventif qui n'est ordinairement que rudimentaire dans le poumon.

(M. Barth, 1841.)

N° 92. — Poumon ; kyste hydatique du sommet du poumon.

Cette pièce est malheureusement sans renseignements. Il existe au sommet du poumon, une vaste poche kystique, qui semble avoir comprimé le poumon de haut en bas et l'avoir atrophié. La plèvre pulmonaire est considérablement épaissie, elle présente les traces évidentes de pleurésies anciennes.

La cavité kystique a les dimensions du poing; elle contenait une membrane acéphalocyste qui n'existe plus aujourd'hui. La membrane adventive est fibreuse, rugueuse à sa surface interne; elle présente une grande épaisseur, dans certains points, 3 à 4 millimètres. Les parois ont subi l'altération fibro-crétacée, et la surface externe est intimement adhérente au poumon. Si on examine avec soin les connexions de cette membrane avec le poumon, on constate qu'elle est coiffée par le poumon dans la moitié inférieure de sa circonférence; tandis que pour la moitié supérieure on ne retrouve point trace de cet organe. Je me demande, comme pour la pièce précédente, et cela est difficile à préciser, si cette tumeur ne s'est point développée dans la partie supérieure de la plèvre pulmonaire.

(M. Barth, 1854.)

N° 93. — Les deux poumons avec le cœur ; kystes hydatiques.

Cette pièce provient d'une femme de 30 ans, qui présentait une généralisation de kystes hydatiques solitaires dans un grand nombre d'organes, et en particulier le foie, la rate et les deux poumons; mais, sur cette pièce, il ne sera question que des hydatides des poumons.

Les deux poumons sont en grande partie transformés en kystes hydatiques; le poumon droit, en particulier, présentait de nombreuses adhérences aux côtes et au diaphragme. A la partie antéro-supérieure de ce poumon, il existe un vaste kyste hydatique qui occupe la partie antérieure du lobe moyen, la partie la plus inférieure du lobe supérieur et la partie supérieure du lobe inférieur ; il contenait environ 200 grammes de liquide.

Le poumon gauche est transformé presque en entier en un vaste kyste hydatique qui occupe le lobe inférieur et la plus grande partie du lobe supérieur. Le sillon inter-lobaire a disparu, de telle sorte que les deux lobes n'en font plus qu'un. Une petite partie seulement du lobe supérieur était restée perméable à l'air. A l'ouverture de ce kyste, il s'est écoulé environ 400 grammes d'un liquide trouble.

Dans chacun des kystes hydatiques de ces poumons, outre la membrane hydatique qui a été détruite et manque sur cette pièce, il existe une tunique fibreuse adventive, épaisse, dense, avec l'aspect rugueux, semi-cartilagineux, crétacé que l'on retrouve à son maximum de développement, dans les kystes du foie. Je ne sais pas si cette membrane a jamais été trouvée mieux caractérisée que sur cette pièce.

M. Pinaut, *Soc. anat.*, 1854, t. XXIX, p. 406.

(Les numéros 94, 95 et 96 sont réservés pour des nouvelles pièces.)

N° 97. — Poumon gauche ; pneumonie massive.

Cette pièce provient d'un homme de 48 ans, qui fut pris, du côté gauche de la poitrine, d'une pneumonie à marche extrêmement rapide. Le poumon gauche a présenté presque immédiatement une matité absolue, avec absence de murmure respiratoire, souffle bronchique, égophonie, sans la moindre expectoration.

A l'autopsie, le sommet du poumon gauche crépitait encore ; le lobe inférieur très dense, plus lourd que l'eau, était augmenté de volume. Il existait, au niveau du bord postérieur et du lobe inférieur, de petites taches d'un rouge vif, véritables ecchymoses sous-pleurales. A la section, le poumon présentait une surface granitée.

En examinant l'orifice d'un certain nombre de bronches de troisième ordre, on constate sur cette pièce qu'elles sont bouchées par des caillots fibrineux qui empêchent l'air de pénétrer et oblitèrent ainsi un grand nombre de lobes pulmonaires.

(M. Berne, *Soc. anat.*, 1879, 4e série, t. IV, p. 273.)

N° 98. — Poumon droit ; bronchite chronique ulcéreuse avec dilatation des bronches

Cette pièce provient d'un homme de 50 ans, qui a été affecté d'une bronchite chronique ulcéreuse avec dilatation des bronches. L'évolution de cette affection a duré environ un an ; l'expectoration avait toujours été facile et abondante, les matières expectorées remplissaient deux crachoirs en vingt-quatre heures. La percussion était obscure ; en avant, il existait une matité dans presque toute la hauteur du poumon. Sous la clavicule existaient des râles humides, on en retrouvait également en arrière, au sommet du poumon. Au niveau de l'angle inférieur de l'omoplate existaient de grosses bulles éclatantes, mêlées de respiration, avec bronchophonie caverneuse.

On constate, sur ce poumon droit, qu'il est enveloppé d'une fausse membrane très épaisse qui, dans certains points, a près de 5 millimètres. Le parenchyme pulmonaire est d'aspect grisâtre, ardoisé, strié de noir et compacte comme dans la pneumonie chronique. On y trouve, en outre, des dépôts de matières manifestement tuberculeuses.

La bronche qui se rend au poumon droit est très dilatée ; elle semble continuer directement la trachée. Celui de ses rameaux qui se rend au lobe supérieur est très rétréci, et l'on voit, dans son intérieur, au niveau de son origine, une apparence de cicatrice qui peut être la cause du rétrécissement. L'autre rameau de la bronche droite présente, au contraire, une dilatation uniforme qui lui donne presque le volume de la trachée ; les rameaux secondaires sont également très amples. Les canaux les plus larges se rencontrent dans le lobe inférieur.

(M. Barth, *Soc. anat.*, 1855, t. XXX, p. 45.)

N° 99. — Poumon gauche ; pneumonie caséeuse.

Cette pièce provient d'une femme âgée de 22 ans, qui faisait remonter le début de sa maladie au mois de mars 1871 et qui est morte au mois de juillet de la même année.

Le lobe supérieur est creusé de nombreuses cavernes, séparées les unes des autres par du tissu pulmonaire induré (pneumonie interstitielle chronique). Le lobe inférieur est entièrement envahi par des îlots plus ou moins larges de pneumonie lobulaire, à des degrés plus ou moins avancés de transformation caséeuse.

Dans le poumon droit il existait quelques cavernes dans le lobe supérieur; on rencontrait, en outre, de nombreux îlots plus ou moins larges de pneumonie lobulaire, dont quelques-uns tendaient à passer à l'état caséeux.

Dans aucun autre organe on n'a trouvé de tubercules bien évidents.

(Professeur Vulpian, 1871.)

N° 100. — Poumon droit avec une partie du thorax ; broncho-pneumonie, perforation pleuro-pulmonaire, pneumonie disséquante avec élimination de la plus grande partie de la plèvre viscérale droite.

Cette pièce, très intéressante, provient d'un homme de 38 ans. Je ne vais guère donner ici que les détails anatomo-pathologiques. Voir, pour les détails cliniques, l'observation de M. Hayem qui est très complète.

Cette pièce anatomo-pathologique est relativement rare : ce malade, qui était entré à l'hôpital avec les symptômes d'une grippe intense, présenta bientôt les signes d'une broncho-pneumonie ; les crachats étaient fétides et, peu de temps après, on put constater que la cavité pleurale communiquait avec les bronches. A la suite de l'opération de l'empyème, qui était devenue urgente, il sortit des lambeaux de plèvre et de tissu pulmonaire.

Ces symptômes ne pouvaient s'expliquer que par une broncho-pneumonie disséquante, ou bien par une pneumonie superficielle, un phlegmon diffus sous-pleural, à la suite duquel la plèvre s'est trouvée détachée.

On constate que, sur cette pièce, le poumon droit, de toutes parts, sauf en avant, où le bord antérieur a contracté des adhérences celluleuses avec la paroi thoracique, laisse entre sa face externe et la paroi thoracique un espace libre aplati, de l'épaisseur de la main. Cette loge lamelliforme contenait du pus et une grande quantité de débris de poumon et de plèvre.

Sur cette pièce, on voit la plaie par laquelle l'empyème a été pratiquée ; le poumon, à ce niveau, adhère aux lèvres de la plaie. La plèvre pariétale est recouverte d'une néo-membrane qui était infiltrée de pus et est peu épaissie. Le poumon est totalement dépourvu de plèvre dans une grande étendue, il a été comme décortiqué, il baignait dans une collection purulente dont il formait une des parois. Sa surface est gris noirâtre, très irrégulière, sous l'eau, on aperçoit sur la surface ulcérée une grande quantité de villosités, des sortes de filaments chevelus. On voit aussi des saillies en forme de cônes qui correspondent aux lobules.

Le parenchyme pulmonaire présente, dans certains points, et particulièrement dans les lobules périphériques, les caractères de la pneumonie lobulaire suppurée.

Sur des coupes pratiquées après macération dans le liquide de Muller et durcissement dans l'alcool, on voit que le plus grand nombre des alvéoles contiennent de la fibrine coagulée par les réactifs et devenue fortement fibrillaire. D'autres alvéoles sont remplies de cellules épithéliales granuleuses et de globules de pus. Partout, on trouve mélangé à ces produits un détritus granulo-graisseux, analogue à celui de la pneumonie caséeuse.

La lumière des artères est oblitérée par des coagulations composées presque exclusivement de fibrine ; en aucun point il n'y a d'endartérite oblitérante proprement dite. En somme, dit M. Hayem, ce poumon a les lésions de la pneumonie catharropurulente, avec cette particularité que les vaisseaux sont oblitérés.

(Professeur Hayem, *Soc. Anat.*, 1874, 3e série, t. IX, p. 313 et 372.)

N° 101. — Portion de poumon gauche ; foyer purulent interlobulaire.

Pour cette portion de poumon gauche, les renseignements manquent; je décrirai seulement la pièce. On constate sur cette pièce qu'il existe dans l'épaisseur du poumon gauche, une vaste caverne qui communique par un trajet fistuleux avec une cavité purulente de la plèvre.

La cavité de cet abcès pulmonaire a six centimètres de diamètre; elle est tapissée par une membrane pyogénique très épaisse, fortement adhérente par sa face externe au tissu pulmonaire qui paraît sain. A la partie inférieure de cette cavité, existe un orifice qui admet une sonde ordinaire, il communique par un assez court trajet avec un abcès qui était situé dans la plèvre.

(Professeur Cruveilhier, 1839.)

N° 102. — Poumon gauche ; tubercules pulmonaires ; fistule pleurale; tintement métallique.

Sur ce poumon gauche qui est parsemé de tubercules, on observe que la plèvre est le siège d'une perforation qui est située près du sommet en haut et en dehors. La plèvre est décollée sur le bord de la perforation dans une étendue d'environ 5 millimètres. Quatre mois avant son entrée à l'hôpital, le malade, porteur de cette fistule, après un violent accès de toux, sentit son mal empirer, l'oppression était devenue tout à coup considérable; c'est à ce moment que M. Bouteiller fait remonter la rupture de la plèvre; il existait un tintement métallique des plus évidents.

Cette pièce est très importante au point de vue du tintement métallique ; en effet, M. Piorry, après la mort, ayant pratiqué l'auscultation et la percussion en même temps que la respiration artificielle, retrouva les mêmes symptômes qu'il avait constatés pendant la vie. Il retrouva le tintement métallique. Pratiquant une fenêtre à l'aisselle, on constata qu'il était bien au-dessus de l'épanchement et que la séreuse détachée vibrait. MM. Cruveilher et Bouteiller, contrairement à l'opinion de M. Beau, qui admettait la rupture d'une bulle de liquide dans la cavité pleurale, pensent que, dans ce cas particulier, le tintement métallique était le résultat de la vibration de la membrane séreuse.

(M. Bouteiller, *Soc. Anat.*, 1849, t. XXIV, p. 150.)

N° 103. — Portion de poumon; caverne tuberculeuse.

Cette portion de poumon, qui est sans renseignements, présente au sommet une vaste caverne tuberculeuse, qui est traversée par un grand nombre de cloisons incomplètes, qui sont dues à la présence des bronches qui ont résisté à la destruction.

N° 104. — Portion du poumon droit ; caverne tuberculeuse cicatrisée.

Sur cette portion de poumon droit, on constate l'existence d'une vaste caverne; elle est circulaire et a 7 centimètres de diamètre sur 4 de profondeur. Cette vaste poche, qui est cicatrisée, est située dans le lobe moyen du poumon, presque sous la plèvre; elle est tapissée à l'intérieur par une fausse membrane. A la partie supérieure de cette caverne, existe une communication avec une des bronches.

(M. Chassaignac, 1842.)

(Les nos 105, 106 et 107 sont réservés pour de nouvelles pièces.)

N° 108. — Modèle en cire des deux poumons et du cœur; nombreuses tumeurs de ces organes.

Sur cette pièce, on a représenté les deux poumons, criblés, à l'extérieur comme à l'intérieur, de très nombreuses tumeurs du volume d'un gros pois. A l'intérieur des ventricules et des oreillettes du cœur, on a figuré de petites tumeurs analogues à celles des poumons.

Ces tumeurs ont été données comme des exemples de tubercules; mais si l'on compare cette pièce avec la suivante, avec laquelle elle a la plus grande analogie de siège et d'aspect, et dont la nature de la lésion y a été bien déterminée, on se demande si, au lieu de tubercules, il ne s'agit point de tumeurs fibroplastiques.

(Professeur Ant. Dubois, 1805.)

N° 109. — Poumon ; tumeurs fibro-plastiques.

Ce poumon provient d'un homme de 30 ans qui, six mois environ avant sa mort, fut pris d'une hémophtisie légère dans laquelle il a expectoré environ un demi-verre de sang, sans que sa santé parût sensiblement altérée. Cette légère hémophtisie se renouvela au moment de l'entrée du malade à l'hôpital. A cause de l'importance de ce fait, je lui consacrerai d'assez grands détails.

A cette époque, le malade toussait par quintes, mais ne crachait pas. La respiration était pénible, fréquente; la face était légèrement cyanosée. Le pouls était à 120. Ce malade se plaignait d'une douleur assez vive dans le côté gauche, à la base de la poitrine. Des deux côtés du thorax, il y avait une sub-matité assez prononcée, tant sous les clavicules qu'en arrière, mais surtout à gauche. Des râles sous-crépitants, fins, existaient dans les deux poumons. Le malade s'éteignit assez rapidement.

Tous les organes, à l'exception des poumons, étaient à l'état normal. Ces derniers étaient fortement adhérents en avant, à la plèvre costale, et le gauche adhérait également en arrière. La surface et l'épaisseur des deux poumons sont envahis par des dépôts blanchâtres, facilement friables, mous, gélatineux, ressemblant complètement, lorsqu'on les coupe, à la matière cérébrale d'un enfant à terme.

La position de ces dépôts, par rapport à la plèvre et au tissu mince du poumon, est la suivante : parmi les superficielles, les uns sont au-dessous de la plèvre, les autres sont manifestement dans son épaisseur. Ces tumeurs sont de volume variable; les unes ont de 1 à 2 millimètres de diamètre, tandis que les autres font une saillie de près de 1 centimètre au-dessus de la plèvre, et offrent jusqu'à 3 centimètres de longueur et 2 de largeur ; d'autres sont disposés en plaques par suite de leur groupement. Dans l'intérieur du poumon, presque tout le tissu est envahi ; c'est à peine si, sur quelques points, on trouve encore quelques îlots indurés de substance pulmonaire.

Les ganglions bronchiques sont eux-mêmes le siège de dépôts de cette substance étrangère, qui a la plus grande ressemblance avec le tissu encéphaloïde.

L'examen microscopique, fait par le professeur Robin, a montré que le tissu de ces tumeurs offrait partout la même composition ; il est constitué par des noyaux fibro-plastiques, ovoïdes, peu allongés, larges de 0m006, longs de 0,008 à 0,009. Tous offrent un contour noirâtre assez foncé, et renferment un grand nombre de granulations moléculaires légèrement noirâtres. Quelques-uns, tout au plus 1 sur 20, offrent un nucléole très petit. Il existe, en outre, des corps fusiformes fibro-plastiques, ayant pour centre un noyau pareil aux précédents, et remarquables par leur extrême pâleur, surtout sur leurs bords, qui sont mal délimités. Il n'existe qu'une faible quantité de granulations moléculaires.

Dans quelques-unes des masses, principalement les plus volumineuses, on voyait, çà et là, de petits épanchements sanguins. En résumé donc, ces tumeurs sont formées, en très grande majorité, par des noyaux fibro-plastiques, et la présence presque exclusive de ces noyaux simplement accumulés les uns contre les autres, rend compte de leur peu de consistance.

(Professeur Robin et M. Poisson, *Soc. de Biol.*, 1855, p. 149.)

N° 110. — Poumon; tumeurs fibro-plastiques.

Ce poumon provient d'un homme qui est mort après avoir présenté les symptômes suivants : oppression, crachement de sang. A l'auscultation, on entendait des râles muqueux et sous-crépitants. On pensa alors qu'il était phtisique. La mort survint par épuisement dans un marasme considérable.

Les deux poumons, à leur surface extérieure étaient criblés de petites saillies dures, blanches, pénétrant dans l'intérieur, qui en était également farci, comme on peut le voir sur celui qui est déposé dans le Musée. Une tumeur plus considérable existait à la base du poumon droit. En outre, au-dessus de l'articulation tibio-tarsienne droite, qui était saine, on a trouvé l'astragale réduit à une coque osseuse, qui était rempli intérieurement par une substance analogue à celle du poumon. Les diverses tumeurs, examinées avec soin par M. Robin, ont été reconnues composées de tissu fibro-plastique.

(M. Combessis, *Soc. anat.*, 1852, t. XXVII, p. 209.)

N° 111. — Portion de poumon; généralisation de tumeurs cancéreuses.

Ce poumon provient d'une femme de 36 ans, qui est morte à la suite d'une diathèse cancéreuse. Le poumon, à sa surface et dans l'intérieur de son parenchyme, est criblé d'un très grand nombre de tumeurs cancéreuses qui sont les plus volumineuses, du volume d'un gros pois, les autres d'un grain de millet. Il est à regretter que cette pièce soit sans renseignements.

(Professeur Velpeau, 1825.)

N° 112. — Les deux poumons avec le cœur; généralisation de matière chondroïde gélatiniforme.

Cette pièce est malheureusement sans renseignements. On constate dans les deux poumons, et surtout dans le droit à sa base, une généralisation très étendue de matière chondroïde, gélatiniforme, qui pénètre jusque dans la profondeur du poumon.

N° 113. — Portion de poumon droit ; enchondrome généralisé.

Cette petite portion de poumon a été prise sur un homme de 34 ans, qui portait une tumeur de l'omoplate (n° 458 *d* des maladies des os).

On constate sur cette petite portion du poumon, à sa surface, une petite tumeur transparente du volume d'une noisette. M. Richet découvrit, en outre, dans la profondeur des deux poumons et à leur surface, une trentaine au moins de tumeurs d'aspect analogue, dont les unes avaient le volume d'un grain de millet et la plus grosse celui d'une noix.

L'examen de ces tumeurs fait par les professeurs Broca et Robin a montré qu'elles étaient entièrement composées de cellules cartilagineuses.

(Professeur Richet, *Soc. de chir.*, 1855, t. VI, p. 84.)

N° 114. — Poumon gauche ; cancer.

Cette portion du poumon gauche est transformée, presque en totalité, en cancer ; c'est à peine si dans cette masse, on retrouve encore quelques traces de tissu pulmonaire.

(M. Brichetau, 1835.)

N° 115. — Portion de poumon; cancer épithélial.

Cette portion de poumon a été envoyée à M. le professeur Velpeau par M. Virchow, pour servir à la discussion sur le cancer qui a eu lieu à l'Académie de médecine en 1856.

On constate sur cette très petite portion de poumon, qu'il existe une tumeur du volume d'une petite noix, arrondie et qui est constituée en totalité par des cellules épithéliales. Il s'agit, sur cette pièce, de tumeur cancéreuse épithéliale qui s'est généralisée dans le poumon.

(Professeur Virchow.)

N° 116. — Poumon droit; généralisation de cancer mélanique.

Ce poumon provient d'une femme qui a été atteinte de mélanose qui s'est généralisé dans presque tous les organes, à l'exception de la rate du pancréas et de la vessie. Le foie, n° 586, et le rein sont déposés dans le Musée. C'est la grande lèvre gauche qui paraît avoir été le point de départ de cette lésion (Voir l'observation qui est rapportée avec détail.)

Les deux poumons, et en particulier celui qui est déposé dans le Musée, étaient tapissés à leur surface d'une couche noire mélanique très superficielle, irrégulièrement disposée. Dans leur intérieur, on n'a trouvé aucun noyau mélanique.

(Professeur Dolbeau, *Soc. Anat.*, 1876, 4e série, t. Ier, p. 108.)

APPAREIL GÉNITO-URINAIRE

Les pièces relatives aux lésions de l'appareil génito-urinaire sont nombreuses dans le Musée ; elles sont au nombre de 769, du n° 1er au n° 789.

Je les diviserai en plusieurs chapitres distincts, à savoir :

1° Lésions des reins ;
2° Lésions de la vessie ;
3° Lésions de la verge et de l'urèthre ;
4° Lésions de la prostate ;
5° Lésions de la tunique vaginale et du cordon spermatique ;
6° Lésions du testicule ;
7° Lésions du vagin et de l'utérus ;
8° Lésions de l'ovaire ;
9° Lésions de la trompe utérine ;
10° Lésions de la glande mammaire.

Les deux premiers chapitres sont des lésions communes aux deux sexes. Les chapitres 3, 4, 5 et 6 sont des lésions spéciales à l'homme, et les lésions des chapitres 7, 8, 9, 10 sont des lésions spéciales à la femme.

CHAPITRE PREMIER

Lésions des reins

Cinquante-six pièces se rapportent aux lésions des reins, du n° 1 au n° 56 inclusivement. Onze pièes sont des exemples d'ectopie des reins, n°s 1, 2, 3, 4, 5, 5 *a*, 6, 7, 8, 9, 10. Quatre pièces, n°s 11, 12, 13 et 14, sont des exemples d'uretère double pour un seul rein, qui s'ouvrent séparément ou par un orifice commun dans la vessie.

La pièce n^{e} 15 est un exemple de rupture traumatique du rein, et les pièces n°s 16 et 17 d'atrophie. Une lacune qui existe dans le Musée, et qu'il sera facile de combler, est relative aux affections dites hypertrophie du rein, ou gros rein blanc, et au petit rein rétracté.

Sept pièces, n°s 19, 20, 21, 22, 23, 24 et 25, sont des dilatations des uretères, du bassinet et des calices par obstacle variable à l'arrivée de l'urine dans la vessie. Les pièces n°s 16, 27, 28, 29, 30 et 31 sont de très beaux exemples de kystes multiloculaires de la substance corticale du rein.

Les deux pièces, n°s 32 et 33, sont des kystes, dits du rein, mais développés en dehors de cet organe. La pièce n° 34 est une tumeur graisseuse volumineuse. Six pièces, n°s 36, 37, 38, 39, 40 et 41, sont des exemples de calculs développés et situés dans le rein. Huit pièces, n°s 42, 43, 44, 45, 46, 47, 48 et 49, sont relatives à des tubercules du rein, et quatre pièces, n°s 50, 51, 52 et 53, à des cancers de cet organe. La picèe n° 54 est un exemple de cancer de la capsule surrénale, et celle n° 55 est relative à une extirpation du rein sur un rat, qui a vécu longtemps sans présenter de trouble dans sa santé.

N° 1. — Portion de l'aorte avec les deux reins; réunion des reins sur la ligne médiane.

Dans cette ectopie, les deux reins étaient réunis à leur partie inférieure au-devant de la colonne vertébrale et de l'aorte, au niveau de la troisième vertèbre lombaire. Ces deux reins ont conservé leur forme normale; ils sont seulement réunis par leur extrémité inférieure à l'aide d'une bandelette de substance rénale qui a 3 centimètres de large.

(M. Bourgougnon, *Soc. anat.*, 1838.)

N° 2. — Reins; adhésion par leur extrémité inférieure.

Sur cette pièce, les deux reins, qui ont un volume normal, occupaient leur place ordinaire. Ils adhèrent à leur partie inférieure qui se dévie en dedans par une bande de substance rénale d'environ 3 centimètres de large.

N° 3. — Les deux reins avec l'artère aorte; ectopie des reins.

Ectopie des reins qui a été trouvée sur une vieille femme de la Salpêtrière; les deux reins sont soudés ou plutôt confondus par leur extrémité inférieure, et ils étaient situés au-devant de la quatrième vertèbre lombaire. Les hiles, qui sont distincts, sont situés en avant et chacun donne naissance à une urétère.

(M. Barth.)

N° 4. — Les deux reins; ectopie.

Cette pièce provient d'une femme de 25 ans; les deux reins qui sont réunis par leur extrémité inférieure étaient situés au-devant de la troisième et quatrième vertèbre lombaire. Ils représentent un fer à cheval dont la concavité est dirigée en haut. Le rein droit est plus volumineux, plus aplati que dans l'état normal. Il existe deux uretères.

(M. Beauchêne, *Bull. de la Fac.* 1810, p. 30.)

N° 5. — Réunion des deux reins ; ectopie.

Les deux reins sont réunis par leur extrémité inférieure ; ils ont leur volume normal, et sont très rapprochés ; ils ont chacun un uretère qui vient s'ouvrir séparément dans la vessie.

(Anc. acad. roy. de chirurgie.)

N° 5 *a*. — Les deux reins ; ectopie.

Les deux reins de chaque côté étaient beaucoup plus rapprochés de la colonne vertébrale que d'habitude. Leurs extrémités inférieures sont réunies sur la ligne médiane, passent au-devant de l'aorte et forment un croissant à concavité supérieure. Les vaisseaux étaient normaux, les uretères se recourbent de haut en bas sur la face antérieure du rein, pour prendre la direction ordinaire.

(M. Maillot, *Soc. anat.*, 1846, t. XXI, p. 332.)

N° 6. — Les deux reins avec la veine cave inférieure et l'aorte abdominale ; soudure rénale.

Homme de 30 ans, les deux reins, très volumineux, sont soudés à leur partie inférieure. Par suite de leur réunion qui est complète, les deux reins présentent la forme d'un fer à cheval à concavité regardant en haut. L'uretère du rein droit présente deux conduits qui se réunissent après un court trajet ; celui de gauche n'en présente qu'un. Il existe de chaque côté deux artères rénales.

(M. Liouville, *Soc. anat.*, 2e série, t. XVII, p. 109.)

N° 7. — Reins avec l'artère aorte et la veine cave inférieure ; ectopie du rein droit.

Le rein gauche sur cette pièce est dans les conditions normales pour le volume, la forme et la position. Le rein droit était situé obliquement sur l'angle sacro-vertébral ; sa forme est arrondie, il est composé de deux parties dont la plus volumineuse regarde la fosse iliaque gauche. Il reçoit trois artères : deux sont fournies par l'aorte près de sa bifurcation en iliaque, la troisième naît de l'hypogastrique, à 14 millimètres de son origine. Il existe aussi deux veines rénales qui se jettent dans la veine cave inférieure, au point de réunion des deux veines iliaques.

(M. Barth, *Soc. anat.*, 1840, t. XV, p. 76.)

N° 8. — Les deux reins avec la vessie et l'aorte abdominale ; ectopie du rein droit.

Le rein gauche sur cette pièce occupe son siège normal, tandis que le rein droit est situé sur la ligne médiane dans l'excavation du sacrum ; il est globuleux, un peu moins volumineux qu'à l'état normal. L'urétère est très court, il existe deux artères rénales dont l'une naît de l'aorte près de sa bifurcation, la seconde de l'iliaque gauche, à 2 centimètres environ de son origine. Il en est de même des veines : l'une se rend dans la veine cave inférieure, l'autre dans l'iliaque gauche.

(Professeur Cruveilhier.)

N° 9. — Les deux reins avec la vessie, l'artère aorte et la veine cave inférieure ; ectopie du rein gauche.

Le rein droit occupe sa place normale, le gauche est situé au niveau de l'angle sacro-vertébral, il a une forme arrondie, il est composé de deux parties bien distinctes ; l'une, beaucoup plus volumineuse, est située sur la ligne médiane et regarde l'excavation pelvienne.

Il existe deux artères rénales : l'une, plus volumineuse, naît de l'angle formé par la bifurcation de l'aorte en iliaque ; la seconde, plus petite, naît de l'artère iliaque droite. Les deux veines se jettent dans la veine iliaque droite. L'uretère unique est la moitié de la longueur du rein droit, qui est dans sa position normale.

(M. Trochon *Soc. anat.* 1840, p. 77).

N° 10. — Les deux reins avec la vessie, l'aorte et la veine cave inférieure ; ectopie du rein gauche.

Cette pièce provient d'une femme de vingt et un ans. Le rein droit occupe sa place ordinaire, le gauche était dans le petit bassin, en arrière du ligament large gauche. Une des faces du rein regardait en avant et en haut ; elle était recouverte par le péritoine et était en rapport avec le ligament large, l'ovaire et la trompe. Le hile du rein est situé sur la face antérieure ; on remarque en outre sur cette face un petit lobe de la grosseur d'une noix qui est entouré d'un cercle vasculaire artériel et veineux.

L'artère rénale naît de la bifurcation de l'aorte à la place de la sacrée moyenne. Cette artère, arrivée au niveau du petit lobe, se bifurque; un des troncs passe à gauche, l'autre passe à droite du lobule, pour venir de nouveau se réunir en un seul tronc qui pénètre dans le rein au niveau du hile. La veine rénale sort du hile au-devant de l'artère rénale.

L'uretère naît de la partie antérieure du hile, au-dessous des vaisseaux ; il est court, d'un volume normal. La capsule rénale gauche occupait sa place normale.

(M. Martineau, *Soc. anat.* 1864, 2me série, t. IX, p. 204.)

N° 11. — Rein avec deux uretères.

Ce rein gauche, qui provient d'une femme, est d'un volume normal. Il existe deux uretères isolés depuis leur origine jusqu'à environ deux centimètres de la vessie ; à ce niveau les deux uretères s'accolent l'un à l'autre, pénètrent dans la vessie, où ils s'ouvrent chacun par un orifice distinct. Du coté droit l'insertion de l'uretère était normal.

(*Bul. de la Fac.* 1810, p. 37.)

N° 12. — Rein avec la vessie ; uretère double.

Sur cette pièce il existe deux uretères distants l'un de l'autre de deux centimètres dans le point où ils se détachent du rein ; parvenus au niveau de la symphyse sacro-iliaque, les deux uretères se juxtaposent de telle sorte qu'ils ne forment plus qu'un cordon, jusqu'à leur insertion dans la vessie. La dissection montre que les deux canaux restent distincts l'un de l'autre dans toute leur étendue et qu'ils s'ouvrent isolément dans la vessie, séparés seulement par un pli de la muqueuse. Du côté du rein, chacun de ces uretères aboutit à un bassinet et l'insuflation montre que les deux bassinets sont complètement indépendants l'un de l'autre, ainsi que les calices correspondants. Le rein est normal pour son volume. Du côté opposé il était normal.

(Professeur Broca.)

N° 13. — Rein avec une portion de la vessie ; uretère double.

Le rein est du volume normal ; il existe deux uretères naissant d'un bassinet distinct, ces deux uretères restent séparés jusqu'à environ un centimètre de leur insertion dans la vessie. A ce niveau il s'accolent l'un à l'autre sans se confondre, et viennent s'ouvrir dans la vessie chacun par un orifice distinct.

(M. Guersant.)

N° 14. — Les deux reins avec la vessie ; uretères doubles.

Cette pièce est préparée par dessiccation; chaque rein présente deux uretères parfaitement isolés dans toute leur longueur, excepté près de leur insertion à la vessie, où ils se réunissent en un tronc commun. Malheureusement, la pièce a été desséchée, mais il est probable cependant que l'orifice vésicale est double pour chaque-côté, et que dans la réunion indiquée il n'y a eu que simple accolement.

(Professeur Thillaye.)

N° 15. — Rein; rupture.

Ce rein provient d'un enfant sur le corps duquel a passé une roue de voiture, le rein présente, à sa partie supérieure, une déchirure assez profonde. Le foie n° 510 de l'appareil de la digestion, qui appartenait au même enfant est aussi profondément déchiré.

(M. Marjolin.)

N° 16. — Reins; atrophie.

Ces deux reins, qui ont été déposés sans renseignements, appartiennent à un adulte; ils présentent une atrophie très notable. Leur volume est environ de la moitié d'un rein normal.

(M. Baron, 1836).

N° 17. — Les deux reins avec l'aorte et la veine cave inférieure; atrophie du rein gauche.

Ce rein gauche, notablement atrophié, n'a malheureusement pas été examiné histologiquement. M. Barth s'est contenté de dire qu'il n'est le siège d'aucune production morbide. Il a environ 4 centimètres de hauteur sur 2 1/2 de large. Les deux substances sont peu distinctes. Le rein opposé est d'un volume normal. Cette atrophie du rein a été attribuée par M. Barth à un arrêt de développement.

(M. Barth.)

N° 18. — Rein ; oblitération de l'uretère.

Cette pièce est sans renseignements; elle est très remarquable, l'uretère est complètement oblitéré, à peu de distance de son origine au bassinet. Par suite, le bassinet est le siège d'une dilatation considérable, les parois en sont amincies, le rein lui-même peu volumineux est ratatiné ; il présente à sa surface des plis longitudinaux.

N° 19. — Modèle en cire des reins, des uretères et de la vessie ; dilatation des uretères.

Sur ce modèle en cire qui a été pris sur un fœtus, on a figuré une dilatation très considérable des uretères, qui sont en outre flexueux et ressemblent pour le volume à un intestin grêle dilaté. La cause de cette lésion n'a point été notée.

N° 20. — Rein ; dilatation du bassinet et des calices.

Cette pièce est préparée par dessiccation et a été recueillie sur une femme qui était atteinte d'un cancer de l'utérus. Il existe une dilatation très considérable de l'uretère, du bassinet et des calices du rein droit.

(Professeur Lœnnec.)

N° 21. — Rein; dilatation du bassinet et des calices.

Ce rein a été préparé par dessication et est en assez mauvais état. Il existe une dilatation très considérable du bassinet et des calices. Cette lésion est consécutive à un cancer de l'utérus qui s'était étendu à la vessie.

(Professeur Lœnnec.)

N° 22. — Rein; dilatation du bassinet et des calices.

Sur ce rein, qui est un peu atrophié, on constate une dilatation très considérable des calices et du bassinet. Cette dilatation a été produite par un calcul arrêté dans l'uretère qui était oblitéré.

(Professeur Blandin, 1838.)

N° 23. — Les deux reins avec les uretères et la vessie ; dilatation du bassinet et des calices du rein gauche.

Sur cette pièce d'origine inconnue, le rein gauche est transformé en un véritable kyste; on ne distingue plus ni bassinet ni calices qui forment une seule cavité. L'uretère du même côté est, dans toute sa longueur, notablement dilaté.

N° 24. — Rein gauche avec l'utérus et la vessie ; dilatation du bassinet et des calices.

Cette pièce provient d'une femme qui était atteinte de cancer de l'utérus, le col utérin a presque entièrement disparu, et le corps est envahi dans sa moitié inférieure par un cancer encéphaloïde qui englobe en même temps la paroi postérieure de la vessie. La femme sur laquelle a été prise cette pièce, était récemment accouchée. Le rein gauche, excessivement volumineux, est réduit à une coque fibreuse assez épaisse, il a au moins trois fois son volume normal ; on ne trouve plus trace de la substance corticale, et l'énorme cavité qu'il constitue est multiloculaire ; elle renfermait un liquide assez limpide, ayant beaucoup d'analogie avec l'urine normale et au sein duquel existaient cinq ou six calculs qui ressemblaient, pour le volume et la couleur, à des grains de plomb. L'uretère, très dilaté dans sa partie inférieure, est englobé dans la masse cancéreuse qui le comprime.

Le rein du côté opposé avait son volume normal, mais les calices étaient fortement dilatés ainsi que le bassinet.

(Professeur Velpeau, *Soc. anat.*, 1849, t. XXIV, p. 42.)

N° 25. — Rein ; dilatation du bassinet et des calices.

Sur ce rein, il existe une dilatation énorme du bassinet et des calices. La tumeur est placée de telle manière qu'elle gênait par compression le passage de l'urine dans l'uretère.

(M. Mayor, *Soc. anat.*, 1843, t. XVIII, p. 138.)

N° 26. — Modèle en cire d'un rein ; kystes multiples.

Sur cette représentation en cire, du rein, on a figuré l'existence d'un grand nombre de kystes qui donnent au rein, qui est très volumineux, un aspect bosselé.

Sur une seconde pièce on a figuré le rein incisé et ouvert ; on voit la disposition intérieure des nombreux kystes qui sont développés dans la substance corticale.

(*Bul. de la Soc.*, 1860, p. 29.)

N° 27. — Modèles en cire de deux reins ; altération kystique.

Sur ces pièces en cire, on a représenté deux reins de volume inégal, mais tous deux sont notablement plus volumineux qu'à l'état normal. Ces deux reins présentent à leur surface de nombreuses bosselures, dont quelques-unes sont transparentes.

On a figuré, sur chaque rein, une incision qui montre que la substance corticale du rein est criblée d'un grand nombre de petites cavités kystiques variables en volume. Quelques-unes égalent une grosse noisette. Toutes ces cavités kystiques étaient remplies d'un liquide trouble.

(Professeur Dupuytren, *Bul. de la Soc.*, 1807, p. 32.)

N° 28. — Rein ; kystes multiples.

Ce rein a un volume considérable ; il a, en longueur, 16 centimètres. La surface est bosselée, inégale. Une coupe pratiquée dans son épaisseur montre que la substance corticale est transformée en un grand nombre de kystes de volume variable, dont les plus volumineux peuvent contenir une noix. Les parois des kystes sont minces et nullement perforées. Ces kystes contenaient un liquide séreux ou séro-sanguinolent ; dans quelques-uns d'entre eux, le liquide était noirâtre.

(M. Bourier, *Soc. anat.*, 1855, t. XXX, p. 83.)

N° 29. — Rein avec deux portions de foie ; kystes multiples du rein et du foie.

Cette pièce provient d'une femme de 46 ans, qui n'avait jamais présenté aucun trouble du côté des voies urinaires, et qui est morte de pneumonie lombaire.

Les deux reins présentaient la même disposition ; un seul a été conservé. On constate que son volume est le double d'un rein normal. La surface en est mamelonnée, ce qui résulte de la présence de kystes superficiels de volume variable.

La coupe du rein montre que l'altération kystique est totale, de telle sorte que le rein semble composé d'un tissu aréolaire, dont les cavités ne sont séparées que par une mince couche de tissu. L'examen microscopique de ces kystes a montré tantôt un liquide limpide, tantôt brun ; le liquide limpide ne renfermait aucun élément appréciable au microscope. Le liquide brun contenait des globules de sang en plus ou moins grande abondance et plus ou moins déformés, des granulations pigmentaires abondantes, et quelques amas granuleux d'un brun jaunâtre.

Dans quelques kystes seulement, on rencontrait des amas de substance albuminoïde, globuleuse, assez régulièrement sphériques, trois ou quatre fois plus volumineux que les globules du sang. A leur centre apparaissait un noyau arrondi, ou du moins une partie était plus foncée que la périphérie, de laquelle partaient six ou huit rayons qui divisaient en autant de secteurs la surface de ces corps. Les alcalis et les acides étaient sans action sur ces corps. Dans certains autres kystes, on trouvait des amas constitués par la réunion d'un grand nombre d'éléments altérés du sang, colorés en brun. L'examen chimique de ces liquides n'a point été fait.

Dans les deux portions de foie situées au-dessus du rein, existent des cavités kystiques, que l'on a trouvées en assez grand nombre dans cet organe. Ces cavités, qui varient du volume d'une noisette à celui d'une noix, sont lisses, irrégulières ; leurs parois envoient des prolongements qui forment des cloisons incomplètes à l'intérieur des kystes. Le liquide, qui était contenu dans ces cavités, était limpide, transparent, et ne possédait aucun élément histologique.

Le tissu du rein et du foie ne présentait, au microscope, aucune altération notable.

(M. Jeoffroy, *Soc. anat.*, 1868, 2e série, t. XIII, p. 231.)

N° 30. — Rein ; kystes multiples.

Ce rein, qui est sans renseignements, est le double environ, comme volume, de l'état normal. Sa surface externe est bosselée, mamelonnée, et présente un grand nombre de kystes, dont quelques-uns sont transparents. La substance corticale est entièrement convertie en cavités kystiques, de volume variable, dont les plus grandes ont environ le volume d'une noisette.

N° 31. — Rein ; kystes multiples.

Sur ce rein, qui est sans renseignements, on constate dans la substance corticale de nombreux kystes de volume variable et dont quelques-uns font saillie à la surface. Une incision a été pratiquée dans le rein, et on voit qu'il existe entre chaque kyste de la substance corticale à peu près normale.

N° 32. — Modèle en cire d'un rein; kyste hydatique.

Sur ce modèle en cire on a représenté un énorme kyste hydatique, à la surface duquel est accolé le rein. Ce kyste a 68 centimètres de circonférence.

(Professeur Corvisart, 1800.)

N° 33. — **Rein droit avec la vessie ; abcès enkysté, situé au-devant du rein et qui s'est ouvert dans l'urèthre, à travers la prostate.**

Cette pièce provient d'un homme de 62 ans qui, deux mois et demi environ avant sa mort, avait éprouvé des douleurs assez vives dans la région rénale droite. L'urine était entièrement purulente dès le commencement de la maladie. Au niveau du rein droit on sentait une tumeur globuleuse du volume des deux poings, fluctuante, qui fut prise pour le rein abcédé.

Vingt ans environ auparavant, cet homme avait éprouvé les même douleurs environ 50 jours avec des hématuries.

On constate sur cette pièce une cavité kystique volumineuse, indépendante du rein, située en avant de lui. Cette tumeur, qui paraît siéger dans le tissu cellulaire, est parfaitement limitée, les parois en sont résistantes. Cette poche contenait une grande quantité de pus. De cette tumeur part un conduit qui a à peu près le volume d'un intestin grêle ; il est plus long que le trajet qui sépare la tumeur de la vessie, et il décrit des circonvolutions. Il vient s'ouvrir dans l'urèthre en traversant la prostate. Cette ouverture se trouvant près le col de la vessie, le pus coulait dans ce réservoir et n'était rendu que pendant la miction.

(M. Charnal, *Soc. anat.* 1858, 2e série, t. III, p. 483.)

N° 34. — Rein ; tumeur graisseuse.

Cette pièce est sans renseignements ; elle consiste en plusieurs fragments d'une tumeur graisseuse volumineuse qui pesait neuf kilogrammes ; elle paraissait s'être formée, est-il dit, aux dépens du rein.

(Professeur Cruveilhier.)

N° 35. — **Rein de cochon avec l'uretère ; kystes vésiculeux du rein.**

Cette pièce est préparée par dessiccation, et l'on constate que le rein est transformé en de nombreux kystes qui font saillie à la surface. La substance corticale est complètement atrophiée.

Le bassinet et l'uretère sont très notablement dilatés. La fonction de ce rein devait être complètement abolie.

(Professeur Gosselin.)

N° 36. — Rein ; calculs du rein.

Cette pièce est sans renseignements, le rein est atrophié dans sa substance corticale, les calices sont dilatés. Les calices contiennent dans leur cavité un grand nombre de calculs blancs, rameux, composés de phosphate ammoniaco-magnésien.

(Professeur Cruveilhier, 1837.)

N° 37. — Rein; calculs dans le bassinet et les calices dilatés.

Rein qui présente dans l'intérieur de son bassinet très dilaté deux calculs d'une coloration brunâtre ; la surface en est assez lisse, ils ne présentent pas l'aspect rameux que l'on observe le plus ordinairement. Les calices sont également dilatés, et quelques-uns contiennent de petits calculs.

N° 38. — Rein droit ; calcul du bassinet.

Cette pièce provient d'un homme de 32 ans, qui n'avait jamais présenté de troubles du côté des urines. Il avait éprouvé des douleurs sourdes et constantes à la région lombaire du côte droit, mais jamais de colique néphrétique.

On constate dans le bassinet, qui est très dilaté, un calcul volumineux, qui a verticalement environ 10 centimètres, d'une coloration brunâtre ; il envoie dans les calices très dilatés des branches qui les pénètrent. La substance corticale du rein est très atrophiée. La vessie était normale.

(M. Jubin, *Soc. anat.*, 1865, 2e série, t. X, p. 167.)

N° 39. — Rein ; calcul du bassinet.

Ce rein droit provient d'une femme de 83 ans, qui n'avait jamais présenté de douleurs ni de troubles fonctionnels du côté des organes urinaires. Le rein a son volume et son aspect normaux. Dans les calices légèrement dilatés, existaient quelques grains d'un sable jaune rouge que l'analyse a montré constitués par de l'acide urique.

Le bassinet, énormément distendu, forme une tumeur volumineuse, qui s'étend depuis la limite supérieure du hile, où elle déjette en haut l'artère et la veine rénales jusqu'à l'extrémité inférieure de l'organe qu'elle dépasse un peu en bas. L'incision de la poche a laissé écouler une quantité de liquide chargé de graviers jaunâtres.

Dans la cavité du bassinet existe un énorme calcul à peu près sphérique, légèrement aplati d'avant en arrière, qui, mesuré suivant son diamètre vertical, présente une circonférence de 18 centimètres. Cette pierre présente une surface lisse, un peu brunâtre, recouverte d'une mince couche de graviers jaunâtres. La pierre est formée de deux parties : un noyau sphérique lisse, de 3 centimètres de diamètre environ, et une couche corticale immédiatement accolée sur le noyau par une surface lisse et présentant un peu plus d'un centimètre d'épaisseur. Toutes ces parties ont un aspect homogène et une coloration terreuse, jaune rougeâtre, uniforme, à peine occupée par quelques stries un peu plus foncées, mais peu distinctes. Toute la masse de ce calcul est formée par de l'acide urique ; aussi, les voies urinaires n'ont point présenté de traces d'inflammation.

(M. Féré, *Soc. anat.* 1875, 3e série, t. X, p. 360.)

N° 40. — Rein; calculs du bassinet.

Sur cette pièce, qui est sans renseignements, il existe une atrophie assez notable du rein. Le bassinet est dilaté et contient deux calculs rameux, dont un assez volumineux. Ces calculs envoient des prolongements dans les calices qui sont dilatés.

N° 41. — Rein; calculs du bassinet.

Sur ce rein, qui provient d'un enfant de 6 ans, qui a été opéré de la taille pour une pierre située dans la vessie ; on constate une légère atrophie de la substance corticale. Le bassinet et les calices sont dilatés, et il existe dans le bassinet deux calculs blancs de phosphate de chaux, rameux, et qui se prolongent dans les calices.

(M. Beauchêne. *Bull. de la Fac.*, 1810. p. 36.)

N° 42. — Rein; tubercules du rein.

Cette pièce est sans renseignements, le rein est très volumineux, doublé de volume. Les calices sont très dilatés, kystiques. Il existe sous la muqueuse de nombreux dépôts de matière tuberculeuse.

N° 43. — Les deux reins avec les deux uretères et la vessie ; tubercules du rein gauche.

Cette pièce, qui est de date ancienne, est sans renseignements. Le rein gauche, d'un tiers plus volumineux que le droit qui est normal, présente une dilatation notable du bassinet et des calices qui contiennent un certain nombre de cavités kystiques qui renfermaient de la matière tuberculeuse.

L'uretère de ce côté est notablement dilaté et contenait aussi, sous la muqueuse, de la matière tuberculeuse que l'on rencontrait également dans la vessie, excepté au niveau du trigone.

N° 44. — Les deux reins; tubercules.

Sur ces deux reins, qui appartiennent au même individu, on constate qu'il existe une grande inégalité de volume. Les calices sont dilatés, et on observe dans la substance corticale un certain nombre de cavités qui contenaient de la matière tuberculeuse.

(M. Empis, 1865.)

N° 45. — Les deux reins; tubercules.

Ces deux reins appartiennent au même individu ; le gauche est normal comme volume, tandis que le droit est notablement atrophié. Tous deux présentent une dilatation notable des calices, dilatation qui se termine par une ampoule, dans laquelle était, ainsi que dans les calices, contenue de la matière tuberculeuse.

(M. Pigné.)

N° 46. — Rein droit avec l'uretère et la vessie ; tubercules du rein.

Sur cette pièce, on constate que le rein droit présente une atrophie très considérable de la substance corticale; c'est à peine si on en retrouve la trace. Les calices, le bassinet et l'uretère ont subi une dilatation très considérable ; à leur surface interne il s'est fait un dépôt de matière tuberculeuse, qui était surtout sensible à son aspect grisâtre.

L'uretère est oblitéré au niveau de son insertion dans la vessie, qui ne paraît point avoir été le siège de dépôts tuberculeux, et présente son aspect normal.

(M. Louis, 1840.)

N° 47. — Rein avec l'uretère et la vessie; tubercules du rein.

Sur cette pièce, qui est sans renseignements, l'on constate que le rein est notablement augmenté de volume; sa surface externe n'est point régulière, elle présente des bosselures arrondies.

Les calices, le bassinet et l'uretère sont très dilatés et, à leur surface interne, sous la muqueuse, existe un dépôt considérable de matière tuberculeuse.

(M. Livois, 1838.)

N° 48. — Rein; tubercules du rein.

Ce rein, qui est sans renseignements, vient du service du professeur Chomel. Il présente un volume considérable, triple environ de l'état normal.

Les calices sont très dilatés et l'infiltration tuberculeuse, sur cette pièce, s'est opérée jusque dans la substance corticale elle même, en même temps qu'elle s'est déposée à la face interne de la muqueuse des calices et du bassinet.

(Professeur Chomel.)

N° 49. — Rein; tubercules du rein.

Cette pièce, qui est en assez mauvais état de conservation et mal préparée, a été déposée dans le musée comme un exemple de kyste tuberculeux du rein, qui se serait ouvert à travers la peau dans la région lombaire.

On trouve, en effet, au-dessous du rein, à sa partie inférieure, une vaste poche à parois fibro-cartilagineuses, qui me paraît devoir plutôt se rapporter à un abcès ou à une cavité hydatique, qu'à une cavité tuberculeuse. Mais il est aujourd'hui difficile de pouvoir préciser la nature de la lésion; le nom du donataire m'a engagé, néanmoins, à conserver la pièce.

(M. Barth.)

N° 50. — Rein; cancer.

Sur cette pièce, on observe, faisant saillie à la surface du rein, une petite tumeur du volume d'une noisette qui a été considérée, par le professeur Cruveilhier, comme étant de nature cancéreuse. Cette pièce a été recueillie sur une vieille femme de la Salpêtrière.

(Professeur Cruveilhier, 1833.)

N° 51. — Rein ; cancer.

Cette pièce a été trouvée sur un homme qui, toute sa vie, avait fait des excès de tout genre ; on s'est assuré que dans les derniers jours de sa vie, l'urine ne présentait aucune altération dans ses qualités physiques ou chimiques.

On voit, sur cette pièce, que le rein forme une masse considérable ; à sa partie supérieure existe un kyste qui était plein d'un liquide purulent et dans lequel nageait un calcul unique, friable. L'uretère s'ouvrait dans cette poche, mais son orifice n'était probablement pas libre, puisque l'urine ne contenait pas de pus. Toute la partie inférieure du rein, qui est encore reconnaissable, est comprise dans une masse cancéreuse qui commençait à se ramollir.

(M. Voillemier.)

N° 52. — Rein ; cancer.

Sur ce rein, on observe, à sa partie supérieure, une énorme tumeur cancéreuse qui a le volume d'un gros œuf. Cette tumeur est enchâssée dans le rein qu'elle a détruit. Cette pièce est malheureusement sans renseignements.

N° 53. — Rein ; cancer mélanique ; généralisation.

Ce rein provient d'une femme qui avait une généralisation de cancer mélanique dans presque tous les organes ; n° 586 foie et 116 poumon.

A la surface de ce rein, et même au centre de la substance corticale qui a été incisée, on trouve de petites masses mélaniques qui ont le volume d'une petite lentille.

(Professeur Dolbeau, *Soc. anat.*, 1876.)

N° 54. — Les deux reins avec les capsules surrénale, l'aorte et la veine cave inférieure; cancer des capsules surrénales.

Cette pièce provient d'un homme de 48 ans, qui, quelque temps avant sa mort, faisait des excès alcooliques quotidiens. Cet homme n'a jamais présenté de coloration bronzée de la peau ; il présentait, au contraire, une décoloration générale des tissus, et en particulier de la peau.

Les capsules surrénales sont entièrement dégénérées ; il existe, à leur place, deux tumeurs volumineuses, molles, d'une couleur blanc grisâtre, et recouvertes d'une enveloppe assez mince, laissant apercevoir, par places, une teinte légèrement rosée.

La tumeur du côté droit a la forme d'un ovoïde irrégulier, et présente à sa surface quelques bosselures larges et aplaties. Cette tumeur a refoulé, d'une part, le rein droit en bas et en dehors, de l'autre le côté droit du foie en haut et un peu en avant.

Le plus grand diamètre de cet ovoïde mesure 0,130
Le plus petit 0,094

La tumeur du côté gauche peut être comparée, pour la forme et pour le volume, à un très gros œuf de poule.

A la coupe, ces deux tumeurs offrent l'aspect du tissu encéphaloïde ramolli, surtout à droite, où la masse est presque entièrement formée par une pulpe blanchâtre, avec des points rosés, sur lesquels on reconnaît très nettement une fine vascularisation.

La transformation ou dégénérescence des deux capsules est complète, et l'examen le plus attentif ne peut y faire reconnaître aucune trace de la conformation primitive, ni des parties constituantes de ces organes.

Les reins sont un peu volumineux, de consistance et de coloration normales. A la superficie, seulement, on trouve quatre ou cinq noyaux encéphaloïdes du volume d'une lentille, soulevant l'enveloppe fibreuse, mais n'ayant altéré en aucune façon la forme ni l'aspect des organes.

Les calices et les bassinets sont intacts. L'uretère du côté gauche est double dans l'étendue de quelques centimètres.

(M. Besnier, *Soc anat.*, 1857, 2e série, t. II, p. 85.)

N° 55. — Portion d'un rat; extirpation du rein droit.

Sur ce rat blanc, M. Philippeaux a enlevé le rein droit dans sa totalité et la moitié supérieure du rein gauche. Ce rat a vécu longtemps sans présenter aucun trouble dans sa santé; il a été sacrifié pour examiner les régions. A droite, le rein manque complètement; à gauche, la partie inférieure a été conservée.

(M. Philippeaux, *Soc. de biologie.*)

CHAPITRE II

Lésions de la vessie

Trois cent treize pièces, du n° 56 au n° 850 inclusivement, se rapportent aux lésions de la vessie, y compris les calculs. Je les diviserai en plusieurs articles distincts, à savoir : 1° exstrophie de la vessie avec épispadias, 2° hernies tuniquaires de la vessie, 3° calculs vésicaux, 4° lésions diverses de la vessie, 5° fongus de la vessie, 6° cancer de la vessie.

Article premier

EXSTROPHIE DE LA VESSIE AVEC ÉPISPADIAS

Huit pièces seulement sont des exemples d'exstrophie de la vessie, du n° 56 au n° 63. Ce vice de conformation est toujours congénital. Isenflamm en mentionne cependant un exemple qui serait survenu dix semaines après la naissance ; mais il est probable qu'il a été trompé par la famille de son petit malade.

Tous les exemples d'exstrophie de vessie du Musée ont été observés dans le sexe masculin, et la verge, qui est peu développée, est affectée d'épispadias. Les deux symphyses pubiennes sont aussi, dans toutes ces pièces, le siège d'un écartement notable, qui est surtout de la plus grande évidence pour le n° 60. Les deux branches pubiennes, ainsi que la symphyse, ne paraissent point avoir tout leur développement.

Dans toutes ces pièces aussi, le cordon ombilical, comme l'ont noté la plupart des auteurs, s'insère beaucoup plus bas que dans les conditions normales; la cicatrice est presque entièrement effacée. Quelques-unes de ces pièces sont des représentations en cire d'une pièce naturelle qui est située à côté.

N° 56. — Modèle en cire d'un fœtus à terme ; exstrophie de la vessie avec épispadias.

Ce fœtus à terme est atteint de bec de lièvre double et d'exstrophie de la vessie. Au niveau de la symphyse pubienne, un peu au-dessus, on a figuré une tumeur du volume d'une grosse noix; elle est arrondie, rouge, couverte d'aspérités, parmi lesquelles il est impossible de reconnaître l'insertion des uretères; cette tumeur est constituée par la vessie renversée.

Au-dessous se trouvent deux petits tubercules rouges et lisses à demi entourés par un repli cutané qui est le prépuce; les deux petites masses rouges sont les corps caverneux assez écartés l'un de l'autre, et la gouttière, résultant de cet écartement que l'on observe à leur face supérieure, est l'urèthre. Un centimètre et demi au-dessus de cette tumeur existe l'insertion du cordon ombilical qui est très rapproché du pubis. Le scrotum est rudimentaire.

(M. Marin, *Bull. de la Fac.*, an XIII, p. 52 et 58.)

N° 57. — Modèle en cire de la cavité abdominale ouverte; exstrophie de vessie, avec épispadias.

Représentation en cire de la pièce précédente, permettant de constater la disposition des vicères intérieurs. La cavité abdominale ayant été représentée ouverte, il est facile de voir sur cette pièce que la portion inférieure et antérieure de la paroi vésicale manque, que les bords des muscles droits et pyramidaux sont écartés. Les reins sont normaux, les uretères ont leur volume et leur direction habituels. Les deux testicules sont renfermés dans l'abdomen, il n'existe qu'une artère ombilicale, le centre aponévrotique du diaphragme manque, et le foie vient faire hernie à travers cette ouverture, qu'il oblitère.

(M. Marin, *Bull. de la Fac.*, an XIII, p. 52 et 58.)

N° 58. — Modèle en cire de la paroi abdominale; exstrophie de la vessie avec épispadias.

Pièce en cire représentant une exstrophie de vessie, observée chez un jeune homme de treize à quatorze ans. Un peu au-dessus du niveau du point où devrait se trouver la symphyse pubienne, se rencontre une excavation de la grandeur d'une pièce de cinq francs; son fond en est rouge et d'un aspect muqueux : c'est la paroi postérieure de la vessie, l'antérieure manque. Il est probable que, pendant la vie, comme l'a très bien fait observer M. Percy dans le rapport qu'il a fait sur cette pièce, qu'au lieu de l'excavation il existait une tumeur; dans le fond de cette dépression l'on observe de chaque côté une saillie qui correspond à l'insertion des uretères.

Au-dessous de cette vessie ainsi renversée se trouve un tubercule arrondi de 2 à 3 centimètres de saillie, et à la partie inférieure duquel se voit un repli cutané qui n'est autre chose que le prépuce, tandis que le tubercule est constitué par la verge rudimentaire et dont la face supérieure est creusée en gouttière pour constituer l'uretère qui se trouve privé de sa paroi supérieure. De chaque côté se trouvent deux éminences, formées, la supérieure, par la branche horizontale du pubis, et l'inférieure par les testicules qui sont enveloppés dans un scrotum à peine développé. La cicatrice ombilicale, quoique peu marquée, existe; elle est plus basse que de coutume à un centimètre environ au-dessus du bord supérieur de la vessie exstrophiée. — Le rectum se trouve porté en avant.

(Professeurs Percy et J. Cloquet, *Bull. de la Fac.*, 1811, p. 68, 99 et 171.)

N° 59. — Second modèle en cire de la pièce précédente. L'abdomen est représenté ouvert; exstrophie de la vessie avec épispadias.

Sur cette seconde pièce on a représenté la cavité abdominale ouverte et la paroi est renversée de haut en bas. Cette pièce, comme exécution, laisse à désirer.

(Professeurs Percy et J. Cloquet, *Bull. de la Fac.*, 1811, p. 68 99 et 171.)

N° 60. — Bassin d'un enfant; exstrophie de vessie.

Ce bassin provient d'un enfant atteint d'exstrophie de la vessie dont les deux pièces précédentes, n°s 58 et 59, sont la représentation.

Sur ce bassin il existe une atrophie des os qui porte exclusivement, et cela des deux côtés, sur l'os pubis, qui est loin d'avoir son développement normal. Il existe, en outre, un changement de direction des branches du pubis qui se portent en dehors, d'où résulte que les symphyses regardent presque directement en avant, et laissent entre elles un écartement de 65 millimètres.

(Professeur J. Cloquet, *Bull. de la Fac.*, 1811, p. 68, 99. 171 et 181.)

N° 61. — Bassin avec la partie supérieure des deux cuisses; exstrophie de vessie avec épispadias.

Cette pièce provient d'un enfant du sexe masculin qui est mort peu de temps après sa naissance; elle a été disséquée avec beaucoup de soin par son auteur. Les symphyses pubiennes, ainsi que leurs branches, sont notablement atrophiées, en même temps qu'elles se dirigent directement en avant. Il en résulte un écartement entre elles d'environ deux centimètres ; c'est dans cet écartement que se voit l'exstrophie de vessie sous forme de dépression en godet, les deux uretères ne s'ouvrent pas à la même hauteur; celui de droite s'ouvre à l'angle inférieur du trigone vésical, près du point qui correspond au col vésical. Celui de gauche vers la partie moyenne du côté correspondant de la paroi vésicale ; la verge est peu développée. Le scrotum rudimentaire est vide des des deux testicules, qui étaient contenus dans l'abdomen.

(M. Thomson.)

N° 62. — Abdomen ouvert ; exstrophie de vessie avec épispadias.

Cette pièce très intéressante a été observée sur un enfant de 4 ans.

Les organes génitaux externes sont peu développés, les deux testicules, peu volumineux, sont situés dans le scrotum. La verge est représentée par un petit tubercule rougeâtre d'une longueur d'un centimètre et demi, présentant à sa partie supérieure une petite rigole, et est entourée dans sa moitié inférieure par un repli cutané auquel le gland adhère par un frein, c'est le prépuce. La rigole supérieure qui est l'urètre présente la fosse naviculaire et le verumontanum, sur les côtés duquel s'ouvrent les canaux éjaculateurs. Un espace d'environ deux centimètres existe entre les deux pubis; le perinée est plus large que d'habitude ; l'anus est normal dans sa position.

Au-dessus de la verge se trouve une saillie rougeâtre constituée par des fongosités; cette saillie est plus large transversalement que dans le sens vertical, elle est située un peu au-dessus des pubis et dans l'espace qui leur est intermédiaire. Ces fongosités sont constituées par la face postérieure de la vessie; elles devenaient plus colorées lorsque le petit malade se livrait à quelques efforts ; par la pression on ne réduisait pas complètement cette masse fongueuse qui était continuellement mouillée par les urines. A la partie inférieure de la tumeur apparaissent deux petits orifices distants d'environ 12 millimètres qui sont les orifices des uretères. Les uretères très flexueux, repliés sur eux-mêmes, remplissent en grande partie les fosses iliaques ; de chaque côté, leur volume égale au moins celui du duodenum. En arrivant à la vessie ils se rétrécissent, pour s'ouvrir à la partie inférieure du col vésical entre les deux pubis; leurs parois sont épaisses musculaires. Les calices et le bassinet sont très dilatés, et la surface des reins légèrement bosselée. Les vésicules séminales manquent, les canaux déférents se renflent au moment où ils pénètrent dans la vessie. L'ouraque n'existe pas, ce qui tient probablement à ce que l'ombilic est situé immédiatement au-dessus et à droite de la vessie exstrophiée. La cicatrice ombilicale est à peine visible et à sa face externe. La veine ombilicale, par suite de cette disposition, est très longue.

(M. Rombeau, *Soc. ant.* 1851, t. XXVI, p. 101.)

N° 63. — Portion inférieure de la région abdominale avec le bassin et la partie supérieure de la vessie ; exstrophie de vessie avec épispadias.

Cette pièce a été recueilie sur un fœtus à terme ; il existe une exstrophie de la vessie avec bourgeonnement de la paroi postérieure de cet organe. Les pubis présentent un écartement notable ; la verge atrophiée présente à sa partie supérieure une rigole ; il existe donc un épispadias. Cette pièce offre une disposition identique aux précédentes.

ARTICLE 2.

LÉSIONS TUNIQUAIRES DE LA VESSIE.

C'est dans la vessie que l'on doit aller chercher le type de cette variété herniaire, si bien décrite par le professeur Cruveilhier : le passage d'une membrane à travers une éraillure d'une autre membrane. Ces lésions constituent ce que les auteurs ont désigné sous les noms de vessies doubles, triples, de vessies à cellules. Le caractère essentiel de cette lésion, c'est que la portion de muqueuse vésicale herniée, est toujours en grande partie dépourvue de fibres musculaires.

On compte dans le Musée vingt-deux pièces de hernies tuniquaires de la vessie, du n° 64 au n° 82 *a* inclusivement. Les deux premières, n°s 64 et 65, sont des vessies d'animaux, porc et veau.

Le siège le plus ordinaire de ces poches secondaires est très rapproché des uretères, n°s 66, 67 et 69 ; le volume de ces hernies peut être considérable, n° 72 ; il peut égaler ou même dépasser celui de la vessie elle-même. Le nombre de ces hernies tuniquaires pour la même vessie est très variable ; sur la pièce n° 66 on en compte quatre. Ces cavités secondaires peuvent renfermer dans leur intérieur des calculs même volumineux, qui sont dits enchatonnés, n°s 75, 76, 77 et 82 *a*.

N° 64. — Vessie ; hernie tuniquaire ou vessie à cellule.

Cette vessie a été trouvée sur un veau ; elle a été préparée par dessiccation. On constate à sa partie moyenne un étranglement circulaire qui la divise en deux cavités superposées. Ces cavités communiquent par une large ouverture.

La cavité supérieure est évidemment constituée par une hernie de la muqueuse vésicale, à travers les fibres de la membrane musculeuse.

(Professeur Laennec, *Bull. de la Fac.*, t. III, p. 300.)

N° 65. — Vessie ; hernie tuniquaire ou vessie à cellule.

Cette vessie a été trouvée sur un porc ; elle est préparée par dessiccation. Sur la partie latérale gauche et presque au sommet, il existe un étranglement circulaire au-dessus duquel existe un appendice vésical considérable ; il a 20 centimètres de large sur quinze de haut. Cette cavité accessoire communique avec la vessie normale, par une ouverture oblongue ayant 10 centimètres dans sa plus grande étendue. Cette poche supérieure est probablement formée par la muqueuse qui a fait hernie à travers la membrane musculeuse.

(Professeur Chaussier, *Bull. de la Fac.*, t. III, p. 456.)

N° 66. — Vessie ; hernie tuniquaire ou vessie à cellules.

Vessie d'un homme sur laquelle on observe quatre tumeurs variables en volume, depuis celui d'une grosse noisette jusqu'à celui d'une noix. Ces petites hernies tuniquaires de la muqueuse vésicale à travers les fibres musculaires, siègent l'une au niveau du sommet de l'organe, c'est la moins volumineuse ; les trois autres sont situées sur les parties latérales et postérieures au niveau de l'insertion des uretères, une seule sur le côté droit, deux sur le côté gauche.

N° 67. — Vessie avec le pubis ; hernie tuniquaire ou vessie à cellules.

Vessie d'un homme, à la face postérieure de laquelle on observe, à 2 centimètres environ de l'insertion de l'uretère droit, une tumeur du volume d'un œuf ordinaire. Cette tumeur est lisse, arrondie, constituée par une hernie de la muqueuse à travers la membrane musculeuse ; elle est en communication avec le réservoir urinaire par un pédicule assez court et étroit.

(Professeur Cruveilhier, 1838.)

N° 68. — Vessie ; hernie tuniquaire ou vessie à cellule.

Sur cette pièce on constate à la partie postérieure de la vessie, au niveau de l'insertion des uretères, une cavité ampullaire du volume d'un petit œuf de poule, qui est produite par la hernie de la muqueuse vésicale à travers la tunique musculeuse. La pièce a été préparée par insufflation et dessiccation, et l'on constate que l'orifice de communication est très bien délimité. (Professeur Vulpian, 1870.)

N° 69. — Vessie avec le pubis ; hernies tuniquaires ou vessie à cellules.

Sur cette pièce, la vessie, qui est notablement hypertrophiée présente une épaississement considérable de ses tuniques. La prostate est également très volumineuse.

On constate sur cette vessie qu'il existe trois hernies tuniquaires de la muqueuse; elles siègent, comme c'est la règle générale, au niveau de l'insertion des uretères. Une seule de ces hernies s'observe du côté droit, les deux autres sur le côté gauche.

N° 70. — Vessie avec le pubis; hernie tuniquaire ou à cellule.

On constate sur cette pièce qu'il existe à la partie postérieure et gauche de la vessie, une tumeur du volume d'un œuf de poule qui est formée par la hernie de la muqueuse vésicale à travers la membrane musculeuse. L'orifice de communication avec la vessie est assez étroit, il est d'environ 1 centimètre.

N° 71. — Vessie; hernie tuniquaire ou vessie à cellules.

Sur cette vessie qui a été trouvée en 1827 dans les amphithéâtres de dissection, on constate qu'il existe au niveau du bas-fond de la vessie une cavité secondaire, hernie tuniquaire, qui communique avec la vessie par un orifice d'environ 1 centimètre de diamètre. Cette cavité supplémentaire, ou mieux secondaire, formée par la muqueuse vésicale, doublée d'une couche épaisse de tissu cellulaire condensé, enflammé, a une capacité aussi considérable que la vessie.

N° 72. — Vessie ; hernie tuniquaire ou vessie à cellules.

Cette vessie est un type de ce que l'on désigne sous le nom de vessie à cellules, c'est-à-dire qu'elle présente dans toute sa surface l'aspect particulier que donnent au cœur les colonnes charnues. Il existe en outre trois vastes cellules ou hernies tuniquaires, dont deux siègent sur le côté droit, la troisième sur le côté gauche; au niveau des uretères correspondants, un peu au-dessus cependant. La tumeur de droite égale le volume d'un gros œuf de dinde, les deux tumeurs de gauche sont accolées de manière à ne former en apparence qu'une seule masse, mais incisées, on constate qu'elles sont constituées par deux poches parfaitement isolées, et dont les parois sont adossées. Ces poches sont superposées l'une à l'autre ; la supérieure est la moins grande, l'inférieure égale la capacité d'une vessie très dilatée ; ces trois cavités communiquent isolément dans la vessie principale par une ouverture de 1 centimètre 1/2 de diamètre. Leur paroi est constituée par la muqueuse hypertrophiée, mais on ne retrouve pas de fibres musculaires.

(M. Barth, 1842.)

N° 73. — Vessie avec une portion de l'urèthre ; hernie tuniquaire de la muqueuse ou vessie à cellules.

Sur cette pièce, il existe une valvule transversale au niveau du col de la vessie ; le relief en est assez considérable (valvule musculaire de M. Mercier). La muqueuse de la vessie présente un grand nombre de plis rayonnés, qui lui donnent un peu l'aspect des vessies à cellules. A l'angle supérieur du trigone vésical, existe dans la vessie un orifice arrondi d'environ 1 centimètre de diamètre, qui communique avec une large cavité, capable de loger un œuf de poule, et dont la paroi est assez épaisse.

(M. Voillemier.)

N° 74. Vessie avec la prostate et la verge ; hernie tuniquaire de la muqueuse, vessie à cellule.

Sur cette pièce, la vessie, au niveau de son bas-fond, à gauche, présente une perforation d'environ 2 millimètres, dans laquelle est introduite une petite baleine. Cette perforation, hernie tuniquaire de la muqueuse, communique dans une petite cavité qui fait relief à la surface externe de la vessie.

La prostate est peu volumineuse, plutôt atrophiée ; il n'existe point de rétrécissement de l'urèthre.

(M. Voillemier.)

N° 74 a. — Vessie avec la prostate et la verge ; hernies tuniquaires.

La vessie, dans la partie latérale gauche, présente deux hernies tuniquaires qui communiquent chacune par un orifice distinct avec sa cavité.

La prostate est presque complètement détruite et convertie en une caverne qui contenait plusieurs calculs volumineux qui se trouvaient enclavés. En avant de la prostate, l'urèthre, dans une étendue de 5 centimètres, présente une ulcération de la muqueuse.

(M. Voillemier.)

N° 75. — Rein avec la vessie ; kyste du rein avec un calcul dans la vessie.

Cette pièce a été recueillie sur un homme de 72 ans ; le rein est converti en une sorte de poche membraneuse multiloculaire, avec une atrophie considérable de la substance corticale.

La vessie contenait un calcul volumineux qui a été perdu ; les parois de cet organe sont hypertrophiées, et sont un exemple-type de la disposition que l'on désigne sous le nom de vessie à cellules.

(M. Ségalas, 1835.)

N° 76. — Vessie à cellule ; calcul enchatonné.

Sur cette pièce, la vessie a une capacité assez considérable. Les parois en sont hypertrophiées. Au sommet, il existait plusieurs cellules assez petites, une autre cellule s'observe au niveau du bas-fond, dans laquelle est contenu un petit calcul probablement d'oxalate de chaux. L'orifice de la cellule est assez étroit, et c'est à travers cet orifice que s'engage un point rétréci de ce calcul.

(M. Leroy d'Etiolles, 1842.)

N° 77. — Reins avec la vessie ; calcul enchatonné dans une cellule.

Cette pièce est en assez mauvais état de préparation et de conservation. On peut cependant constater que la vessie présente des parois très hypertrophiées, en même temps que la cavité est très réduite ; il existe aussi des cellules, et dans l'une d'elles est logé un calcul oblong volumineux.

Les deux uretères sont dilatés ainsi que le bassinet et les calices. La substance corticale est atrophiée.

N° 78. — Vessie à cellule ; calculs très nombreux.

Vessie d'un homme qui était affecté de rétention d'urine. Il existe au niveau du col de la vessie une valvule très proéminente, qui appartient à la variété que M. Mercier a désignée sous le nom de valvule musculaire. Toute la cavité vésicale, à l'exception du trigone, présente de nombreuses cellules.

Il existait dans cette vessie un très grand nombre de calculs, environ trois cents, sphériques, très petits, d'un diamètre qui varie de 3 à 7 millimètres. La plupart de ces calculs étaient libres dans le bas-fond de la vessie et derrière la valvule. Quelques-uns étaient comme enchatonnés dans les cellules.

(M. Maisonneuve, *Soc. de Chir.*, 1855, t. VI, p. 265.)

N° 79. — Calculs qui étaient contenus dans la vessie précédente n° 78.

N° 80. — Vessie avec une portion de la prostate ; hernies tuniquaires ; calculs enchatonnés.

Sur cette vessie on constate, à sa face interne, deux orifices qui communiquent dans deux cellules, hernies tuniquaires, de la vessie. L'une de ces cellules, la plus grande, siège à gauche au niveau de l'insertion de l'uretère ; cette cellule, qui a le volume d'une grosse noisette, communique avec la vessie par un orifice arrondi d'environ 1 centimètre de diamètre ; elle contient à son intérieur un petit calcul d'acide urique.

La seconde cellule, du volume d'une petite noisette, est située près de la partie supérieure de la vessie ; cette cellule présente un orifice arrondi d'environ 6 millimètres de diamètre, et elle contient également dans sa cavité un petit calcul.

(M. Voillemier.)

N° 81. — Vessie avec le pubis et la prostate ; vessie à cellule, calculs enchatonnés.

Cette pièce provient d'un homme de 21 ans, qui éprouvait depuis l'âge de 12 ans des difficultés à uriner. L'introduction d'une sonde d'argent dans la vessie permit de reconnaître la présence d'un calcul assez volumineux unique, que M. Michon diagnostiqua être un calcul mural. Cinq séances de lithotritie furent pratiquées, à la suite desquelles le malade rendait avec les urines quelques débris de calculs, mais chaque séance était suivie de fièvre assez intense. Cette fièvre devint plus vive après la cinquième séance, et le malade succomba à des symptômes d'infection purulente.

A l'autopsie, on a trouvé plusieurs abcès métastatiques à la base du poumon gauche, avec une pleurésie purulente diaphragmatique du même côté. Il existait également des abcès dans divers organes.

La vessie est le siège d'une hypertrophie qui porte spécialement sur la membrane musculeuse, qui présente de 2 à 3 millimètres d'épaisseur. Le bas-fond de la vessie présente deux fragments de pierre qui ont été fixés dans leur place. La portion prostatique de l'urèthre présente une dilatation considérable, où se trouvent accumulés une quinzaine de fragments de calculs, variables du volume d'un grain de riz à celui d'un gros pois. Au fond de la dilatation se voit un fragment très inégal, plus gros que les autres, dont la surface rugueuse a déterminé plusieurs petites érosions de la muqueuse du canal. C'est probablement à ces érosions qu'est due l'infection purulente.

Les calculs sont d'un noir d'ébène; l'analyse chimique a montré qu'il étaient composés d'oxalate de chaux, de phosphate ammoniaco-magnésien et de matière colorante qui paraît être celle du sang.

(M. Foville, *Soc. anat.*, 1855, t. XXX, p. 80.)

N° 82. — Vessie avec le pubis, la prostate et la verge; calcul enchatonné.

Sur cette pièce, qui est sans renseignements, on constate qu'il existe une hypertrophie assez considérable des parois de la vessie, qui présente une disposition cellulaire peu accusée. Au niveau du bas-fond de la vessie, on observe un calcul lenticulaire fixé à ce niveau par une bride transversale, espèce de valvule produite par le lobe moyen de la prostate. Ce calcul se trouve donc enchatonné dans une cavité ou dépression vésicale assez ample.

La prostate est hypertrophiée, et les portions prostatique, membraneuse et bulbeuse de l'urèthre sont profondément altérées.

(M. Leroy d'Etiolles.)

N° 82 a. — Vessie et prostate; calcul enchatonné.

La prostate est notablement hypertrophiée, surtout dans son lobe gauche, d'où résulte une inflexion latérale oblique de l'urèthre.

La vessie présente au niveau de la base du trigone vésical une valvule transversale ; en carrière et au-dessus de cette valvule, existe une dépression vésicale dans laquelle est enchatonné un petit calcul aplati, d'acide urique.

(M. Voillemier.)

N° 83. — Vessie avec la prostate ; abcès du bassin ouvert dans la vessie.

Sur cette pièce, en assez mauvais état de conservation, on observe, sur le côté droit de la vessie, une vaste cavité purulente, qui s'était développée dans le tissu cellulaire du petit bassin. La vessie étant au contact de l'abcès, ils s'est produit une perforation qui a mis l'abcès en communication avec la vessie, dans laquelle il s'est vidé ; à travers l'orifice de communication qui est d'environ 6 millimètres, passe une pseudo-membrane longue de plusieurs centimètres et que l'on voit flotter dans le réservoir urinaire.

(M. Leroy d'Etiolles.)

N° 84. — Vessie avec le pubis et la verge ; perforation de la paroi antérieure de la vessie.

Sur cette vessie, on constate à la paroi antérieure, au niveau environ de la partie supérieure de la symphyse pubienne, une perforation arrondie à bords cicatrisés, dont le diamètre est d'environ 1 centimètre. Cette perforation résulte très probablement de la présence d'un abcès péri-vésical. Tout au pourtour de la perforation, et dans certains autres points de la vessie, on trouve de petites tumeurs grisâtres qui ressemblent à de petits fongus.

La portion membraneuse de l'urèthre présente un rétrécissement très considérable.

(M. Voillemier.)

Article 3.

CALCULS VÉSICAUX

Le nombre des calculs du musée Dupuytren est de deux cent cinquante, du n° 85 au n° 318 inclusivement. Les cinq derniers, n° 314, 315, 316, 317 et 318, sont relatifs à des tableaux qui contiennent chacun un grand nombre de calculs ; ils ont été donnés par le professeur J. Cloquet, et ne comptent que pour un. S'ils avaient été catalogués séparément, le nombre des calculs aurait été de beaucoup augmenté.

Dans la classification de ces calculs, je n'ai tenu aucun compte de leur situation dans les diverses parties des voies urinaires ; c'est leur composition chimique qui a servi à déterminer leur rang. Tous ces calculs n'ont point cependant été rigoureusement examinés. 179 seulement ont été étudiés avec soin par M. Bigelow, jeune chimiste distingué, qui a bien voulu se charger de l'analyse de chacun de ces calculs, qui a été faite avec le plus grand soin. Chaque couche distincte a même été analysée à part, et les divers éléments chimiques qui la composent, ont été indiqués d'une manière proportionnelle. C'est le chiffre 100 qui a été adopté pour base. Je donnerai ici, pour chacun des calculs ainsi analysés, les résultats tels qu'ils m'ont été remis par M. Bigelow. Ce travail, fait sur une aussi grande échelle, et qui a coûté plus de deux mois de travail à son auteur, m'a paru digne d'intéresser les personnes qui seront appelées à faire quelques travaux sur ce point important des lésions des voies urinaires. Les calculs dont je ne donne point l'analyse chimique exacte, ont été déposés postérieurement au travail de M. Bigelow ; ils ont été rapprochés autant que possible de calculs semblables.

M. le professeur Ch. Robin, ayant examiné au microscope et fait dessiner les éléments microscopiques qui composent les calculs, j'ai aussi placé, autant que possible, en tête de chaque variété chimique, le dessin de la forme cristalline que ces calculs présentent à l'examen microscopique. On aura ainsi pour chaque sel qui compose les calculs, son aspect microscopique et sa composition chimique.

Je suivrai à peu d'exception près la classification proposée par Fourcroy. Je subdiviserai les calculs en trois ordres, à savoir : 1er ordre, calculs simples ; 2e ordre, calculs composés ; 3e ordre, calculs ayant pour noyau un corps étranger.

PREMIER ORDRE

Calculs simples.

Ces calculs sont au nombre de 125 dans le Musée, du n° 85 au n° 193 *a* inclusivement. Mais tous ces calculs ne sont pas également purs ; ils renferment pour la plupart des traces de substances diverses qui ont été pour chaque calcul analysées d'une manière quantitative.

Les calculs simples se distinguent en cinq sous-ordres, à savoir : 1er sous-ordre, calculs d'acide urique ; 2e, calculs d'urate d'ammoniaque ; 3e, calculs d'oxalate de chaux ; 4e, calculs de phosphate de chaux et de phosphate ammoniaco-magnésien ; 5e, calculs de cystine.

Premier sous-ordre.

CALCULS D'ACIDE URIQUE.

Les calculs d'acide urique purs ou à peu près purs sont les plus nombreux ; on en compte 70, du n° 85 au n° 152 inclusivement.

N° 85. — Graviers urinaires.

Quatre verres de montre portent le même numéro et contiennent des sables, des graviers et de petits calculs de volumes divers.

Composition chimique, acide urique.

N° 86. — Graviers et trois calculs d'acide urique.

Graviers avec trois petits calculs aplatis, trouvés dans le rein, l'uretère et la vessie d'un enfant de six ans. Les trois calculs sont oblongs; ils sont composés à leur centre d'une substance grenue, disposée sans régularité et enveloppée d'une lamelle périphérique.

Composition chimique, acide urique pur.

N° 87. — Petit calcul d'acide urique.

Petit calcul engagé dans le canal de l'urètre et extrait par succion.
Composition chimique, acide urique pur.

N° 88. — Six dessins microscopiques de cristaux d'acide urique.

(M. Bigelow, *Thèse.*)

N° 88 *a*. — Dessins microscopiques de paillettes d'acide urique.

(M. Bigelow, *Thèse.*)

N° 88 *b*. — Deux dessins microscopiques de cristaux d'acide urique.

(M. Bigelow, *Thèse.*)

N° 88 *c*. — Dessins microscopiques de gros cristaux d'acide urique affectant l'arrangement rosacé.

(M. Bigelow, *Thèse.*)

N° 88 *d*. — Dessins microscopiques de cristaux d'acide urique et d'urate d'ammoniaque amorphe : A. acide urique ; B. urate d'ammoniaque amorphe.

(M. Bigelow, *Thèse*).

N° 89. — Calculs d'acide urique.

Deux calculs à facettes, peu volumineux, avec d'autres débris. Ces calculs ont été extraits de la même vessie ; ils sont composés de couches alternativement jaunes et rougeâtres.
Composition chimique, acide urique pur.

N° 90. — Calcul d'acide urique.

Petit calcul lenticulaire avec un gros noyau ; il est composé de

couches concentriques d'un jaune clair ; le noyau est plus foncé.
Composition chimique, acide urique.

N° 91. — Calcul d'acide urique.

Moitié d'un calcul brisé en plusieurs fragments. On reconnaît qu'il est composé de couches concentriques d'un jaune foncé.
Composition chimique, acide urique.

N° 92. — Calculs d'acide urique.

Trois calculs lenticulaires à facettes, formés intérieurement de couches concentriques d'un jaune clair.
Composition chimique, acide urique.

N° 93. — Calcul d'acide urique.

Portion d'un calcul brisé en deux fragments. Il est formé intérieurement de substance dure foncée, disposée en couches concentriques avec noyau central. Cette pierre a été trouvée dans la vessie d'une femme de 60 ans.
Composition chimique, acide urique.

N° 94. — Calculs d'acide urique.

Quatre calculs à facettes, extraits de la même vessie ; ils sont composés de couches concentriques alternativement jaunes et rougeâtres.
Composition chimique, acide urique.

N° 95. — Calcul d'acide urique.

Moitié d'un calcul oblong, fort irrégulier, rugueux à sa surface externe et composé intérieurement de couches superposées d'un jaune foncé et d'une contexture très dense.
Composition chimique, acide urique.

N° 96. — Calcul d'acide urique.

Moitié d'un calcul assez volumineux, de forme triangulaire,

grenu à sa surface externe, et composé intérieurement de lamelles concentriques d'un gris jaune et assez denses.

Composition chimique, acide urique.

N° 97. — Calcul d'acide urique.

Moitié d'un calcul ovoïde, aplati sur ses deux faces, grenu et d'un gris sale à l'extérieur; il a été extrait de la vessie d'un jeune homme de 17 ans. A son intérieur existe un double noyau composé de lamelles concentriques très minces et serrées; elles sont entourées d'une *cristallisation celluleuse*, limitée par une couche sphérique; le tout est d'un jaune foncé.

Composition chimique, acide urique.

N° 98. — Calculs d'acide urique.

Plusieurs fragments de calculs qui sont assez volumineux et ont été trouvés engagés dans l'urèthre; leur cristallisation est *celluleuse rayonnée intérieurement*, et entourée d'une couche plus compacte; ils sont d'un brun sale.

Composition chimique, acide urique.

N° 99. — Calcul d'acide urique.

Calcul de forme très irrégulière, légèrement mamelonné à sa surface externe; il est intérieurement composé de cristaux irréguliers, laissant des espaces celluleux limités par une couche périphérique et mince.

Composition chimique, acide urique.

N° 100. — Calcul d'acide urique.

Calcul volumineux oblong trouvé sur un sujet de 28 ans. Ce calcul a 5 centimètres 1/2 de long sur quatre de large et 11 de circonférence. A l'intérieur il est d'un jaune foncé; à son centre on y distingue des couches concentriques; mais c'est surtout l'aspect celluleux qui domine, tandis qu'à la périphérie, les couches concentriques reparaissent d'une manière régulière.

Composition chimique, acide urique.

N° 101. — Calcul d'acide urique.

Moitié d'un petit calcul à facettes qui a été rendu par l'urèthre. Il est composé de couches concentriques, alternativement jaunâtres et rouges.

Composition chimique, acide urique.

(M. Thouret.)

N° 102. — Calcul d'acide urique.

Moitié d'un calcul ovoïde, irrégulier, volumineux, grenu à l'extérieur, composé de couches concentriques; celles du centre sont compactes. Ce calcul a 6 centimètres de long sur 4 centimètres 3 millimètres de large. Cette pierre a été retirée de la vessie d'un homme de 30 ans, qui a été opéré de la taille à l'hôpital de la Charité en mai 1747; le malade a guéri.

Composition chimique, acide urique avec trace de fer.

N° 103. — Calcul d'acide urique.

Moitié d'un calcul volumineux oblong, qui a 6 centimètres de long sur 4 centimètres 1/2 de large. Ce calcul, grenu à l'extérieur, a, à son centre, un noyau d'un aspect blanchâtre. Des rayons vont du centre à la circonférence, et leur intervalle est rempli par des cellules. A la périphérie se remarquent de nouvelles couches concentriques.

Composition chimique, 1° noyau, phosphate de chaux avec trace d'oxalate de chaux; 2° corps du calcul, acide urique et trace de fer.

N° 104. — Calcul d'acide urique.

Moitié d'un calcul qui a été brisé en plusieurs fragments; ce calcul friable est rayonné à l'intérieur; la cassure ressemble à celle de la rhubarbe. L'extérieur est grenu et criblé de fissures.

Composition chimique, acide urique, trace de fer et de potasse.

N° 105. — Calcul d'acide urique.

Deux moitiés d'un calcul ovoïde comprimé latéralement, obtus à ses deux extrémités, grenu à l'extérieur, ayant 45 millimètres dans son plus grand diamètre, 37 dans son plus petit. Il présente à son centre un noyau et est composé de couches concentriques d'un gris cendré.

Composition chimique, acide urique avec trace d'urate d'ammoniaque.

N° 106. — Calcul d'acide urique.

Moitié d'un calcul volumineux oblong qui a 7 centimètres dans son grand axe et 5 transversalement. Ce calcul est mamelonné à sa surface extérieure; il est composé à son centre d'un gros noyau unique, autour duquel se sont déposées des couches concentriques de la même substance; il a l'aspect jaunâtre.

Cette pierre a été extraite par la taille bi-latérale de la vessie d'un vieillard de 80 ans. Cet octogénaire a été opéré par M. Rolland, de Toulouse.

N° 107. — Calcul d'acide urique.

Ce calcul, volumineux, oblong, aplati, a 8 centimètres 1/2 de longueur sur 5 de diamètre et 15 de circonférence. Il est grenu à sa surface et présente à son centre un gros noyau. Il est formé de couches concentriques, denses, d'un aspect rougeâtre. Il est composé d'acide urique et a été extrait de la vessie avec succès par le haut appareil.

(M. Souberbielle, 1871.)

N° 108. — Calcul d'acide urique.

Ce calcul est volumineux, ovoïde, aplati; il a 7 centimètres 1/2 de diamètre vertical, 5 1/2 de diamètre transversal et 16 de circonférence. Il est grenu à sa surface et présente à son centre un gros noyau; il est d'un aspect rougeâtre et formé de lamelles concentriques très denses. Il est composé d'acide urique, et a été extrait de la vessie par le haut appareil avec succès.

(M. Souberbielle, 1871.)

N° 109. — Calcul d'acide urique.

Ce calcul est oblong, volumineux; il a 6 centimètres verticalement, 3 1/2 transversalement, 12 de circonférence. Ce calcul, grenu à sa surface, présente à son centre un gros noyau, entouré d'une cristallisation grenue à laquelle succèdent des couches concentriques d'une grande densité. Il a un aspect rougeâtre; il est composé d'acide urique. Ce calcul a été enlevé avec succès par la taille sus-pubienne.

(M. Souberbielle, 1871.)

N° 110. — Calcul d'acide urique.

Ce calcul est oblong, volumineux, aplati latéralement; il a verticalement 4 centimètres 1/2, 3 transversalement et 9 de circonférence. Ce calcul, grenu à sa surface, présente à son centre un gros noyau, son aspect est jaune rougeâtre; il est composé de couches concentriques denses; il a été extrait avec succès par la taille sus-pubienne; il est composé d'acide urique.

(M. Souberbielle, 1871.)

N° 111. — Calcul d'acide urique.

Moitié d'un calcul d'acide urique assez volumineux, ovoïde aplati. Cette moitié a 4 centimètres de long sur 3 de large. Il existe un très gros noyau. Ce calcul, d'une couleur jaune à l'extérieur, est formé de couches concentriques.

Composition chimique, acide urique avec trace d'urate d'ammoniaque.

N° 112. — Calcul d'acide urique.

Moitié d'un calcul assez volumineux de forme triangulaire; au centre existe un noyau volumineux où la cristallisation est irrégulière, celluleuse. Le reste de ce calcul, dont l'aspect est jaune rougeâtre, est formé de couches concentriques.

Composition chimique, acide urique avec trace d'urate d'ammoniaque.

N° 113. — Calcul d'acide urique.

Moitié d'un petit calcul lenticulaire qui a à son centre un petit noyau blanc, autour duquel existe un amas granuleux avec des espaces celluleux, et dont la périphérie est limitée par des couches concentriques. Un second calcul, également oblong, moins volumineux, existe sous ce numéro.

Composition chimique, acide urique avec trace d'urate de chaux.

N° 114. — Calcul d'acide urique.

Portion d'un calcul oblong qui devait être volumineux. Ce calcul a été retiré de la vessie d'un vieillard de 74 ans; il est lisse à l'extérieur, d'un blanc jaunâtre et composé de couches concentriques très denses.

Composition chimique, acide urique avec trace de phosphate de chaux.

N° 115. — Calcul d'acide urique.

Moitié d'un calcul oblong qui a 4 centimètres 1/2 de longueur sur 3 1/2 de largeur. Ce calcul, qui a à son centre un noyau, est d'aspect jaunâtre, formé de lamelles concentriques et composé d'acide urique.

(M. Souberbielle, 1871.)

N° 116. — Calcul d'acide urique.

Moitié d'un petit calcul arrondi, grenu à l'extérieur, avec un noyau autour duquel se sont déposées des couches concentriques assez denses d'un jaune foncé.

Composition chimique, acide urique avec trace d'urate et de phosphate de chaux.

N° 117. — Calculs d'acide urique.

Neuf calculs à facettes, trouvés dans la même vessie. Ces calculs sont gris jaunâtre à l'extérieur, et composés de couches concentriques ayant au centre un noyau plus rouge.

Composition chimique, acide urique avec trace d'oxalate et d'urate de chaux.

N° 118. — Calcul d'acide urique.

Fragments d'un calcul grisâtre composé de couches concentriques.

Composition chimique, acide urique avec trace d'urate d'ammoniaque et de chaux.

N° 119. — Calcul d'acide urique.

Portion d'un petit calcul très dense, formé de couches concentriques et d'un jaune rougeâtre.
Composition chimique, acide urique avec trace d'urate et de carbonate de chaux.

N° 120. — Calcul d'acide urique.

Moitié d'un petit calcul arrondi lenticulaire, d'environ 2 centimètres 1/2 de diamètre, composé de lamelles disposées en couches concentriques d'un jaune clair, plus foncé au centre.
Composition chimique, acide urique avec trace d'urate et de phosphate de chaux.

N° 121. — Calcul d'acide urique.

Calcul ovoïde aplati latéralement, grenu, d'un jaune brun ; il a 45 millimètres dans son plus grand diamètre et 30 dans son plus petit. Le noyau est volumineux et ce calcul est composé de couches concentriques dont la densité varie.
Composition chimique, acide urique avec trace d'urate d'ammoniaque, d'oxalate de chaux et de phosphate ammoniaco-magnésien.

N° 122. — Calcul d'acide urique.

Calcul volumineux ovoïde, comprimé latéralement, grisâtre et rugueux à l'extérieur ; à son centre existe un noyau blanchâtre, entouré d'une couche assez épaisse d'une cristallisation peu régulière et rayonnée ; tandis que la périphérie est composée de couches concentriques ; alternativement compactes et celluleuses. La couleur est d'un gris jaunâtre. Ce calcul a 5 centimètres de hauteur sur 4 de largeur.
Composition chimique, acide urique avec trace de fer, de phosphate de chaux et ammoniaco magnésien.

N° 123. — Calcul d'acide urique.

Ce calcul volumineux oblong, probablement composé d'acide urique, est aplati ; il a été extrait de la vessie d'un homme de 59 ans, par le haut appareil. Il a 6 centimètres de longueur sur

3 1/2 de large. Sa cristallisation est alternativement grenue et composée de couches concentriques, sa coloration est d'un gris-jaune.

(M. Souberbielle, 1871.)

N° 124. — Calcul d'acide urique.

Ce calcul, peu volumineux, irrégulier, est composé très probablement d'acide urique et de traces de phosphate de chaux; il a été extrait par la taille sus-pubienne. Sa coloration est jaune-grisâtre, il est aplati et sa cristallisation a un aspect granuleux.

(M. Souberbielle, 1871.)

N° 125. — Calcul d'acide urique.

Moitié d'un calcul très volumineux qui avait environ 8 centimètres 1/2 de long sur 6 1/2 de large. Ce calcul, grenu à son centre, est en grande partie composé de couches concentriques; les plus externes sont plus denses que les internes et s'en séparent avec facilité.

La surface de ce calcul a l'apparence d'un silex, elle est très lisse dans certains points et raboteuse dans d'autres.

Composition chimique, acide urique avec trace d'urate de potasse, de phosphate de chaux et ammoniaco-magnésien.

N° 126. — Calcul d'acide urique.

Calcul du volume d'un œuf de pigeon, mamelonné à sa surface, très dense et composé intérieurement de couches concentriques d'un jaune foncé.

Composition chimique, acide urique, avec trace d'urate de potasse, de soude et de phosphate de chaux.

N° 127. — Calcul d'acide urique.

Moitié d'un très gros calcul oblong qui a 7 centimètres 1/2 de long sur 5 de large. Ce calcul présente, à son centre, un très gros noyau entouré d'une cristallisation grenue, celluleuse, puis de couches concentriques.

Composition chimique, acide urique avec trace d'urate et de phosphate de chaux.

N° 128. — Calcul d'acide urique.

Calcul oblong volumineux ; il a 5 centimètres de long sur 3 1/2 de large et 11 de circonférence, il est légèrement aplati. Au centre, existe un noyau entouré de couches concentriques qui sont, vers la periphérie, entourées de cristallisation grenue celluleuse. Ce calcul est très probablement composé d'acide urique ; il a été opéré par la taille sus-pubienne.

(M. Souberbielle, 1871.)

N° 129. — Calcul d'acide urique.

Ce calcul oblong, très volumineux, légèrement aplati, a 6 centimètres 1/2 de long sur 4 1/2 de large et 15 de circonférence; il a été opéré par la taille sus-pubienne. Ce calcul, qui présente à son centre un gros noyau oblong entouré de couches concentriques, est probablement composé d'acide urique avec des traces de phosphate et d'oxalate de chaux. A l'extérieur existe une mince couche blanche de phosphate de chaux qui témoigne que la vessie s'était enflammée.

(M. Souberbielle, 1871.)

N° 130. — Calcul d'acide urique.

Ce calcul oblong, volumineux, irrégulier à sa surface, a été extrait de la vessie par la taille sus-pubienne; il a 5 centimètres 1/2 de long sur 4 de large et 13 de circonférence. Au centre existe un petit noyau irrégulier, entouré de couches concentriques de plus en plus lamelleuses. Ce calcul, à base d'acide urique, d'un aspect gris-jaunâtre, est probablement composé en outre de phosphate de chaux et d'oxalate.

(M. Souberbielle, 1871.)

N° 131. — Calcul d'acide urique.

Calcul volumineux, oblong ; il a 5 centimètres de long sur 3 1/2 de large et 10 de circonférence; son aspect extérieur est grenu. Au centre, existe un noyau peu volumineux, qui est entouré d'une cristallisation celluleuse; à la circonférence se trouvent quelques couches concentriques. L'aspect de ce calcul est grisâtre; il est probablement composé d'acide urique mélangé d'un peu de phosphate de chaux. Ce calcul a été opéré par la taille sus-pubienne.

(M. Souberbielle, 1871.)

N° 132. — Calcul d'acide urique.

Ce calcul a l'aspect d'un calcul mural ; il est très mamelonné à sa surface et a une coloration brun jaunâtre. Il est oblong et d'un volume considérable : il a 6 centimètres de long. Le centre de ce calcul est dépourvu de noyau apparent ; il est composé de couches concentriques mal accusées. Ce calcul, par son aspect, pourrait être confondu avec les calculs d'oxalate de chaux ; seulement sa couleur, au lieu d'être brune, est un peu jaunâtre.

Composition chimique : acide urique avec trace d'urate d'ammoniaque, d'oxalate et de phosphate de chaux.

N° 133. — Calcul d'acide urique et d'urate de magnésie.

Calcul oblong peu volumineux, composé de couches concentriques jaunes mélangées de gris.

Composition chimique : acide urique 75 parties, urate de magnésie 25, avec trace d'urate de soude et de carbonate de chaux.

N° 133 a. — Dessins microscopiques de cristaux d'urate de soude.

Globes très épais d'urate de soude, formés par l'union d'un grand nombre de granulations.

(M. Bigelow, thèse.)

N° 134. — Calcul d'acide urique et d'urate de magnésie.

Moitié d'un calcul peu volumineux, aplati, avec un noyau autour duquel sont déposées des couches concentriques de couleur jaune et de densité moyenne.

Composition chimique : acide urique 75 parties, urate d'ammoniaque 25, avec trace d'urate de soude et de carbonate de chaux.

N° 135. — Calcul d'acide urique et d'urate d'ammoniaque.

Ce calcul peu volumineux, en forme d'amande, présente à son

centre un petit noyau brun, entouré d'une substance d'un gris sale, cristallisée en rayons perpendiculaires à l'axe et interceptant entre eux des espaces celluleux.

Composition chimique : acide urique 50 parties, urate d'ammoniaque 50.

N° 136. — Calculs d'acide urique et d'urate d'ammoniaque.

Cinq calculs à facettes, retirés de la vessie d'un homme de 68 ans ; ce réservoir en contenait dix semblables. L'opération a été faite par M. Barras, docteur à Fribourg ; le malade, qui avait guéri de son opération, est mort six semaines après de fièvre maligne. Tous ces calculs sont lenticulaires et composés de couches concentriques d'un aspect jaunâtre ; celles du centre sont plus brunes.

Composition chimique : urate d'ammoniaque 75 parties, acide urique 25, avec trace d'oxalate et de phosphate de chaux.

N° 137. — Calculs d'acide urique et de phosphate de chaux.

Plusieurs petits calculs extraits de la même vessie par la taille sus-pubienne. Ces calculs, de consistance et de forme cristallines variables, d'un aspect jaune grisâtre, sont très probablement composés d'acide urique et de phosphate de chaux.

(M. Souberbielle, 1871.)

N° 138. — Calcul d'acide urique et de phosphate de chaux

Moitié d'un calcul volumineux, de forme irrégulière, ayant à sa périphérie une couche d'un blanc grisâtre, d'un millimètre environ ; le reste de cette pierre est formé par des couches concentriques d'un jaune rouge, ayant à leur centre un petit noyau.

Composition chimique : 1° couche jaune, acide urique, trace d'urate d'ammoniaque ; 2° couche blanche, phosphate de chaux, 50 parties, phosphate ammoniaco-magnésien, 50.

N° 139. — Calcul d'acide urique.

Moitié d'un calcul légèrement aplati qui présente environ 5 centimètres de diamètre dans tous les sens. Ce calcul présente à son centre un noyau assez volumineux, autour duquel s'est produite une cristallisation celluleuse, grenue, qui est entourée,

dans une épaisseur d'environ 1 centimètre, d'une cristallisation à couches concentriques. Ce calcul est composé d'acide urique.
(Professeur J. Cloquet.)

N° **140**. — Calcul d'acide urique.

Moitié d'un calcul assez volumineux, légèrement aplati, qui a 6 centimètres 1/2 de long sur 4 1/2 de large. Ce calcul, d'un aspect jaunâtre, contient à son centre une geode, autour de laquelle se sont développées alternativement des couches concentriques, des cristallisations celluleuses, enfin des couches concentriques. Ce calcul est très probablement composé d'acide urique.
(Professeur J. Cloquet.)

N° **141**. — Calcul d'acide urique.

Moitié d'un calcul ovoïde aplati latéralement qui a 6 centimètres de long sur 4 1/2 de large. Ce calcul, d'un aspect jaunâtre, présente à son centre une cristallisation celluleuse, autour de laquelle se sont déposées des couches concentriques. Ce calcul, d'un jaune rougeâtre, est très probablement composé d'acide urique.
(Professeur J. Cloquet.)

N° **142**. — Calcul d'acide urique.

Moitié d'un calcul très volumineux, oblong, aplati latéralement. Ce calcul a 7 centimètres 1/2 de long sur 6 de large. Son aspect est jaune cendré ; il est probablement composé en grande partie d'acide urique, disposé en couches concentriques.
(Professeur J. Cloquet.)

N° **143**. — Calcul d'acide urique.

Moitié d'un calcul assez volumineux, oblong, légèrement aplati latéralement. Ce calcul, qui est d'un aspect jaune rougeâtre, présente à son centre un noyau entouré d'une couche assez épaisse de cristallisation grenue celluleuse, qui est entourée d'une couche à lamelles concentriques d'environ 7 millimètres d'épaisseur. Ce calcul, qui est probablement composé d'acide urique, a 6 centimètres 1/2 de long sur 5 1/2 de large.
(Professeur J. Cloquet.)

N° 144. — Calcul d'acide urique.

Moitié environ d'un calcul ovoïde, volumineux, qui présente 6 centimètres 1/2 de longueur sur 5 de largeur. Ce calcul, d'un aspect jaune grisâtre, présente à son centre un gros noyau, entouré d'une cristallisation grenue à larges cellules, qui est entourée de couches concentriques d'environ un centimètre d'épaisseur. Ce calcul est probablement composé en grande partie d'acide urique.

(Professeur J. Cloquet.)

N° 145. — Calcul d'acide urique.

Moitié d'un calcul oblong, assez volumineux, aplati latéralement. Ce calcul, d'un gris jaunâtre, présente à son centre un noyau compacte, entouré d'une cristallisation grenue, celluleuse qui est limitée par des couches concentriques. Ce calcul a 5 centimètres 1/2 de long sur 3 1/2 de large. Il est très probablement composé en grande partie d'acide urique.

(Professeur J. Cloquet.)

N° 146. — Calcul d'acide urique.

Ce calcul, ovoïde, du volume d'un petit œuf de poule, est d'une coloration jaune rouge ; il est composé de couches concentriques. Ce calcul n'a point été divisé dans son centre, il a environ 6 centimètres de long et 11 de circonférence. Il est très probablement composé en grande partie d'acide urique ; sa surface extérieure est lisse.

(Professeur J. Cloquet.)

N° 147. — Calcul d'acide urique.

Ce calcul, de forme arrondie, est très irrégulier à sa surface, où il présente la forme tubéreuse, chaque tubercule étant lui-même très arrondi ; il est très probablement formé d'acide urique. Ce calcul a le volume environ d'une petite noix ; son aspect est jaune grisâtre.

(Professeur J. Cloquet.)

N° 148. — Calcul d'acide urique.

Calcul lenticulaire qui a environ 5 centimètres dans son plus grand diamètre sur 1 centimètre 1/2 d'épaisseur. Ce calcul est grenu à sa surface, d'une coloration jaunâtre et il est très probablement composé d'acide urique.

(Professeur J. Cloquet.)

N° 149. — Calcul d'acide urique.

Ce calcul oblong, irrégulier à sa surface, est d'une couleur brun jaunâtre ; il est légèrement aplati, a 5 centimètres 1/2 de long sur 3 de large ; il est très probablement composé d'acide urique.

(Professeur J. Cloquet.)

N° 150. — Calcul d'acide urique.

Calcul volumineux de forme triangulaire, d'un jaune grisâtre, formé de couches concentriques et qui est très probablement composé d'acide urique.

(Professeur J. Cloquet.)

N° 151. — Calcul d'acide urique.

Calcul aplati latéralement, d'une couleur jaune grisâtre, de 5 centimètres de long sur 3 1/2 de large. Ce calcul est très probablement composé d'acide urique.

(Professeur J. Cloquet.)

N° 152. — Calcul d'acide urique.

Ce calcul, de forme ovoïde, d'un aspect gris jaunâtre, a 4 centimètres de long, il est un peu grenu à sa surface et très probablement composé d'acide urique.

(Professeur J. Cloquet.)

2e *Sous-Ordre.*

CALCULS D'URATE D'AMMONIAQUE.

Purs, les calculs d'urate d'ammoniaque sont assez rares. Le Musée n'en contient que deux, nos 153 et 155. Les nos 154, 154 *a*, 154 *b* sont des dessins microscopiques de la cristallisation de ces sels. J'ai cru devoir placer dans ce sous-ordre le calcul no 156, qui est un exemple rare de calcul d'urate de magnésie, substance que n'avait point trouvée Fourcroy. Ces calculs renferment des traces légères de sels terreux que l'on trouvera indiquées dans leur composition. Les dessins nos 156 *a*, 156 *b*, 156 *c*, 156 *d*, 156 *e*, sont des dessins microscopiques de ce sel.

No 153. — Calcul d'urate d'ammoniaque.

Moitié d'un calcul triangulaire, peu volumineux, composé au centre d'un petit noyau entouré de couches concentriques d'un gris jaunâtre, et à la périphérie existe une lamelle brune très mince d'oxalate de chaux.

Composition chimique : 1o noyau urate d'ammoniaque avec trace d'acide urique et de carbonate de chaux ; 2o lamelle périphérique oxalate de chaux.

No 154. — Dessins microscopiques de cristaux d'urate d'ammoniaque.

(M. Bigelow, thèse.)

No 154 *a*. — Dessins microcopiques de cristaux d'urate d'ammoniaque.

(M. Bigelow, thèse.)

No 154 *b*. — Dessins microscopiques de cristaux d'urate d'ammoniaque.

(M. Bigelow, thèse.)

N° 155. — Calcul d'urate d'ammoniaque.

Moitié d'un petit calcul très irrégulier à sa surface, sans couches bien distinctes.

Composition chimique : urate d'ammoniaque 75 parties, acide urique 25, avec trace de phosphate de chaux.

N° 156. — Calculs d'urate de magnésie.

Dix calculs à facettes retirés d'une même vessie qui en contenait treize ; ils sont presque tous du même volume et sont assez lisses. Ils sont formés de couches concentriques.

Composition chimique : urate de magnésie avec trace d'oxalate de chaux, de phosphate ammoniaco-magnésien et de carbonate de chaux.

N° 156 *a*. — Dessins microscopiques de cristaux d'urate de magnésie.

Ces cristaux sont couverts de granulations amorphes d'urate d'ammoniaque.

(M. Bigelow, thèse.)

N° 156 *b*. — Dessins microscopiques de cristaux d'urate de magnésie.

N° 156 *c*. — Dessins microscopiques de cristaux d'urate de magnésie.

N° 156 *d*. — Dessins microscopiques de cristaux de bi-urate hydraté de magnésie.

N° 156 *e*. — Dessins microscopiques de cristaux de bi-urate hydraté de magnésie.

Un côté du cristal est nettement taillé en angle ; de l'autre on voit des aiguilles taillées en biseau.

(M. Bigelow, thèse.)

3e Sous-Ordre.

CALCULS D'OXALATE DE CHAUX.

Les calculs d'oxalate de chaux sont au nombre de quatorze dans le Musée, du n° 157 au n° 168 inclusivement. Dans ce nombre sont deux dessins microscopiques, nos 157 *a*, 157 *b*, destinés à représenter les cristaux de ce sel.

Un seul calcul est pur ; les autres contiennent des traces d'acide urique, n° 159, d'urate d'ammoniaque, n° 160, de phosphate de chaux, n° 161, de phosphate de chaux et de fer, n° 162. Voir pour chaque calcul la composition chimique.

N° 157. — Calculs d'oxalate de chaux.

Plusieurs petits débris de calculs d'oxalate de chaux.
Composition chimique : oxalate de chaux.

N° 157 *a*. — Dessins microscopiques de calculs d'oxalate de chaux.

(M. Bigelow, thèse.)

N° 157 *b*. — Dessins microscopiques de calculs d'oxalate de chaux.

(M. Bigelow, thèse.)

N° 158. — Calcul d'oxalate de chaux.

Cette pierre provient d'un enfant de 17 ans. Le début de l'affection remontait environ à quatre ans, et la gêne que la présence de ce corps étranger déterminait était telle, que l'enfant était arrivé à ne marcher qu'avec difficulté ; tout voyage en voiture déterminait des douleurs atroces.

Le besoin d'émission des urines était très douloureux, très-fréquent ; quelques gouttes seulement étaient rendues, encore produisaient-elles au passage une cuisson très vive ; il y avait une insomnie presque complète, et une déperdition très notable des forces.

Il était facile, par le cathétérisme, de s'assurer de la présence du calcul dans la vessie, mais la sonde ou l'instrument lithotriteur déterminait une douleur vive de la vessie, qui se contractait avec énergie. Il était aussi impossible de maintenir dans le réservoir urinaire de l'eau. Afin de faciliter les recherches, j'avais essayé, à l'aide du sommeil anesthésique, de faire ces injections ; mais la vessie n'étant qu'incomplètement paralysée par cet agent, se contractait encore avec assez de violence pour vider l'eau qu'elle contenait. En face de cette intolérance du réservoir urinaire, de l'indocilité du petit malade et du volume de la pierre, que je n'avais pu cependant mesurer qu'avec difficulté, je résolus de pratiquer la taille prérectale, qui fut suivie du succès le plus complet, puisque le quinzième jour l'enfant était complètement guéri.

Ce calcul arrondi, un peu aplati cependant latéralement, a le volume d'une grosse noix, et présente à son centre un petit noyau. Le calcul, d'un aspect brunâtre, rugueux, inégal à sa surface externe, où il est couvert d'aspérités, a 34 millimètres de diamètre et 9 centimètres de circonférence. Il est composé d'oxalate de chaux.

(M. Houel, 1864.)

N° 159. — Calculs d'oxalate de chaux.

Petits calculs d'oxalate de chaux, dont la surface externe est très rugueuse, mamelonnée. Ce calcul est très dur.

Composition chimique : oxalate de chaux avec trace d'acide urique.

N° 160. — Calcul d'oxalate de chaux.

Portion d'un calcul mural, ayant à son centre un très petit noyau, de substance brunâtre. Ce calcul, très rugueux à sa surface, est d'une couleur brunâtre. La disposition par couches concentriques est interrompue par de nombreux rayons perpendiculaires à l'axe du calcul.

Composition chimique : oxalate de chaux avec trace d'urate d'ammoniaque.

N° 161. — Calcul d'oxalate de chaux.

Calcul assez irrégulier, de forme triangulaire, qui a été trouvé engagé dans l'urèthre. Ce calcul, du volume d'un œuf de pigeon, est rugueux, inégal à l'extérieur; intérieurement, il contient un petit noyau; il est d'un blanc brunâtre.

Composition chimique : oxalate de chaux avec trace de phosphate de chaux.

N° 162. — Calcul d'oxalate de chaux.

Moitié d'un calcul volumineux, oblong; il a 5 centimètres dans le sens de sa longueur; il est très rugueux, inégal à sa surface externe; il est jaune brunâtre, d'une très grande dureté, et présente à son centre, au lieu d'un noyau, une géode. Son aspect est un type des calculs d'oxalate de chaux.

Composition chimique : oxalalate de chaux, avec trace d'urate, de phosphate de chaux et de fer.

N° 163. - Calcul d'oxalate de chaux.

Moitié d'un calcul mural, à peu près sphérique, qui a 33 millimètres dans tous les sens environ. Sa couleur est brunâtre; il contient, à son centre, un noyau plus blanc. Sa surface extérieure est très irrégulière, couverte d'aspérités.

Composition chimique : oxalate de chaux, avec trace d'urate d'ammoniaque, de magnésie et de phosphate ammoniaco-magnésien.

N° 164. — Calcul d'oxalate de chaux.

Moitié d'un calcul mural arrondi, qui a le volume d'une noix; il a 3 centimètres de diamètre. Il est très rugueux à sa surface. Ce calcul, d'une couleur brunâtre, présente, à son centre, un noyau plus blanc qui est entouré de couches concentriques d'une grande densité.

Composition chimique : oxalate de chaux, avec trace d'urate d'ammoniaque, de magnésie et de phosphate ammoniaco-magnésien.

N° 165. — Calculs d'oxalate de chaux.

Deux calculs peu volumineux, qui contiennent chacun à leur centre un noyau plus blanc. Le noyau le plus grand appartient au plus petit calcul. Ils sont tous deux rugueux à la surface et d'une coloration jaune brunâtre.

Composition chimique : oxalate de chaux, avec trace d'acide urique, d'urate d'ammoniaque, de magnésie et de carbonate de chaux.

N° 166. — Calcul d'oxalate de chaux.

Petit calcul mural arrondi, très mamelonnée à sa surface. Il a 2 centimètres de diamètre et 8 de circonférence. Ce calcul, qui a un petit noyau à son centre, a été extrait de la vessie d'un homme par la taille latérale. Cette opération a été pratiquée par M. Roland, de Toulouse. Le malade a été guéri.

Composition chimique : oxalate de chaux, 75 parties ; phosphate de chaux, 25.)

N° 167. — Calcul d'oxalate de chaux.

Petit calcul arrondi, de 2 centimètres de diamètre, de 8 de circonférence. Ce calcul, qui est très probablement composé d'oxalate de chaux, présente à son centre un gros noyau grisâtre, et sa surface est hérissée de nombreuses aspérités. Il a été extrait par la taille sus-pubienne.

(M. Souberbielle, 1871.)

N° 168. — Calcul d'oxalate de chaux.

Ce calcul, qui est probablement composé en grande partie d'oxalate de chaux, est légèrement aplati ; il est d'une couleur brunâtre ; sa surface est couverte d'aspérités ; il a 5 centimètres de long sur 4 de large.

(Professeur J. Cloquet.)

4e *Sous-ordre.*

CALCULS DE PHOSPHATE DE CHAUX ET DE PHOSPHATE AMMONIACO-MAGNÉSIEN

Ce quatrième sous-ordre comprend 27 pièces, du n° 169 au n° 191 inclusivement. Les huit premières pièces, nos 169, 169 *a*, 170, 171, 172, 173, 174 et 175 sont des exemples de calculs de phosphate de chaux. Pour le n° 173 ce sel est pur, et le n° 169*a* est un dessin microscopique, qui montre la forme cristalline vue au microscope.

Les 19 pièces suivantes, du n° 176 au n° 191, sont des exemples de calculs composés de phosphate ammoniaco-magnésien. Quelques auteurs prétendent que ces calculs ne se sont jamais présentés à l'état de pureté, ce qui ne serait point exact, puisque les n°s 176, 178 et 179 en sont de très beaux exemples, comme le prouve leur analyse.

N° 169. — Calculs de phosphate de chaux.

Petits calculs et plusieurs graviers trouvés dans des trajets fistuleux à travers la prostate.

Composition chimique : phosphate de chaux.

N° 169 *a*. — Dessins microscopiques de cristaux de phosphate de chaux.

(M. Bigelow, thèse.)

N° 170. — Calcul de phosphate de chaux.

Ce calcul est rameux, d'un aspect blanc grisâtre, peu volumineux.

Composition chimique : phosphate de chaux, avec trace d'acide urique et de carbonate de chaux.

(Professeur Lœnnec.)

N° 171. — Calcul de phosphate de chaux.

Moitié d'un calcul oblong, qui a 4 centimètres 1/2 de long sur 3 de large. Ce calcul est recouvert, dans certaines parties à l'extérieur, d'une couche d'un blanc jaunâtre, il est très lisse, et on peut le comparer à la coque d'un œuf. Il existe, au centre de cette pièce, une vaste cavité qui paraît avoir servi de noyau, et l'on distingue des couches irrégulières, alternativement concentriques et rayonnées, d'un gris clair.

(Composition chimique : phosphate de chaux, matière animale.

N° 172. — Calcul de phosphate de chaux.

Calcul ovoïde, qui a 4 centimètres de long sur 27 millimètres de large et 8 centimètres de diamètre. Ce calcul présente un gros noyau à son centre : il est composé de couches concentriques denses, qui sont séparées par une cristallisation celluleuse.

Composition chimique : phosphate de chaux, avec trace d'oxalate et de matières animales.

N° 173. — Calcul de phosphate de chaux.

Moitié d'un calcul oblong, qui est rétréci dans son milieu. Ce calcul a 7 centimètres 1/2 de long sur 3 centimètres 1/2 de large. Il a eu pour base un petit morceau de bois qui n'existe plus ; il est lisse à sa surface et composé de couches superposées, assez régulières, de 2 à 4 millimètres d'épaisseur. Chacune d'elles est composée de rayons perpendiculaires à l'axe du calcul.

N° 174. — Calcul d'oxalate de chaux.

Moitié d'un calcul, qui a la plus grande analogie de forme avec le précédent ; comme lui, il est oblong, rétréci dans sa partie moyenne, et formé de couches concentriques, isolables, de 3 millimètres d'épaisseur.

Composition chimique : phosphate de chaux, avec trace d'acide urique.

N° 175. — Calcul de phosphate de chaux.

Moitié d'un calcul du volume d'une grosse noix, sans cristallisation régulière, d'un blanc jaunâtre.

Composition chimique : phosphate de chaux, avec trace d'urate et de carbonate de chaux.

N° 176. — Calcul de phosphate ammoniaco-magnésien.

Moitié d'un petit calcul oblong, qui a été trouvé enchatonné dans une hernie tuniquaire de la vessie. Il a été extrait sur un sujet de 24 ans. Au centre, existe un noyau blanc autour duquel s'est faite une cristallisation rayonnée, celluleuse et d'un blanc grisâtre.

Composition chimique : phosphate ammoniaco-magnésien.

N° 176 a. — Dessins microscopiques de cristaux de phosphate ammoniaco-magnésien.

(M. Bigelow, thèse.)

N° 176 b. — Dessins microscopiques de cristaux de phosphate ammoniaco-magnésien.

Ces cristaux ont été obtenus par un précipité, avec excès d'ammoniaque.

(M. Bigelow, thèse.)

N° 176 c. — Dessins microscopiques de cristaux de phosphate ammoniaco-magnésien.

Ces cristaux se sont déposés spontanément dans l'urine humaine.

(M. Bigelow, thèse.)

N° 177. — Calcul de phosphate ammoniaco-magnésien.

Calcul peu volumineux, composé de deux portions, qui sont comme articulées. Ce calcul est composé intérieurement de couches concentriques d'un gris blanc.

Composition chimique : phosphate ammoniaco-magnésien.

N° 178. — Calcul de phosphate ammoniaco-magnésien.

Divers morceaux d'un calcul rénal, volumineux et rameux.

Composition chimique : phosphate ammoniaco-magnésien pur.

N° 179. — Calculs de phosphate ammoniaco-magnésien.

Deux énormes calculs de forme prismatique, pesant 472 grammes, extraits de la vessie d'un homme par le haut appareil. Ce malade, âgé de trente-six ans, souffrait depuis les premières années de son existence; les douleurs devinrent intolérables, et le désir qu'il avait d'être débarrassé de sa pierre était tel, qu'il cacha pendant plusieurs jours les vives douleurs qu'il éprouvait, dans la crainte qu'elles ne missent obstacle à l'opération qui fut néanmoins pratiquée heureusement. Le malade est mort de néphrite sub-aiguë. Ces calculs, très grenus à leur surface, sont composés intérieurement de couches blanches concentriques.

Composition chimique : phosphate ammoniaco-magnésien pur. (Professeur Dupuytren, *Bull. de la Fac.* t. VII, p. 138.)

N° 180. — Calcul de phosphate ammoniaco-magnésien.

Moitié d'un calcul très oblong qui a été trouvé engagé dans l'urètre ; intérieurement il est d'un blanc grisâtre et d'une cristallisation celluleuse.

Composition chimique : phosphate ammoniaco-magnésien avec trace de phosphate et de carbonate de chaux.

N° 181. — Calcul de phosphate ammoniaco-magnésien.

Moitié d'un assez gros calcul légèrement oblong, qui devait avoir au centre un assez gros noyau. Ce calcul qui est d'un blanc grisâtre, présente des couches concentriques assez distinctes : il a 6 centimètres de long sur 6 de large.

N° 182. — Calcul de phosphate ammoniaco-magnésien.

Moitié d'un très gros calcul, qui est oblong et présente à son centre une vaste cavité qui devait contenir un noyau volumineux. Ce calcul, d'un blanc grisâtre, formé de couches concentriques, est composé de phosphate ammoniaco-magnésien : il a 8 centimètres de long sur 6 de large. Sa consistance est peu considérable.

(Professeur J. Cloquet.)

N° 183. — Calcul de phosphate ammoniaco-magnésien.

Moitié d'un gros calcul ovoïde, qui présente à son centre une grande cavité qui devait être remplie par un gros noyau qui n'existe plus Ce calcul, d'un blanc grisâtre, est composé de phosphate ammoniaco-magnésien, et présente à son centre des couches concentriques, et à la périphérie une cristallisation rayonnée; sa consistance n'est point très considérable : il a 8 centimètres de long sur 6 de large.

(Professeur J. Cloquet.)

N° 184. — Calcul de phosphate ammoniaco-magnésien.

Moitié d'un assez gros calcul très probablement composé de phosphate ammoniaco-magnésien. Ce calcul présente sur un côté une facette concave qui devait s'unir à un petit calcul qui n'existe plus. Ce calcul présente à son centre un gros noyau de cristallisation celluleuse, entouré de couches concentriques ; le tout présente une couleur blanc grisâtre, et la dureté est peu considérable.

(Professeur J. Cloquet.)

N° 185. — Calcul de phosphate ammoniaco-magnésien.

Ce calcul, qui est volumineux, peu consistant, d'un aspect blanc grisâtre, est très probablement composé de phosphate ammoniaco-magnésien. Il a 6 centimètres de long sur 15 de circonférence.

(Professeur J. Cloquet.)

N° 186. — Calcul de phosphate ammoniaco-magnésien.

Ce calcul, très rugueux à sa surface externe, d'un blanc grisâtre, est très probablement composé de phosphate ammoniaco-magnésien : il a 4 centimètres 1/2 de long sur 13 de circonférence.

(Professeur J. Cloquet.)

N° 187. — Calcul de phosphate ammoniaco-magnésien.

Moitié d'un calcul de phosphate ammoniaco-magnésien.

(Professeur J. Cloquet.)

N° 188. — Calcul de phosphate ammoniaco-magnésien.

Calcul volumineux, de forme très irrégulière, couvert d'aspérités à sa surface, et composé de phosphate ammoniaco-magnésien.

(Professeur J. Cloquet.)

N° 189. — Calcul de phosphate ammoniaco-magnésien.

Calcul oblong, volumineux, rugueux à sa surface, et composé de phosphate ammoniaco-magnésien.
(Professeur J. Cloquet.)

N° 190. — Calcul de phosphate ammoniaco-magnésien.

Calcul oblong, qui a 7 centimètres de longueur, et vient probablement du rein : il est composé de phosphate ammoniaco-magnésien.
(Professeur J. Cloquet.)

N° 191. — Calcul de phosphate ammoniaco-magnésien.

Portion d'un calcul qui vient probablement du rein, et qui est composé de phosphate ammoniaco-magnésien.
(Professeur J. Cloquet.)

5e *Sous-Ordre*

CALCULS DE CYSTINE

Ces calculs sont au nombre de deux seulement dans le Musée, nos 192 et 193 ; ils sont très rares. Les nos 192 *a* et 192 *b* sont deux dessins microscopiques de la forme cristalline de ces calculs.

J'ai compris dans ce même sous-ordre un autre calcul également très rare, n° 193 *a*, qui est composé de carbonate et de phosphate de chaux dit calcul d'urostéalithe.

N° 192. — Calcul de cystine.

Portion, le quart environ, d'un calcul très remarquable : il était d'une forme sphéroïdale. Ce calcul est, dans sa coupe, brillant, cristallisé en forme de paillettes. La cristallisation est plutôt rayonnée que disposée en couches concentriques, avec de nombreux espaces celluleux. Sa surface externe est très grenue.

Composition chimique, cystine pure.

(M. Civiale.)

N° 192 a. — Dessins microscopiques de cristaux de cystine.

(M. Bigelow, thèse.)

N° 192 b. — Dessins microscopiques de cristaux de nitrate de cystine.

(M. Bigelow, thèse.)

N° 193. — Calcul de cystine.

Portion d'un calcul de cystine, qui a été extrait avec succès par la taille périnéale, de la vessie d'un homme de 25 ans. Ce calcul avait une forme ovoïde : il est à son centre de couleur jaune fauve, un peu foncé; sa surface est rugueuse ; elle indique sa constitution par agglomération de grains cristallins. Les dimensions de ce calcul étaient les suivantes : grand diamètre 44 millimètres, petit 32, épaisseur 26. Son poids était de 28 grammes.

Sa structure est homogène, sans noyau ni couches de composition différente ; sa substance est grasse au toucher, cireuse, susceptible d'un beau poli, assez friable.

Composition chimique : cystine presque pure.

(M. Gaujot, *Soc. de chir.*, 1878, t. IV, p. 177.)

N° 193 a. — Calculs de carbonate et de phosphate de chaux urostéalithe.

Ces deux calculs proviennent de la vessie d'un homme de 46 ans, qui est mort d'un cancer du rectum, en même temps qu'il existait un cancer colloïde de la vessie.

A l'autopsie, on a trouvé dans la vessie des calculs analogues aux deux déposés dans le Musée; ces calculs, qui étaient au nombre de dix à quinze, pesaient ensemble de 35 à 40 grammes. Les plus gros représentaient des disques aplatis de 1 à 2 centimètres de diamètre. Ils sont d'une couleur jaune rougeâtre, d'une consistance un peu molle et présentent un noyau grisâtre plus friable.

Ces calculs ont été analysés par M. Vidau, qui a constaté que le noyau était formé par une substance grasse, et l'enveloppe par du carbonate et du phosphate de chaux. Les caractères physiques et chimiques de ces calculs sont ceux des calculs d'urostéalithe, calculs très rares, signalés par Neubauer, Vogel et F. Haller. (M. Chauvel, *Soc anat.*, 1876, 4e série, t. I, p. 634.)

ORDRE 2.

Calculs composés.

Sous le nom de calculs composés, je désignerai les calculs qui comprendront, dans leur composition chimique, en proportion notable, et souvent même en couches distinctes, la réunion de deux ou plusieurs des substances qui ont formé les calculs simples. Ces calculs composés sont très nombreux : ils sont au nombre de cent quatre, du n° 194 au n° 296 inclusivement. Pour faciliter leur recherche, je les ai divisés en huit sous-ordres qui représentent leurs combinaisons principales, à savoir : 1° calculs d'acide urique et de phosphates terreux en couches distinctes ; 2° calculs de phosphates terreux mélangés ; 3° calculs d'oxalate de chaux et de phosphate de chaux en couches distinctes ; 4° calculs d'oxalate de chaux et d'acide urique en couches distinctes ; 5° calculs d'acide urique et d'urate d'ammoniaque en couches distinctes ; 6° calculs d'urate d'ammoniaque et de phosphate de chaux en couches distinctes ; 7° calculs d'urate de magnésie et de phosphates terreux en couches distinctes ; 8° calculs d'oxalate de chaux, d'acide urique, d'urate de magnésie ou d'ammoniaque et de phosphates terreux.

Premier Sous-Ordre.

CALCULS D'ACIDE URIQUE ET DE PHOSPHATES TERREUX EN COUCHES DISTINCTES.

Le Musée renferme dix-neuf de ces calculs, du n° 194 au n° 211 inclusivement. Dans chacune des couches, la substance qui la compose n'est pas toujours unique; elle renferme le plus généralement des traces d'un des éléments chimiques indiqués, comme constituant les calculs urinaires.

N° 194. — Calcul d'acide urique et de sels terreux en couches distinctes.

Moitié d'un calcul ovoïde, pesant 82 grammes, à l'état frais. Ce calcul a 6 centimètres de long sur 4 de large; au centre existe un noyau assez volumineux, autour duquel existe une cristallisation celluleuse qui est entourée d'une couche concentrique d'un jaune foncé.

Composition chimique : 1° noyau : phosphate ammoniaco-magnésien 75 parties, phosphate de chaux 25, avec trace d'ammoniaque et de chaux ; 2° couche externe : acide urique 75 parties, urate d'ammoniaque 25, avec trace de phosphate de chaux et ammoniaco-magnésien.

N° 195. — Calcul composé d'acide urique et de sels terreux en couches distinctes.

Moitié d'un calcul très volumineux, qui a environ 12 centimètres de long sur 7 de large et 27 de circonférence. Ce calcul a été extrait de la vessie par la taille sus-pubienne, par M. Déguise père, chirurgien de l'hôpital de Charenton.

La surface externe de ce calcul est remarquable par son aspect lisse et marbré. A son intérieur existe un très gros noyau d'un aspect brunâtre, séparé de la couche périphérique épaisse par une mince couche blanche.

Composition chimique: 1° noyau : acide urique 75 parties, urate de soude 25; 2° couche blanche : phosphate ammoniaco-magnésien 75, phosphate de chaux 25; 3° couche externe : acide urique 76, urate de magnésie 24, avec trace de phosphate de chaux et ammoniaco-magnésien.

N° 196. — Modèle en cire du calcul précédent.

N° 197. — Modèle en plâtre d'un très gros calcul de phosphate ammoniaco-magnésien.

Ce modèle en plâtre d'un calcul vésical, qui était composé de phosphate ammoniaco-magnésien, pesait 1 kilogramme ; il a été extrait de la vessie d'un homme de 39 ans, le 21 janvier 1837.

(M. André Hytterhœven, chirurgien de l'hôpital Saint-Jean de Bruxelles.

N° 198. — Calcul d'acide urique et de phosphate ammoniaco-magnésien, en couches distinctes.

Moitié d'un calcul trouvé dans la vessie d'un jeune homme de 26 ans ; il a été extrait à l'hôpital de la Charité par la taille, en mai 1747. Ce calcul, qui est oblong, a 7 centimètres de long sur 3 1/2 de large ; il contient, près de l'une des extrémités, un petit noyau auquel se sont ajoutés, d'une manière fort inégale, des couches incomplètes d'une substance jaune brunâtre, séparées par des espaces celluleux. A la périphérie, cette pierre présente une couche variable en épaisseur d'une substance d'un blanc grisâtre, formée de cristaux rayonnés.

Composition chimique : 1° partie centrale : acide urique et urate d'ammoniaque ; 2° couche blanche : phosphate ammoniaco-magnésien.

(M. Lesné, 1747.)

N° 198 a. — Dessins microscopiques de cristaux, d'acide urique et d'urate d'ammoniaque amorphe.

(M. Bigelow, thèse.)

N° 199. — Calcul d'acide urique et de phosphate ammoniaco-magnésien en couches distinctes.

Moitié d'un calcul volumineux oblong, qui a 6 centimètres 1/2 de longueur sur 4 de diamètre transversal. Ce calcul présente au centre un noyau celluleux, autour duquel s'est déposée une couche brunâtre d'environ 1 centimètre d'épaisseur, laquelle est entourée d'une nouvelle couche blanc grisâtre.

Composition chimique : 1° couche centrale : acide urique 50 parties, urate d'ammoniaque 50 ; 2° couche blanc grisâtre : phosphate ammoniaco-magnésien pur.

N° 200. — Calcul d'acide urique et de phosphate de chaux en couches distinctes.

Le tiers environ d'un calclul très volumineux : 13 centimètres de long sur environ 27 centimètres de circonférence. L'analyse proportionnelle de ce calcul n'a point été faite, mais il est composé intérieurement d'un noyau volumineux d'acide urique, entouré d'une couche épaisse d'environ 1 centimètre 1/2 de phosphate de chaux.

N° 201. — Calcul d'acide urique et de phosphate de chaux en couches distinctes.

Calcul oblong, qui a 6 centimètres 1/2 de long sur 11 de circonférence; ce calcul présente à son centre un noyau d'acide urique, entouré d'une couche de phosphate de chaux d'environ 2 centimètres. Ce calcul a été extrait de la vessie par la taille sus-pubienne.

(M. Souberbielle, 1871.)

N° 202. — Calcul d'acide urique et de phosphate ammoniaco-magnésien en couches distinctes.

Calcul oblong pyriforme, un peu aplati latéralement; ce calcul a 5 centimètres dans sa plus grande longueur, 4 de diamètre et 13 de circonférence; sa surface est rugueuse, inégale; il présente à son centre un noyau d'acide urique d'un diamètre de 1 centimètre 1/2, entouré d'une couche blanche de phosphate de chaux et ammoniaco-magnésien d'environ 2 centimètres. Ce calcul a été extrait de la vessie par la taille sus-pubienne.

(M. Souberbielle, 1871.)

N° 203. — Calcul d'acide urique et de phosphate ammoniaco-magnésien en couches distinctes.

Ce calcul, qui est très volumineux, oblong, a 9 centimètres de longueur sur 6 1/2 de diamètre transversal. Il présente à son centre un gros noyau d'acide urique, entouré d'une couche épaisse de phosphate ammoniaco-magnésien.

(Professeur J. Cloquet.)

N° 204. — Calcul d'acide urique et de phosphate de chaux en couches distinctes.

Moitié d'un calcul oblong qui a 8 centimètres de longueur sur cinq de diamètre transverse. Ce calcul est, en grande partie, composé d'acide urique qui est entouré, seulement dans certains points, de phosphate de chaux.

(Professeur J. Cloquet.)

N° 205. — Calcul d'acide urique et de phosphate ammoniaco-magnésien en couches distinctes.

Ce calcul oblong, légèrement aplati, a 6 centimètres de long sur 4 de diamètre transversal; il présente à son centre un gros noyau d'acide urique, entouré de phosphate ammoniaco-magnésien.

(Professeur J. Cloquet.)

N° 206. — Calcul d'acide urique et de phosphate de chaux en couches distinctes.

Moitié d'un assez volumineux calcul ovoïde qui a 6 centimètres 1/2 de long sur 5 de diamètre transversal. Ce calcul présente à son centre un noyau d'acide urique qui a 3 centimètres dans son plus grand axe, et qui est entouré d'une couche épaisse de phosphate de chaux.

(Professeur J. Cloquet.)

N° 207. — Calcul d'acide urique et de phosphate ammoniaco-magnésien en couches distinctes.

Moitié d'un calcul oblong, qui a 7 centimètres 1/2 de longueur sur 4 de diamètre transversal ; ce calcul contient à son centre un petit noyau d'acide urique, entouré d'une couche blanche épaisse de phosphate ammoniaco-magnésien.

(Professeur J. Cloquet).

N° 208. — Calcul d'acide urique et de phosphate ammoniaco-magnésien en couches distinctes.

Moitié d'un calcul oblong qui contient à son centre un assez gros noyau d'acide urique, entouré d'une couche fort inégale d'épaisseur de phosphate ammoniaco-magnésien.

(Professeur J. Cloquet).

N. 209. — Calcul d'acide urique et de phosphate de chaux en couches distinctes.

Moitié d'un calcul oblong, qui contient à son centre un noyau d'acide urique, entouré d'une couche de phosphate de chaux. (Professeur J. Cloquet).

N° 210. — Calcul d'acide urique et de phosphate ammoniaco-magnésien.

Calcul volumineux grenu et d'un blanc sale à l'extérieur; cette pierre est très bizarre dans sa forme, et contient à son centre un noyau jaunâtre, à l'entour duquel se sont opérés des dépôts d'une cristallisation très irrégulière.

Composition chimique : 1° noyau : acide urique ; 2° couche blanche : phosphate ammoniaco-magnésien.

N° 211. — Calcul d'acide urique et de phosphate ammoniaco-magnésien en couches distinctes.

Calcul de forme oblongue et très irrégulière; il avait pour noyau une épingle noire qui a séjourné dans la vessie pendant quarante-six ans ; il contient à son centre un gros noyau oblong de matière brune, rougeâtre, disposée en couches concentriques, à la périphérie de laquelle se trouve une couche blanche offrant la même disposition. Ce calcul a été extrait par la taille sus-pubienne, par M. Teissere, chirurgien en chef de Châlons-sur-Marne, en 1825; il pesait, au moment de l'extraction, 802 grammes.

Composition chimique : 1° noyau : acide urique avec trace de phosphate ammoniaco-magnésien; 2° couche blanche : phosphate ammoniaco-magnésien.

2e *Sous-Ordre*

CALCULS COMPOSÉS DE PHOSPHATES TERREUX MÉLANGÉS

Il existe 21 calculs dans ce sous-ordre, du n° 212 au n° 233 inclusivement, moins cependant le calcul n° 222, qui appartient au 7e sous-ordre. Ces calculs constituent ce que les auteurs ont désigné sous le nom de calculs fusibles.

N° 212. — Calculs de phosphate ammoniaco-magnésien et de phosphate de chaux.

Sous ce même numéro sont classés 2 calculs, une moitié et un calcul entier. Celui qui ne représente que la moitié est ovoïde; il a 6 centimètres dans son plus grand axe; l'autre, plus petit, oblong, n'a que 4 centimètres 1/2. Ces deux calculs sont lisses à la surface, ils s'étaient formés entre le prépuce et le gland. Intérieurement, le plus volumineux paraît constitué par plusieurs noyaux, autour desquels se seraient accumulées des couches concentriques de substance d'un blanc grisâtre, qui semblent s'être réunies pour ne plus former qu'une seule masse.

Le plus petit de ces deux calculs ne paraît avoir eu pour centre qu'un seul noyau, au pourtour duquel on trouve des couches rayonnées et concentriques. La composition de ces deux calculs est identique.

Composition chimique, phosphate ammoniaco-magnésien 50 parties, phosphate de chaux 50.

(Professeur Sabattier, *méd. opér.* 1re *éd.* t. 2. p. 139.

N° 213. — Calcul de phosphate ammoniaco-magnésien et de phosphate de chaux.

Calcul oblong, aplati latéralement, qui a 6 centimètres de longueur; l'extrémité la moins volumineuse de ce calcul était engagée dans l'urèthre. Ce calcul est intérieurement formé par une cristallisation irrégulière celluleuse. A l'extérieur existe une couche régulière d'un blanc grisâtre.

Composition chimique : phosphate ammoniaco-magnésien, 75, phosphate de chaux, 25.

N° 214. — Calcul de phosphate ammoniaco-magnésien et de phosphate de chaux.

Calcul oblong, aplati latéralement, qui présente à l'une de ses extrémités qui était effilée, un mamelon. Cette portion a été brisée et perdue; elle était engagée dans l'urèthre. Intérieurement cette pierre est d'un blanc grisâtre, disposée par couches.

Composition chimique : phosphate ammoniaco-magnésien, 75, phosphate de chaux, 25.

N° 215. — Calcul de phosphate ammoniaco-magnésien.

Ce calcul, qui est oblong, a 6 centimètres 1/2 dans son plus grand diamètre, 4 transversalement et 13 de circonférence. Il présente à son centre un gros noyau, entouré de couches concentriques d'un blanc grisâtre. Il est composé de phosphate ammoniaco-magnésien. Il a été extrait de la vessie par la taille sus-pubienne, avec succès.

(M. Souberbielle, 1871.)

N° 216. — Calcul de phosphate ammoniaco-magnésien.

Ce calcul, peu volumineux, triangulaire, présente à son centre un petit noyau, entouré d'une substance blanc grisâtre, à cristallisation grenue, composée de phosphate ammoniaco-magnésien.

(M. Souberbielle, 1871.)

N° 217. — Calcul de phosphate de chaux et de phosphate ammoniaco-magnésien.

Calcul volumineux et de forme très bizarre, qui a été extrait de la vessie d'un homme de 36 ans, par la taille sus-pubienne. Ce calcul existait depuis la première jeunesse. Il est conique et présente à sa surface plusieurs étranglements qui le divisent en autant de portions qui semblent appartenir à des parties distinctes des voies urinaires, et dont ils ont emprunté la forme. Une première portion, plus volumineuse, qui forme la base du calcul, devait séjourner dans la vessie; une seconde, dans la prostate, une troisième dans la portion membraneuse de l'urèthre.

Tout ce calcul est grenu à l'extérieur, blanc grisâtre à l'intérieur et semble avoir eu au moins deux noyaux primitifs, l'un pour la partie renflée que j'ai indiquée devoir appartenir à la vessie, le second pour la portion prostatique.

Composition chimique : phosphate de chaux 75, phosphate ammoniaco-magnésien 25.

(*Bull. de la Fac.*, t. VII, p. 138.)

N° 218. — Modèle en plâtre du calcul précédent.

N° 219. — Calcul de phosphate de chaux et de phosphate ammoniaco-magnésien.

Ce calcul, qui est oblong, aplati, d'un gris jaunâtre à l'extérieur, présente sur un de ses côtés, une facette; il présente intérieurement des couches d'un blanc grisâtre, concentriques.

Composition chimique : phosphate de chaux 75; phosphate ammoniaco-magnésien 25, avec trace d'acide urique.

N° 220. — Calcul de phosphate ammoniaco-magnésien et de phosphate de chaux.

Ce calcul, peu volumineux, présente sur un côté une large facette; il présente à son centre un assez gros noyau.

Composition chimique : phosphate ammoniaco-magnésien 75, phosphate de chaux 25, avec trace d'urate d'ammoniaque et de carbonate de chaux.

N° 221. — Calcul de phosphate ammoniaco-magnésien et de phosphate de chaux.

Calcul assez friable, d'un blanc sale, grenu, composé intérieurement de couches alternativement concentriques et rayonnées, et ayant à son centre un noyau d'oxalate de chaux.

Composition chimique : phosphate ammoniaco-magnésien 75, phosphate de chaux 25, avec trace d'urate d'ammoniaque et de carbonate de chaux.

N° 222. — Calculs d'urate de magnésie et de phosphate de chaux.

Six calculs à facettes, extraits d'une même vessie qui en contenait huit; ils sont d'un blanc grisâtre et composés de couches concentriques.

Composition chimique : urate de magnésie 60, phosphate de chaux 30, phosphate ammoniaco-magnésien 10.

N° 223. — Calculs de phosphate de chaux et de phosphate ammoniaco-magnésien.

Quatre petits calculs à facettes, extraits de la prostate d'un malade âgé de 41 ans.

Composition chimique: phosphate de chaux 60, phosphate ammoniaco-magnésien 20, carbonate de chaux 20.

N° 224. — Calcul rénal de phosphate ammoniaco-magnésien et de phosphate de chaux.

Ce calcul volumineux, noirâtre à sa surface, présente, à son intérieur, une couleur blanc grisâtre avec une cristallisation alternativement grenue et par couches concentriques.

Composition chimique: phosphate ammoniaco-magnésien 54, phosphate de chaux 38, carbonate de chaux 8.

N° 225. — Calcul rénal de phosphate ammoniaco-magnésien et de phosphate de chaux.

Calcul volumineux trouvé dans un rein; sa configuration est très irrégulière et présente de nombreux tubercules, ce qui lui donne un aspect rameux, propre à ces calculs. Il est d'une couleur noire à l'extérieur, blanche à l'intérieur, et formé par une cristallisation celluleuse.

Composition chimique : phosphate ammoniaco-magnésien 54, phosphate de chaux 38, carbonate de chaux 7.

N° 226. — Calcul de phosphate de chaux et de phosphate ammoniaco-magnésien.

Ces deux fragments de calculs sont d'un aspect blanc grisâtre.

Composition chimique: phosphate de chaux 90, phosphate ammoniaco-magnésien 10, avec trace d'urate de magnésie et de carbonate de chaux.

N° 227. — Calcul de phosphate de chaux et de phosphate ammoniaco-magnésien.

Ce calcul, assez volumineux, irrégulièrement triangulaire, est grenu et d'un blanc sale à la surface. Intérieurement, il présente des couches, les unes grises, les autres blanches; il a été trouvé engagé dans l'urèthre.

Composition chimique : phosphate de chaux 80, phosphate ammoniaco-magnésien 20, avec trace de carbonate de chaux.

N° 228. — Calcul de phosphate de chaux et de phosphate ammoniaco-magnésien.

Ce calcul, de forme ovoïde, aplati latéralement, a cinq centimètres dans son plus grand diamètre, quatre transversalement et douze de circonférence. Ce calcul, qui est assez friable, est composé de lamelles concentriques.

Composition chimique : phosphate de chaux 50, phosphate ammoniaco-magnésien 50 avec trace d'acide urique au centre.

N° 229. — Calcul de phosphate de chaux et de phosphate ammoniaco-magnésien.

Ce calcul, qui est volumineux et aplati latéralement, a 7 centimètres de diamètre dans tous les sens et 16 de circonférence. A la coupe il présente une disposition uniforme analogue à celle que produirait un morceau de craie blanche. Ce calcul est probablement composé de phosphate de chaux et de phosphate ammoniaco-magnésien. Il a été extrait de la vessie avec succès par la taille sus-pubienne.

(M. Souberbielle, 1871.)

N° 230. — Calcul de phosphate de chaux et de phosphate ammoniaco-magnésien.

Ce calcul, qui est volumineux, oblong, a 6 centimètres dans son plus grand diamètre, 5 transversalement et 15 de circonférence ; il est légèrement grenu à sa surface. A la coupe il présente une coloration blanc grisâtre, légèrement grenu, d'une cristallisation uniforme assez régulière. Ce calcul a été extrait avec succès de la vessie par la taille sus-pubienne, et il est composé de phosphate de chaux et ammoniaco-magnésien.

(M. Souberbielle, 1871.)

N° 231. — Moulage, d'après le procédé Baretta, d'un volumineux calcul du bassinet.

Ce calcul était constitué par du phosphate ammoniaco-magnésien.

(M. Renaut, 1870.)

N° 232. — Calcul de phosphate de chaux et de phosphate ammoniaco-magnésien.

Cette moitié d'un calcul volumineux, un peu aplati, mesure 8 centimètres de diamètre dans son grand axe et 6 dans le plus petit. Ce calcul est composé, dans toute son épaisseur, de lamelles blanc grisâtre, disposées en couches concentriques.

Composition chimique : phosphate de chaux 40, phosphate ammoniaco-magnésien 40, carbonate de chaux 20.

N° 233. — Calcul de phosphate de chaux et de phosphate ammoniaco-magnésien.

Cette portion de calcul est composée de couches concentriques d'aspect grisâtre.

Composition chimique : phosphate de chaux 40, phosphate ammoniaco-magnésien 40, phosphate d'ammoniaque 20.

N° 234. — Calcul d'urate de magnésie et de phosphate ammoniaco-magnésien.

Moitié d'un petit calcul ovoïde, formé de lamelles concentriques, alternativement brunes et gris cendré ; les lamelles brunes sont plus serrées au centre, où elles constituent une espèce de noyau.

Composition chimique : urate de magnésie 46, phosphate ammoniaco-magnésien 30, urate d'ammoniaque 14.

3e Sous-Ordre.

CALCULS D'OXALATE DE CHAUX ET DE PHOSPHATE DE CHAUX EN COUCHES DISTINCTES.

Vingt et un calculs se rapportent à ce troisième sous-ordre, du n° 235 au n° 255 inclusivement.

N° 235. — Calcul d'oxalate de chaux et de phosphate de chaux en couches distinctes.

Moitié d'un petit calcul ayant à son centre un noyau relativement volumineux, de substance brun grisâtre, dentelée à la circonférence, et entourée d'une couche blanche.

Composition chimique : 1° noyau, oxalate de chaux; 2° couche blanche, phosphate de chaux avec trace de phosphate ammoniaco-magnésien et de carbonate de chaux.

N° 236. — Calcul d'oxalate de chaux et de phosphate de chaux en couches distinctes.

Moitié d'un petit calcul ovoïde, contenant à son centre un noyau volumineux d'un brun grisâtre, et limité à la périphérie par une couche blanche.

Composition chimique : 1° noyau, oxalate de chaux et trace d'acide urique et de carbonate de chaux; 2° couche blanche, phosphate de chaux, 50; phosphate ammoniaco-magnésien, 50.

N° 237. — Calcul d'oxalate de chaux et de phosphate de chaux en couches distinctes.

Calcul extrait de la vessie d'un enfant de 6 ans; il est arrondi, du volume d'une noisette, mamelonné à sa surface, qui est d'un gris blanc, tandis que l'intérieur est brun. Il existe au centre un petit noyau.

Composition chimique : 1° partie centrale, oxalate de chaux avec trace de phosphate de chaux ; 2° couche blanche, phosphate de chaux.

N° 238. — Calcul d'oxalate de chaux et de phosphate de chaux en couches distinctes.

Moitié d'un calcul volumineux, peu rameux, trouvé dans le rein droit d'un individu mort à l'hôpital Beaujon. La masse principale de ce calcul est composée d'une substance brun foncé, cristallisée plutôt en rayons qu'en couches distinctes, et entourée d'une lamelle blanche peu épaisse.

Composition chimique : 1° noyau brun, oxalate de chaux avec trace de phosphate de chaux ; 2° couche blanche, phosphate de chaux, 75 ; phosphate ammoniaco-magnésien, 25, et trace de carbonate de chaux.

N° 239. — Calcul d'oxalate de chaux, de phosphate de chaux et ammoniaco-magnésien en couches distinctes.

Moitié d'un calcul oblong, extrait de la vessie d'un enfant de cinq ans ; il est formé dans son centre d'un noyau volumineux brunâtre, qui est lui-même divisé en deux parties, dont la composition chimique est identique. A l'extérieur existe une couche de substance blanche irrégulière dans sa formation.

Composition chimique : 1° centre, oxalate de chaux avec trace d'urate d'ammoniaque et de phosphate de chaux ; 2° couche blanche, phosphate ammoniaco-magnésien 40 ; carbonate de chaux 40 ; phosphate de chaux 20.

N° 240. — Calcul d'oxalate de chaux et de phosphate ammoniaco-magnésien en couches distinctes.

Moitié d'un gros calcul ovoïde, qui a 8 centimètres 1/2 de long sur 6 1/2 de large ; ce calcul présente à son centre un noyau du volume d'une noix, et d'une couleur brune. Ce noyau est entouré d'une couche épaisse de substance d'un blanc éclatant dans certains points.

Composition chimique : 1° noyau, oxalate de chaux avec trace d'acide urique ; 2° couche blanche, phosphate ammoniaco-magnésien.

N° 241. — Calcul d'oxalate de chaux et de phosphate ammoniaco-magnésien en couches distinctes.

Ce calcul, de forme arrondie, d'un blanc grisâtre à l'extérieur, grenu et friable, présente à l'intérieur un noyau de substance brunâtre très rapproché dans un point de la phériphérie. Tout au pourtour de ce noyau existent des couches superposées de matières blanches, puis celluleuses.

Composition chimique : 1° noyau, oxalate de chaux avec trace d'acide urique ; 2° couche blanche, phosphate ammoniaco-magnésien 65 ; phosphate de chaux 35.

N° 242. — Calcul d'oxalate de chaux et de phosphate ammoniaco-magnésien en couches distinctes.

Moité d'un gros calcul oblong, aplati latéralement, qui a 7 centimètres de long. Ce calcul présente à son centre un gros noyau brun, entouré d'une couche épaisse de substance blanche.

Composition chimique : 1° noyau, oxalate de chaux avec trace de phosphate de chaux ; 2° couche blanche, phosphate ammoniaco-magnésien avec trace de phosphate de chaux.

N° 243. — Calcul d'oxalate de chaux et de phosphate de chaux en couches distinctes.

Moitié d'un calcul très volumineux, ovoïde ; il a dans son grand axe 9 centimètres. Au centre existe un gros noyau brunâtre d'une grande densité, et formé de couches concentriques très distinctes. Ce noyau est recouvert de couches superposées dont les plus profondes sont les plus blanches, tandis que les périphériques sont d'un gris sale. Les couches superficielles sont très friables.

Composition chimique : 1° noyau, oxalate de chaux, avec trace de phosphate de chaux ; 2° couche blanche, phosphate de chaux avec trace de phosphate ammoniaco-magnésien et de bi-carbonate de chaux.

N° 244. — Calcul d'oxalate de chaux et de phosphate ammoniaco-magnésien en couches distinctes.

Moitié d'un gros calcul, à peu près sphérique, qui a 6 centimètres 1/2 de diamètre. Au centre existe un noyau volumineux, dense, brunâtre, dentelé sur ses bords ; il est entouré d'une couche épaisse de substance blanche.

Composition chimique : 1° noyau, oxalate de chaux avec trace de phosphate de chaux ; 2° couche blanche, phosphate ammoniaco-magnésien 75 ; phosphate de chaux 25.

N° 245. — Calcul d'oxalate de chaux et de phosphate de chaux en couches distinctes.

Moitié d'un calcul oblong, volumineux, qui a 10 centimètres dans son plus grand diamètre. Ce calcul contient à son centre un noyau constitué par un calcul mural du volume d'une noisette. A la phériphérie existe une couche très épaisse d'une substance blanche disposée en couche concentrique.

Composition chimique : 1° noyau, oxalate de chaux avec trace d'acide urique et d'urate d'ammoniaque ; 2° couche blanche, phosphate de chaux ammoniaco-magnésien et de carbonate de chaux.

N° 246. — Calcul d'oxalate de chaux, de phosphate de chaux et ammoniaco-magnésien, en couches distinctes.

Calcul volumineux, ovoïde, ayant pour centre un noyau d'un

diamètre de 5 centimètres 1/2 dans le sens de l'axe de cette pierre. Il est d'un brun très foncé, d'une cristallisation rayonnée; à sa périphérie existe une couche épaisse de substance blanche, assez dense et composée de lamelles concentriques. Ce calcul, qui, entier, pesait 276 grammes, a été donné par M. Bouquot, qui l'avait trouvé dans la vessie du cadavre d'un pêcheur de la terre du Puits, près de Troyes. Cet homme avait 35 ans, et avait porté ce calcul pendant 17 années.

Composition chimique : 1° noyau, oxalate de chaux 96 ; phosphate de chaux 4, avec trace d'acide urique ; 2° couche blanche, phosphate ammoniaco-magnésien 50; phosphate de chaux 50.

N° 247. — Calculs d'oxalate de chaux et de phosphate de chaux en couches distinctes.

Petits calculs trouvés dans un trajet fistuleux à travers la prostate; ils sont d'un gris brun à l'intérieur, et entourés d'une couche blanche.

Composition chimique : 1° partie centrale, oxalate de chaux 75; carbonate de chaux 25 ; 2° couche blanche, phosphate de chaux.

N° 248. — Calcul d'oxalate de chaux et de phosphate ammoniaco-magnésien en couches distinctes.

Moitié d'un calcul oblong, qui a un diamètre vertical de 7 centimètres, et un diamètre transversal de 6 centimètres. Ce calcul présente à son centre un noyau assez mal délimité et volumineux, d'un aspect blanc grisâtre; à la périphérie existe une couche assez épaisse d'une substance blanche.

Composition chimique: 1° noyau, oxalate de chaux, 66 ; phosphate de chaux, 33, avec trace d'ammoniaque et de magnésie ; 2° couche blanche, phosphate ammoniaco-magnésien, 75; phosphate de chaux, 25.

N° 249. — Calcul d'oxalate de chaux et de phosphate ammoniaco-magnésien, en couches distinctes.

Moitié d'un calcul ovoïde, allongé, ayant à son centre un noyau volumineux de couleur brune, composé de couches concentriques, et à l'extérieur une couche assez épaisse d'un blanc grisâtre.

Composition chimique: 1° noyau, oxalate de chaux, 46; phosphate de chaux et urate de magnésie, 54 ; 2° couche blanche, phosphate ammoniaco-magnésien, 75 ; phosphate de chaux, 25.

N° 250. — Calcul d'oxalate de chaux et de phosphate ammoniaco-magnésien en couches distinctes.

Ce calcul, aplati latéralement, a une forme irrégulièrement triangulaire; près d'un de ses angles il existe un noyau arrondi du volume d'une noisette, jaune brunâtre, qui est composé d'oxalate de chaux entouré de phosphate ammoniaco-magnésien. Ce calcul a été opéré avec succès par la taille sus-pubienne.
(M. Souberbielle, 1871.)

N° 251. — Calculs d'oxalate de chaux et de phosphate ammoniaco-magnésien.

Plusieurs calculs qui ont été extraits de la vessie par la taille sus-pubienne avec succès. Ils sont composés d'oxalate de chaux et de phosphate ammoniaco-magnésien en couches bien distinctes.
(M. Souberbielle, 1871.)

N° 252. — Calcul d'oxalate de chaux et de phosphate de chaux en couches distinctes.

Petit calcul extrait de la vessie d'une jeune fille de 9 ans, rugueux, inégal à sa surface et d'un blanc grisâtre; le centre est constitué par un gros noyau jaune grisâtre entouré d'une légère couche blanche.

Composition chimique : 1° noyau, oxalate de chaux, 90; phosphate de chaux, 5; phosphate ammoniaco-magnésien, 5, avec trace d'acide urique; 2° couche blanche, phosphate de chaux, 75; phosphate ammoniaco-magnésien, 25; trace de carbonate de chaux.

N° 253. — Calcul d'oxalate de chaux, de phosphate de chaux et ammoniaco-magnésien en couches distinctes.

Moitié d'un calcul oblong du volume d'une grosse amande, composé à l'intérieur d'un gros noyau jaune brunâtre, à cristallisation celluleuse, entouré de lamelles concentriques d'un blanc grisâtre, en dehors desquelles existe un second dépôt celluleux.

Composition chimique: 1° noyau, oxalate de chaux, avec trace d'oxalate d'ammoniaque et de carbonate de chaux; 2° couche moyenne, phosphate de chaux et trace de phosphate ammoniaco-magnésien ; 3° couche externe, phosphate ammoniaco-magnésien, trace de phosphate de chaux.

N° 254. — Calcul d'oxalate de chaux et de phosphate ammoniaco-magnésien.

Calcul volumineux légèrement oblong, qui a 8 centimètres 1/2 dans son plus grand diamètre, 6 centimères 1/2 dans le diamètre transversal et 21 de circonférence. Ce calcul, rugueux, grenu à sa surface, contient à son intérieur un noyau du volume d'une noix, d'un aspect brunâtre, en dehors duquel s'observe une cristallisation celluleuse, qui est elle-même enveloppée de couches concentriques blanches assez épaisses. Sur certains points de la périphérie de ce calcul, existent des amas grenus grisâtres.

Composition chimique : 1° noyau, oxalate de chaux avec trace d'acide urique ; 2° couche blanche, phosphate ammoniaco-magnésien, 75 ; phosphate de chaux, 25 ; 3° couche celluleuse, phosphate ammoniaco-magnésien pur.

N° 255. — Calcul d'oxalate de chaux, de phosphate de chaux et ammoniaco-magnésien en couches distinctes.

Moitié d'un calcul sphérique d'un diamètre de 4 centimètres, très granuleux à sa surface. Il est composé d'un noyau central très volumineux brunâtre, dentelé à sa périphérie, entouré d'une couche d'un gris blanc peu épaisse.

Composition chimique : 1° noyau, oxalate de chaux, avec trace d'acide urique, de phosphate de chaux et ammoniaco-magnésien ; 2° couche blanche, phosphate ammoniaco-magnésien, 35 ; phosphate de chaux, 35 ; acide urique et urate d'ammoniaque, 30.

4e Sous-Ordre.

CALCULS D'OXALATE DE CHAUX ET D'ACIDE URIQUE EN COUCHES DISTINCTES.

Huit calculs seulement se rapportent à ce quatrième sous-ordre, du n° 256 au n° 263 inclusivement.

N° 256. — Calcul d'oxalate de chaux et d'acide urique en couches distinctes.

Moitié d'un calcul ovoïde, extrait de la vessie d'un enfant de 5 ans. Il est rugueux à la surface ; au centre existent deux petits noyaux entourés d'une masse de 1 à 1 centimètre 1/2 d'épaisseur ; elle est celluleuse et d'un gris sale.

Composition chimique : 1° noyau, oxalate de chaux ; 2° couche grise, acide urique avec trace d'urate d'ammoniaque et de magnésie.

N° 257. — Calcul d'oxalate de chaux et d'acide urique en couches distinctes.

Moitié d'un calcul arrondi, volumineux, au centre duquel existe un noyau, autour duquel s'est fait un dépôt de matière brune sous forme arborescente, et entourée d'une substance jaune, grenue à sa surface.

Composition chimique : 1° partie centrale, oxalate de chaux ; 2° couche jaune, acide urique.

N° 258. — Calcul d'oxalate de chaux et d'acide urique en couches distinctes.

Moitié d'un petit calcul ovoïde, allongé, qui a été trouvé engagé dans l'ouverture de l'urèthre chez un sujet de 22 ans ; il est grenu à sa surface, et présente à son centre un noyau brun, entouré d'une couche d'un blanc grisâtre, *celluleuse* et *rayonnée*.

Composition chimique : 1° noyau, oxalate de chaux ; 2° couche externe, acide urique et trace d'urate d'ammoniaque.

N° 259. — Calcul d'oxalate de chaux et d'acide urique en couches distinctes.

Moitié d'un calcul arrondi, présentant à son centre un noyau brun, dense, entouré d'une cristallisation celluleuse circonscrite par une couche de substance jaune, épaisse d'un 1/2 centimètre.

Composition chimique : 1° noyau, oxalate de chaux avec trace d'acide urique ; 2° couche externe, acide urique et trace d'urate d'ammoniaque.

N° 260. — Calcul d'oxalate de chaux et d'acide urique en couches distinctes.

Moitié d'un calcul volumineux, ovoïde. Ce calcul a 7 centimètres 1/2 de long sur 5 de diamètre transverse. Il présente à son centre un noyau brunâtre, du volume d'une noix, et à sa périphérie, de nombreuses lamelles concentriques d'un aspect jaunâtre, composées d'acide urique.

Composition chimique : 1° noyau, oxalate de chaux et trace d'acide urique; 2° couche externe, acide urique, 95; oxalate de chaux, 5.

N° 261. — Calcul d'oxalate de chaux et d'acide urique en couches distinctes.

Moitié d'un calcul ovoïde, ayant à son centre un noyau volumineux, délimité d'une manière festonnée, d'un brun jaunâtre; à la périphérie existe une couche de 2 à 3 millimètres seulement, constituée de couches concentriques et d'un gris sale.

Composition chimique : 1° noyau, oxalate de chaux, 93; acide urique, 6, et trace de phosphate de chaux; 2° couche externe, acide urique, trace d'oxalate et de phosphate de chaux.

N° 262. — Calcul d'oxalate de chaux et d'acide urique en couches distinctes.

Moitié d'un petit calcul très allongé, qui présente à son centre un noyau oblong, composé de couches concentriques d'un aspect jaune grisâtre, entouré d'une couche extérieure jaune.

Composition chimique : 1° noyau, oxalate de chaux, 50, urate d'ammoniaque, 50; 2° couche jaune, acide urique et trace d'urate d'ammoniaque.

N° 263. — Calcul d'oxalate de chaux et d'acide urique en couches distinctes.

Moitié d'un petit calcul ovoïde, qui présente à son centre un petit noyau dense et brun; à sa périphérie est déposée en couches concentriques une substance d'un jaune clair, celluleuse et plus friable.

Composition chimique : 1° noyau, oxalate de chaux avec trace d'urate d'ammoniaque; 2° couche externe, acide urique, 75; urate d'ammoniaque, 25, avec trace d'urate de magnésie.

5e Sous-Ordre.

CALCULS D'ACIDE URIQUE ET D'URATE D'AMMONIAQUE EN COUCHES DISTINCTES.

Six pièces seulement, nos 270, 271, 272, 273, 274 et 275, se rapportent à ce 5e sous-ordre. Tous ces calculs contiennent des traces de sels terreux qui sont intimement mélangés.

N° 264. — Calcul d'urate d'ammoniaque et d'oxalate de chaux en couches distinctes.

Moitié d'un calcul d'aspect mural, mamelonné à sa surface, et d'un assez gros volume. Ce calcul contient à son centre un noyau ovoïde, d'un aspect blanchâtre, qui est entouré d'une couche brune et d'une troisième jaune brunâtre. Cette pierre a été extraite de la vessie d'un homme de 40 ans.

Composition chimique : 1° noyau, urate d'ammoniaque ; 2° couche externe, oxalate de chaux et trace de phosphate de chaux.

N° 265. — Calcul d'oxalate de chaux et de phosphate ammoniaco-magnésien en couches distinctes.

Les deux tiers environ d'un calcul oblong qui a 4 centimètres 1/2 de longueur sur 10 de circonférence. Ce calcul présente à son centre une masse brunâtre, formée de couches concentriques très serrées, autour de laquelle existent de nouvelles couches jaunâtres, enveloppées d'une couche blanche. Ce calcul a été trouvé après la mort, dans la vessie d'un homme de 74 ans.

Composition chimique : 1° noyau, oxalate de chaux, trace d'acide urique et de phosphate de chaux ; 2° couche moyenne, acide urique, trace d'oxalate de chaux ; 2° couche externe, phosphate ammoniaco-magnésien, trace d'acide urique et de phosphate de chaux.

N° 266. — Calcul d'oxalate de chaux et d'urate d'ammoniaque en couches distinctes.

Portion d'un petit calcul du volume d'une grosse noisette qui présente à son centre un noyau brun et, à la périphérie, une couche assez friable.

Composition chimique : 1° noyau, oxalate de chaux, avec trace d'urate d'ammoniaque; couche grise, urate d'ammoniaque et trace d'oxalate de chaux.

N° 267. — Calcul d'oxalate de chaux et d'urate d'ammoniaque en couches distinctes.

Moitié d'un calcul ovoïde, qui a 6 centimètres dans son plus grand diamètre ; il présente un noyau assez volumineux et irrégulier de substance brunâtre, entouré de couches lamellaires concentriques, denses et jaunâtres.

Composition chimique, 1° noyau, oxalate de chaux, trace d'urate d'ammoniaque et de carbonate de chaux ; 2° couche externe, urate d'ammoniaque, trace d'acide urique, d'oxalate de chaux, et de phosphate ammoniaco-magnésien.

N° 268. — Calcul d'oxalate de chaux et d'urate d'ammoniaque en couches distinctes.

Calcul ovoïde, aplati latéralement, qui a 4 centimètres 1/2 dans son plus grand diamètre et 3 1/2 transversalement. Ce calcul est d'un gris sale à son intérieur; il a, à son centre un noyau entouré d'une couche plus foncée et festonnée, rappelant la surface d'un calcul mural.

Composition chimique : 1° noyau, oxalate de chaux, trace d'urate d'ammoniaque et de carbonate de chaux; 2° couche externe, urate d'ammoniaque, 75 ; acide urique, 25.

N° 269. — Calcul d'oxalate de chaux et d'urate d'ammoniaque en couches distinctes.

Deux moitiés d'un calcul ovoïde, comprimé latéralement, ayant 45 millimètres dans son plus grand diamètre, et 38 dans son plus petit. Ce calcul est grenu à sa surface extérieure ; il est composé dans son milieu de couches concentriques, fort serrées et roussâtres, de 25 millimètres en tous sens. Ce noyau central est recouvert d'une couche grisâtre rayonnée, cellulaire, de 8 millimètres d'épaisseur ; à l'extérieur s'observe une nouvelle couche rousse, semblable à celle du centre, mais elle est rayonnée.

Composition chimique: 1° couche grise, oxalate de chaux, 75 ; phosphate de chaux, 25; 2° portion rouge, urate d'ammoniaque et de magnésie, avec trace d'oxalate; de phosphate et de carbonate de chaux.

N° 270. — Calculs d'acide urique et d'urate d'ammoniaque en couches distinctes.

Cinq calculs à facettes extraits d'une même vessie qui en contenait huit; ils sont composés de couches concentriques d'un gris jaunâtre, ayant au centre un noyau rougeâtre également constitué par des couches concentriques.

Composition chimique : 1° noyau, acide urique, 75; urate d'ammoniaque, 25; trace d'oxalate et de phosphate de chaux; 2° couche jaune, urate d'ammoniaque, 75; acide urique, 25; trace d'oxalate et de phosphate de chaux.

N° 271. — Calcul d'acide urique et d'urate d'ammoniaque en couches distinctes.

Moitié d'un calcul qui a été retiré de la vessie d'un enfant de 4 ans. Ce calcul est ovoïde, aplati latéralement; il a 3 centimètres 1/2 dans son plus grand diamètre et 3 1/2 dans son diamètre transversal. Il est grenu à sa surface, et à l'intérieur d'un jaune foncé. La partie centrale est formée par une cristallisation celluleuse peu dense, et limitée extérieurement par une couche plus rouge et plus dense, en dehors de laquelle existe une troisième couche mince qui est grise.

Composition chimique: 1° noyau, acide urique avec trace d'urate d'ammoniaque et de magnésie; 2° couche moyenne, acide urique avec trace d'urate d'ammoniaque; 3° couche externe, urate d'ammoniaque pur.

N° 272. — Calcul d'acide urique et d'urate d'ammoniaque en couches distinctes.

Moitié d'un petit calcul oblong, ayant à son centre un noyau volumineux de substance jaune, formé de couches concentriques régulières, en dehors desquelles existe une couche grisâtre, entourée elle-même d'une couche blanche.

Composition chimique: 1° noyau, acide urique et trace d'urate de magnésie; 2° couche grise, urate d'ammonique; 3° couche blanche, phosphate de chaux avec trace de carbonate et de phosphate ammoniaco-magnésien.

N° 273. — Calcul d'acide urique et d'urate d'ammoniaque en couches distinctes.

Petit calcul, du volume et de la forme d'une grosse amande, qui a été extrait de la vessie d'un enfant de 7 ans. Au centre existe un noyau assez volumineux, d'un jaune clair, entouré d'un cercle gris cendré, lequel est lui-même recouvert d'une couche d'un blanc sale.

Composition chimique : 1° noyau, acide urique ; 2° couche moyenne, urate d'ammoniaque avec trace d'acide urique et de phosphate de chaux ; 3° couche externe, phosphate de chaux avec trace d'urate d'ammoniaque et de phosphate ammoniaco-magnésien.

N° 274. — Calcul d'acide urique et d'urate d'ammoniaque en couches distinctes.

Calcul oblong assez volumineux ; il a 5 centimètres 1/2 de longeur et 9 de circonférence. Ce calcul est comprimé latéralement, d'un blanc grisâtre à l'extérieur ; il est composé intérieurement de trois couches distinctes. La plus interne, qui constitue un gros noyau, est d'un jaune foncé ; la seconde est d'un gris de silex et la couche périphérique d'un brun sale.

Composition chimique : 1° noyau, acide urique avec trace d'urate d'ammoniaque ; 2° couche grise, urate d'ammoniaque ; 3° couche externe, phosphate ammoniaco-magnésien, trace d'urate d'ammoniaque et de phosphate de chaux.

N° 275. Calcul d'acide urique et d'urate d'ammoniaque en couches distinctes.

Moitié d'un petit calcul oblong, ayant à son centre un noyau jaunâtre, entouré d'un cercle gris cendré, entouré lui-même d'une couche blanche.

Composition chimique : 1° noyau, acide urique, trace d'urate d'ammoniaque ; 2° couche grise, urate d'ammoniaque, trace de phosphate ammoniaco-magnésien ; 3° couche blanche, phosphate de chaux 50, phosphate, ammoniaco-magnésien 50.

6e Sous-Ordre.

CALCULS D'URATE D'AMMONIAQUE ET DE PHOSPHATES TERREUX EN COUCHES DISTINCTES.

Cinq calculs, nos 264, 276, 277, 278, 279 et 280, se rapportent au 6e sous-ordre.

No 276. — Calcul d'urate d'ammoniaque et de phosphates terreux en couches distinctes.

Moitié d'un petit calcul oblong, très rugueux à sa surface, ayant à son centre un noyau volumineux, formé de couches concentriques, d'un aspect grisâtre, et entouré d'une lamelle mince d'un blanc sale.

Composition chimique: 1° noyau, urate d'ammoniaque 50; oxalate de chaux 50, trace de phosphate de chaux; 2° couche blanche, phosphate de chaux 75; phosphate ammoniaco-magnésien 25.

No 277. — Calcul d'urate d'ammoniaque et de phosphates terreux en couches distinctes.

Moitié d'un calcul ovoïde ayant à son centre un noyau assez volumineux, composé de couches concentriques d'un gris sale, autour desquelles existe une couche brune, entourée elle-même d'une mince couche blanche.

Composition chimique: 1° noyau, urate d'ammoniaque; 2° couche brune, acide urique 40; urate d'ammoniaque 40; oxalate de chaux 20.

No 278. — Calcul d'urate d'ammoniaque et de phosphates terreux en couches distinctes.

Moitié d'un calcul ovoïde qui a 43 millimètres dans son grand axe et 34 dans le diamètre transversal. Le centre, qui constitue la masse principale de cette pierre, est composé de couches concentriques, assez denses, et d'une teinte jaune grisâtre; à l'extérieur existe une couche blanche, d'une épaisseur de 5 centimètres, et dont la périphérie présente une multitude de petites cavités analogues à celles de la pierre ponce.

Composition chimique: 1° noyau gris, urate d'ammoniaque 96; oxalate de chaux 3; phosphate de chaux 1, avec trace d'acide urique et de phosphate ammoniaco-magnésien; 2° couche blanche, phosphate de chaux 60; oxalate de chaux 35; urate d'ammoniaque 5.

N° 279. — Calcul d'urate d'ammoniaque et de phosphates terreux en couches distinctes.

Calcul oblong d'un assez gros volume; il a 7 centimètres dans son plus grand diamètre et 5 dans son plus petit. Sa masse centrale est disposée en couches concentriques séparées par des espaces celluleux larges, formant de véritables cavités qui, au moment de l'extraction opérée par M. Leroux, contenaient de l'urine; ces couches sont d'un gris jaunâtre et entourées d'une légère couche blanche.

Composition chimique: 1° partie centrale, urate d'ammoniaque, trace d'oxalate, de phosphate de chaux et ammoniaco-magnésien; 2° couche blanche, phosphate ammoniaco-magnésien 75; phosphate de chaux 25; trace d'urate d'ammoniaque et d'oxalate de chaux.

N° 280. — Calcul d'urate d'ammoniaque et de phosphates terreux en couches distinctes.

Moitié d'un petit calcul oblong, ayant à son centre un noyau dont la cristallisation est grenue et sans régularité; il est entouré d'une couche épaisse, blanche, composée de lamelles concentriques.

Composition chimique: 1° noyau, urate d'ammoniaque; 2° couche blanche, phosphate ammoniaco-magnésien, 75; phosphate de chaux, 25; trace de carbonate de chaux.

7e *Sous-Ordre.*

CALCULS D'URATE DE MAGNÉSIE ET DE PHOSPHATES TERREUX EN COUCHES DISTINCTES.

Le musée contient six pièces, nos 222, 234, 281, 282, 283 et 284, qui se rapportent à ce 7e sous-ordre. Les deux premières pièces sont déclassées.

N° 281. — Calcul d'urate de magnésie et de phosphates terreux en couches distinctes.

Moitié d'un calcul oblong, très granuleux à sa surface, qui est blanc gris. Il présente à son centre un noyau d'un jaune grisâtre volumineux, entouré d'une couche d'un gris blanc, surtout épaisse au niveau de son grand axe.

Composition chimique : 1° noyau, urate de magnésie, 75 ; oxalate de chaux, 25 ; trace d'acide urique et de phosphate de chaux ; 2° couche blanche, phosphate ammoniaco-magnésien, trace de phosphate et de carbonate de chaux.

N° 282. — Calcul d'urate, de magnésie et de phosphates terreux en couches distinctes.

Moitié d'un calcul de forme oblongue, qui a 6 centimètres dans son plus grand axe et 3 1/2 de diamètre transversal. Ce calcul est mousse à ses deux extrémités ; à son centre, il présente une masse rougeâtre disposée en couches concentriques plus dense au centre et près de la périphérie. A l'extrémité, existe une couche très mince, blanchâtre, grenue et composée de phosphates terreux.

Composition chimique : 1° noyau, urate de magnésie, trace de phosphate de chaux et ammoniaco-magnésien ; 2° couche blanche, phosphate ammoniaco-magnésien, 75 ; phosphate de chaux, 25 ; trace d'urate de magnésie et d'ammoniaque.

N° 283. — Calcul d'urate de magnésie et de phosphates terreux en couches distinctes.

Moitié d'un énorme calcul, qui avait 17 centimètres de long et 32 de circonférence ; il pesait 1,596 grammes ; il a été retiré après décès, à la Charité, de la vessie de M. Guillaume Larguier, curé de la paroisse de Notre-Dame-de-Lochy, diocèse de Bourges. Entré à l'hopital de la Charité, le 17 juin 1690, M. Larguier était âgé de 47 ans ; il s'était trouvé incommodé dès l'âge de 7 ans. Cette pierre présente à son centre un noyau volumineux de couleur brunâtre, et à sa périphérie une couche assez épaisse d'une matière blanche cristalline.

Composition chimique : 1° noyau, urate de magnésie ; trace de phosphate de chaux et ammoniaco-magnésien, de phosphate et de bicarbonate de chaux; 2° couche blanche, phosphate ammoniaco-magnésien ; trace de phosphate et de bicarbonate de chaux.

N° 284. — Modèle en plâtre du calcul précédent.

8e *Sous-Ordre.*

CALCULS D'OXALATE DE CHAUX, D'ACIDE URIQUE, D'URATE DE MAGNÉSIE, D'AMMONIAQUE ET DE PHOSPHATES TERREUX.

On compte dans le musée 17 pièces qui appartiennent à ce 8e sous-ordre, du n° 285 au n° 296 inclusivement.

N° 285. — Calculs d'oxalate de chaux, d'acide urique, d'urate d'ammoniaque, de magnésie et de sels terreux.

Deux calculs à facettes, d'un blanc jaunâtre, composés de couches concentriques ayant au centre un noyau rouge.

Composition chimique, acide urique, 66; urate d'ammoniaque, 33; trace d'oxalate et de phosphate de chaux.

N° 286. — Calcul d'oxalate de chaux, d'acide urique, d'urate d'ammoniaque, de magnésie et de phosphates terreux.

Moitié d'un petit calcul mûral arrondi, extrait de la vessie d'un enfant de 3 ans 1/2. Sa coupe permet de constater au centre un gros noyau brunâtre, séparé par une substance gris blanc d'une seconde couche brunâtre, à la périphérie de laquelle s'observe une nouvelle couche blanche peu épaisse. Il y a donc eu diverses périodes dans la formation de ce calcul; aussi ne serons-nous pas étonné de le voir composé de plusieurs substances.

Composition chimique : oxalate de chaux, 75; urate d'ammoniaque, 25; trace d'acide urique et de phosphate de chaux.

287. — Calcul composé d'oxalate de chaux, d'acide urique, d'urate d'ammoniaque, de magnésie et de phosphates terreux.

Moitié d'un calcul arrondi, composé à son centre d'un noyau brunâtre, contenant de grandes proportions d'oxalate de chaux ;

à la périphérie existent de nombreuses couches lamellaires d'un aspect jaunâtre.

Composition chimique : 1° noyau, oxalate de chaux, trace d'urate de magnésie et de phosphate de chaux ; 2° couche externe, urate d'ammoniaque, 75; acide urique, 25; trace d'oxalate et de phosphate de chaux.

N° 288. — Calcul d'oxalate de chaux et de phosphate ammoniaco-magnésien.

Calcul urinaire, extrait de la vessie d'un enfant de 5 ans. Ce calcul, qui a 3 centimètres 1/2 de longueur sur 8 de circonférence, présente à son centre un noyau volumineux, d'un brun grisâtre, disposé en couches concentriques, entouré d'une substance d'un blanc sale.

Composition chimique : 1° noyau, oxalate de chaux, 50 ; urate d'ammoniaque, 50; trace de phosphate de chaux ; 2° couche blanche, phosphate ammoniaco-magnésien, 60; phosphate de chaux, 20; carbonate de chaux, 20.

N° 289. — Calcul d'oxalate de chaux, d'acide urique, d'urate d'ammoniaque, de magnésie et de phosphates terreux.

Moitié d'un calcul ovoïde, qui a quatre centimètres de long sur trente millimètres de large. Ce calcul contient à son centre un petit noyau brun foncé, autour duquel existe une couche assez épaisse et grenue. A la périphérie existe une couche d'un blanc grisâtre.

Composition chimique : 1° noyau, oxalate de chaux, trace d'acide urique; 2° couche grise, urate d'ammoniaque, 60; urate de magnésie, 20, acide urique, 20; trace d'oxalate de chaux; 3° couche phériphérique, phosphate de chaux, 50; phosphate ammoniaco-magnésien, 50.

N° 290. — Calcul composé d'acide urique, d'oxalate de chaux et de phosphates terreux.

Portion peu volumineuse d'un calcul qui a été extrait de la vessie avec succès par la taille. Le malade portait cette pierre depuis 20 ans.

Composition chimique : 1° noyau, acide urique, trace d'urate d'ammoniaque ; 2° couche blanche, phosphate ammoniaco-magnésien; 3° couche externe, oxalate de chaux, trace d'acide urique et de phosphate de chaux.

(M. Larrey.)

N° 291. — Calcul d'acide urique, d'urate d'ammoniaque, d'oxalate de chaux et de phosphates terreux.

Moitié d'un petit calcul extrait de la vessie d'un enfant de 4 ans. Au centre existe un noyau blanc grisâtre, autour duquel existent des couches concentriques d'un gris brun, limitées et terminées à la périphérie par une dernière couche brune et mamelonnée.

Composition chimique : 1° noyau, urate d'ammoniaque ; 2° couche moyenne, acide urique, 40 ; urate d'ammoniaque, 40 ; oxalate de chaux, 20 ; 3° couche externe, oxalate de chaux, trace d'urate d'ammoniaque.

N° 292. — Calcul d'acide urique, d'oxalate de chaux et de phosphate ammoniaco-magnésien.

Moitié d'un calcul oblong, qui a 5 centimètres 1/2 de longueur. Ce calcul, qui est très dense, présente à son centre un noyau du volume d'un petit haricot; une première couche de lamelles concentriques distinctes l'enveloppe. Cette seconde couche est elle-même entourée d'une troisième couche également lamellaire, mais d'un jaune plus clair que la précédente.

Composition chimique : 1° noyau, oxalate de chaux, trace d'urate d'ammoniaque et de phosphate de chaux ; 2° couche moyenne, acide urique, 50 ; urate de magnésie, 50 ; trace d'oxalate de chaux et de phosphate ammoniaco-magnésien ; 3° couche externe, acide urique, trace d'urate d'ammoniaque.

N° 293. — Calcul d'oxalate de chaux, d'urate d'ammoniaque et de phosphate ammoniaco-magnésien.

Moitié d'un petit calcul lenticulaire composé intérieurement de trois substances différentes ; au centre existe un noyau brun entouré d'une couche jaune, qui est elle-même limitée par une couche assez épaisse et grise.

Composition chimique : 1° noyau, oxalate de chaux, trace d'urate de chaux ; 2° couche jaune, urate d'ammoniaque, 50 ; urate de magnésie, 50 ; trace de phosphate ammoniaco-magnésien ; 3° couche grise, urate d'ammoniaque, 50 ; urate de magnésie, 25 ; phosphate ammoniaco-magnésien, 25.

N° 294. — Calcul d'oxalate de chaux, d'urate d'ammoniaque et de phosphate ammoniaco-magnésien.

Moitié d'un calcul urinaire extrait de la vessie d'une femme de 21 ans. Le centre de ce calcul est grisâtre, il contient un noyau entouré d'un cercle plus foncé, en dehors duquel est une couche cendrée, et sur un point de la circonférence de cette dernière, est un amas de substances d'un blanc sale.

Composition chimique : 1° noyau, oxalate de chaux, trace d'urate de magnésie et de phosphate de chaux ; 2° couche cendrée, urate d'ammoniaque, trace d'acide urique, de phosphate de chaux et ammoniaco-magnésien ; 3° couche blanche, phosphate ammoniaco-magnésien.

N° 295. — Calcul d'acide urique, d'oxalate de chaux et de phosphate ammoniaco-magnésien.

Moitié d'un calcul extrait de la vessie d'un enfant de 11 ans. Cette pierre, qui est ovoïde, peu volumineuse, grenue à sa face externe, est composée intérieurement de cinq couches distinctes : une centrale brunâtre, puis ensuite vient une couche jaune, puis un second cercle brun ; un quatrième cercle est gris cendré ; enfin un dernier, périphérique et plus considérable, est blanc.

Composition chimique : 1° noyau, acide urique, trace d'oxalate et de phosphate de chaux ; 2° couche jaune, acide urique ; 3° couche brune, acide urique, 33 ; oxalate de chaux, 33 ; phosphate de chaux, 33 ; 4° couche grise, urate d'ammoniaque ; 5° couche blanche, phosphate de chaux, trace d'urate d'ammoniaque et de phosphate ammoniaco-magnésien.

N° 296. — Calcul d'oxalate de chaux, d'urate d'ammoniaque et de phosphate ammoniaco-magnésien.

Moitié d'un calcul du volume d'un œuf de dinde, ovoïde, et dont la contexture intérieure est très remarquable par le nombre de couches différentes. C'est dans ce calcul que M. Thillaye a signalé l'existence de la silice. Au centre existe un noyau volumineux, dentelé sur les bords, d'un brun foncé ; une seconde couche (*silice*) est plus claire ; une troisième couche est de nouveau plus foncée et entourée extérieurement d'une quatrième couche blanche qui doit être, dans certains points, sous le rapport de la composition chimique, divisée en deux, l'une lamellaire, l'autre rayonnée.

Composition chimique : 1° noyau, oxalate de chaux, trace d'acide urique ; 2° couche jaune, acide urique, trace d'urate d'ammoniaque ; 3° couche brune, urate d'ammoniaque, trace d'acide urique ; 4° couche blanche lamellaire, phosphate ammoniaco-magnésien ; 5° couche bleuâtre, rayonnée ; phosphate de chaux, 50 ; phosphate ammoniaco-magnésien, 50.

ORDRE 3.

Calculs ayant pour noyau un corps étranger.

18 pièces, du n° 297 au 213, se rapportent aux calculs qui ont pour noyau un corps étranger.

N° 297. — Calcul ayant pour noyau un corps étranger.

Balle de fusil extraite de la vessie par l'opération de la taille, le troisième jour de son séjour dans ce viscère. Elle est légèrement incrustée de sels terreux.

N° 298. — Calcul ayant pour noyau un corps étranger.

Portion de sonde de gomme qui s'est brisée dans la vessie ; elle a été extraite par la taille ; déjà des incrustations de sels terreux commençaient à se former.

N° 299. — Calcul ayant pour noyau un corps étranger.

Calcul qui a pour corps étranger un petit tube de terre ; il a été retiré par la taille ; l'incrustation est formée de phosphates terreux.

(M. Dumont, chirurgien à Bernay.)

N° 300. — Calcul ayant pour noyau un corps étranger.

Bout de sonde qui s'est brisée dans la vessie et qui est devenu le noyau d'une incrustation calculeuse.

Composition chimique : phosphate ammoniaco-magnésien, 75 ; phosphate de chaux, 25 ; trace de carbonate de chaux et d'urate de magnésie.

N° 301. — Calcul ayant pour noyau un corps étranger.

Débris de sels terreux qui se sont incrustés sur un bout de sonde de plomb qui s'est brisée dans la vessie ; le malade a été opéré par la taille.

Composition chimique : phosphate ammoniaco-magnésien, 75 ; phosphate de chaux, 25 ; trace d'urate d'ammoniaque et de carbonate de chaux.

(Morand, *mem. Acad. de chir.*, t. III, p. 607.)

N° 302. — Calcul ayant pour noyau un corps étranger.

Morceau de sarment retiré de la vessie, et autour duquel s'était déposée une incrustation calculeuse.

Composition chimique : phosphate ammoniaco-magnésien, 72 ; phosphate de chaux, 20 ; urate de magnésie, 8.

N° 303. — Calcul ayant pour noyau un corps étranger.

Portion d'un calcul vésical qui avait pour noyau une queue de poire. Ce calcul a été extrait de la vessie d'un vieillard de 62 ans.

Composition chimique : phosphate ammoniaco-magnésien, 75 ; phosphate de chaux, 25 ; trace d'acide urique.

N° 304. — Calcul ayant pour noyau un corps étranger.

Petit calcul ovoïde du volume d'un gros œuf de pigeon, grenu à sa surface, blanc à l'intérieur et d'une cristallisation celluleuse. Il a pour noyau une petite tige de bois.

Composition chimique : phosphate de chaux, 66 ; phosphate ammoniaco-magnésien, 33 ; trace d'urate d'ammoniaque et de carbonate de chaux.

N° 305. — Calcul ayant pour noyau un corps étranger.

Incrustation calculeuse qui s'est formée autour d'un tuyau de pipe qui a été introduit dans la vessie.

Composition chimique : carbonate de chaux, 75 ; phosphate de chaux, 25; et trace de phosphate ammoniaco-magnésien.

N° 306. — Calcul ayant pour noyau un corps étranger.

Portion d'un tuyau de pipe introduite dans le canal de l'urèthre, tombée dans la vessie et qui est devenue le noyau d'une incrustation calculeuse.

Composition chimique : phosphate ammoniaco-magnésien, 60 ; phosphate de chaux, 20; carbonate de chaux, 20; trace d'urate d'ammoniaque.

N° 307. — Calcul ayant pour noyau un corps étranger.

Calcul du volume environ d'un petit œuf de poule, contenant à son centre une aiguille d'ivoire qui lui a servi de noyau. Il est rugueux à sa surface extérieure et composé à son intérieur d'une substance blanc grisâtre celluleuse ; sans couche distincte. Il a été extrait de la vessie d'une jeune fille de Parme (Voyez, pour l'observation, les *Mém. de l'Acad. de chir.*, t. III, p. 612.)

Composition chimique : phosphate ammoniaco-magnésien, 60; phosphate de chaux, 40.

N° 308. — Calcul ayant pour noyau un corps étranger.

Bout de bois, probablement un bout de tuyau de pipe qui a été introduit dans la vessie et autour duquel s'est fait un dépôt de phosphate ammoniaco-magnésien.

N° 309. — Calcul ayant pour noyau un corps étranger.

Cette incrustation calculeuse s'est formée autour d'une portion de lardoire de fer qui a longtemps séjourné dans la vessie.

Composition chimique, phosphate ammoniaco-magnésien 90, urate d'ammoniaque 10.

N° 310. — Calcul ayant pour noyau un corps étranger.

Moitié d'un calcul oblong, ovoïde, ayant à son centre une épingle de cuivre. Ce calcul, d'un blanc grisâtre à l'intérieur, présente à la fois l'aspect rayonné et des couches concentriques.

Composition chimique, phosphate ammoniaco-magnésien 66, phosphate de chaux 33, trace de carbonate de chaux.

N° 311. — Calcul ayant pour noyau un corps étranger.

Moitié d'un calcul oblong, volumineux, irrégulier à sa surface et ayant à son centre une grosse épingle de fer. Il est blanc à son intérieur et composé de lamelles concentriques.

Composition chimique, phosphate ammoniaco-magnésien 90, urate d'ammoniaque 10.

N° 312. — Calculs ayant pour noyau un corps étranger.

Calculs urinaires multiples, extraits, pendant la vie, de la vessie d'une femme, cinq ans après une grossesse dont le produit était resté dans l'abdomen. Au centre de ces calculs se reconnaissent très distinctement des portions osseuses assez bien développées.

Composition chimique, phosphate de chaux 75, carbonate de chaux 25, trace de phosphate ammoniaco-magnésien.

N° 313. — Calcul ayant pour noyau un corps étranger.

Moitié d'un calcul ovoïde, grenu à l'extérieur, composé intérieurement de couches concentriques assez compactes, d'un jaune rougeâtre, et ayant pour centre une épingle.

Composition chimique, acide urique avec trace d'urate et de phosphate de chaux.

N° 314. — Tableau contenant une collection de calculs urinaires divers.

(Professeur J. Cloquet.)

N° 315. — Tableau contenant une collection de calculs vésicaux prostatiques et des graviers.

(Professeur J. Cloquet.)

N° 316. — **Tableau contenant une collection de calculs vésicaux et rénaux divers.**

(Professeur J. Cloquet.)

N° 317. — **Tableau contenant une collection de calculs vésicaux et diverses espèces de gravelles urinaires.**

(Professeur J. Cloquet.)

N° 318. — **Tableau contenant une collection de divers calculs urinaires.**

(Professeur J. Cloquet.)

Article 4.

LÉSIONS DIVERSES DE LA VESSIE

J'ai réuni dans cet article deux pièces intéressantes qu'il m'était difficile de classer dans le cadre que je me suis imposé. Ces pièces sont : n°s 319 et 320. La première est un exemple rare de tumeur fibreuse de la vessie.

N° 319. — **Vessie avec la verge ; tumeur fibreuse de la vessie.**

Sur cette pièce on constate qu'il naît sur le côté gauche de la vessie, près du col, une tumeur fibreuse pédiculée, qui traverse le trou obturateur et vient faire saillie à la partie interne de la cuisse ; la tumeur, qui a le volume du poing, a été incisée pour montrer sa structure fibreuse. Cette pièce est malheureusement sans renseignements.

(M. Leroy d'Etiolles, 1842.)

N° 320. — **Modèle en cire de la vessie avec une partie du bassin ; altération des parois de la vessie.**

Il est aujourd'hui, sur cette représentation en cire de la vessie, impossible de préciser la nature exacte de la lésion que l'on a figurée.

On constate que les parois vésicales ont acquis une épaisseur considérable, près de 3 centimètres. Cette augmentation de volume paraît due à la tunique musculeuse et muqueuse, qui est ulcérée dans certains points et est d'une couleur noirâtre ; il s'agit probablement d'une lesion tuberculeuse ou cancéreuse.

(Professeur Dupuytren, *Bull. de la Fac.*, 1807, p. 111.)

Article 5.

FONGUS DE LA VESSIE

Vingt-sept pièces, du n° 321 au n° 348 inclusivement, sont relatives aux fongus de la vessie. Toutes les variétés de fongus sont à peu près représentées dans le musée. Comme types principaux, je signalerai la pièce n° 323 et celle n° 325, que M. Voillemier considère comme le premier degré des fongus qui se pédiculisent consécutivement.

N° 321. — Vessie ; fongus.

Portion de la vessie d'un homme de 63 ans. Les reins présentaient les caractères assignés par M. Martin-Solon, au deuxième degré de l'albuminurie. Il existe sur la vessie, à 3 centimètres en arrière et en dehors de l'orifice de l'uretère droit, une végétation vésiculeuse, molle, pulpeuse, demi transparente et pédiculée; qui était manifestement vasculaire ; elle se continue avec la membrane muqueuse dont elle est une dépendance. Les symptômes offerts par le malade furent une hématurie qui a commencé trois ans avant la mort; elle se répétait fréquemment et l'écoulement du sang était considérable.

(M. Hélie, *Soc. anat.*, 1838, p. 101.)

N° 322. — Vessie ; fongus du col.

On constate sur cette pièce, au niveau du col de la vessie, une végétation fongueuse à large base ; de plus, la vessie, à l'exception de son trigône, présente un grand nombre de cellules séparées par des colonnes qui sont très saillantes.

(M. Leroy d'Etiolles, 1842.)

N° 323. — Vessie avec la prostate et la verge ; fongus.

La vessie, dont les parois sont un peu hypertrophiées, présente sur le côté droit, au niveau de l angle supérieur du trigône, deux tumeurs pédiculées, distantes l'une de l'autre d'environ un centimètre. La muqueuse vésicale a été incisée à ce niveau pour montrer que le pédicule de ces tumeurs a pour point d'insertion la muqueuse de la vessie.

Ces deux tumeurs s'épanouissent dans la cavité vésicale sous forme d'un chevelu très fin, en grande partie formé de vaisseaux très déliés. Ce sont deux très beaux types de fongus pédiculés de la vessie.

(M. Voillemier.)

N° 324. — Vessie avec la verge ; fongus de la vessie.

La vessie, qui offre un grand nombre de petites cellules, présente au niveau de son col une véritable couronne de fongus peu profondément ulcérés, et qui circonscrivent l'orifice vésical.

L'urèthre, dans sa portion membraneuse et au collet du bulbe, présente un rétrécissement très prononcé qui devait être à peu près infranchissable.

(M. Voillemier.)

N° 325. — Vessie avec la prostate et l'urèthre ; fongus de la vessie.

La vessie présente une hypertrophie notable de ses parois. Au niveau du col existe un bourrelet formé par de nombreuses végétations polypeuses sessiles, que M. Voillemier a considérées comme le premier degré des fongus qui se pédiculisent consécutivement.

La prostate est aussi très hypertrophiée dans toute son étendue, mais l'hypertrophie est néanmoins plus prononcée à gauche, d'où résulte une déviation de l'urèthre à droite. La portion membraneuse de l'urèthre présente en outre un rétrécissement fibreux assez accusé.

(M. Voillemier.)

N° 326. — Vessie avec la prostate; fongus de la vessie.

La vessie est un beau type de vessie à cellules; elles sont profondes et nombreuses. On observe sur cette vessie, à droite, aux angles supérieurs et inférieurs du trigône, et à gauche, au niveau de l'angle inférieur seulement, trois tumeurs saillantes pédiculées, qui sont des fongus de la vessie. Les tumeurs de droite sont plus vasculaires, surtout la supérieure, que le fongus de gauche. La tumeur supérieure droite présente un chevelu très fin.
(M. Voillemier.)

N° 327. — Vessie avec la prostate; fongus de la vessie.

La vessie présente, au niveau de son bas-fond, un certain nombre de cellules peu accusées, peu profondes. Au niveau du col, il existe un grand nombre de petites tumeurs sessiles qui sont des polypes de la muqueuse vésicale au début. Ces tumeurs, qui siègent principalement au niveau du col de la vessie, devaient gêner l'émission de l'urine. La prostate a son volume normal.
(M. Voillemier.)

N° 328. — Vessie avec la verge; fongus de la vessie.

La vessie, dans sa paroi postérieure, est le siège de deux énormes fongus qui sont légèrement pédiculés et épanouis à la surface de la muqueuse.

L'urèthre, dans toute sa longueur, à l'exception de la portion qui correspond au gland, est très rétréci. La muqueuse est en grande partie détruite, et dans certains points, à sa surface, on observe de petites masses fongueuses, dont une est surtout très accusée au niveau du collet du bulbe.
(M. Voillemier.)

N° 329. — Vessie, pubis et verge; fongus de la vessie.

La vessie présente un fongus de sa paroi supérieure, développé au-dessous et en arrière d'un orifice situé au-dessus du pubis et qui résulte, très probablement d'une perforation spontanée de la face antérieure de la vessie; abcès pré-vésical.

La portion spongieuse de l'urèthre présente un rétrécissement notable avec fistules urinaires multiples.
(M. Voillemier.)

N° 330. — Vessie avec la prostate et la verge ; fongus de la vessie.

La vessie, qui présente une assez grande amplitude, est le siège de plusieurs fongus. Le plus volumineux, qui égale environ une châtaigne, est situé à la base du trigône vésical. Deux plus petits se rencontrent au niveau du bas-fond; enfin, deux autres également peu volumineux, sont situés près du col de la vessie. Ce qui permet de reconnaître cinq de ces tumeurs fongueuses dans la vessie.

(M. Voillemier.)

N° 331. — Vessie ; fongus.

La vessie, dans toute son étendue, est le siège d'une hypertrophie assez considérable des parois, qui ont environ 1 centimètre 1/2 d'épaisseur. La muqueuse, en grande partie ulcérée, présente au niveau du col un fongus volumineux qui fait saillie dans la cavité.

(M. Leroy d'Etiolles, 1842.)

N° 332. — Vessie ; fongus de la vessie.

Sur cette pièce, la muqueuse de la face antérieure de la vessie est ulcérée, végétante. Il existe un large fongus qui devait produire de nombreuses hémorrhagies.

(Professeur Corvisart, 1799.)

N° 333. — Modèle en cire de la pièce précédente d'une volumineuse tumeur fongeuse de la paroi antérieure de la vessie.

(Professeur Corvisart, 1799.)

N° 334. — Seconde représentation en cire de la pièce n° 332, de fongus ulcéré de la paroi antérieure de la vessie.

(Professeur Corvisart, 1799.)

N° 335. — Vessie; fongus.

Cette pièce, en assez mauvais état de conservation, montre

que la muqueuse de la face postérieure de la vessie est végétante, ulcérée, couverte de nombreux fongus qui sont flottants. Les parois vésicales sont hypertrophiées assez notablement. Cette pièce a été recueillie sur une femme de 61 ans, qui, à plusieurs reprises, avait eu des hématuries.

(M. Figuierre, *Soc. anat.*, 1842, t. XVII, p. 22.)

N° 336. — Modèle en cire de la paroi inférieure du tronc avec la moitié latérale gauche du bassin ; cancer de la vessie.

Sur cette pièce, la vessie est représentée avec une hypertrophie assez considérable des parois, et divisée en nombreuses cellules avec des colonnes saillantes.

Au niveau du bas-fond, est figurée une tumeur lisse, arrondie, du volume d'un gros œuf de pigeon, et qui a été considérée par M. Antoine Dubois comme étant de nature cancéreuse. Il est probable que cette tumeur obstruait les orifices des deux uretères, car ils sont représentés très dilatés, très flexueux, ainsi que les calices.

(Professeur Dubois, 1802.)

N° 337. — Vessie; fongus de la vessie.

La vessie est le siège d'une hypertrophie assez notable; il existe à sa paroi postérieure une tumeur volumineuse, arrondie, qui égale environ un œuf de poule. Cette tumeur, qui est légèrement pédiculée, naît de la muqueuse ; sa surface dans certains points est ulcérée, elle est très vasculaire et avait très probablement déterminé des hémorrhagies. Cette pièce est malheureusement sans renseignements.

(M. Leroy d'Etiolles, 1842.)

N° 338. — Masse polypeuse extraite de la vessie d'une jeune fille.

Ce pièce provient d'une petite fille de 22 mois, qui éprouva d'abord des difficultés à uriner, en même temps qu'elle avait des envies fréquentes comme les calculeux. Dans les efforts fréquents que faisait l'enfant pour uriner, on voyait saillir à l'orifice de l'urèthre, un corps charnu que le passage de la sonde avait reconnu dans la vessie. On songea alors à enlever ce polype qui gênait l'émission des urines. La tumeur fut enlevée à l'aide d'un serre-nœud qui en effectua la section ; elle fût expulsée une demi-heure après l'opération.

La partie enlevée et expulsée après l'opération a été conservée; ces deux parties pesaient ensemble *quinze grammes;* examinées par M. le docteur Cornil, elles donnèrent le résultat suivant : le tissu était d'apparence polypeuse et de nature fibreuse, fort riche en vaisseaux. La portion antérieure engagée dans le canal, était gangrenée par suite de la compression du col de la vessie ; elle présentait une couleur feuille morte et paraissait desséchée. Quoique la couche superficielle fût seule mortifiée, la coupe ne présentait pas de sang dans cette partie ; dans le reste de la portion enlevée jusqu'au pédicule qui avait été coupé obliquement, on retrouvait l'apparence congestionnée et tremblottante des polypes.

A l'examen microscopique, fait trois heures après l'excision, on remarquait un réseau vasculaire serré, à capillaires dilatés et pleins de sang; le tissu fondamental était composé par des éléments conjonctifs et une quantité considérable de cellules et de noyaux embryoplastiques, les uns ronds, les autres ovoïdes, tous de formation récente, indiquant un tissu jeune, d'une évolution et d'un accroissement rapides. Traités par l'acide acétique, les fibrilles de ce tissu conjonctif disparaissent et ne laissent plus que des noyaux embryoplastiques de formes diverses et sans nucléoles.

L'enfant est mort 7 jours après l'opération.

(M. Guersant, *Soc. de Chir.*, 1868, 2e série, t. IX, p. 9.)

N° 339. — Dessin d'une masse polypeuse.

Ce dessin est destiné à représenter la pièce précédente, n° 338. Le dessin supérieur représente la portion engagée dans le canal de l'urèthre et sectionnée à l'aide de l'écrasement linéaire.

Le second dessin, situé au-dessous, montre la portion qui était contenue dans la vessie et qui a été expulsée après l'opération ; les pièces naturelles sont disposées dans un ordre identique.

(M. Guersant, *Soc. de chir.*, 1868, 2e série, t. IX, p. 9.)

N° 340. — Vessie ; fongus de la vessie.

Sur cette pièce, il existe une diminution de capacité de la vessie, en même temps que les parois sont notablement hypertrophiées. La muqueuse de la paroi vésicale postérieure est en grande partie ulcérée, et à la surface, existent des végétations d'une couleur brune, fongus de la vessie, qui avaient probablement donné lieu à une hémorrhagie. Cette pièce est malheureusement sans renseignements.

(Professeur Nélaton, 1853.)

N° 341. — Vessie; fongus de la vessie.

Cette vessie provient d'un vieillard, qui avait eu, à plusieurs reprises, des hémorrhagies. Sur la paroi postérieure gauche de la vessie, on constate l'existence d'une tumeur du volume d'une petite noix ; cette tumeur est mollasse, fongueuse, et recouverte d'une couche grisâtre de phosphates calcaires. A côté se voient plusieurs tumeurs fongueuses, également recouvertes de plaques calcaires, et présentant un chevelu très évident.

Ces tumeurs ressemblent manifestement à des fongus, quoique M. Potain se soit demandé s'il ne s'agissait point d'un papillioma.

(Professeur Potain, *Soc. anat.*, 1864, 2e série, t. IX, p. 60.

N° 342. — Vessie ; fongus de la vessie.

La vessie, qui a une capacité considérable, en même temps qu'elle est hypertrophiée, présente, au niveau de son bas fond, un vaste champignon, qui fait, sur la muqueuse voisine, un relief de 1 centimètre 1/2. Dans ce point, la muqueuse qui est ulcérée, présente un grand nombre de fongosités. Sur le côté droit de la tumeur, et au niveau de ses limites, se trouve l'orifice de l'uretère. A gauche, l'uretère est compris dans une petite masse indépendante de la tumeur principale. On retrouve également disséminés, sur différents points de la vessie, de petits fongus, peu volumineux, pédiculés.

(Profeseeur A. Bérard, 1842.)

N° 343. — Vessie avec le pubis; fongus de la vessie.

Cette pièce provient d'une femme. La vessie, peu volumineuse, a ses parois très hypertrophiées. Il existe à sa face interne, à la partie postérieure, une tumeur du volume d'un petit œuf de poule qui s'étend un peu plus du côté gauche, d'où il résulte que l'uretère correspondant se trouve compris dans la tumeur.

La surface de cette masse, qui est assez consistante, est fongueuse et ulcérée, ce qui lui donne un aspect villeux. A côté, n° 344, existe un rein provenant du même individu ; il est notablement atrophié, dans sa substance corticale, tandis que les calices et le bassin sont dilatés. Il est probable que c'est le rein gauche, dont nous avons vu l'orifice vésicale de l'uretère être

envahi par la masse fongueuse. L'utérus, qui a été conservé, est normal dans son corps et son col, ainsi que le vagin.
(M. Lenoir, 1837.)

N° 344. — Rein de la pièce précédente.

Ce rein est notablement atrophié et le bassin et les calices sont très dilatés, ce qui résulte très probablement des obstacles apportés au cours des urines.
(M. Lenoir, 1837.)

N° 345. — Vessie; fongus de la vessie.

Cette pièce est d'origine inconnue. La vessie présente une hypertrophie assez considérable de ses parois; au niveau du bas-fond existe une tumeur très volumineuse, pédiculée, pyriforme, qui fait saillie dans la cavité vésicale; elle a environ le volume du poing, et elle paraît naître spécialement de la muqueuse. La surface de cette tumeur est chagrinée. Il s'agit ici évidemment d'une masse fongueuse plutôt que d'un sarcome.

N° 346. — Vessie avec la verge; fongus de la vessie.

Cette pièce est sans renseignements; mais on observe sur la muqueuse, à la face postérieure de la vessie, un grand nombre de petites tumeurs isolées, légèrement pédiculées, du volume et de l'aspect d'une framboise. Ce sont des fongus d'aspect très vasculaire. La cavité vésicale paraît aussi avoir diminué de capacité, en même temps que les parois sont hypertrophiés.

N° 347. — Vessie avec le pubis et la verge; fongus de la vessie.

Cette pièce provient d'un homme de 66 ans, qui, pendant longtemps, avait eu un écoulement involontaire des urines. La vessie s'élevait souvent jusqu'à l'ombilic, sans contenir une grande quantité d'urine, car une ponction de la vessie ne donna issue qu'à deux ou trois cuillerées d'urine; à peine s'il existait une cavité.

A l'autopsie, l'incision de la vessie donna lieu à un flot de matière putlacée, caséeuse. Les parois de la vessie, dans presque toute leur étendue, en avant, en arrière, sur les côtés, sont couvertes de végétations épaisses souvent de 3 centimètres, peu consistantes et très vasculaires. Ces végétations proéminent, sous forme de polype, dans la cavité de la vessie, qui est notablement rétrécie. Un seul point du réservo-urinaire est resté intact au milieu de cette vaste altération; il est situé à la partie postérieure et supérieure; il occupe un espace de 4 centimètres de long sur 3 de large; on y aperçoit des cellules et des colonnes charnues. Cette altération s'arrête aussi par une ligne brusque à l'orifice de l'urèthre.

Cette lésion a été considérée, à cette époque, comme un cancer encéphaloïde; mais il me paraît qu'il s'agit plutôt ici d'un fongus simple, car l'examen de tous les autres organes a montré qu'ils étaient sains. Nulle part, il n'a été trouvé de tumeurs cancéreuses.

(M. Maisonneuve, *Soc. anat.*, 1846, t. XXI, p. 55.)

N° 348 — Vessie avec l'urèthre; fongus de la vessie avec un calcul volumineux.

Cette pièce provient d'un homme de 50 ans, qui avait été atteint, à plusieurs reprises, d'hématuries intenses, avec douleurs vives et tenesme vésical. La vessie, très distendue, remontait jusqu'à l'ombilic.

Le bulbe, sur cette pièce, présente un volume considérable : il a 6 centimètres dans son diamètre antéro-postérieur, et 2 centimères 1/2 pour le transversal. Mais c'est la vessie qui doit particulièrement intéresser. Elle est largement dilatée et affecte une forme oblongue ayant 20 centimètres dans son grand diamètre, et 13 dans le diamètre transversal; encore ces dimensions correspondent-elles à l'état de vacuité, les deux moitiés étant appliquées l'une contre l'autre.

Il existe, dans sa cavité, un calcul du volume d'un gros œuf de poule, pesant 152 grammes, et offrant 6 centimètres et demi dans son plus grand diamètre, et à peu près 5 centimètres 1/2 dans son diamètre transversal.

Le péritoine, qui entoure la vessie, est comme à l'état normal; seulement le tissu cellulaire sous-séreux est parcouru par de grosses veines variqueuses, plus abondantes à droite qu'à gauche, et affectant une direction antéro-postérieure oblique.

La tunique musculaire est hypertrophiée dans toute l'étendue du réservoir urinaire, mais plus à gauche qu'à droite.

La muqueuse offre çà et là une coloration rouge sombre ou bleuâtre, qui atteste l'injection des capillaires veineux sous-jacents.

Enfin, et c'est là la lésion la plus remarquable, la face latérale droite est recouverte intérieurement de végétations flottantes qui s'insèrent sur cette paroi dans une étendue circonférentielle de

24 centimètres. En avant et en arrière, elles s'arrêtent juste sur la ligne médiane; en bas, elles atteigent le voisinage de la prostate; en haut, elles laissent visible une assez grande portion de muqueuse, bleuâtre antérieurement, rougeâtre et injectée en arrière.

Cette sorte de végétation polypiforme exhalait une odeur fétide; elle est dure dans certains points; dans d'autres, sa mollesse pouvait se comparer à la substance cérébrale qui entoure les anciens foyers apoplectiques; elle affectait des variations de couleur, ainsi que des variations de densité; ici d'un bleu livide, là d'un jaune puriforme; on trouve combinée avec son tissu une certaine substance qui ressemble à de la fibrine ancienne. Le reste était une bouillie formée de tissu cellulaire, de pus et de détritus sanguins; enfin, au niveau de l'implantation de cette masse morbide, la tunique musculaire est comparativement amincie. Voir, pour les détails, l'observation.

(M. Demarquay, *Soc. anat.*, 1862, 2e série, t. VII, p. 3.)

Article 6.

CANCER DE LA VESSIE

Deux pièces seulement, nos 349 et 350, se rapportent à cette lésion, ce qui prouve qu'elle est rare.

N° 349. — Vessie avec les uretères et les reins; cancer de la vessie.

Cette pièce provient d'un homme. La vessie, dans sa totalité, est envahie par un dépôt de cancer encéphaloïde qui a effacé toute sa cavité, excepté cependant à la partie postérieure, au niveau de l'insertion des uretères, où l'on trouve encore un rudiment de cavité qui pouvait contenir quelques gouttes d'urine. Le col vésical était encore perméable. La substance corticale du rein, des deux côtés, est atrophiée, mais principalement du côté droit, tandis que le bassinet est très dilaté, ainsi que les uretères qui se trouvaient incomplètement oblitérés au niveau de leur insertion vésicale.

(Professeur Rostan, 1837.)

N° 350. — Vessie avec le pubis ; cancer de la vessie.

Sur cette pièce, qui est sans renseignements, on constate que la totalité des parois de la vessie, comme sur la pièce n° 349, est envahie par une masse cancéreuse, probablement de nature encéphaloïde, qui a réduit de beaucoup la cavité. Il s'agit ici d'un cancer interstitiel des parois vésicales.

CHAPITRE III

Lésions de la verge et de l'urèthre.

Cinquante-deux pièces, du n° 351 au n° 402 inclusivement, se rapportent à ce chapitre, que je diviserai en deux articles distincts, à savoir : 1° lésions diverses de la verge et de l'urèthre, dont chacune n'auront qu'un, deux ou trois spécimens, au plus ; 2° rétrécissements de l'urèthre ; 3° cancers de la verge.

ARTICLE PREMIER

LÉSIONS DIVERSES DE LA VERGE ET DE L'URÈTHRE

Ce premier article comprend dix-neuf pièces, du n° 351 au n° 369 inclusivement. La pièce n° 351 est un exemple de bifidité du gland avec hypospadias. Les pièces n°s 352 et 353 sont des exemples d'hypospadias du gland, et les pièces n°s 354 et 355 d'épispadias sans exstrophie de la vessie ; ces dernières ont été décrites avec les lésions de la vessie. La pièce n° 356 est un modèle en plâtre destiné à montrer la destruction complète de la paroi inférieure de l'urèthre, et peut simuler un hypospadias scrotal.

Les pièces nos 357, 358 et 359 sont, les deux premières, les débris, et, la troisième, la bague d'un tuyau de pompe à incendie, dans l'orifice de laquelle un individu avait introduit sa verge. La pièce n° 360 est un cas de gangrène du gland; celle n° 351 est un modèle en cire d'un calcul engagé dans l'urèthre.

Les pièces nos 362, 363, 364 et 365 sont des exemples de ruptures ou de plaies de l'urèthre. La pièce n° 366 est un rétrécissement très considérable de l'orifice du prépuce; celle n° 367 est très remarquable; c'est une production osseuse qui s'est développée dans la portion spongieuse de l'urèthre. La pièce n° 368 est un exemple de suppuration du corps caverneux, et celle n° 369, de poche uréthrale.

N° 351. — Portion de la vessie avec la verge; bifidité du gland avec hypospadias du gland et fistules urètro-périnéales.

Sur cette pièce se présente une lésion très probablement congénitale; on observe une bifidité du gland qui est divisé, par une fente longitudinale, en deux parties latérales à peu près égales en volume; la moitié gauche est cependant un peu plus volumineuse et plus longue. Il existe aussi un hypospadias; l'urèthre s'ouvre à la base du gland. Cet individu était, en outre, affecté de plusieurs fistules uréthro-périnéales; elles sont au nombre de trois, et leur trajet sur cette pièce est indiqué par des tubes de verre de diverses couleurs.

(M. Poumet, 1844.)

N° 352. — Pubis avec la verge; hypospadias du gland.

La verge, qui est préparée par dessiccation, a sa conformation normale; l'urèthre s'ouvre à la base du gland au point d'insertion du frein qui n'existait pas.

(M. Barth, 1840.)

N° 353. — Modèle en plâtre d'une verge; hypospadias du gland.

Sur ce modèle en plâtre, qui représente la verge dans une

demi-érection et le scrotum, on constate qu'il existe un hypospadias du gland dans lequel on a passé une sonde.

(Professeur Dolbeau.)

N° 354. — Vessie avec le pubis et la verge; épispadias sans exstrophie de vessie.

Cet exemple d'épispadias, sans exstrophie de vessie, a été observé sur un enfant de 12 ans, mort par accident. Lorsqu'il voulait rendre ses urines, il était obligé de s'accroupir à la manière des femmes. Le pénis, qui avait environ 10 à 12 lignes de long, était conoïde ; la base du cône correspondait au gland, qui était imperforé et dépourvu de prépuce. On voit sur cette pièce, la symphyse étant divisée, que l'urèthre est complet en arrière, tandis que, en avant, sa paroi supérieure manque, et il est constitué par une gouttière creusée sur la face supérieure du pénis. Les deux testicules existaient : celui de gauche n'était pas encore descendu dans le scrotum.

(Professeurs Percy et Breschet, *Bull. de la Fac.*, t. III, p. 320.

N° 355. — Modèle en cire d'un épispadias, sans exstrophie de vessie.

Sur cette représentation en cire, qui a été modelée sur un homme de 26 ans, on constate que la verge, qui est assez bien développée quant au volume, présente, à sa partie supérieure, une gouttière qui est comme creusée entre les deux corps caverneux. Il n'existe point d'exstrophie de la vessie ; l'extrémité postérieure de l'urèthre s'engage au-dessous de l'arcade du pubis pour gagner la vessie.

A 2 centimètres de l'extrémité antérieure de la verge existe une bride de 2 millimètres de large qui relie en ce point les deux côtés de la gouttière uréthrale.

(Professeur Blandin, 1848.)

N° 356. — Modèle en plâtre de la destruction de la paroi inférieure de l'urèthre.

Ce moulage a été pris sur un jeune berger qui, très probablement, par suite de mauvaises habitudes (c'est, au moins, ainsi que la pièce a été indiquée par Dupuytren), avait produit une destruction, une usure complète de la paroi inférieure de l'urèthre, jusqu'à la racine des bourses. A ce niveau, comme dans l'hypospadias scrotal, existe l'orifice de l'urèthre.

(Professeur Dupuytren.)

N° 357. — Tuyau de pompe à incendie, dans lequel avait été introduite la verge.

Un instituteur, selon son expression, avait, dit-il, introduit maladroitement son pénis dans un double ajustage de pompe à incendie. Cet instituteur a conservé cet ajustage depuis le jeudi matin jusqu'au dimanche, c'est-à dire pendant plus de trois jours.

Le gland s'était considérablement tuméfié ; il avait acquis le volume de ces petits ballons rouges, gonflés par le gaz, et que l'on vend 10 centimes. En pressant le gland, le malade parvenait à rendre quelques gouttes d'urine. La bague et le tuyau étaient profondément pénétrés dans la peau qui s'était gonflée aux deux extrémités. Pour débarrasser ce malheureux patient, il a fallu huit heures pour limer cette masse de cuivre qui a dû être divisée en quatre morceaux que l'on voit sur cette pièce.

(M. Hardon, 1867.)

N° 358. — Dessins des diverses parties des pièces précédentes, n° 357, après leur section.

(M. Hardon, 1867.)

N° 359. — Tuyau de pompe semblable à celui qui a servi à l'introduction de la verge, avant la section.

(M. Hardon, 1867.)

N° 360. — Portion de la verge et de l'urèthre; gangrène du gland.

Cette portion de la verge est préparée par dessiccation. On constate que le gland manque complètement ; il est détaché de la verge et de l'urèthre qui est resté ouvert. Le gland est tombé gangrené à la suite d'un paraphimosis vénérien et a été éliminé.

(M. Dufour, 1855.)

N° 361. — Modèle en cire du scrotum et de la verge; calcul engagé dans l'urèthre.

Sur cette pièce on a représenté une déformation considérable de la verge et du scrotum d'un jeune enfant, consécutive à la présence d'un calcul qui était engagé dans l'urèthre. L'enfant est mort à la suite des tentatives d'extraction du calcul.

(Professeur Dubois, *Bull. de la Fac.*, t III, p. 508.)

N° 362. — Vessie avec la prostate et la verge; rétrécissement par suite de rupture de l'urèthre.

Cette pièce provient d'un homme de 58 ans, qui est tombé environ de la hauteur de 1 mètre. Il y avait eu déchirure de l'urèthre avec épanchement considérable de sang dans l'épaisseur du périné et uréthrorrhagie pendant deux jours. Pendant deux années que le blessé vécut avec son accident, il urina avec une difficulté toujours croissante. Il n'a subi aucun traitement pour cette infirmité.

On constate sur cette pièce, au niveau de la portion membraneuse, l'existence d'un rétrécissement qui a été produit par la rupture de l'urèthre. Du côté de l'intérieur de l'urèthre, la cicatrice est des plus difformes; la masse fibreuse cicatricielle a le volume d'une petite noisette; elle forme un anneau épais de 4 à 5 millimètres, qui efface presque complètement le calibre du canal. Dans l'étendue de près de 3 centimètres, la muqueuse a été détruite, elle est remplacée par une membrane fine, lisse, très adhérente. Sur la paroi inférieure de l'urèthre, au milieu même de la cicatrice sont trois cavités : l'une, très petite, permet l'introduction d'un stylet qui pénètre à la profondeur de 4 millimètres ; les deux autres, un peu moins profondes, ont une ouverture plus large.

En arrière du rétrécissement, l'urèthre est très dilaté, et il est également dilaté en avant, dans l'étendue de 2 centimètres, quoique à un moindre degré. Cet élargissement tient à ce que, dans ce point, le corps spongieux de l'urèthre a été complètement détruit.

La portion prostatique de l'urèthre, très élargie, forme un cône qui s'étend jusqu'au rétrécissement. Ce cône est long de 5 centimètres; à sa base, il a une largeur de 4 centimètres 3 millimètres. Le verumontanum est déformé, aplati dans son milieu ; il est terminé en pointe en avant, et divisé en plusieurs prolongements en arrière. Il existe de nombreuses lacunes, profondes de 1 à

4 millimètres, qui sont placées entre les faisceaux musculaires qui font saillie sous la muqueuse.

(M. Voillemier, *Traité des maladies des voies urinaires*, t. Ier, p. 119.)

N° 363. — Verge avec le pubis et la vessie; rupture complète de l'urèthre et partielle du corps caverneux.

Cette pièce provient d'un homme de 37 ans qui, à la suite d'un vésicatoire appliqué sur la région mastoïdienne, fut pris d'érections continuelles. Il eut un rapport sexuel avec sa femme; seulement elle se plaça sur lui, et, par un faux mouvement, pressant de tout le poids de son corps sur la verge, alors en violente érection, elle la plia brusquement vers le périnée et la cuisse.

Une douleur très vive survint au moment de l'accident, et la verge prit bientôt une couleur rouge violacée. Le malade s'aperçut plus tard qu'il ne pouvait uriner, plusieurs essais de cathétérisme infructueux furent faits; il survint un échymose du scrotum et une gangrène de la verge et du gland. Après douze jours de souffrance avec des péripéties diverses, ce blessé succomba.

On constate sur cette pièce, vers le millieu de la portion spongieuse, une rupture complète de l'urèthre; le canal a été fendu depuis le méat, et après 6 centimètres environ, la pointe des ciseaux est tombée dans une cavité anfractueuse qui était remplie de sang noirâtre mêlé à de l'urine. La rupture du canal à ce niveau est complète, une distance d'environ deux centimètres sépare les deux bouts. Cette poche intermédiaire aux deux bouts du canal rompu, présente à sa paroi supérieure deux dépressions qui sont évidemment formées par une perte de substance des corps caverneux, et entre lesquelles on voit une portion de la cloison.

(M. Huguier, *Soc. de chir.*, t. III, p. 514.)

N° 364. — Verge avec la prostate; destruction de l'urèthre dans une grande étendue.

Sur cette pièce, qui est sans renseignements, on constate que l'urèthre a été détruit dans une étendue considérable, environ 7 centimètres. Une baleine a été passée dans les deux bouts du canal.

(M. Voillemier.)

N° 365. — Os iliaque gauche avec la vessie, le rectum et la verge; plaie de l'urèthre par balle.

Cette pièce provient d'un soldat qui a reçu une balle qui a pénétré au niveau de la fesse gauche, pour aller se perdre profondément sans que l'on puisse savoir où elle était logée. La plaie a guéri sans accident. Ce ne fut qu'après de nombreuses fatigues qu'il se manifesta dans la fesse des douleurs avec fièvre, un foyer sanguin purulent fut ouvert, et après de nombreuses péripéties le malade, atteint de scorbut, s'aperçut qu'il sortait de l'urine par la plaie de la fesse, et il succomba.

Sur cette pièce on constate que la plaie de la fesse gauche est à 7 centimètres de l'anus; de cette plaie part un canal dans lequel on a introduit une sonde qui conduit à une cavité limitée par l'ischion. Cette cavité communiquait avec un foyer situé dans la cuisse, et avec un diverticulum qui remonte dans la fosse ischio-rectale et enfin avec le trajet ultérieur de la balle. Le projectile a fracturé l'ischion, y a creusé une gouttière, a fracturé sa branche ascendante, a traversé les plans profonds du périné, et est venu se placer au niveau du trou ovale du côté opposé. La loge qui le contient est limitée par le rectum en arrière, par la branche du pubis et l'urèthre en avant, par la prostate en haut, par le bulbe de l'urèthre en bas. La portion membraneuse du canal présente une perte de substance à sa partie latérale gauche.

Comme le malade n'avait jamais eu de difficultés dans la miction ni d'hémoraghie, M. Verneuil pensa que la balle logée dans ce point, avait respecté ces organes; mais que plus tard, le scorbut survenant, l'urèthre s'est ulcéré : d'où l'infiltration d'urine tardive.

(Professeur Verneuil, *Soc. anat.*, 1871, p. 22.)

N° 366. — Orifice du prépuce; rétrécissement considérable.

Cette pièce provient d'un enfant de 13 ans, il existe un phymosis très prononcé avec un rétrécissement très considérable de l'orifice du prépuce qui admet à peine une soie de sanglier.

(Professeur Nélaton, 1865.)

N° 367. — Urèthre; production osseuse développée dans la portion spongieuse du l'urèthre.

Cette petite plaque osseuse a été trouvée sur un homme de 68 ans, qui a succombé à une cystite chronique ; elle siégeait dans la portion spongieuse de l'urèthre à la partie inférieure de ce canal, dans la région moyenne de la verge.

Cette production blanchâtre, irrégulière, aplatie, a 2 centimètres de long, sur 8 millimètres de large; son épaisseur est d'environ 1 millimètre 1/2.

L'examen microscopique y a montré de nombreux ostéoplates; il s'agit donc ici d'une ossification véritable. C'est un fait très rare, si même il n'est point unique.

(M. Rey, *Soc. anat.*, 1872, 2e série, t. XVII, p. 213.)

No 368. — Verge; suppuration du corps caverneux.

Cette pièce provient d'un homme de 38 ans, d'une constitution appauvrie par toutes sortes d'excès.

Quelques semaines avant son entrée dans le service, M. X... fut pris de rétention d'urine avec ténesme. En même temps, il se forma *une petite tumeur au périnée*, en avant de l'anus. Celle-ci suppura, fut incisée, mais décolla ultérieurement les téguments à une certaine profondeur, en arrière du bulbe. M. Demarquay diagnostiqua *un abcès ayant pour point de départ les glandes de Cooper*. Les parties décollées furent largement incisées, et on laissa une sonde à demeure dans le canal. La cicatrisation se fit mal; malgré l'application de la sonde, l'urine suintait parfois par la plaie. Finalement, le malade présenta succesivement, du côté de la verge, les symptômes suivants :

1er juin. — La peau de la verge est rouge, tendue et douloureuse, à la partie inférieure.

2 juin. — Le malade a un violent frisson, et le soir on trouve une fièvre intense. Le pus s'est collecté à la partie inférieure de la verge, un peu à gauche et en arrière. Une incision donne issue à du pus assez épais et crémeux. Le malade est soulagé momentanément.

On retire la sonde en caoutchouc qu'on laissait à demeure, et à laquelle on est tenté d'attribuer les derniers accidents. La miction est possible, quoique pénible et douloureuse.

5 juin. — Le pénis présente dans sa totalité un volume énorme ; il semble dans l'état d'érection.

Au toucher, on perçoit une sensation de dureté plutôt que d'empâtement. La pression est médiocrement douloureuse ; le malade a des douleurs spontanées, sourdes, mais peu prononcées.

La peau de la verge est rouge et légèrement tuméfiée.

La miction est devenue très douloureuse, la fièvre est modérée.

M. Demarquay diagnostique une *pénitis*.

Le surlendemain, le malade fut pris tout à coup d'accidents fort graves et succomba.

A gauche, les altérations portent principalement sur la partie moyenne du corps caverneux. Il existe un véritable foyer purulent, formé par la destruction complète des cloisons. Le corps caverneux était rempli d'un pus crémeux et verdâtre, dans lequel flottaient des débris de cloisons sous forme de minces filaments. Le foyer présente une longeur de 6 centimètres. Il est plus large en avant qu'en arrière. A sa périphérie, se trouvent plusieurs petites cavernes, également remplies de pus, mais où la destruction des cloisons est moins avancée.

A droite, les lésions sont à peu près les mêmes; on trouve également un foyer purulent. Celui-ci ne présente que 4 centimètres en longeur, mais il est plus large; de plus, les trabécules sont détruites complètement et ne persistent même plus à l'état de minces filaments.

En arrière, vers la racine du corps caverneux, existe un second foyer, peu étendu, et qui était rempli de pus concret.

La muqueuse de l'urèthre présentait une vascularisation assez intense dans le tiers antérieur; au voisinage du bulbe, existait du pus collecté dans le tissu sous-muqueux, et présentant l'aspect de gros grains de chènevis déprimés.

A 4 centimètres en arrière du gland, le canal est disséqué par un abcès dans ses parties postéro-latérales.

Le bulbe présente une infiltration purulente rappelant celle des corps caverneux.

L'examen histologique montre qu'il existe une destruction des trabécules centrales, avec infiltration purulente des trabécules pariétales et des espaces caverneux; résistance spéciale des artères, des fibres musculaires, ainsi que des éléments fibreux ou élastiques du tissu conjonctif.

(M. Demarquay, *Soc. de chir.*, 1872, 3e série, t. Ier, p. 366.)

N° 369. — Vessie avec la prostate et la verge; ulcération de la muqueuse de l'urèthre, poche urèthrale.

Cette pièce provient d'un homme de 62 ans, qui devait être lithotritié; on jugea nécessaire d'agrandir la fosse naviculaire. Le débridement fut fait avec le petit lithotome de Civiale. Le malade mourut 13 jours après des suites de la lithotritie.

On constate sur cette pièce, à environ 1 centimètre du méat urinaire, sur la paroi inférieure de l'urèthre, une poche de forme ovalaire ayant 2 centimètres 4 millimètres de long et 6 millimètres de large dans son milieu; sa profondeur va en augmentant d'arrière en avant, et dans ce dernier point elle est de 3 à 4 millimètres. L'extrémité postérieure de l'ovale est un peu allongée, tandis que l'antérieure est plus large et plus arrondie. Dans le milieu de la poche flottent des débris encore adhérents de tissus sphacélés. Son fond est proche de la peau de la verge. M. Voillemier attribue cette ulcération à l'action du petit lithotome.

Cependant, en examinant avec soin cet urèthre au niveau de la portion spongieuse, on observe une seconde ulcération moins profonde, moins étendue, également ovalaire, qui ne peut guère être attribuée au même instrument.

(M. Voillemier, *Traité des maladies de l'urèthre*, t. Ier, p. 296.)

Article 2.

RÉTRÉCISSEMENTS DE L'URÈTHRE

Trente-trois pièces du Musée, du n° 370 au n° 402 inclusivement, sont relatives aux rétrécissements de l'urèthre. Pour ving-sept de ces pièces, le rétrécissement est simple, et l'on pourra voir que c'est le bulbe qui est le plus souvent atteint. Pour six de ces pièces, nos 397, 398, 399, 400, 401 et 402, le rétrécissement est en outre accompagné de fistules urinaires.

N° 370. — **Moitié antérieure de la verge ; rétrécissement de l'urètre.**

On constate sur cette pièce qu'il existe un rétrécissement de la partie antérieure de l'urèthre, dans l'étendue d'environ 4 centimètres, à partir du méat urinaire. A la partie postérieure du rétrécissement existe une petite cicatrice blanchâtre, déprimée et adhérente. De ce point cicatriciel partent des plis transversaux et radiés de la muqueuse ; ils sont formés par l'adossement de la muqueuse à elle-même ; ils sont peu saillants et mobiles.

Le canal, dans toute l'étendue du rétrécissement, est uniformément rétréci ; il a 1 centimètre de large, tandis qu'il en a 2 en arrière. La muqueuse, épaisse, dépolie, adhérente au tissu cellulo-fibreux, présente des rides transversales nombreuses. Dans l'étendue de 4 centimètres à partir du méat urinaire, il existe donc un long rétrécissement de nature inflammatoire. Sur cette pièce on trouve réunies deux formes de rétrécissement, l'un inflammatoire, l'autre cicatriciel. Le corps spongieux, au niveau de ce rétrécissement, présente de nombreuses traces d'infiltration de matière plastique.

(M. Voillemier, *Traité des maladies des voies urinaires*, t. Ier, p. 111.)

N° 371. — Vessie avec le pubis et la verge; rétrécissement de la partie spongieuse de l'urèthre.

Cette pièce provient d'un individu de 34 ans, qui avait eu deux blennorrhagies, la dernière avec incurvation de la verge. Pour redresser la verge, il s'était livré à un coït qui fut suivi d'un écoulement de sang assez abondant. Après cette blennorrhagie cet homme urinait difficilement, et un mois après il fut pris d'une rétention complète. Il fut traité avec succès de son rétrécissement par M. Ricord, mais un mois après les accidents reparurent.

On constate sur cette pièce que la vessie est revenue sur elle-même, l'urèthre a été fendu par sa face dorsale, et on voit à 6 centimètres du méat, une ulcération qui a 5 millimètres d'avant en arrière et 8 millimètres transversalement. Les bords sont taillés à pic et déchiquetés; ils ont environ 2 millimètres de saillie. Cette ulcération a détruit le tissu spongieux de l'urèthre et perforé le corps caverneux. Le tissu spongieux de l'urèthre présentait une teinte d'un gris jaunâtre qui s'étendait en avant presque jusqu'à la couronne du gland.

Les corps caverneux, au voisinage de l'ulcération, sont convertis en une matière pultacée, grisâtre, diffluente. Plus loin leur trame fibreuse n'est pas entièrement détruite.

(M. Voillemier, *Maladies de l'urèthre*, t. Ier, p. 176.)

N° 372. — Vessie avec la prostate et la verge; rétrécissement de la portion spongieuse de l'urèthre.

L'urèthre dans la partie antérieure de sa portion spongieuse présente un rétrécissement très notable, d'environ 2 millimètres de diamètre, etqui a une longeur de 4 centimètres. Il s'étend en avant jusqu'à la partie postérieure de la fosse naviculaire.

La vessie présente la disposition générale des vessies à cellules. Au niveau de son bas-fond, à droite, existe une ouverture ovalaire d'environ 1 centimètre de diamètre vertical sur 6 millimètres transversalement. Cet orifice communique avec une large cellule qui est située à la face postérieure de la vessie. La cavité de la cellule peut loger une très grosse noix.

(M. Voillemier.)

N° 373. — Pubis avec la verge; rétrécissement de la partie moyenne de la portion spongieuse de l'urèthre.

Il existe sur cette pièce un rétrécissement fibreux et étendu de la partie moyenne de la portion spongieuse de l'urèthre qui a été ouverte par sa face inférieure. Sur la paroi antérieure du canal, au niveau du rétrécissement et en avant, on observe un grand nombre de petits orifices lacunaires qui pénètrent la muqueuse.

(M. Voillemier.)

N° 374. — Verge; rétrécissement de l'urèthre.

Le rétrécissement sur cette pièce est double; le plus profond, qui siège au niveau de la portion membraneuse, a une longueur de 3 centimètres 1/2. A ce niveau, la muqueuse est ulcérée, en grande partie détruite. Des fibres entrecroisées en tous sens s'observent, et le calibre du canal à ce niveau est très petit.

Un second rétrécissement, moins accusé que le précédent, s'observe à la partie antérieure de la verge ; à partir du méat, il s'étend à une longueur de près de 7 centimètres. Le canal est ouvert par sa face inférieure, et l'on constate que dans toute cette étendue la muqueuse est très amincie. Il existe aussi dans toute la paroi supérieure de l'urèthre, de nombreux orifices lacunaires variables en étendue.

(M. Voillemier.)

N° 375. — Vessie avec la verge; rétrécissement de l'urèthre.

Les parois de la vessie sont notablement hypertrophiées, en même temps que la cavité a diminué ; il existe de nombreuses cellules.

L'urèthre, à 2 centimètres en avant du collet du bulbe, présente dans une étendue de 3 centimètres un rétrécissement fibreux très notable. L'urèthre a été incisé par sa face dorsale ; il existe en arrière du rétrécissement de petites ulcérations peu profondes de la muqueuse.

(M. Voillemier.)

N° 376. — Vessie avec la verge; rétrécissement pénien de l'urèthre.

Cette pièce provient d'un homme de 57 ans qui avait eu plusieurs blennorrhagies, à la suite desquelles il remarqua que son jet d'urine s'affaiblissait progressivement; il était devenu filiforme au moment de son entrée à l'hôpital. On constata alors la présence d'un premier rétrécissement à 6 centimètres en arrière du méat et un second à 12 centimètres.

La capacité de la vessie est un peu diminuée et les parois sont hypertrophiées; la muqueuse présente un grand nombre de plis. L'urèthre a été fendu par sa face inférieure ; à 5 centimètres 1/2 en arrière du méat, on constate une notable diminution dans le calibre de l'urèthre ; les parois sont dures, épaisses ; la muqueuse est chagrinée. Il part de ce point une bride longitudinale qui divise le canal en deux parties ; elle s'avance assez loin dans la portion spongieuse de l'urèthre. Cette bride est dure, peu saillante.

La diminution de calibre de l'urèthre, l'épaississement et la rigidité des parois, se remarquent jusqu'à l'origine de la région musculeuse. A partir de ce point, jusqu'au col de la vessie, le canal a ses dimensions ordinaires.

(Professeur Broca, *Soc. anat*. 1870, 2e série, t. XV, p. 149.)

N° 376 a. — Vessie avec la verge ; rétrécissement pénien de l'urèthre.

Cette pièce provient d'un homme de 32 ans, qui fut pris subitement, dans un effort, d'une infiltration urineuse. Une bougie à boule est introduite dans l'urèthre, et arrêtée à 6 centimètres environ en arrière du méat. On parvient à l'aide d'une bougie de 2 millimètres 1/3 de diamètre, à franchir ce premier obstacle ; mais avant d'arriver au col de la vessie, on sent, dans la région membraneuse de l'urèthre, à 13 centimètres en arrière du méat, un nouvel obstacle que l'on surmonte avec une certaine difficulté. Il est donc parfaitement évident qu'il existe chez cet homme deux rétrécissements : l'un pénien, l'autre dans la portion musculeuse du conduit urinaire.

L'urèthre a été incisé par sa paroi supérieure. Son diamètre est normal dans les portions prostatique et musculeuse ; la membrane muqueuse, qui le revêt dans ces deux régions, avait sa coloration ordinaire. Comme on le voit, le rétrécissement qu'on avait constaté pendant la vie du malade à 13 centimètres en arrière du méat, a disparu complètement après la mort.

A partir du collet du bulbe jusqu'à 6 centimètres en arrière de l'orifice externe de l'urèthre, le canal est sensiblement diminué dans son calibre : ses parois sont épaissies, sa muqueuse est blanchâtre, peu élastique. Une bride transversale, très appréciable à la vue et au toucher surtout, délimite en avant le rétrécissement. En ce point la muqueuse est granuleuse et terne.

La perforation par où l'urine a fait irruption dans les tissus a été recherchée avec soin; on l'a trouvée au niveau du collet du bulbe, sur la partie latérale de l'urèthre. C'est un petit pertuis irrégulièrement arrondi, pouvant admettre une grosse tête d'épingle. Un stylet introduit par cet orifice pénétrait profondément dans un tissu cellulaire rempli de pus. Cette rupture s'est faite en arrière du rétrécissement pénien.

(Professeur Broca, *Soc. anat.*, 1870, 2e série, t. XV, p. 151.)

377. — Portion de la vessie avec la verge; rétrécissement de l'urèthre.

Sur cette pièce toute la portion membraneuse de l'urèthre et la partie postérieure de la portion spongieuse, ont été le siège de nombreuses ulcérations et profondes de la muqueuse. A la limite antérieure de ces ulcérations, dans la portion spongieuse de l'urèthre, s'observe un rétrécissement très étroit, qui n'a pas été incisé.

(M. Voillemier.)

No 378. — Portion de la vessie avec la prostate et la verge; rétrécissement de l'urèthre et fistules.

L'urèthre, au niveau de la partie postérieure de la portion spongieuse, dans une étendue d'environ 4 centimètres en longueur, présente une ulcération profonde, avec une destruction de la plus grande partie de sa paroi postérieure. A la partie antérieure du rétrécissement, existe une perforation de la paroi inférieure de l'urèthre qui devait le faire communiquer avec des fistules, siégeant au périnée.

Dans la région prostatique, de chaque côté du verumontanum, existent de vastes lacunes, qui pénètrent dans la prostate et dans lesquelles pouvait s'engager le bec d'une sonde.

(M. Voillemier.)

No 379. — Vessie avec la prostate et l'urèthre; rétrécissement de l'urèthre.

Les parois de la vessie sur cette pièce sont très hypertrophiées, la prostate est aussi augmentée de volume, et le lobe moyen forme un repli valvulaire transversal. A la partie antérieure du sommet de la prostate, l'urèthre présente une petite bride de la muqueuse, qui forme un espèce de canal de 1 millimètre 1/2 de diamètre, au-dessous duquel on a passé un petit bout de sonde; il s'agit d'une fausse route uréthrale.

(M. Voillemier.)

N° 380. — Portion de la vessie avec la prostate et la verge; rétrécissement de l'urèthre.

Les parois de la vessie sont très notablement hyperthrophiées, et au niveau de la partie supérieure des deux angles du trigône vésical, on observe deux orifices à peu près égaux, d'environ 1 centimètre, qui communiquent avec la cavité de deux cellules; hernies tuniquaires de la vessie.

L'urèthre, dans sa portion membraneuse et bulbeuse, présente de nombreuses ulcérations de la muqueuse à divers degrés de développement qui ont déterminé un rétrécissement assez notable de ce canal.

(M. Voillemier.)

N° 381. — Vessie avec la prostate et la verge; rétrécissement de l'urèthre.

L'urèthre, sur cette pièce, dans sa portion membraneuse et bulbeuse, est le siège d'un double rétrécissement fibreux très serré, qui a une longueur d'environ 5 à 6 centimètres.

Dans la vessie, dont les parois sont hypertrophiées, existent plusieurs cellules dont les orifices sont assez étroits. A gauche au niveau du bas-fond, un de ces orifices plus considérable ayant environ 4 millimètres, communique dans une cavité qui peut loger une noix et dont les parois sont assez épaisses; hernie tuniquaire.

(M. Voillemier.)

N° 382. — Vessie avec la prostate et la verge; rétrécissement de l'urèthre avec fistules.

La vessie sur cette pièce présente une augmentation considérable de volume de ses parois, en même temps que la face interne offre un grand nombre de colonnes et de cellules.

L'urèthre, qui est détruit dans une grande étendue, est notablement rétréci au niveau de la portion membraneuse et bulbeuse. A la partie postérieure du rétrécissement, sur le côté droit, existe une rupture étendue de la partie latérale de l'urèthre qui communique dans un vaste foyer purulent qui se porte en arrière des bourses. Ce foyer, à sa partie supérieure, communique avec un autre trajet fistuleux qui arrive également sous la partie antérieure des bourses. Sur la partie latérale droite de l'urèthre, en avant du rétrécissement, la muqueuse uréthrale est décollée dans une étendue de 3 à 4 centimètres, et une sonde a été passée au-dessous.

N° 383. — Portion de la vessie avec la prostate et la verge ; rétrécissement de l'urèthre.

L'urèthre, à l'union de la portion membraneuse et bulbeuse, présente, dans l'étendue de 1 centimètre 1/2, une destruction complète de son canal, par suite d'une ulcération de la muqueuse, ulcération qui me paraît devoir être attribuée au rétrécissement du canal, si surtout on tient compte de l'aspect et du siège de l'ulcération au niveau de la partie antérieure de la lésion.

(M. Voillemier.)

N° 384. — Vessie avec le pubis et la verge ; rétrécissement de l'urèthre, fistule périnéale.

Les parois de la vessie sont hypertrophiées. La portion bulbeuse et membraneuse de l'urèthre présente un rétrécissement considérable, et il existe une fistule périnéale qui siège au niveau de la portion membraneuse de l'urèthre, immédiatement en avant du vérumontanum. Une sonde a été introduite dans la fistule et ressort au périnée.

(M. Voillemier.)

N° 385. — Vessie avec la prostate et la verge ; rétrécissement de l'urèthre.

La vessie, dont les parois sont hypertrophiées, présente à sa face interne les orifices d'un assez grand nombre de cellules.

La portion membraneuse et bulbeuse de l'urèthre est le siège d'une destruction de la muqueuse, et cela, dans une étendue d'environ 5 centimètres. L'ulcération est cicatrisée, et présente à ce niveau un rétrécissement fibreux très prononcé de ce canal.

(M. Voillemier.)

N° 386. — Vessie avec la prostate et la verge ; rétrécissement de l'urèthre.

La vessie, qui est globuleuse et a une capacité considérable, présente en outre une hypertrophie notable de ses parois. On y distingue à sa face interne quelques rares colonnes avec des cellules.

L'urèthre, au niveau de la portion bulbeuse, présente un rétrécissement fibreux, peu étendu, d'environ 1 centimètre de longueur. A ce niveau, la muqueuse, très mince, présente au-dessous d'elle des stries annulaires. Le corps caverneux, en avant du rétrécissement, est le siège d'une altération assez prononcée, due très probablement à l'inflammation de ce tissu.

(M. Voillemier.)

N° 387. — Vessie avec la prostate et la verge ; rétrécissement de l'urèthre.

La prostate, dans ses deux lobes latéraux, est atteinte d'une hypertrophie assez notable, en même temps que le lobe moyen offre une hypertrophie valvulaire.

L'urèthre, dans presque toute son étendue, présente un rétrécissement assez considérable, surtout dans la portion membraneuse, où l'on constate deux petits morceaux de bois engagés dans la partie la plus rétrécie.

(M. Voillemier.)

N° 388. — Région prostatique et membraneuse de l'urèthre avec le bulbe ; rétrécissement.

On observe sur cette pièce un rétrécissement très considérable de la partie postérieure de la région bulbeuse. Le rétrécissement, qui est fibreux et a environ 1 centimètre d'étendue, n'a point été incisé ; il admet à peine une bougie d'un millimètre de diamètre.

(M. Voillemier.)

N° 389. — Verge ; rétrécissement de l'urèthre.

Sur cette pièce on constate, au niveau de la portion bulbeuse, un rétrécissement fibreux d'environ 1 centimètre 1/2 de longueur. A ce niveau, la muqueuse, très amincie, présente au-dessous d'elle des stries transversales. Au-dessus et au-dessous du rétrécissement, le canal est élargi.

(M. Voillemier.)

N° 390. — Vessie, prostate et verge; rétrécissement de l'urèthre.

Les parois de la vessie sur cette pièce sont notablement hypertrophiées; la muqueuse de la région prostatique et membraneuse a été profondément ulcérée, mais la lésion est surtout accusée au niveau du bulbe. Dans ce point il existe un rétrécissement qui se propage dans la région spongieuse et qui a une étendue en longueur d'environ 4 ou 5 millimètres. On a conservé dans une partie limitée, la portion de la paroi antérieure de l'urèthre, et à ce niveau le calibre du canal est à peine d'un millimètre de diamètre ; les parois en sont denses, fibreuses, inextensibles. Un petit tube de verre coloré en rouge a été introduit dans le rétrécissement.

(M. Leroy d'Etiolles, 1842.)

N° 391. — Vessie avec la prostate et la verge ; rétrécissement de l'urèthre.

Il existe sur cette pièce un rétrécissement de la portion bulbeuse de l'urèthre, et qui s'étend à la plus grande partie du canal.

(Professeur Verneuil.)

N° 392. — Vessie avec la prostate et l'urèthre ; rétrécissement de l'urèthre.

Cette pièce provient d'un homme de 32 ans, qui est mort d'infection purulente et présentait un abcès urineux qui était situé au-devant du rétrécissement.

On constate sur cette pièce que la prostate est un peu atrophiée, la vessie est peu développée; les parois sont hypertrophiées. L'urèthre présente au niveau de la partie antérieure de la portion membraneuse et au collet du bulbe, un rétrécissement long de 4 centimètres, qui n'avait que 6 millimètres à sa partie moyenne. Cette pièce est en assez mauvais état de conservation.

(Professeur Dolbeau, *Soc. Anat.*, 1859, 2me série, t. IV, p. 109.)

N° 393. — Vessie avec la prostate et la verge; rétrécissement de l'urèthre.

Sur cette pièce, il est aujourd'hui difficile de préciser l'étendue et le dégré du rétrécissement, mais il devait occuper le bulbe et la partie postérieure de la portion spongieuse. Le rétrécissement a été incisé avec l'uréthrotome de M. Maisonneuve, et l'individu est mort d'infection purulente.

On remarque sur cette pièce que l'incision commence en arrière, au niveau de l'origine du bulbe et qu'elle s'étend en avant jusqu'à environ 2 centimètres du gland. L'incision ne présente pas une égale profondeur dans toute son étendue; c'est au niveau de la partie moyenne de la portion spongieuse qu'elle a sa plus grande profondeur. A ce niveau, dans une étendue d'environ 2 centimètres, elle intéresse la plus grande partie du tissu spongieux de l'urèthre. L'écartement des lèvres de la plaie est partout en rapport avec la profondeur de l'incision.

(M. Demarquay, 1872.)

N° 394. — Prostate et verge; rétrécissement de l'urèthre.

Le rétrécissement, qui, sur cette pièce, est très considérable, siége au niveau de la portion membraneuse et du collet du bulbe; il a environ 2 centimètres d'étendue en longueur. Il existait un petit abcès dans la région périnéale. Il existe une légère hypertrophie de la prostate.

(M. Leroy d'Etiolles, 1842.)

N° 395. — Vessie avec la prostate et la verge; rétrécissement de l'urèthre.

La vessie présente une légère hypertrophie de ses parois avec de petites cellules. La portion prostatique de l'urèthre est le siège de nombreuses ulcérations de la muqueuse, et de chaque côté du verumontanum existent de nombreux et petits orifices lacunaires qui pénètrent à des profondeurs variables.

Ces lésions lacunaires paraissent avoir été provoquées par un rétrécissement fibreux du collet du bulbe, qui se prolonge en avant dans la portion spongieuse.

(M. Voillemier.)

N° 396. — Vessie avec le pubis, la prostate et la verge ; rétrécissement de l'urèthre.

La partie antérieure de la région prostatique de l'urèthre, ainsi que la portion membraneuse, et la partie postérieure de la portion spongieuse sont détruites. A leur place, existe une vaste perte de substance, cloisonnée d'avant en arrière, par une bande de portion uréthrale conservée. La vaste cavité qui en résulte communiquait avec la région périnéale. Cette lésion était probablement consécutive à un rétrécissement de l'urèthre.

(M. Voillemier.)

N° 397. — Vessie avec le pubis, la prostate et la verge ; rétrécissement de l'urèthre ; fistules urineuses.

La vessie, très petite, est ratatinée, et sa muqueuse est couverte d'aspérités fongueuses. L'urèthre, très rétréci dans sa portion bulbeuse, présente dans son milieu une bande large de 1 centimètre, de chaque côté de laquelle existent deux larges excavations purulentes, qui se sont toutes deux portées sur le côté droit de la fesse, où elles ont été ouvertes et ont donné lieu à une fistule.

N° 398. — Vessie avec le pubis, la prostate et la verge ; rétrécissement de l'urèthre ; fistules urinaires.

La vessie, sur cette pièce, est petite, avec de nombreuses colonnes et les parois sont hypertrophiées. Il existait un rétrécissement du bulbe et de la moitié postérieure de la portion spongieuse de l'urèthre. Ce canal s'est perforé en plusieurs points, et l'abcès a disséqué, sous forme de languettes, les restes de la paroi du canal. Il s'est produit au-dessous une collection purulente avec infiltration urineuse, qui a donné lieu à un vaste abcès qui s'est étendu à travers le périnée jusqu'autour du rectum, qui a été également disséqué dans une certaine étendue. Il s'est consécutivement développé plusieurs abcès dans la région périnéale.

(M. Gaubric.)

N° 399. — Portion de la vessie avec la prostate, le rectum et la verge ; rétrécissement de l'urèthre, fistules urinaires.

Au niveau du bas-fond de la vessie, il existe deux ulcérations de la muqueuse qui ont environ chacun 1 centimètre de diamètre; elles sont séparées par une petite bande de muqueuse.

La portion membraneuse de l'urèthre et une portion du bulbe, dans une étendue en longueur d'environ 3 centimètres sont détruites. Il en résulte une vaste excavation purulente qui a décollé par en haut l'urèthre, et le trajet fistuleux, remontant entre la prostate et le rectum, est venu s'ouvrir par trois orifices dans la paroi antérieure de la cavité rectale, à 6 centimètres au-dessus de l'anus. La muqueuse rectale à ce niveau est villeuse, chagrinée. Cette lésion résulte d'un abcès qui a très probablement été déterminé par une urèthrite aiguë.

(M. Voillemier.)

N° 400. — Prostate et verge ; rétrécissement de l'urèthre, abcès urineux.

Sur cette pièce, en assez mauvais état de conservation, on constate qu'il existe un rétrécissement du bulbe de l'urèthre et d'une partie de la portion spongieuse; le rétrecissement a une étendue considérable. Sur la partie latérale droite de l'urèthre, au périnée, existait une vaste poche qui contenait un liquide purulent et qui est en communication avec l'urèthre; abcès urineux.

(M. Leroy d'Etiolles 1842.)

N° 401. — Vessie avec la prostate et la verge ; rétrécissement de l'urèthre, fistules urinaires.

Les parois de la vessie sont très hyperthrophiées, elles ont près de 2 centimètres ; la vessie présente à sa face interne de nombreuses colonnes avec des cellules, la cavité est notablement diminuée ; la vessie, très arrondie, a le volume d'une orange.

La muqueuse de la portion prostatique et musculeuse de l'urèthre est ulcérée; le bulbe et la partie postérieure de la portion spongieuse présentent, dans une étendue d'environ 3 centimètres, un rétrécissement fibreux très dense, très serré. A la partie postérieure du rétrécissement, existe une perforation de l'urèthre qui se dirige d'arrière en avant, se bifurque dans son trajet, et devait s'ouvrir au périnée à la partie antérieure du scrotum.

(M. Voillemier.)

N° 402. — Deux modèles en cire de la même verge ; rétrécissement de l'urèthre.

On a représenté sur un même support deux verges en cire.

L'une de ces pièces représente deux fistules urinaires occupant la partie inférieure de l'urèthre, dans sa portion spongieuse. Il est probable que ces fistules étaient le résultat d'un rétrécissement de l'urèthre.

La seconde pièce montre l'état du malade après sa guérison. (Professeur Ant. Dubois.)

CHAPITRE IV

Lésions de la prostate

Cinquante-sept pièces, du n° 403 au n° 459 inclusivement, sont relatives aux lésions de la prostate. Afin de faciliter les recherches, je les diviserai en deux articles distincts : 1° Lésions diverses de la prostate, 2° hypertrophies de la prostate.

Article premier.

LÉSIONS DIVERSES DE LA PROSTATE

Cet article comprend toutes les lésions assez diverses de cet organe, qui ne sont représentées que par une ou cinq pièces au plus, appartenant à la même variété de lésion.

Les pièces n°s 403 et 404 sont des exemples de lacunes considérables de la prostate. Celle n° 405, d'une bride fibreuse qui cloisonne l'urèthre. La pièce n° 406 est un exemple remarquable d'oblitération de l'urèthre par suite d'adhérence de la muqueuse. Les deux pièces, n°s 407 et 408, sont des ulcérations de la prostate.

La pièce n° 409 est une prostate qui contient des calculs; les pièces n°s 410, 411, 412, 413 et 414 sont des exemples d'abcès de la prostate; celle n° 415, de kystes multiloculaires prostatiques.

N° 403. — Prostate avec une portion de l'urèthre; lacunes prostatiques.

Sur cette pièce, on remarque, de chaque côté du verumontanum, un certain nombre de lacunes de la muqueuse de l'urèthre. Deux de ces lacunes, situées à la partie antérieure, sont très dilatées et des bouts de sonde ont été introduits à leur intérieur. Ces lacunes auraient pu s'opposer au catheterisme.

(M. Voillemier.)

N° 404. — Vessie avec le pubis et la verge; valvule sygmoïde de la portion prostatique de l'urèthre.

La vessie présente dans sa paroi postérieure de nombreuses cellules, dont quelques-unes sont assez profondes, et leur fond est mince transparent.

La portion prostatique de l'urèthre, à la partie antérieure du verumontanum, présente une valvule assez étendue dirigée d'arrière en avant, au-dessous de laquelle a été passé un bout de verre. Cette valvule, sygmoïde par sa disposition particulière d'arrière en avant, s'opposait à l'émission des urines.

(Professeur, Breschet.)

N° 405. — Vessie avec la moitié postérieure de l'urèthre; bride transversale qui divise en deux moitiés l'urèthre dans la région prostatique.

Sur cette pièce, on constate au niveau du col de la vessie une bride transversale, qui divise en deux canaux superposés l'origine de l'urèthre; cette bride a environ 6 millimètres d'avant en arrière. Des deux canaux, le postérieur, qui est le canal normal, est le plus large, et c'est par lui que devait se faire l'émission de l'urine.

(M. Foucher, 1866.)

N° 406. — Prostate; oblitération de l'urèthre par suite de l'adhérence des feuillets de la muqueuse.

La prostate est vue du côté de la vessie; elle est légèrement hypertrophiée et les deux lobes latéraux sont écartés transversalement. Une bougie de deux millimètres est introduite dans l'urèthre.

Le canal de l'urèthre est complètement oblitéré par l'adhérence des deux feuillets de la muqueuse qui tapissent les lobes prostatiques. Par suite de l'écartement de ces lobes, la muqueuse est tiraillée et forme des brides transversales nombreuses.

(M. Voillemier, *Traité des maladies des voies urinaires*, 1868, t. Ier, p. 116.)

N° 407. — Vessie avec la moitié postérieure de la verge; ulcération d'un lobe de la prostate.

La prostate, sur cette pièce, est légèrement hypertrophiée; sur le lobe droit, qui est le plus volumineux, existe une ulcération végétante, arrondie de la muqueuse, d'environ 1 centimètre 1/2 de diamètre. Il existe, en outre, un rétrécissement au niveau du collet du bulbe.

(M. Leroy d'Etiolles, 1842.)

N° 408. — Vessie avec le pubis, la prostate et la verge; ulcérations de la prostate et du col de la vessie.

Sur cette pièce, il existe de larges et profondes ulcérations de la muqueuse du col de la vessie. La prostate est légèrement hypertrophiée; l'urèthre, au niveau de cette glande, présente dans le lobe moyen de la prostate une petite excavation arrondie, capable de loger une noisette et qui devait avoir déterminé un rétrécissement de cette région.

(M. Voillemier.)

N° 409. — Vessie avec la prostate; calculs prostatiques.

Cette pièce provient d'un vieillard. La muqueuse de la vessie est, à sa paroi postérieure, profondément ulcérée; il existait très probablement à ce niveau un fongus. Mais cette pièce est surtout destinée à montrer des excavations de la prostate qui contiennent un certain nombre de calculs prostatiques d'une couleur brunâtre.

(M. Foucher, 1866.)

N° 410. — Prostate avec la verge; abcès de la prostate.

Sur cette pièce, très bien préparée, on constate dans la région prostatique une vaste cavité; abcès prostatique qui a détruit en grande partie cette glande. Il existe une ouverture dans l'urèthre d'un 1/2 centimètre environ de diamètre; elle est située à gauche, à la partie antérieure du verumontanum. La muqueuse rectale est intacte. La région bulbaire présente un rétrécissement en sablier.

(M. Voillemier.)

N° 411. — Prostate avec la moitié postérieure de la verge; abcès de la prostate.

Dans les deux lobes latéraux de la prostate existe une cavité peu considérable, provenant probablement d'un abcès. Le lobe droit est plus volumineux et la cavité plus spacieuse.

A 2 centimètres en avant du verumontanum, on constate à la paroi inférieure de l'urèthre, deux petits orifices oblongs d'environ 5 millimètres de long, parallèles à l'axe du canal.

(M. Voillemier.)

N° 412. — Vessie avec la prostate; abcès de la prostate.

Cette pièce a été recueillie sur un vieillard; la vessie a une amplitude considérable, sans hypertrophie notable de ces parois. La prostate, peu volumineuse, présente, dans chacun de ses lobes latéraux, une cavité capable de loger une petite noix et qui contenait du pus. Il s'agit donc ici d'un double abcès, chez un vieillard, des deux lobes latéraux de la prostate.

(M. Foucher, 1866.)

N° 413. — Vessie avec la prostate; abcès de la prostate.

Cette pièce a été recueillie sur un vieillard; la prostate, peu volumineuse présente dans son intérieur la trace d'un ancien abcès.

(M. Foucher, 1866.)

N° 414. — Vessie avec la prostate; abcès de la prostate.

La muqueuse vésicale présente un assez grand nombre de plis; la prostate, légèrement hypertrophiée, présente à sa partie antérieure une assez vaste cavité purulente anfractueuse, qui s'est étendue en avant jusque dans la portion membraneuse de l'urèthre.

Cette cavité a disséqué en arrière la paroi postérieure de l'urèthre, qu'elle a en grande partie détruite, et qui n'est plus représentée que par de minces lambeaux. La cavité purulente s'est ainsi fait une communication avec un canal naturel.

(M. Foucher, 1865.)

N° 415. — Vessie avec la prostate et la moitié postérieure de la verge; kyste multiloculaire de la prostate.

Cette pièce intéressante provient d'un homme de 69 ans, qui fut pris assez subitement d'une rétention d'urine. Le passage de la sonde, quoique difficile, put néanmoins se faire.

La prostate est un peu hypertrophiée, la muqueuse de l'urèthre est normale ; au niveau de la région prostatique on constate, à droite, une fausse route qui était baignée de pus et qui a été faite dans les tentatives de cathéterisme.

A gauche existe une tumeur qui a tous les caractères d'un kyste multiloculaire ; la tumeur était transparente ; elle occupe la partie antérieure de la prostate, recouverte seulement du côté de l'urèthre par une lame assez mince de tissu prostatique qui se déchire.

Ce kyste est recouvert sur ses parties latérales par l'éponévrose latérale de la prostate, et en avant par une légère couche de tissu prostatique. A la partie postérieure, le kyste remonte jusque vers la vessie.

Les parois de la vessie sont hypertrophiées ; il existait un peu de cystite chronique. Plusieurs incisions faites à la paroi postérieure du kyste, montrent qu'il est formé de plusieurs cavités qui contenaient un liquide citrin, sans crochets d'hydatides, comme l'a démontré le microscope. En résumé, il s'agit d'un kyste creusé dans l'épaisseur du tissu prostatique.

(M. Desprès, *Soc. anat.*, 1878, 4e série, t. III, p. 265.)

Article 2.

HYPERTROPHIES DE LA PROSTATE

Quarante-cinq pièces, du n° 416 au n° 459 inclusivement, se rapportent aux hypertrophies de la prostate. Je les diviserai en trois ordres, à savoir : 1° hypertrophies des deux lobes latéraux; 2° hypertrophie des trois lobes; 3° fausses routes à travers la prostate.

ORDRE PREMIER

Hypertrophies des deux lobes latéraux de la prostate.

Quinze pièces, du n° 416 au n° 430 inclusivement, se rapportent à cet ordre de lésions.

N° 416. — Vessie avec la prostate ; légère hypertrophie de la prostate.

La vessie, très dilatée, a acquis des proportions considérables, en même temps que les parois sont un peu amincies. La prostate est légèrement hypertrophiée dans ses deux lobes latéraux, et entre eux, un peu au-dessus, existe une bride transversale peu considérable, mais qui devait gêner l'émission des urines. Cette pièce est sans renseignements.

N° 417. — Prostate; hypertrophie des lobes latéraux.

La prostate a été incisée sur sa face antérieure, et l'on constate qu'il existe une hypertrophie considérable des deux lobes latéraux, qui, par leur développement, compriment latéralement le canal de l'urèthre.

(M. Voillemier.)

N° 418. — Prostate ; hypertrophie des lobes latéraux.

Prostate sur laquelle on constate une hypertrophie assez considérable des deux lobes latéraux. Celui de droite a son maximum de développement près de sa partie supérieure, tandis qu'à gauche, ce maximum est à la partie moyenne. Il résulte de cette disposition alterne, une inflexion latérale de l'urèthre qui devait gêner l'émission de l'urine. L'urèthre, au lieu d'être droit, est incurvé. Le lobe médian de la prostate présente, à sa partie supérieure, un petit tubercule de forme pyramidale du volume d'un pois; le sommet est libre, dirigé en haut. De chaque côté existe une gouttière latérale.

(M. Voillemier.)

N° 419. — Vessie avec le pubis, la prostate et la verge; hypertrophie des deux lobes latéraux de la prostate.

La vessie, dont les parois sont notablement hypertrophiées, présente à la surface de la muqueuse un grand nombre de villosités. Les deux lobes latéraux de la prostate sont très volumineux et compriment latéralement le canal de l'urèthre, ce qui devait gêner beaucoup l'émission de l'urine.

(M. Voillemier.)

N° 420. — Vessie avec la prostate; hypertrophie des deux lobes latéraux de la prostate.

La prostate a été divisée verticalement dans son milieu et la portion antérieure renversée de haut en bas. On constate sur cette pièce que la prostate, dans ses deux lobes latéraux, mais principalement dans le droit, est le siège d'une hypertrophie très considérable; elle contient, dans son épaisseur, un grand nombre de petites tumeurs fibreuses. Une de ces tumeurs pédiculée du lobe droit, est saillante dans la partie supérieure de l'urèthre.

La vessie, qui présente quelques cellules, est petite, les parois ne sont point hypertrophiées. L'émission de l'urine devait être très gênée.

(M. Voillemier.)

N° 421. — Vessie avec la prostate et la verge; hypertrophie des deux lobes latéraux de la prostate.

Les deux lobes latéraux de la prostate sont très hypertrophiés, mais principalement le droit, qui présente un prolongement sessile, long d'environ 2 centimètres, et qui, se portant obliquement de bas en haut, d'arrière en avant, remonte jusque dans la vessie où il fait saillie. Les deux lobes latéraux, au niveau du col de la vessie, sont reliés entre eux par une bande transversale très saillante, valvule prostatique, derrière laquelle le bas-fond de la vessie se trouve très déprimé, et qui devait gêner beaucoup l'émission de l'urine.

La vessie, dont les parois sont légèrement hypertrophiées, présente de nombreuses cellules.

(M. Leroy d'Etiolles, 1842.)

N° 422. — Vessie avec la prostate et la verge ; hypertrophie des deux lobes latéraux de la prostate.

L'hypertrophie de la prostate, porte, sur cette pièce, sur les deux lobes latéraux ; mais elle est surtout prononcée pour le gauche qui est le triple en volume du droit. La tumeur que forme le lobe gauche est oblique de droite à gauche et d'arrière en avant, d'où résulte une déviation de cette portion de l'urèthre qui était rétréci. On distingue dans cette prostate un assez grand nombre de petites tumeurs fibreuses.

La vessie présente à son intérieur un grand nombre de cellules avec des colonnes.

N° 423. — Vessie avec le pubis, la prostate et la verge ; hypertrophie des deux lobes latéraux de la prostate.

Sur cette pièce, il existe une hypertrophie très considérable des deux lobes latéraux de la prostate ; l'hypertrophie est plus prononcée à droite qu'à gauche, sans déviation cependant de la portion d'urèthre correspondante, qui devait être aplatie latéralement. Les deux lobes latéraux du côté de la vessie sont reliés entre eux par une bande très volumineuse, valvule prostatique, au centre de laquelle on distingue, sous forme de très légère bosselure, le lobe moyen. En arrière de cette valvule, la vessie présente une dépression profonde.

La vessie, légèrement hypertrophiée, a une capacité double presque de la capacité normale ; il existe aussi un grand nombre de cellules peu accusées. Une grosse sonde est passée dans l'urèthre, ce qui prouve qu'il n'existait point de rétrécissement.

N° 424. — Vessie avec la prostate et la verge ; hypertrophie des deux lobes latéraux de la prostate.

Cette pièce provient d'un vieillard. La vessie, peu hypertrophiée et peu distendue, présente à son intérieur quelques cellules. Les deux lobes latéraux de la prostate sont notablement hypertrophiés, et la portion correspondante de l'urèthre légèrement déviée. Mais ce qui est surtout remarquable, c'est la bande transversale, saillante, qui réunit au col de la vessie les deux lobes latéraux ; valvule prostatique sans dépression en arrière, et qui devait gêner l'émission de l'urine.

(M. Foucher, 1866.)

N° 425. — Vessie avec la prostate et la verge ; hypertrophie du lobe gauche de la prostate.

La vessie, sur cette pièce, est petite ; les parois en sont légèrement hypertrophiées. De plus, elle présente un grand nombre de cellules.

La prostate est hypertrophiée dans les deux lobes latéraux ; celui de droite a presque son volume normal, mais le lobe gauche est doublé de volume ; il présente, en outre, des bosselures qui tiennent à la présence de tumeurs fibreuses dans son épaisseur. La portion prostatique de l'urèthre est rétrécie.

La portion spongieuse de l'urèthre, au niveau de sa partie antérieure, présente une excavation oblongue d'environ 2 centimètres, qui pourrait contenir une noix ; cette excavation résulte de la cicatrisation d'une ancienne fistule urinaire pénienne, qui était située en avant du scrotum.

(M. Leroy d'Etiolles, 1842.)

N° 426. — Vessie avec la prostate ; hypertrophie des deux lobes latéraux de la prostate.

Sur cette pièce, l'hypertrophie des deux lobes latéraux est peu considérable ; l'hypertrophie du lobe gauche, un peu plus accusée, fait, à la partie supérieure, une légère saillie dans l'urèthre.

(M. Foucher 1866.)

N° 427. — Vessie avec la prostate ; hypertrophie des deux lobes latéraux de la prostate.

Sur cette pièce, la vessie présente quelques cellules. Les deux lobes latéraux de la prostate sont légèrement hypertrophiés et réunis à leur partie supérieure par une bride transversale peu saillante ; valvule prostatique.

(M. Foucher, 1866.)

N° 428. — Vessie avec la prostate ; hypertrophie des deux lobes latéraux de la prostate.

La vessie, un peu ratatinée, présente une hypertrophie assez considérable de ses parois, en même temps que sa cavité a de nombreuses cellules.

Les deux lobes latéraux de la prostate sont très hypertrophiés, et aplatissent la portion correspondante de l'urèthre. A droite, à travers le lobe correspondant, existe une fausse route récente, qui s'étend jusque dans la vessie. Le lobe médian, légèrement hypertrophié, réunit les deux lobes latéraux et constitue une petite valvule.

(M. Foucher, 1866.)

N° 429. — Portion de la vessie avec la prostate; hypertrophie de la prostate.

Sur cette pièce, la vessie a été ouverte, et l'on constate par l'intérieur du réservoir urinaire, qu'il existe une hypertrophie de la prostate. De l'intérieur de la vessie, on voit, dans la glande, une gouttière, qui est l'urèthre. Elle simule assez bien le passage d'une sonde sur un corps mou. J'admettrais plus volontiers ici cette opinion, que celle de ceux qui regardent toutes ces gouttières comme produites par la saillie de la prostate à travers un écartement des fibres musculaires.

(M. Leroy d'Etiolles, 1842.)

N° 430. — Prostate; hypertrophie des deux lobes latéraux.

On constate, sur cette pièce, qu'il existe une hypertrophie considérable des deux lobes latéraux de la prostate. L'hypertrophie est plus considérable dans le lobe droit, qui présente quelques bosselures, dont les unes font saillie dans l'urèthre. Ces bosselures sont dues à la présence de tumeurs fibreuses dans cet organe. A la partie supérieure, les lobes latéraux sont réunis entre eux par une valvule transversale, valvule prostatique, au milieu de laquelle existe une petite saillie qui est due au lobe moyen.

(Professeur Richet, 1853.)

ORDRE 2.

Hypertrophie des trois lobes de la prostate.

Cet ordre comprend dix-neuf pièces, du n° 431 au n° 448 inclusivement.

N° 431. — Prostate avec une portion de l'urèthre; hypertrophie des trois lobes de la prostate.

Les deux lobes latéraux sont à peu près également hypertrophiés, leur volume est peu considérable. Le lobe médian, légèrement hypertrophié dans sa partie moyenne et supérieure, se présente sous la forme d'une petite noisette arrondie, sur les côtés de laquelle se trouvent deux gouttières latérales, qui conduisent de chaque côté dans la cavité vésicale, et par lesquelles devait se faire l'émission de l'urine.

(M. Voillemier.)

N° 432. — Pubis, prostate et vessie ; hypertrophie de la prostate.

Cette pièce a été exécutée d'après le procédé de M. Baretta, et l'on constate qu'il existe une hypertrophie considérable des deux lobes latéraux de la prostate, qui font une saillie considérable dans la cavité vésicale. Cette hypertrophie comprime latéralement la partie latérale de l'urèthre dans laquelle on a placé une sonde.

La vessie, qui est hypertrophiée avec de nombreuses colonnes, et qui appartenait à un graveleux, est représentée affectée de cystite chronique.

(Professeur Dolbeau.)

N° 433. — Vessie, prostate et verge ; hypertrophie des trois lobes de la prostate.

Cette pièce provient d'un homme qui, trois ans avant sa mort, éprouva des troubles du côté de la miction. Il eut un abcès de la prostate, qui s'est ouvert dans le rectum, et, plus tard, il rendit par l'urèthre quatorze petits calculs qui venaient de la prostate. Le cathéterisme démontra la présence de petites pierres arrêtées au col de la vessie ; on pratiqua quatorze séances de lithotritie, et le malade succomba à une pleuro-pneumonie.

La vessie, qui est médiocrement développée, a des parois épaisses. Les lobes latéraux de la prostate très développés, ont une consistance fibreuse. A leur partie supérieure existe une tumeur trilobée, qui est le lobe moyen de la prostate très hypertrophié. Son aspect n'est point lisse. Ce lobe présente à sa surface un grand nombre de petites masses arrondies, qui sont dues à la présence de petites tumeurs fibreuses. A la base de la tumeur médiane, dans l'urèthre, existe une cavité assez large pour loger une noisette qui est l'ouverture de l'ancien foyer de l'abcès. La muqueuse de la portion membraneuse de l'urèthre est profondément ulcérée.

(M. Leroy-d'Etiolles, *Soc. anat.*, 1860, 2e série, t. V, p. 220.)

N° 434. — Vessie avec la prostate et la verge; hypertrophie des trois lobes de la prostate.

Cette pièce provient d'un homme de 75 ans, adonné à l'ivrognerie. Depuis longtemps il urinait souvent et peu à la fois, et fut pris d'une rétention d'urine complète. Il fut sondé trois ou quatre fois, et cela avec la plus grande difficulté; il succomba assez rapidement à une pleurésie.

La prostate est volumineuse, partagée en *quatre lobes* d'inégale grosseur. Une première tumeur, grosse comme une noisette, est pédiculée; elle s'est développée sur le lobe latéral gauche, et fait dans la vessie une saillie beaucoup plus proéminente que les autres. La seconde tumeur, développée sur le lobe droit, commence à se pédiculiser; elle est plus grosse que la première, et vient se loger au niveau de son pédicule, où elle trouve le plus de place. La troisième est celle dont la base est la plus large; ses bords vont mourir dans les deux sillons latéraux; elle a pris naissance sur le lobe moyen d'Everard Home. Une quatrième faisait déjà un relief sensible entre la tumeur de droite et la moyenne; c'est à sa base que la sonde est venue buter, et c'est dans son tissu que l'instrument s'est enfoncé de quelques millimètres, sans causer d'autre désordre qu'un petit pont fibreux recouvert de muqueuse.

Il existait trois autres petites tumeurs grosses comme des pois, parfaitement distinctes du reste de la masse fibreuse que forme la prostate, par leur dureté presque cartilagineuse. Deux d'entre elles sont placées sur la limite du col, du côté de l'urèthre, près du vérumontanum; la troisième est située dans la vessie, sur le côté gauche de la tumeur médiane.

L'ouverture pratiquée dans toute la longueur de la face antérieure de la pièce permet de l'étaler. Les tumeurs sont alors sur le même plan; mais si l'on rapproche les deux parties latérales au niveau de la prostate, et si l'on examine alors l'orifice uréthral du côté de la vessie, on voit clairement (la pièce étant horizontalement étalée sur une table), que l'orifice vésical est surmonté de deux tumeurs : l'une, celle de gauche, la plus saillante, presque placée sur la ligne médiane et ayant de la tendance à tomber pour fermer le col; l'autre, celle de droite en arrière, plus près de l'urèthre, concourant pour une grande partie à l'oblitération du canal.

La *vessie* est d'une grande capacité; ses parois sont hypertrophiées, la tunique musculeuse surtout; elle a en certains endroits plus de 1 centimètre d'épaisseur. Vers la face latérale gauche, les parois sont moins épaisses. Sur les limites de cette face latérale gauche et de la face postérieure, il existe une ouverture ronde qui fait communiquer la cavité vésicale avec une poche ou cellule de la vessie.

(M. Leroy d'Etiolles, *Soc. anat.*, 1856, 2e série, t. Ier p. 414.)

No 435. — Vessie avec la prostate et la verge ; hypertrophie des trois lobes de la prostate.

Sur cette pièce, qui est sans renseignements, on constate qu'il existe une hypertrophie très considérable des trois lobes de la prostate. Les deux lobes latéraux, très volumineux, par leur rapprochement, devaient applatir latéralement la portion prostatique de l'urèthre. De chaque côté du vérumontanum existent deux vastes lacunes, dans lesquelles peut facilement s'engager le bec d'une sonde.

Mais, c'est principalement l'hypertrophie du lobe moyen qui devait gêner l'émission de l'urine. Ce lobe, très volumineux, fait une saillie considérable dans la vessie, dont les parois sont très épaisses et présentent de nombreuses cellules. Ce lobe médian présente de nombreuses bosselures, qui sont dues à la présence de tumeurs fibreuses dans son épaisseur ; il est disposé sous forme d'opercule complet, qui s'appuie sur les lobes latéraux et bouche l'orifice de l'urèthre. Derrière lui, à sa partie supérieure, la vessie présente à son bas-fond une dépression considérable.

No 436. — Vessie avec la prostate et la verge ; hypertrophie des trois lobes de la prostate.

La vessie, sur cette pièce, a une capacité considérable; les parois sont légèrement augmentées de volume, il existe de nombreuses colonnes et de profondes cellules.

Les deux lobes latéraux sont hypertrophiés, mais cette lésion est surtout marquée pour le lobe médian qui proémine dans la vessie. Il ne bouche point cependant complètement l'orifice de l'urèthre ; il présente de chaque côté une petite gouttière qui est un peu plus accusée a droite, et devait encore permettre le passage de l'urine. Au niveau du collet du bulbe, il existe une ulcération superficielle de la muqueuse avec rétrécissement léger.

(M. Voillemier.)

No 437. — Vessie, prostate avec une portion de l'urèthre ; hypertrophie des trois lobes de la prostate.

Sur cette pièce, on constate que la vessie, dont les parois sont légèrement augmentées de volume, présente de nombreuses cellules; à gauche il existe même une hernie tuniquaire.

Les deux lobes latéraux de la prostate sont peu hypertrophiés, le lobe moyen, quoique peu développé, forme une valvule transversale, valvule prostatique qui devait s'opposer au passage des urines, car elle bouche à peu près complètement l'orifice supérieur de l'urèthre.

(M. Voillemier.)

N° 438. — Vessie avec la prostate : hypertrophie des trois lobes de la prostate.

La vessie, dont les parois sont notablement hypertrophiées, présente de nombreuses cellules.

Les deux lobes latéraux sont peu hypertrophiés ; le plus volumineux est le droit. Le lobe médian est le plus saillant des trois; il présente à sa base, qui est située du côté de la vessie, trois bosselures. De chaque côté de ce lobe médian existe une gouttière; celle de droite est plus profonde. C'est par ces gouttières latérales que pouvait se faire l'émission des urines, et que les sondes pouvaient pénétrer dans la vessie.

N° 439. — Vessie avec la prostate et la verge; hypertrophie des trois lobes de la prostate.

La vessie, qui est très distendue, adhère par sa face antérieure à la face postérieure de la paroi abdominale. Elle présente à son intérieur un grand nombre de colonnes et de cellules.

La prostate est le siège d'une hypertrophie considérable des trois lobes; les deux lobes latéraux, très volumineux, comprimaient latéralement la portion correspondante de l'urèthre. De chaque côté du vérumontanum existent deux lacunes dont les orifices sont considérables, et peuvent admettre le bec d'une sonde. Le lobe médian, très volumineux, fait saillie dans la cavité vésicale; il présente de chaque côté une gouttière très accusée qui devait donner passage aux urines et aux sondes, quand elle ne s'engageait point dans les orifices lacunaires.

(M. Voillemier.)

N° 440. — Vessie avec la prostate; hypertrophie des trois lobes de la prostate.

Cette pièce est très remarquable; la vessie, dont les parois sont notablement hypertrophiés, présente un grand nombre de colonnes et de cellules. A droite, une de ces cellules plus accusée, communiquait avec un abcès du bassin.

Les deux lobes latéraux de la prostate remontent de chaque côté assez haut sur le col de la vessie qu'ils entourent ; ils sont denses et ont un aspect fibreux. Le lobe moyen, très volumineux, pédiculé, présente de chaque côté une petite gouttière.

La partie supérieure de ce lobe s'étale à l'intérieur de la vessie sous forme de champignon évasé. La face vésicale ou supérieure de ce champignon est chagrinée, rugueuse, ce qui tient à une ulcération de la muqueuse. Il est à regretter que les renseignements manquent sur cette pièce intéressante.

(M. Leroy d'Etiolles, 1858.)

N° 441. — Vessie avec la prostate et la verge; hypertrophie des trois lobes de la prostate.

Cette pièce a été trouvée dans les amphithéâtres de la Faculté, sur un homme d'environ 50 ans ; cette pièce est par conséquent sans renseignements. La vessie, qui n'est point dilatée, présente au niveau de son bas-fond de nombreuses colonnes avec des cellules.

Les deux lobes latéraux de la prostate sont légèrement hypertrophiés, mais c'est sur le lobe moyen de cette pièce que porte tout l'intérêt. Ce lobe, peu volumineux, égale à peine un marron ; il présente à gauche une bosselure qui est la plus volumineuse; en dedans d'elle existe une gouttière doublée en arrière d'une petite tumeur, et limitée à gauche par une troisième tumeur, du volume d'une petite noisette. Le point intéressant de cette pièce est de connaître l'origine de la gouttière. Est-elle le résultat du passage d'une sonde ou bien résulte-t elle d'une hypertrophie, d'un développement de tumeurs fibreuses de la prostate ? Cette dernière opinion est celle de M. Broca, elle me paraît aussi la seule admissible.

(Professeur Broca, *Soc. anat.*, 1849, t. XXIV, p. 18.)

N° 442. — Vessie avec la prostate et la verge ; hypertrophie des trois lobes de la prostate.

La vessie est légèrement hypertrophiée ; la muqueuse est profondément altérée, rugueuse, inégale.

Les deux lobes latéraux sont un peu hypertrophiés, et à la partie antérieure du lobe droit, existe un orifice lacunaire qui est très large et peut être considéré comme le début d'une fausse route. Le lobe moyen, relativement plus développé que les deux lobes latéraux, fait à l'intérieur de la vessie une saillie d'environ 1 centimètre, et présente vers son milieu, un peu à droite cependant, sur sa face antérieure, une gouttière peu profonde.

(M. Barth, 1841.)

N° 443. — Vessie avec la prostate; hypertrophie de trois lobes de la prostate.

Les deux lobes latéraux de la prostate sont un peu hypertrophiés. Le lobe moyen, du volume d'une noisette, fait opercule qui bouchait en grande partie l'orifice de l'urèthre; il présente sur le côté gauche une gouttière qui conduit dans la vessie.

N° 444. — Vessie avec la prostate; hypertrophie des trois lobes de la prostate.

Cette pièce est remarquable par le développement des trois lobes de la prostate, qui est considérable. Les deux lobes latéraux ont acquis un volume énorme qui devait comprimer latéralement la portion correspondante de l'urèthre. Mais l'hypertrophie porte particulièrement sur le lobe moyen, qui commence en bas en se continuant avec la crête du vérumontanum, monte du côté de la vessie dans laquelle il s'étale sous forme de champignon. La partie qui représente le chapeau du champignon a environ 7 centimètres transversalement et 3 1/2 d'avant en arrière; sur les côtés, entre le chapeau du champignon et les lobes latéraux de la prostate, existe une gouttière qui conduit de l'urèthre dans la vessie et est plus prononcée à gauche. La vessie présente de nombreuses cellules.

(M. Leroy d'Etiolles, 1842.)

N° 445. — Vessie avec la prostate ; hypertrophie des trois lobes de la prostate.

Les parois de la vessie sont très hypertrophiées, et il existe de nombreuses colonnes avec des cellules assez profondes.

Les deux lobes latéraux de la prostate sont un peu augmentés de volume, mais l'hypertrophie porte surtout sur le lobe moyen, qui présente une valvule transversale ; valvule prostatique, du centre de laquelle naît une tumeur du volume d'une noisette et qui vient faire saillie dans la vessie. Cette valvule, ainsi que la tumeur centrale qui la surmonte, devaient gêner l'émission de l'urine.

(M. Foucher, 1866.)

N° 445 a. — Vessie avec la prostate; hypertrophie des trois lobes de la prostate.

Cette pièce a été recueillie sur un vieillard; la vessie, qui a la capacité normale, présente un grand nombre de cellules. Les trois lobes de la prostate sont notablement hypertrophiés; le lobe moyen fait une saillie transversale, valvule prostatique derrière laquelle la vessie présente une dépression; il se confond de chaque côté avec la partie supérieure des deux lobes latéraux. La partie moyenne de la valvule prostatique fait en haut une légère saillie, mais il n'existe point de gouttière latérale.

(M. Foucher, 1866.)

N° 446. — Vessie avec la prostate; hypertrophie de la prostate avec des calculs prostatiques.

Cette pièce provient d'un vieillard ; la vessie est très petite, ratatinée, la muqueuse présente un grand nombre de plis.

La prostate est très développée, et le lobe moyen présente une petite masse fibreuse, du volume d'une noisette, qui fait saillie dans la vessie. La prostate a été incisée à sa face antérieure, et dans son épaisseur existe une cavité qui est remplie de nombreux calculs prostatiques. Cette pièce est sans renseignements.

(M. Foucher, 1866.)

N° 447. — Vessie avec la prostate et la verge; hypertrophie de la prostate.

La vessie a des dimensions considérables en même temps que les parois ont augmenté de volume; mais il n'existe point de colonnes ni de cellules.

Les deux lobes latéraux de la prostate sont très hypertrophiés. Le lobe gauche présente à sa face interne et en arrière, un petit prolongement qui paraît détaché de la glande, et à laquelle il adhère par son extrémité inférieure. Les deux lobes latéraux sont reliés entre eux, du côté de la vessie, par une bande transversale, valvule prostatique qui n'est pas très prononcée.

(M. Caudmont.)

N° 448. — Vessie avec la prostate, le pubis et la verge; hypertrophie de la prostate.

Cette pièce, qui est très ancienne, est en assez mauvais état de conservation et sans renseignements, ce qui est regrettable, car elle est du plus grand intérêt. La vessie présente une hypertrophie très considérable de ses parois, elles ont près de 2 centimètres d'épaisseur; la cavité est peu développée, elle est au-dessous de la moyenne; il n'existe ni colonnes ni valvules.

La prostate, sur cette pièce, a acquis un volume considérable, tel, que je n'en connais point d'exemple; elle a au moins le volume d'une tête de fœtus à terme; elle est bosselée, inégale à sa surface; elle remplit en totalité la cavité du petit bassin. Les trois lobes ont pris part à ce développement, mais c'est surtout le lobe moyen qui s'est très développé; il remonte très haut dans la cavité de la vessie, et concourt puissamment à la diminution de sa cavité. La portion prostatique membraneuse et bulbeuse de l'urèthre est profondément altérée; la muqueuse est entièrement ulcérée, détruite. Cette partie du canal est hérissée de productions qui flottent dans sa cavité qui est agrandie. Malgré cette profonde destruction et peut-être même à cause d'elle, il a existé une rétention d'urine qui a nécessité la ponction de la vessie.

ORDRE 4.

Fausses routes à travers la prostate.

Onze pièces, du n° 449 au n° 459 inclusivement, se rapportent aux fausses routes creusées à travers la prostate. Le nombre des fausses routes et leur étendue pour chaque pièce est très variable.

N° 449. — Vessie avec la prostate et la verge; fausse route à travers la prostate.

La prostate, quoique peu volumineuse, présente dans son lobe droit, près de sa partie interne, une fausse route qui la traverse d'avant en arrière et dans laquelle on a passé un petit corps étranger. Le lobe médian n'est point hypertrophié.

L'urèthre est légèrement rétréci dans la moitié antérieure de sa portion pénienne.

(M. Voillemier.)

N° 450. — Vessie avec la prostate; fausse route à travers la prostate.

La vessie, dont les parois sont légèrement hypertrophiées, est un type de vessie à cellules, avec de nombreuses colonnes.

La prostate présente une hypertrophie de ses trois lobes, qui offrent un grand nombre de bosselures dues au développement de tumeurs fibreuses. Le lobe médian, qui est très développé, fait dans la vessie une saillie considérable; il devait gêner l'émission des urines. Ce lobe médian présente à sa base, à droite, une assez grosse bosselure qui fait saillie à sa surface; elle est du volume d'une noisette.

Sur la partie moyenne du verumontanum, au niveau de l'utricule, existe une fausse route dans laquelle a été passée une baleine. Cette fausse route, assez étroite, se dirige d'avant en arrière, traverse le lobe médian pour venir s'ouvrir à la face postérieure de la prostate au niveau de sa base.

(M. Voillemier.)

N° 451. — Portion de la vessie avec la prostate et la verge; fausses routes à travers la prostate.

La prostate présente une hypertrophie inégale de ses deux lobes latéraux, avec une incurvation à convexité droite de la portion correspondante de l'urèthre. Le lobe latéral droit de la prostate est traversé d'avant en arrière par une large fausse route, dont le trajet est cicatrisé. L'orifice antérieur de cette fausse route est très large; il est situé à la hauteur de la partie antérieure du verumontanum, et se termine en arrière à la base de la prostate. Ce trajet a une longueur de près de cinq centimètres; une sonde a été passée dedans.

Une seconde fausse route borgne externe commence à un demi-centimètre en avant de la précédente; un bout de sonde a également été introduit dans son trajet.

(M. Voillemier.)

N° 452. — Vessie avec la prostate et la verge; fausse route à travers la prostate.

La vessie présente dans sa cavité de nombreuses colonnes très saillantes, circonscrivant entre elles des cellules profondes.

La prostate est le siège d'une hypertrophie assez considérable, qui porte sur les trois lobes. Le lobe médian, qui est surtout volumineux, fait une saillie considérable ; il présente sur ces côtés deux gouttières profondes, qui devaient servir au passage des sondes et de l'urine, surtout la gouttière de droite. Une fausse route existe dans le lobe droit de la prostate, elle est longue d'environ huit centimètres et assez superficielle dans tout son trajet. Cette fausse route commence à la partie antérieure du verumontanum ; une sonde a été introduite dans son trajet.

(M. Voillemier.)

N° 453. — Modèle en cire de la vessie et de la prostate ; fausse route à travers le lobe moyen.

Sur ce modèle en cire, on a représenté une hypertrophie des trois lobes de la prostate, mais principalement du lobe moyen, qui a une disposition pyriforme à base supérieure. Dans ce lobe moyen existe une fausse route, dirigée d'avant en arrière du sommet vers la base, et dans laquelle on a placé une sonde.

(Professeur Bérard aîné, 1839.)

N° 454. — Vessie avec la prostate ; fausse route à travers le lobe moyen.

Cette pièce, assez mal préparée, montre bien cependant une hypertrophie pédiculée du lobe moyen de la prostate. Les deux lobes latéraux ayant leur volume normal, le lobe moyen, qui a le volume d'un petit œuf, présente à sa base une gouttière assez profonde dont l'origine est difficile à déterminer aujourd'hui. Le sommet de cette hypertrophie, qui correspond à son point d'insertion, est traversé d'avant en arrière, par une fausse route dans laquelle on a placé un tube en verre.

(M. Leroy d'Etiolles, 1842.)

N° 455. — Vessie avec la prostate ; fausse route à travers la prostate.

Cette pièce, assez mal préparée, montre cependant qu'il existe une hypertrophie très considérable des deux lobes latéraux de la prostate qui sont réliés entre eux, à la partie supérieure, par une valvule transversale, valvule prostatique, produite par le lobe moyen. Cette valvule est traversée à sa partie moyenne, où elle a une épaisseur d'environ 1 centimètre, par une fausse route dans laquelle on a placé un bout de verre.

La vessie est très hypertrophiée ; ses parois ont une épaisseur de 1 centimètre, sa capacité est très petite, elle présente de nombreuses cellules à gauche ; une de ces cellules loge, enchatonné dans sa cavité, un calcul oblong, du volume et de la forme d'un

gros œuf de pigeon; la moitié fait saillie dans la cavité vésicale.
(M. Leroy d'Etiolles, 1842.)

N° 456. — Vessie avec la prostate ; fausses routes à travers la prostate.

Cette pièce, comme la précédente, est assez mal préparée, mais on ne peut encore constater que la prostate est considérablement hypertrophiée dans les trois lobes. Le lobe médian fait, du côté de la cavité vésicale, un relief considérable. Il existe dans le lobe latéral droit deux fausses routes, qui vont s'ouvrir séparément vers le bas-fond de la vessie.
(M. Leroy d'Etiolles, 1842.)

N° 457. — Vessie avec la prostate ; fausses routes à travers le lobe médian de la prostate.

Sur cette pièce, qui est assez mal conservée, les trois lobes de la prostate sont hypertrophiés ; le médian, qui est volumineux et fait saillie dans la cavité vésicale, présente dans son épaisseur deux fausses routes, dirigées d'avant en arrière, très rapprochées l'une de l'autre, et dans lesquelles ont été passés deux tubes en verre coloré en rouge.
(M. Leroy d'Etiolles, 1842.)

N° 458. — Vessie avec la prostate; fausses routes à travers la prostate.

Sur cette pièce, qui est mal préparée, on constate qu'il existe une hypertrophie de la prostate, et dans chaque lobe latéral, on observe une fausse route.
(M. Leroy d'Etiolles, 1842.)

N° 459. — Vessie, prostate et moitié postérieure de l'urèthre ; fausses routes à travers la prostate.

Sur cette pièce, il existe une hypertrophie des trois lobes de la prostate, qui, dans son ensemble, a acquis le volume d'un gros œuf. Le lobe moyen a pris un développement considérable et fait dans la vessie, qui est elle-même hypertrophiée, un relief transversal. Ce lobe est traversé par cinq fausses routes, dont trois complètes et deux borgnes ; l'orifice vésical manque. Au niveau du tiers moyen, avec le tiers postérieur de la portion spongieuse de l'urèthre, existe la cicatrisation d'une large ulcération du canal. Elle est oblongue, et a 2 centimètres 1/2 dans le sens de l'axe du canal, et 1 centimètre dans le sens transversal.

(M. Leroy d'Etiolles, 1842.)

Article 3.

CANCERS DE LA VERGE

Un petit nombre de pièces seulement, quatre, nos 460, 461, 462, 463, se rapportent aux cancers de la verge ; c'est une lacune qu'il sera facile de combler plus tard.

N° 460. — Gland avec une portion de la verge ; tumeur épithéliale du gland.

Sur cette pièce on constate que le gland et le prépuce sont hérissés de papilles qui ont acquis un développement considérable, et qui flottent au milieu du liquide. Ces papilles, à leur surface, sont recouvertes de nombreuses couches épithéliales ; cancroïde papillaire. L'amputation de la verge a été pratiquée 1 centimètre environ en arrière de la couronne du gland.

(Professeur Nélaton, 1861.)

N° 461. — Portion de la verge ; cancroïde récidivé ; seconde opération.

Cette pièce provient d'un homme très âgé, qui avait déjà subi à la verge une première opération. Sur la cicatrice, au pourtour de l'urèthre, il s'était développé de nouvelles végétations épithéliales qui ont nécessité la resection d'une nouvelle portion de la verge.

(Professeur Nélaton, 1863.)

N° 462. — Gland avec une portion de la verge ; cancroïde du gland, amputation.

Cette portion de verge a été enlevée par l'écraseur pour un cancroïde assez volumineux. Ce cancer appartient à la forme végétante dite papillaire, et il paraît avoir débuté par le frein. Le cancer a ensuite envahi toute la partie inférieure du prépuce et du gland qui est profondément excavé. Il en est résulté une vaste ulcération, limitée de toutes parts par un bourrelet fongueux papilliforme ; chaque papille étant entourée d'une couche épaisse d'écailles épidermiques. Afin de se mettre à l'abri de la récidive sur place, quoique la lésion ne dépassât point de beaucoup la couronne du gland, M. Nélaton a cependant enlevé une longueur d'environ 2 centimètres du corps caverneux.

(Professeur Nélaton, 1863.)

N° 463. — Gland avec le prépuce et une portion de la verge ; cancroïde du gland, amputation.

L'homme sur lequel a été prise cette pièce, était âgé de 70 ans environ ; il faisait remonter le début de cette tumeur à trois ans, et depuis quelque temps elle déterminait une suppuration sanieuse, fétide, abondante, qui fatiguait beaucoup le malade.

L'opération fut pratiquée à l'aide de l'écraseur sans donner aucune trace d'écoulement sanguin. On voit sur cette pièce qu'il existe au prépuce, et sur le gland, au niveau du frein, une vaste ulcération recouverte de nombreuses cellules épithéliales, et dont le pourtour bourgeonnant est constitué par une hypertrophie papillaire avec un fort revêtement de cellules épidermiques. Il s'agit donc ici d'un cancroïde papillaire à marche lente, qui paraît avoir débuté par le frein. L'individu, vers le dixième jour après son opération, est mort d'infection purulente.

(M. Houel, 1863.)

CHAPITRE V

Lésions de la tunique vaginale et du cordon spermatique.

Vingt-trois pièces, du n° 464 au n° 485 inclusivement, se rapportent aux pièces du Musée relatives aux lésions de la tunique vaginale et du cordon spermatique.

Les pièces n°s 464, 465, 466, 467, 468, 469, 470, 471, 472, 473, 474, 475, 476, 477, 477 *a*, 478 et 479 sont des exemples d'hydrocèles de la tunique vaginale. Sur les pièces n°s 466, 467 et 468 il existe, en outre, dans la tunique vaginale, un ou plusieurs corps fibreux, libres ou inclus dans l'épaisseur de la paroi. Les pièces n°s 477 et 477 *a* sont des exemples d'hydrocèle enkysté du cordon et de la tunique vaginale.

Les quatre pièces n°s 480, 481, 482 et 484 sont des exemples d'hématocèles de la tunique vaginale ; la pièce n° 483, d'hématocèle du cordon et la pièce n° 485 est un exemple rare de tumeur fibreuse volumineuse du cordon.

N° 464. — Deux tuniques vaginales ; hydrocèle.

Ces pièces ont été préparées par dessiccation ; lac avité de la vaginale était distendue par un liquide citrin ; on a conservé autant que possible la forme de ces cavités avant l'expulsion du liquide.

(Professeur Gerdy, 1821.)

N° 465. — Tunique vaginale avec le testicule; hydrocèle.

Sur cette pièce, on constate que la tunique vaginale est très dilatée; elle contenait une grande quantité de liquide citrin. La poche est devenue pyriforme et le testicule est situé en bas et en arrière où il est fixé. La tunique vaginale a des parois très épaisses, fibreuses.

(Professeur Blandin, 1841.)

N° 466. — Tunique vaginal avec le testicule; hydrocèle avec corps fibreux.

Sur cette pièce on constate que la tunique vaginale a été légèrement distendue par du liquide ; la face interne de cette membrane a perdu son aspect lisse, elle est devenue rugueuse, comme chagrinée. Les saillies de la fausse membrane, qui la revêt, circonscrivent des aréoles analogues à celles que l'on rencontre dans certaines péricardites, et quelques-unes font même une saillie pédiculée. A l'intérieur de la cavité vaginale, dans le liquide, existait une petite masse fibreuse, véritable corps étranger, constitué par du tissu conjonctif enroulé et qui a le volume d'une grosse amande. Ce petit corps fibreux est lisse à la surface et libre de toute adhérence.

(M. Houel, 1862.)

N° 467. — Tunique vaginale avec le testicule; hydrocèle avec corps fibreux.

Sur cette pièce on constate une distension de la cavité vaginale qui était remplie de liquide. La face interne de cette séreuse est légèrement rugueuse, inégale, chagrinée; elle a subi un léger épaississement par l'addition de fausses membranes organisées. Au niveau de la queue de l'épididyme, on observe l'existence d'un corps étranger, fibreux, de forme quadrangulaire, qui était flottant dans la cavité, libre de toute adhérence ; il a le volume d'une petite noisette.

(Professeur Broca, 1862.)

N° 468. — Tunique vaginale avec le testicule ; hydrocèle; plaque fibro-cartilagineuse.

Sur cette pièce, qui est intéressante et provient d'un vieillard, on constate que le testicule est contenu dans une cavité située au-dessous d'une large poche fortement distendue, qui est une hydrocèle de la tunique vaginale. Cette cavité, dont les parois sont très épaissies, présente, à sa partie inférieure, dans la cloison qui la sépare du testicule, une large plaque circulaire d'environ 4 centimètres de diamètre. Cette plaque, incluse dans les parois de la vaginale épaissie, fait, par son bord, un léger relief à l'intérieur de la cavité de la vaginale.

(M. Legroux, *Soc. anat.*, 1864, 2e série, t. IX, p. 489.)

N° 469. — Tunique vaginale ; hydrocèle.

Cette pièce, préparée par dessiccation, provient d'un homme de 70 ans. L'hydrocèle, peu volumineuse, occupait la tunique vaginale du côté droit. Cette cavité oblongue, à la périphérie de laquelle on distingue encore assez nettement l'épididyme, était remplie d'un liquide semblable à de la bile épaisse, et dans lequel étaient sept petits corps fibro-cartilagineux.

(Professeur J. Cloquet, 1815.)

N° 470. — Tunique vaginale ; hydrocèle.

Cette pièce provient d'un homme de 60 ans; elle est préparée par dessiccation. Il s'agit d'une hydrocèle volumineuse de la tunique vaginale du côté droit. Le cremaster est décomposé en deux faisceaux ; le cordon spermatique, également éparpillé à la surface de la tumeur qui constitue l'hydrocèle, a entraîné avec lui un prolongement du péritoine formant un cul-de-sac sans collet, dont le fond appuie sur le sommet de l'hydrocèle. Ne pourrait-on pas considérer ce second sac comme une hydrocèle enkystée du cordon?

(Professeur, J. Cloquet, 1815.)

N° 471. — Tunique vaginale ; hydrocèle.

Cette pièce, qui est préparée par dessiccation, provient d'un homme de 50 ans. Il s'agit d'une hydrocèle de la tunique vaginale du côté droit.

(Profeseur J. Cloquet, 1814.)

N° 472. — Tunique vaginale ; hydrocèle.

Cette pièce est préparée par dessication. Elle provient d'un homme de 50 ans. Il existe une hydrocèle de la tunique vaginale du côté droit; cette hydrocèle est remarquable par le développement des veines spermatiques et de brides fibreuses qui divisent la tumeur en plusieurs lobes; de sorte qu'au toucher on aurait pu la croire multiloculaire.

(Professeur J. Cloquet, 1815.)

N° 473. — Tunique vaginale; hydrocèle.

Cette pièce est préparée par dessiccation; elle provient d'un homme de 50 ans qui était atteint d'une hydrocèle de la tunique vaginale du côté gauche. L'hydrocèle est divisée en trois poches par des demi-cloisons. Il existe, en outre, à la partie supérieure du cordon, un petit sac d'une ancienne hernie inguinale externe.

(Professeur J. Cloquet, 1815.)

N° 474. — Tunique vaginale ; hydrocèle.

Cette pièce est préparée par dessiccation; elle provient d'un homme de 45 ans; l'hydrocèle était à gauche. La tunique vaginale présente, à sa partie inférieure, un épaississement considérable.

(Professeur J. Cloquet, 1816.)

N° 475. — Tunique vaginale ; hydrocèle.

Cette pièce est préparée par dessiccation; elle provient d'un supplicié âgé de 39 ans. L'hydrocèle est congénitale, la dilatation, peu considérable, est oblongue; le cordon spermatique et les vaisseaux sont situés en arrière de la poche commune, qui est formée en haut par le péritoine, et en bas par la portion de cette membrane, que l'on désigne sous le nom de tunique vaginale.

(Professeur J. Cloquet, 1816.)

N° 476. — Tunique vaginale; hydrocèle de la tunique vaginale et enkystée du cordon.

Cette pièce est préparée par dessiccation; elle provient d'un homme de 60 ans. L'hydrocèle, qui siège dans la tunique vaginale du côté droit, est très petite et surmontée d'une petite poche peu volumineuse; hydrocèle enkystée du cordon. Les deux poches sont séparées par un diaphragme percé d'une ouverture.

(Protesseur J. Cloquet, 1815.)

N° 477. — Tunique vaginale ; hydrocèle et kyste du cordon.

Cette pièce, qui est préparée par dessiccation, provient d'un jeune homme âgé de 15 ans. Il existe une hydrocèle peu volumineuse de la tunique vaginale, avec un petit kyste développé près de la partie supérieure du cordon ; il existe, en outre, dans cette pièce, un ancien sac de hernie inguinale externe.

M J. Cloquet explique cette triple succession des sacs de la manière suivante : il pense qu'il a d'abord existé une hernie congéniale ; puis après, est survenue l'oblitération de ce premier sac. Le petit kyste moyen provient, toujours d'après M. J. Cloquet, d'un second sac formé après l'oblitération du premier ; il fut oblitéré lui-même à son tour et a été refoulé en bas par une troisième hernie. Cette explication, quant à cette pièce, de sacs herniaires successifs, à moins que M. J. Cloquet n'ait été lui-même témoin des faits, me paraît douteuse. L'on sait que souvent, à la périphérie d'un sac herniaire ancien, il se développe quelquefois de petits kystes séreux. J'admettrais plus volontiers cette opinion pour expliquer la disposition particulière de cette pièce ; il est à regretter qu'elle ait été conservée desséchée.

(Professeur J. Cloquet, 1816.)

N° 477 *a*. — Cordon testiculaire ; kystes du cordon testiculaire.

Cette pièce est préparée par dessiccation et provient d'un homme de 50 ans. On constate qu'il existe sur cette pièce deux kystes du cordon spermatique, qui sont séparés par un étranglement. Le kyste supérieur avoisinait le péritoine, et l'inférieur, la tunique vaginale. Il n'existe aucune communication entre les deux cavités. M. J. Cloquet fait observer que ces kystes sont plutôt des débris de la tunique vaginale de l'enfant que d'anciens sacs herniaires.

(Professeur J. Cloquet, 1816.)

N° 478. — Tunique vaginale et testicule ; hydrocèle.

Cette pièce provient d'un homme qui a été affecté d'une hydrocèle de la tunique vaginale ; une ponction et une injection iodée ont été pratiquées. Malheureusement, les détails manquent sur l'époque ; mais on peut constater sur la pièce qu'il n'existe point d'adhérences entre les deux feuillets de la séreuse. Le testicule contient quelques petits tubercules.

(M. Dauvé, 1861.)

N° 479. — Tunique vaginale ; hydrocèle.

Cette pièce provient d'un enfant; la tunique vaginale a été ouverte et remplie de crin ; la poche a le volume d'un œuf, et le testicule avec l'épididyme, sont situés sur un des côtés de la dilatation vaginale, en arrière. L'épididyme est un peu étalé et déplissé.

(M. Guersant.)

N° 480. — Tunique vaginale ; hématocèle consécutive à une hydrocèle.

Cette pièce provient d'un homme de 66 ans. Deux ans avant sa mort il vit sa bourse gauche enfler lentement. Il avait une hydrocèle. Quelques mois après le début de sa tumeur, il éprouva, en urinant, des douleurs assez vives; les urines déposaient des graviers rouges ; tous ces accidents l'inquiétaient, et, il y a un an, un médecin reconnut l'existence de calculs vésicaux, et pratiqua quelques séances de lithotritie. La tumeur des bourses continua à augmenter ; lors de l'entrée du malade à l'hôpital elle avait le volume du poing. Elle était parfaitement transparente, et il n'y avait aucun doute sur la nature du liquide : c'était une hydrocèle.

Les calculs existaient toujours; on dut pratiquer de nouveau la lithotritie ; on fit trois ou quatre séances ; mais on fut obligé de suspendre les manœuvres, à cause de la douleur violente que le malade éprouvait dans le testicule. La tumeur augmenta d'un quart environ en quelques jours, et elle resta, jusqu'au mois de juillet, le siège de douleurs lancinantes, passagères, précédées et suivies d'une sensation de pesanteur et de tension. Ajoutons que le malade urinait du sang et du pus.

On se décida alors à opérer la tumeur des bourses, à l'inciser pour faire sortir les caillots et le liquide, et si cela n'était pas possible, à enlever toute la tumeur.

Le 4 juillet, on fit une incision dans toute la longueur du scrotum; puis on tomba sur une couche épaisse de fausses membranes organisées, formant une poche contenant des caillots mêlés de pus et de sérosité. On dut enlever le testicule.

En examinant la pièce, on trouva la tunique vaginale épaisse de 2 centimètres en moyenne ; à sa face interne, existent des vaisseaux de nouvelle formation, très nombreux. Les caillots contenus pesaient 49 ou 50 grammes. Le microscope montre dans les globules de ce sang toutes les altérations de forme que l'on rencontre en pareil cas ; de plus, une quantité considérable de cristaux d'hématoïdine. Le testicule sain est adhérent à la partie inféro-postérieure de la poche.

(M. Peulvé, *Soc. anat.*, 1865, 2e série, t. X, p. 493.)

N° 481. — Tunique vaginale avec le testicule ; hématocèle de la tunique vaginale.

Cette pièce provient d'un jeune homme de 20 ans, qui fut d'abord atteint d'une hydrocèle, qui fut ponctionnée et injectée avec un liquide caustique, qui, d'après le dire du malade, devait être du perchlorure de fer.

Lorsque j'examinai ce jeune homme, il existait dans les bourses une tumeur qui présentait une résistance considérable; elle était du volume du poing. L'absence de douleur me fit penser à une tumeur bénigne, mais malgré les avis des chirurgiens les plus autorisés, et qui concluaient tous à l'opération, la nature de la lésion resta indéterminée ; les uns pensaient à un sarcome, d'autres à un enchondrome, très peu à un hématocèle.

La tumeur est constituée par une couche très épaisse, très dense de tissu fibreux, qui double la face interne de la tunique vaginale. Cette couche de tissu fibreux a une épaisseur d'environ 1 centimètre 1/2, et elle présente à sa partie inférieure, inclus dans son épaisseur, le testicule qui est normal. Toute tentative de décortication était donc impossible. Cette masse fibreuse renferme à son centre une cavité capable de loger une petite orange et qui contenait le magma rougeâtre des vieilles hématocèles. La plus grande partie des caillots sanguins sont détruits, quelques-uns sont encore adhérents aux parois de la poche fibreuse.

(M. Houel, *Soc. anat.*, 1869, 2e série, t. XIV, p. 185.)

N° 482. — Modèle en cire d'une tunique vaginale ; hématocèle.

Sur cette représentation en cire, on a figuré une distention assez considérable de la tunique vaginale du côté gauche, qui était remplie d'une grande quantité de caillots sanguins. Hématocèle volumineuse de la tunique vaginale. Les parois de la poche sont légèrement épaissies.

(Professeur Dupuytren, *Bull. de la Fac.*, 1808, p. 62.)

N° 483. — Cordon testiculaire avec le testicule; hématocèle du cordon.

Il est à regretter que cette pièce soit sans renseignements. On constate sur le trajet du cordon et lui adhérant à environ 2 centimètres au-dessus du testicule, qui est normal, une tumeur du volume d'une petite pomme. Cette tumeur, qui est arrondie, devait avoir une grande consistance ; elle a été incisée dans son milieu, et les parois, qui ont environ 3 millimètres d'épaisseur, sont formées par une coque crétacée. L'intérieur de cette cavité est complètement rempli par des caillots sanguins décolorés. Il me paraît donc qu'il s'agit bien ici d'une hématocèle enkystée du cordon.

(Professeur Blandin, 1842.)

N° 484. — Cordon testiculaire avec le cordon spermatique ; hématocèle de la tunique vaginale.

Sur cette pièce, on constate dans la tunique vaginale, un peu dilatée, immédiatement au-dessus du testicule, qui est déprimé, une tumeur arrondie du volume d'un petit œuf de poule. Cette tumeur se détache assez facilement de la tunique vaginale qui est épaissie. Les parois de la tumeur sont denses, comme fibro-cartilagineuses; elles ont environ de 2 à 3 millimètres d'épaisseur, et renferment dans la cavité une masse de caillots sanguins décolorés, légèrement stratifiés.

(M. Marcé, 1855.)

N° 485. — Cordon spermatique avec le testicule; tumeur fibreuse du cordon.

Cette tumeur, qui a le volume du poing, a été enlevée en même temps que le testicule, qui est situé à sa partie inférieure. Elle est constituée par du tissu fibreux très dense, enroulé, et ayant à son centre une petite masse de dépôts crétacés, par conséquent commençant à subir une altération.

Cette tumeur siège dans l'épaisseur du cordon vers sa partie moyenne. Elle datait, il paraît, d'environ un an. Pendant l'opération, M. Lenoir put voir que cette masse volumineuse avait dissocié les éléments du cordon; les veines et les nerfs étaient en avant, et le canal déférent en arrière.

(M. Lenoir, *Soc. de chir.*, 1855, t. V., p. 344.)

CHAPITRE VI.

Lésions du testicule.

Les lésions du testicule sont au nombre de trente-quatre, du n° 486 au n° 519 inclusivement ; elles sont très variées comme on peut le voir dans l'énumération que je crois devoir faire dans ces généralités, mais la plupart des variétés ne sont représentées que par un petit nombre de spécimens. Il y a donc pour ces lésions une lacune que je vais m'efforcer de combler dans l'avenir.

La pièce n° 486 est un exemple aussi rare que remarquable de l'arrachement complet des organes génitaux externes avec la peau. La pièce n° 487 est un kyste de l'épididyme ; celle n° 488 est un exemple d'orchite parenchymateuse, et la pièce n° 489 une epididymite suppurée. Deux pièces, n°s 490 et 491, sont des exemples d'abcès développés à l'intérieur du testicule.

Les pièces n°s 492, 493, 494, 495 et 496 sont relatives aux testicules retenus à l'anneau, tandis que l'épididyme s'est déplissé et est descendu dans les bourses. Toutes ces pièces sont très bien préparées et d'un grand intérêt. Les n°s 497, 498 et 499 sont des atrophies complètes du testicule. La pièce n° 500 est un kyste des vésicules séminales ; trois pièces, n°s 501, 502 et 503, sont des tubercules du testicule, et les trois pièces suivantes, n°s 504, 505, 506, des fongus du testicule; la pièce n° 507 est un exemple d'adénome, et celle n° 508, de lymphadénome.

Sept pièces, n°s 509, 510, 514, 515, 516, 517, 518 et 519, sont des exemples de cancer. La pièce n° 517 appartient spécialement au cancer alvéolaire. Les pièces n°s 511, 512 et 513 sont relatives aux tumeurs enchondromateuses. La pièce n° 511 est surtout remarquable.

N° 486. — Arrachement des organes génitaux externes de l'homme.

Cette pièce provient d'un homme de 52 ans, employé dans une raffinerie ; pendant qu'il était occupé à graisser des rouages au-dessus d'un arbre de transmission, son tablier a été saisi dans un mouvement de rotation de l'arbre, et le malheureux a été violemment précipité à terre après avoir exécuté un demi-tour avec l'arbre en mouvement.

Toute la peau du scrotum garnie de ses poils a été arrachée; elle est intacte et ne porte aucune trace de contusion ; elle forme une sorte de bourse présentant une large ouverture supérieure. Cette peau présente un prolongement antérieur constitué par le fourreau de la verge, et un prolongement postérieur sous forme de languette, terminée en pointe sur la ligne médiane.

Le pourtour de l'orifice supérieur du scrotum offre une déchirure très nette de la peau. En avant cette déchirure s'est faite transversalement au-devant de la symphyse du pubis, à 2 centimètres au-dessus de la racine de la verge. Sur la partie latérale gauche existe une languette cutanée peu considérable, mais qui interrompt cependant la régularité de la déchirure.

A droite, la section est parfaitement régulière et décrit une demi-circonférence qui se prolonge en arrière. Là, sur la ligne médiane existe une languette cutanée médiane. De chaque côté du raphé du scrotum, cette languette, enlevée à la peau du périnée, a la forme d'un triangle très allongé qui mesure 4 centimètres de hauteur et 2 centimètres à sa base qui se continue avec le scrotum.

Le fourreau de la verge ne présente aucune contusion ; étalé sans tiraillement, il a 8 centimètres depuis son extrémité libre jusqu'au point où il se continue avec le scrotum.

Son extrémité antérieure, qui répondait à la base du gland, présente un pourtour aussi net que si la section eût été opérée avec des ciseaux.

L'orifice interne ou postérieur du fourreau vient s'ouvrir à l'intérieur de la cavité constituée par le scrotum.

La face interne de cette cavité est tapissée par les deux séreuses vaginales, la cloison qui les sépare n'existant plus qu'à l'état de débris.

Les deux testicules sont intacts; ils sont tous deux assez mous et médiocrement volumineux. Leur plus grand diamètre est de 4 centimètres 1/2 et leur plus petit de 33 millimètres.

Au-dessus du testicule droit, se prolongent les éléments du cordon entourés de leurs enveloppes. Le canal déférent, isolé, mesure 12 centimètres de longueur depuis la queue de l'épididyme jusqu'au point où il a été rompu. De ce côté les veines ne sont pas anormalement développées.

Du côté gauche, au contraire, le pédicule auquel est appendu le testicule est constitué uniquement par des veines variqueuses. Le canal déférent a été rompu à son origine, près de la queue de l'épididyme.

(M. Delens, *Soc. anat.*, 1864, 2e série, t. IX, p. 447.)

N° 487. — Cordon testiculaire avec l'épididyme; kyste de l'épididyme.

Kyste volumineux de l'épididyme, observé sur un homme de 40 ans environ. La pièce a été recueillie dans un amphithéâtre, sur le cadavre. M. Gosselin reconnut parfaitement bien qu'il n'existait pas une hydrocèle ordinaire, car il put constater que le testicule était distinct de la tumeur; qu'il ne se trouvait pas entouré de tous côtés par le liquide. Une dissection ne laissa, en effet, aucun doute.

Comme on peut le voir sur la pièce, il existe une poche du volume d'une orange située au bas du cordon, tout près de son insertion, sur le bord du testicule, entre ce dernier et l'épididyme. L'épididyme n'a conservé ses rapports avec le testicule qu'au niveau de sa queue. A partir de ce point jusqu'à la tête, il s'éloigne de plus en plus, soulevé qu'il est par la tumeur interposée entre les deux organes. Au niveau de la tête, l'épididyme est tellement mince, qu'il est confondu avec les parois de la poche et qu'il est impossible de le distinguer. Le liquide qui s'est échappé du kyste était citrin, semblable à celui de l'hydrocèle ordinaire, et ne contenait point d'animalcules spermatiques. Une injection avec l'essence de térébenthine, comme on peut le voir sur cette pièce, a rempli l'épididyme jusque vers son tiers antérieur. Ainsi, dans ce point, là où déjà on ne distinguait plus la tête de cet organe, l'essence s'est arrêtée. M. Gosselin pense que le kyste, sur cette pièce, s'est développé dans le tissu cellulaire situé entre le testicule et l'épididyme, et que, par suite de la distension, les canaux afférents du testicule ont été oblitérés.

Voir, pour les détails, l'observation.

(Professeur Gosselin, *Gazette méd.*, 1850, p. 756.)

N° 488. — Cordon spermatique avec le testicule ; orchite parenchymateuse aiguë.

Cette pièce provient d'un homme de 47 ans, qui s'est fracturé la colonne vertébrale en tombant d'une échelle. Il fut pris de paraplégie complète avec rétention d'urine. Le blessé était arrivé à se sonder lui-même, lorsqu'il fut pris d'une affection du testicule gauche ; les bourses étaient rouges, très douloureuses au toucher. La tumeur formée par le testicule était piriforme ; l'épididyme ne présentait pas d'augmentation appréciable. Sept jours après, la suppuration du testicule devint évidente ; une incision profonde est pratiquée et donne issue à une grande quantité de pus. Le malade fut soulagé, mais il mourut, quelques jours après, d'une attaque de choléra.

On constate, sur cette pièce, qu'il existe une adhérence de la séreuse vaginale, dont la cavité est oblitérée, en même temps que la séreuse est épaissie. L'épididyme est légèrement induré. Le testicule a été incisé, et il a laissé échapper une assez grande quantité de pus phlegmoneux. Sur la coupe, on voit quatre ou cinq excavations, dont la plus grande pourrait loger un gros pois, séparées par des intervalles considérables de parenchyme testiculaire normal. Ces excavations, creusées dans la substance même de la glande, renfermaient du pus concrété.

Cette pièce, en résumé, est donc un exemple assez rare d'orchite parenchymateuse aiguë, d'origine uréthrale, terminée par suppuration.

(M. Laugier, *Soc. anat.*, 2e série, 1866, t. XI, p. 20.)

N° 489. — Cordon spermatique avec le testicule ; épididymite suppurée consécutive à un cathéterisme.

Cette pièce provient d'un vieillard de 80 ans, qui a été pris de rétention d'urine, par suite d'une hypertrophie de la prostate, mais principalement du lobe moyen. Après treize jours de passage et de séjour de la sonde, le malade a été pris de douleurs dans le scrotum, qui est devenu rouge et s'est tuméfié. Dix jours après, il est mort d'épuisement.

A l'ouverture de la tunique vaginale, on constata qu'elle contenait quelques grammes d'un liquide louche. A la queue de l'épididyme existait un noyau dur ; ce noyau, que l'on voit sur la pièce, a été incisé; il s'échappa un peu de pus d'une cavité qui existe dans l'épididyme. L'abcès était-il formé en dehors de l'épididyme ou dans le canal? C'est une question qui n'a point été résolue.

(M. Després, *Soc. anat.*, 1875, 3e série, t. X, p. 458.)

N° 490. — Cordon spermatique avec le testicule; abcès enkysté du testicule.

Cette pièce provient d'un homme qui portait, dans la région des bourses, une tumeur volumineuse indolente, qui avait mis deux ans à se développer. Un médecin fit une ponction et une injection iodée; le volume de la tumeur ne diminua pas; la douleur se développa, puis il survint un abcès. M. Nélaton, croyant avoir affaire à un kyste ou à un cancer du testicule, enleva la tumeur.

Le testicule ayant été incisé, on trouva à l'intérieur un petit caillot qui était le vestige de la ponction qui avait été suivie d'injection. On voit, en outre, qu'il existe dans le testicule même, une cavité assez vaste, dont les parois offrent une assez grande analogie avec une vessie à colonnes, ou avec la face interne du cœur. Le liquide renfermé dans cette poche était du pus. Il s'agit donc d'un abcès qui s'est développé spontanément dans le testicule.

(Professeur Nélaton, *Soc. anat.*, 1854, t. XXIX, p. 135.)

N° 491. — Cordon spermatique avec le testicule; kyste purulent, volumineux du testicule.

Sur cette pièce, il existe au centre du testicule, un kyste du volume d'un gros œuf; il contenait du pus, qui était renfermé dans une coque fibreuse indurée, sur laquelle se voient çà et là des brides de tissu fibreux de nouvelle formation, et de nombreuses granulations formées par de l'épithélium infiltré de graisse.

La poche est presque entièrement constituée par cette coque fibreuse; cependant, on retrouve, dans un point circonscrit, la tunique albuginée et une petite quantité de tissu testiculaire. Plus en dehors, précisément dans le même point, la tunique vaginale et l'épididyme sains.

Il ressort de cette disposition, que la collection purulente n'était point contenue dans la tunique vaginale, mais bien dans l'intérieur du testicule; le tissu de la glande séminale a été refoulé et a disparu en grande partie.

(Professeur Verneuil, *Soc. anat.*, 1855, t. XXX, p. 25.)

N° 492. — Canal inguinal gauche avec le testicule; testicule atrophié et retenu à l'anneau, descente de l'épididyme.

Sur cette pièce, le testicule gauche, un peu atrophié, est retenu dans le canal inguinal, tandis que la tunique vaginale qui a franchi l'anneau externe, forme au-dessous de lui une poche dont la capacité est peu considérable. Le testicule, à son bord inférieur, est longé par un épididyme dont une petite portion, comme pelotonnée sur elle-même, commence à s'engager à travers l'anneau externe dans la tunique vaginale. C'est le premier degré d'arrêt du testicule dans le canal inguinal avec descente de l'épididyme; il appartient aux testicules dits flottants.

(M. Follin, *Arch. gén. de méd.*, 1850, 4e série, t. XXVI, p. 270.)

N° 493. — Canal inguinal droit avec le testicule; testicule retenu à l'anneau, descente de l'épididyme.

On constate sur cette pièce que le testicule du côté droit est retenu dans le canal inguinal, près de l'anneau externe; ce testicule, assez notablement atrophié, a le volume d'une amande; son grand axe est dirigé suivant le trajet oblique du canal inguinal. L'épididyme qui en longe le bord inférieur, sort à travers l'orifice externe du canal inguinal et se déroule dans le scrotum dans une étendue de 6 centimètres. Ce prolongement de l'épididyme dans le scrotum, est enveloppé d'une poche séreuse qui fait suite à celle qui entoure le testicule, et toute communication entre cette poche et le péritoine est interrompue; l'épididyme, profondément altéré, est oblitéré au niveau de la tête.

(M. Follin, *Arch. gén. de méd.*, 1850, 4e série, t. XXVI, p. 271.)

N° 494. — Cordon spermatique avec le testicule; testicule retenu à l'anneau, épididyme descendu dans les bourses.

Le testicule, sur cette pièce, était retenu à l'anneau sans avoir éprouvé d'atrophie notable, tandis que l'épididyme qui a franchi l'orifice externe du canal inguinal s'est déroulé dans le scrotum dans une étendue de 6 centimètres. Epididyme et testicule sont contenus dans une même poche séreuse, considérablement resserrée au niveau de l'anneau inguinal externe.

(M. Follin, *Arch, gén. de méd.*, 1850, 4e série, t. XXVI, p. 271.)

N° 495. — Testicule avec l'épididyme ; testicule retenu à l'anneau inguinal externe, descente de l'épididyme.

Ce testicule est légèrement atrophié ; il mesure dans son plus grand diamètre 3 centimètres, tandis que dans le testicule du côté opposé on a trouvé 4 centimètres. Cette atrophie s'observe dans tous les testicules retenus à l'anneau. Sur ce testicule existe un épididyme long de 3 centimètres.

La tête et le corps de l'épididyme ne présentent rien de spécial ; mais au niveau de la queue, on voit partir un simple filament, canal déroulé de l'épididyme, qui descend dans le scrotum sur une étendue de 3 centimètres, en ne conservant qu'une marche peu tortueuse. Bientôt, ce canal s'enroule de nouveau et ses flexuosités augmentent ; on retrouve l'aspect de la queue de l'épididyme, mais ce déroulement de l'épididyme a gagné le fond du scrotum et il est situé à 6 centimètres 1/2 au-dessous de l'extrémité inférieure du testicule. Aux dernières flexuosités de l'épididyme, succède le canal déférent, qui remonte vers le canal inguinal.

L'épididyme, en descendant ainsi dans les bourses en avant du testicule, a entraîné une gaîne péritonéale, en dehors de laquelle il se trouve situé.

(M. Follin, *Gaz. méd.*, 1851, p. 765.)

N° 496. — Canal inguinal avec le testicule ; testicule retenu à l'anneau, l'épididyme est descendu dans le scrotum.

Sur cette pièce, le testicule gauche est retenu dans le canal inguinal ; il est entièrement formé par un tissu graisseux ; en un point seulement, il contient encore quelques canalicules séminifères assez distincts ; il a sensiblement diminué de volume. Ce testicule est enveloppé d'une poche séreuse qui ne communique point avec le péritoine, mais elle communique, par un assez fort rétrécissement, avec une autre gaîne séreuse contenue dans le scrotum, et qui n'est autre que la tunique vaginale ; elle descend à 6 centimètres au-dessous de l'anneau inguinal externe. Dans cette poche, on voit, injecté en bleu, 2 centimètres 1/2 d'épididyme et 5 centimètres de canal déférent ; il n'existe plus de communication directe entre ce testicule et l'épididyme.

(M. Follin, *Arch. gén, de Méd.*, 4e série, t. XXVI, p. 272.)

N° 497. — Testicules ; atrophie des testicules.

Dans ce bocal existent les deux testicules d'un individu adulte ;

tous deux étaient descendus dans le scrotum, et l'on peut voir que l'une de ces glandes a son volume normal, tandis que l'autre est très atrophiée; elle a presque le volume d'une noisette, mais le testicule a principalement pris part à cette atrophie; il est un peu ratatiné, tandis que l'épididyme est encore assez développé. Une injection de térébenthine, colorée en bleu, a pu pénétrer facilement le canal excréteur, tandis qu'elle n'a pénétré que dans un seul cône des vaisseaux efférents du testicule ; le reste du testicule est complètement fibreux.

(M. Follin.)

N° 498. — Les deux testicules avec les vésicules séminales ; atrophie du testicule gauche.

Cette pièce a été recueillie sur un homme d'une trentaine d'années. A droite, le testicule occupait dans le scrotum sa position normale, tandis qu'à gauche cette poche paraissait vide ; toutefois, on y sentait cependant un petit noyau. L'autopsie révéla à M. Follin que le testicule était bien descendu dans la bourse, qu'il était représenté par la petite masse qu'on sentait au palper. Une injection de térébenthine, poussée dans le canal déférent, injecta avec rapidité la flexuosité d'un petit corps contenu dans le scrotum. Tous ces enroulements de l'épididyme étaient situés au milieu d'un tissu cellulo-graisseux assez serré, mais nulle part on n'apercevait de trace de cavité vaginale.

Les deux vésicules séminales, comme on peut le voir sur cette pièce, n'ont pas le même volume; celle du côté correspondant à l'absence du testicule est plus petite. Toutes deux contenaient un liquide, mais à droite, c'était un liquide plus épais contenant des spermatozoïdes. Du côté gauche, où le testicule manquait, le liquide de la vésicule séminale était plus incolore et sans trace de spermatozoïdes.

(M. Follin, *Ach. gén. de Méd.*, 1850, 4e série, t. XXVI, p. 271.)

N° 499. — Organes génitaux externes ; atrophie complète du testicule droit.

Cette pièce provient d'un nommé Bixnaer, qui a été condamné à mort et exécuté pour viol et assassinat. Cet individu n'avait à droite qu'un rudiment de testicule, tandis que la gauche présente un volume considérable. A droite, le testicule proprement dit manque complètement, mais l'épididyme existe. La vésicule séminale, correspondante au testicule arrêté dans son développement, était pleine d'un liquide jaunâtre, mais sans spermatozoaires.

(Professeur Gosselin, *Gaz. Méd.*, 1851, p. 89.)

N° 500. — Vessie avec la prostate et les vésicules séminales ; kystes des vésicules séminales.

Vésicules séminales très développées, surtout la gauche ; elles présentent un grand nombre de petites tumeurs arrondies, transparentes, dures, du volume d'un pois. Ces petites tumeurs sont séparées les unes des autres par un tissu cellulaire lâche ; le liquide qu'elle contenait était visqueux, transparent. M. Maisonneuve pense que ces tumeurs ne sont autre chose que les vésicules séminales normales, dont les ouvertures de communication ont été oblitérées.

(M. Maisonneuve, *Soc. anat.*, 1838, p. 2.)

N° 501. — Testicules; tubercules.

Dans ce même bocal existent les deux testicules d'un homme de 55 ans. Le testicule droit était depuis longtemps plus volumineux, plus dur que le gauche. Il y avait plus de dix ans que le malade s'était aperçu qu'il existait une différence de volume entre les deux testicules. Comme il souffrait peu, qu'il n'était point incommodé, il résista à toutes les tentatives d'ablation qu'on lui proposa.

Ce testicule est bosselé, inégal à sa surface, et il contient plusieurs masses tuberculeuses qui ont envahi l'épididyme et même le cordon qui est gros et noueux. La tunique vaginale était oblitérée par l'adhérence de ces deux feuillets.

(M. Ripault, *Soc. anat.*, 1842, t. XVII, p. 301.)

N° 502. — Testicule droit; tubercules du testicule.

Cette pièce a été trouvée dans les amphithéâtres sur un homme d'environ 30 ans. Le testicule gauche était sain, le droit formait une tumeur volumineuse.

Le canal déférent est normal, l'épididyme également sain ; au niveau de la tête il adhère faiblement, en haut surtout et en dehors, à une grosse tumeur qui était molle, et dont on a pu l'isoler avec la plus grande facilité.

Le testicule est ouvert d'avant en arrière ; dans sa moitié antérieure et inférieure il est farci de petits tubercules arrondis, disséminés dans le parenchyme glandulaire. Dans sa moitié postérieure et supérieure, il est transformé en une grosse masse épaisse et résistante.

(M. Godard, *Soc. anat.*, 1855, t. XXX, p. 428.)

N° 503. — Cordon spermatique avec le testicule; tubercule du testicule.

Sur cette pièce, on constate que le testicule est notablement augmenté de volume, et qu'il contient dans sa partie supérieure un tubercule jaunâtre du volume d'un gros œuf de pigeon. Il existe aussi plusieurs tubercules dans l'épididyme, et le canal déférent est volumineux.

(Professeur, Malgaigne, 1862.)

N° 504. — Représentation en cire d'un fongus du testicule, consécutif à une affection tuberculeuse de cet organe.

Ce modèle, en cire, a été pris sur un jeune homme de 25 ans, qui, en 1852, sans cause connue, éprouva dans le testicule gauche une douleur; un abcès se forma et ne tarda pas à s'ouvrir. Deux ans après, il éprouva un nouveau gonflement dans ce même testicule; il se forma un abcès qui resta fistuleux assez longtemps et se ferma encore. Vers la fin de 1856, il se forma pour la troisième fois un nouvel abcès. Le testicule gauche avait le volume d'un œuf de poule; il était irrégulièrement bosselé, dur en certains points, ramolli et presque fluctuant par places. Il était surmonté de trois trajets fistuleux qui fournissaient du pus séreux en petite quantité. Du reste, la tumeur était peu douloureuse, même à la pression.

Le 15 décembre 1856, on fit des incisions réunissant les trois points fistuleux. Il s'écoula aussitôt une certaine quantité de pus séreux avec quelques grumeaux d'un blanc jaunâtre. Bientôt des productions fongueuses, que rien ne put réprimer, s'élevèrent du fond de la plaie, et en peu de temps elles constituèrent un gros champignon rouge, mollasse, saignant au plus léger contact. Autour du pédicule de ce champignon, qui avait le volume d'une grosse noix, la peau était amincie, d'un rouge violacé et très adhérente a la partie profonde du testicule. Pendant que ce fongus se produisait, le malade était soumis à un traitement tonique antiscrofuleux; sa constitution s'améliorait, ses forces se rétablissaient, et, le 2 avril 1877, M. Chaumet jugea que le moment était venu de pratiquer l'ablation du testicule.

Cette opération fut faite avec le plus grand succès par la méthode de l'écrasement linéaire. Il ne s'écoula pas une goutte de sang, il ne survint aucun accident, et la cicatrisation fut rapide.

Examen de la tumeur. — La tumeur, incisée dans le sens de sa longueur, depuis la surface du champignon jusqu'à l'épididyme, présente d'abord, de dehors en dedans, une couche corticale rouge, fongueuse, très vaculaire, épaisse de trois ou quatre millimètres. Au-dessous de cette couche, on trouve une substance dense, d'un blanc grisâtre, très peu vasculaire, semblable à certaines tumeurs fibro-plastiques. Plus loin, enfin, dans la partie la plus profonde de la tumeur, on aperçoit quelques rares débris de canaux séminifères. Ces particularités, à l'exception de la dernière, se constatent très bien sur la pièce en cire.

(Professeur Broca, *Soc. de Chir.*, 1859, t. IX, p. 424.)

N° 505. — Cordon spermatique avec le testicule ; fongus du testicule.

Ce testicule a été enlevé sur un Arménien, âgé d'environ 42 ans, qui a eu plusieurs blennorrhagies, dont une a duré plus de 2 ans.

Deux ans environ avant l'ablation de son testicule, il a vu à gauche l'épididyme s'engorger ; au début, il était peu douloureux, mais deux ou trois semaines plus tard, il s'est développé une vive inflammation qui a donné lieu à un abcès qui est resté fistuleux ; les douleurs se propageaient jusque dans le flanc gauche. A cette époque, M. Trousseau a constaté dans le poumon droit l'existence de tubercules disséminés.

Le malade portait à cette époque un ulcération fongueuse, au niveau du scrotum, à travers laquelle le testicule, mais surtout les canaux séminifères faisaient hernie. Le testicule a été enlevé, et on constate que, sur cette pièce, la partie herniée est aplatie, fongueuse, dépourvue de tunique albuginée.

(Professeur Nélaton, 1862.)

N° 506. — Cordon spermatique avec le testicule; fongus tuberculeux du testicule.

Cette pièce provient d'un homme de 35 ans environ. Huit mois avant l'ablation de son testicule, ce malade s'aperçut que son testicule gauche était plus gros ; ce testicule augmenta peu à peu de volume, puis il devint rouge, luisant, et un abcès s'ouvrit dans le point le plus saillant, à la face antérieure.

Quand le malade est entré à l'hôpital, toute la partie gauche du scrotum formait une tumeur dure, volumineuse. A la partie antérieure, la peau était rougeâtre, tendue ; au centre de cette partie existait une petite ulcération fongueuse, large de 1 centimètre. Il était impossible de retrouver le testicule. L'ulcération marcha rapidement, en s'agrandissant, et ne tarda pas à envahir toute la face antérieure de la partie gauche du scrotum

La tumeur enlevée a la forme d'un ovoïde un peu aplati. Son poids est de 180 grammes. La grande circonférence mesure 22 centimètres, la petite en mesure 19. La surface de section est lisse, et offre une couleur blanc jaunâtre. Sur un point de son étendue est un petit îlot de couleur noirâtre que l'examen microscopique a montré être un débris de tissu sain de la glande séminale. Cette coupe seule fait voir que la tumeur est constituée par une dégénérescence totale de la glande et de l'épididyme, qui est tout à fait confondu avec elle, en haut, et comme englobé par la tumeur. On voit une partie rouge, d'aspect charnu : c'est l'origine du cordon, qui paraît être resté sain.

L'examen microscopique, fait par M. le docteur Ranvier, montre que, dans les portions jaunâtres et caséeuses qui forment la plus grande partie de la tumeur, on trouve des noyaux et des cellules ratatinées, une substance amorphe parsemée de fines granulations graisseuses. Cette matière unit fortement entre eux les autres éléments, de telle sorte qu'il est difficile de les désagréger. Il existe, en outre, de gros corpuscules noirs, granuleux, formés par des cristaux de margarine ou de stéarine en aiguilles, et réunis de telle sorte qu'ils vont en rayonnant d'un point central, enfin des granulations et des gouttelettes de graisse libre.

Il n'est pas possible d'observer dans cette masse caséeuse, de vestiges des canalicules spermatiques. On y remarque quelques vaisseaux paraissant oblitérés.

A la limite de la grande masse caséeuse, on trouve vers quelques points un tissu grisâtre et translucide. Ce tissu est constitué par des éléments cellulaires du tissu connectif, accumulés en grande quantité entre les tubes séminifères. Les parois de ceux-ci sont fixées par le tissu de nouvelle formation ; leur épithélium a subi la dégénérescence graisseuse dans quelques points, mais non dans tous.

En résumé, cette production pathologique doit être rangée dans le groupe des produits tuberculeux. La dégénérescence n'a pas pour point de départ des granulations grises, qui ne se rencontrent pas ici, mais bien du tissu connectif de nouvelle formation développé entre les conduits spermatiques.

(M. Demarquay, *Soc. de Chir.*, 1865, 2e série t. VI, p. 349.)

N° 507. — Testicule; adénome du testicule.

Cette pièce provient d'un homme de 58 ans. Six ans avant l'ablation de cette tumeur, le malade s'aperçut qu'il existait dans le testicule gauche une petite tumeur du volume d'une noisette, dure, mamelonnée et point douloureuse. Après quatre ans, elle avait déjà atteint un volume assez considérable, mais c'est surtout dans les deux dernières années qu'elle s'est accrue.

Au moment où ce malade est entré à l'hôpital, le testicule avait le volume d'un gros œuf d'autruche, 50 centimètres de circonférence, sur 25 de longueur. La tumeur était restée dure, bosselée, elle n'adhérait point à la peau du scrotum.

Quand on pratiqua l'ablation de cette énorme tumeur, qui était surtout gênante par son poids qui était de 3,300 grammes, on trouva dans la tunique vaginale environ 500 grammes d'un liquide louche.

Cette tumeur, comme cela se voit sur la pièce, est formée par des loges séparées les unes des autres par des cloisons nombreuses. Ces loges renferment des masses fongueuses constituées par des filaments ramifiés, infiltrés de sérosité. Ces masses, dit M. Desprès, qui en a fait l'examen histologique, sont analogues à celles que l'on rencontre dans les kystes multiloculaires de l'ovaire. Il y a par place des noyaux de matière phymatoïde, qui sont considérés comme des épanchements de sang transformés. Les cloisons sont composées d'éléments fibreux.

La substance contenue dans les loges est composée d'éléments fibro-plastiques figurés, et dans les parties ramollies, existent de grosses cellules semblables à celles des bourgeons charnus des plaies, avec un noyau opaque et des granulations graisseuses en grande abondance.

(M. Desprès, *Soc. anat.*, 1875, 3e série, t. X, p. 641.)

N° 508. — Testicule avec le cordon spermatique ; lymphadenome du testicule.

Cette pièce provient d'un homme de 36 ans, qui était entré à l'hôpital pour des lésions traumatiques multiples du pied, auxquelles il succomba. Pendant son séjour à l'hôpital, on avait noté que ce malade avait une tumeur du testicule droit avec une hydrocèle, qu'il faisait remonter à trois mois. En examinant le testicule, on reconnut qu'il était volumineux, dur au toucher ; la tunique vaginale, épaisse, contenait un peu de liquide. Aux deux pôles du testicule existent deux noyaux blancs, durs, homogènes, résistants sous le scalpel, et tranchant par leurs caractères avec les autres parties de l'organe. Il existe un troisième noyau de même apparence dans la partie moyenne du testicule.

L'examen microscopique, fait par M. Renaut, a donné le résultat suivant :

Sur une coupe, on voit à l'œil nu des points offrant l'apparence caséeuse ; ils sont entourés d'une zone de substance testiculaire déjà malade, car on ne parvient pas à étirer les tubes séminifères. M. Desprès avait conclu de l'examen clinique qu'il s'agissait d'une lésion tuberculeuse ; mais la matière caséeuse ne se désagrège pas comme dans le tubercule; en outre, on voit, sur des coupes minces, dans les points qui ne sont pas encore caséeux, des tubes allongés, entourés de lamelles entre lesquelles se trouvent des cellules plates et des éléments ronds, de telle sorte que la première idée est celle d'un sarcome, mais non pas de tubercules. Mais ce n'est pas tout : après avoir chassé les éléments avec le pinceau, on constate entre les tubes testiculaires un réticulum très net. Aussi, après avoir affirmé que la lésion dont il s'agit n'est pas tuberculeuse, on peut ajouter qu'elle est probablement un lymphadénome

(M. Desprès, *Soc. anat.*, 1875, t. X, p. 88 et 22.)

N° 509. — Cordon spermatique avec le testicule ; cancer du testicule avec kyste hématique.

Cette pièce provient d'un homme de 35 ans. Trois mois environ avant l'ablation de son testicule droit, il s'aperçut que ce testicule avait augmenté de volume. Cette tumeur s'était développée sans douleurs. Six semaines après, le testicule, mesuré dans le sens vertical, avait 20 centimètres de circonférence ; il était toujours indolent. Deux ponctions furent faites et ne donnèrent issue qu'à quelques gouttes de sang. Le testicule fut enlevé trois mois après le début apparent de la lésion.

Une coupe verticale du testicule montre qu'il est refoulé excentriquement, et forme une couche d'une épaisseur d'environ 2 millimètres. La tunique vaginale ne renfermait point de liquide. L'épididyme est normal. La moitié supérieure de la tumeur est formée par de la fibrine coagulée, la moitié inférieure par de la matière encéphaloïde. Une couche de matière semblable entoure l'épanchement sanguin.

L'examen histologique a montré qu'il existait dans cette tumeur un grand nombre de gros noyaux renfermant deux ou trois nucléoles brillants, cancer nucléaire. On y constate aussi l'existence de vaisseaux variqueux. Dans l'épanchement sanguin existent de la fibrine désagrégée, des globules sanguins et de l'hématoïdine.

La couche testiculaire, refoulée par la matière cancéreuse, renferme encore quelques tubes séminifères intacts ; il en existe d'autres, dont les parois étaient conservées et, en grande partie, dépouillées de leur épithélium.

(M. Le Dentu, *Soc. anat.*, 1863, 2e série, t. VIII, p. 139.)

N° 510. — Cordon spermatique avec le testicule; kyste du testicule contenant de la substance cancéreuse.

Ce testicule, qui a été enlevé par M. Nélaton, avait commencé à se développer deux ans avant l'opération ; il avait augmenté insensiblement et le malade ne se plaignait que de douleurs de reins.

La tumeur, du volume d'une grosse orange, bosselée au début, devint plus tard régulière; il y avait une fluctuation évidente. Le testicule est transformé en une cavité à parois épaisses, avec cloisons sur les parois seulement ; à la partie inférieure il existait une masse comme fibro-granuleuse, du volume d'une noix. L'examen microscopique y découvrit les éléments du cancer dit encéphaloïde. C'était donc un cancer kystique, l'expérience le démontra. Le malade succomba avec tous les symptômes d'une tumeur abdominale de nature cancéreuse.

(M. Desprès, thèse 1861, p. 64.

N° 511. — Moitié d'un enchondrôme du testicule.

Cette pièce provient d'un homme de 26 ans qui, en juin 1859, s'aperçut qu'il avait une petite tumeur dure et indolente à la partie externe et inférieure du testicule droit. A partir de cette date, la tumeur a grossi sans jamais causer la moindre douleur. C'est le volume et surtout le poids de cette masse, qui ont déterminé ce malade à se faire opérer. Au moment de l'opération, qui fut pratiquée environ deux ans après le début de la lésion, la tumeur avait dans son grand diamètre 11 centimètres, le diamètre transversal était de 8 centimètres ; le cordon était un peu plus gros que celui du côté gauche.

Le testicule était d'une dureté extrême, son poids était énorme, il ne présentait aucune bosselure à sa surface. La tumeur était uniformément ovoïde à convexité antérieure et à concavité postérieure ; la partie inférieure était moins dense que la supérieure. La tumeur, après son ablation, pesait 310 grammes, son grand diamètre était de 10 centimètres, son petit de 8.

A la partie supérieure et postérieure, on trouvait le cordon, dont il était difficile de séparer les éléments au milieu d'un tissu dégénéré. Dans la cavité du cordon épididymaire, existait une matière ramollie grisâtre ; tout le corps de l'épididyme semblait avoir été le début de la maladie, car il présentait plusieurs points ramollis.

La presque totalité de la tumeur est formée par le testicule lui-même. Il est complètement transformé en tissu cartilagineux. La tunique albuginée est convertie en un feuillet fibreux très mince. On voit et on sent des pointes très dures sur toute la superficie du testicule ; ces pointes ne pouvaient être senties avant l'opération, probablement à cause de l'épaisseur de la tunique vaginale. La partie inférieure du testicule se termine par une tumeur cartilagineuse offrant à l'extérieur un sillon de séparation, mais faisant corps à son centre avec le testicule lui-même.

La tumeur est divisée par sa partie antérieure et convexe. On voit alors une masse de noyaux cartilagineux séparés par des tractus rougeâtres. Leur forme vermicellée fait supposer qu'il s'agit des vaisseaux séminifères ; mais quelle portion de ces tubes s'est ainsi transformée? Ces noyaux occupent toute la substance du testicule dans les deux tiers supérieurs, et présentent une coloration blanche et rose. Dans le tiers inférieur, la tumeur est moins dure, l'élément cartilagineux est moins abondant. La coloration est légèrement jaunâtre ; elle est due probablement à du tissu fibreux, au centre duquel se trouve de la fibrine résultant d'une ancienne hémorrhagie, peut-être aussi une dégénérescence graisseuse.

A l'examen microscopique, pour lequel M. Houel a bien voulu nous prêter son concours, on a trouvé des cellules cartilagineuses contenant la plupart trois noyaux qui eux-mêmes renferment des éléments ; quelques cellules plus larges et moins régulières contiennent jusqu'à dix de ces noyaux. A côté de ces cellules, on voit aussi du tissu fibreux, quelquefois seul, quelquefois mélangé.

M. Broca ne voudrait pas que l'on fût si affirmatif sur le siège de ces éléments flexueux, tortueux, que l'on rencontre dans la tumeur. Il ne faut pas dire aussi nettement que les tubes séminifères soient le siège de ces dépôts cartilagineux. Dans une pièce de M. Paget, où l'on trouvait aussi cette disposition flexueuse, tortueuse, les tubes semblables à ceux-ci, se continuaient très manifestement avec les vaisseaux lymphatiques.

(M. Dauvé. *Soc. de chir.*, 2e série, t. II, p. 160.)

N° 512. — Tumeur du cordon spermatique, récidive d'un enchondrôme du testicule n° 521.

L'importance de cette observation m'engage à en publier la

plus grande partie, à cause de la rapidité de la récidive, malgré le peu de dégénérescence de la temeur primitive :

Du 5 au 12 mars, l'état général du malade est bon. Il mange la demie. La plaie est rose et la suppuration de bonne nature.

A partir du 12, l'appétit diminue sensiblement. L'extrémité du cordon se couvre d'une matière pultacée grisâtre, et à l'endroit de la section, on aperçoit une petite tumeur fongueuse qui, chaque jour, prend un accroissement rapide.

L'idée vint à M. Godard que cette dernière partie des éléments du cordon avait conservé des traces de cartilage, et il se préparait à la réséquer, quand le 21 mars survient une douleur aiguë dans le trajet du canal inguinal. Le ventre est légèrement ballonné; on applique dix sangsues, la douleur diminue. L'appétit a disparu, il y a de la fièvre et de l'embarras gastrique. Jusqu'à ce jour le malade n'avait accusé aucune douleur dans le ventre ou dans la région des reins. Le souvenir du cas de Paget, les doutes sur les organes malades dans l'enchondrome du testicule, soit les tubes dilatés *du rete testis* (Curling), soit les vaisseaux lymphatiques (Paget), portent à examiner l'abdomen avec soin. Le toucher anal ne dévoile rien du côté de la prostate; mais on sent une tumeur empâtée, un peu à gauche et au-dessous de l'ombilic. Cette tumeur est profonde et douloureuse au toucher. Depuis deux jours il y a de la constipation. On applique sur la région douloureuse dix sangsues ; on fait des frictions mercurielles belladonées.

Le 28, il y a des nausées et des vomissements, toujours de la constipation ; les signes d'étranglement disparaissent avec l'huile de croton.

Le 1er avril, la douleur a disparu dans l'aine droite; la tumeur à gauche persiste, mais sans trop de douleur. Il y a des alternatives de constipation et de diarrhée. L'huile de croton est administrée tous les deux jours en lavement.

Pendant tout le mois d'avril, les douleurs lombaires et abdominales sont continues; l'appétit est presque nul, les digestions sont troublées. La santé générale s'altère visiblement; le malade maigrit ; son teint prend la couleur jaunâtre particulière aux sujets atteints de cancer. Le fongus développé à l'extrémité du cordon est saignant et grisâtre; il laisse écouler une matière sanieuse, sanguinolente et d'une odeur insupportable. Il survient des eschares au sacrum.

Pendant les premiers jours de juin, les accidents s'aggravent: il y a des nausées et des vomissements continuels. La maigreur est extrême, la suppuration abondante et fétide, et la mort survient le 18 juin, à neuf heures du matin.

Le fongus du cordon pèse 300 grammes, il a 8 centimètres de large sur 12 de long ; il est placé à l'orifice externe du canal inguinal droit, entre la cuisse droite et le testicule gauche. Il s'est développé à l'extrémité des éléments du cordon, mais plutôt sur les vaisseaux que sur le canal déférent, qui y adhère moins intimement. La tumeur se laisse déchirer facilement, quoique sa consistance soit plus grande que celle de la tumeur abdominale.

Au microscope on trouve les mêmes éléments que dans la première tumeur, avec cette seule différence, que les amas d'enchondrome sont plus considérables et plus fréquents; les noyaux douteux dont nous avons parlé plus haut sont encore plus abondants, mais nous ne trouvons pas davantage de cellules cancéreuses. On voit aussi des débris de vaisseaux, dont plusieurs ont une forme sphéroïdale remarquable.

Le canal déférent dans toute sa longueur a échappé à l'affection maligne. Il est sain, ainsi que la prostate. L'artère et la veine spermatique ont pris un développement énorme ; dans toute leur longueur, elles ont subi la transformation fibreuse. Les vaisseaux lymphatiques qui les accompagnent sont énormes, et présentent des ganglions ramollis.

La maladie s'est donc ici communiquée par les vaisseaux lymphatiques, depuis le testicule jusqu'aux ganglions lombaires.

(Voir pour les détails l'observation.)

(M. Dauvé, *Soc. de chir.*, 1861, 2e série, t. II, p. 395.)

N° 513. — Testicule; enchondrôme du testicule.

Cette pièce provient d'un homme de 35 ans, qui, dix-huit mois à peine avant l'ablation du testicule, s'aperçut qu'il lui survenait, *vers la pointe du testicule*, c'est son expression, une grosseur assez douloureuse. Cette grosseur s'est étendue à toute la glande; elle a surtout fait de grands progrès dans les trois derniers mois. Plus elle grossissait, plus elle tendait à se ramollir. Il existait du liquide dans la tunique vaginale, ce qui rendait encore plus difficile l'examen de la tumeur.

La tumeur a été fendue dans son milieu, et à l'état frais on pouvait reconnaître facilement le testicule et l'épididyme. On voyait çà et là des points jaunâtres, de la grandeur d'une pièce de 50 centimes, formées d'une substance molle, ressemblant à des caillots sanguins dégénérés. Ailleurs, existaient des points translucides et ramollis; mais ce qui attirait surtout l'attention, c'étaient des noyaux tout à fait transparents, d'une couleur nacrée, que l'on distingue encore sur la pièce, ayant tout à fait l'aspect de cartilages. Ils sont très nombreux et disséminés dans la tumeur ; ils varient de la grosseur d'un grain de millet à celui d'une noisette. L'examen microscopique a permis à

M. Richet de reconnaître qu'ils étaient formés par l'élément cartilagineux.

Quant aux autres portions de la tumeur, on y a trouvé de la graisse et beaucoup de globules sanguins altérés.

(Professeur Richet, *Soc. de chir.*, 1861, 2e série, t. II, p. 67.

N° 514. — Testicule; cancer.

Cette pièce, qui manque de renseignements, provient d'un enfant de 2 ans. Le testicule, qui a acquis un volume considérable, est oblong, et égale un gros œuf de poule. La tunique albuginеuse est intacte; une section longitudinale ne montre aucun canalicule; le testicule, en totalité, paraît formé par une substance que la macération dans l'alcool a rendue blanche, un peu aréolaire.

(Professeur Blandin.)

N° 515. — Cancer du testicule.

Cette pièce, qui est sans renseignements, est un très bel exemple de cancer volumineux du testicule avec de nombreux épanchements sanguins.

N° 516. — Testicule; cancer.

Cette pièce est un très bel exemple de cancer du testicule droit; la tumeur, qui est très grosse, a acquis le volume de la tête d'un enfant; elle présente, à la coupe, un grand nombre d'éléments fibreux, qui forment comme des espèces d'alvéoles, qui circonscrivent l'élément cancéreux et certains épanchements sanguins.

N° 517. — Testicule; cancer alvéolaire.

Cette pièce provient d'un homme de 42 ans, ayant l'un des testicules arrêté à l'anneau. Depuis huit mois, le malade avait remarqué que ce testicule augmentait de volume. Cette tumeur était grosse comme le poing, allongée suivant le grand axe de l'aine; elle présentait des parties solides et des parties liquides au niveau desquelles il y avait transparence. Le malade avait maigri un peu depuis six mois. — La tumeur fut enlevée sans difficulté; le testicule était placé en inversion.

Cette tumeur avait à l'œil nu l'apparence d'un sarcome ; il y avait çà et là quelques masses phymatoïdes.

L'examen a été fait par M. Malassez. En étudiant avec soin la surface de section, on remarque une série de tractus fibreux, limitant des espaces contenant un tissu granuleux et jaunâtre. Ces masses granuleuses sont constituées par de grandes cellules analogues aux cellules dites cancéreuses ; mais, ce qui distingue cette néoplasie du carcinome, c'est qu'on voit partir des parois alvéolaires des vaisseaux et des faisceaux de tissu conjonctif qui pénètrent dans l'intérieur des alvéoles. Si l'on chasse les cellules avec le pinceau, on remarque un véritable entrecroisement de tissu conjonctif interposé entre les cellules; et on peut s'assurer qu'un certain nombre de vaisseaux se trouvent en rapport direct et immédiat avec ces larges cellules. Dans les parties fibrineuses on trouve de petites masses sarcomateuses ou plutôt fibro-sarcomateuses, qui se continuent par une série de transformations avec les espaces précédemment décrits.

Comme on le voit, c'est une forme histologique de tumeur qui est intermédiaire à deux types différents : le carcinome et le sarcome; elle a été décrite sous le nom de alvéolaire sarcome.

(M. Desprès, *Soc. anat.*, 1875, 3e série. t. X, p. 171.)

N° 518. — Modèle en cire d'un très volumineux cancer du testicule.

(Professeur Desault.)

N° 519. — Représentation en cire de la tumeur précédente après ablation.

(Professeur Desault.)

CHAPITRE VIII

Lésions de l'utérus et du vagin

Le nombre des pièces relatives aux lésions de l'utérus et du vagin est de 113, du n° 520 au n° 627 inclusivement. Ces lésions sont des plus variées, et j'ai cherché à les grouper autant que possible. Aussi, je les diviserai en huit articles distincts, à savoir :

Article 1. — Opération césarienne, rupture de l'utérus, perforation de la cloison recto et vésico-vaginale.

Art. 2. — Fistules vésico-vaginales.

Art. 3. — Corps étrangers du vagin, esthiomène de la vulve, oblitération et rétrécissement du vagin.

Art. 4. — Utérus bicorne, et cloisonnement de l'utérus et du vagin.

Art. 5. — Invagination du vagin et de l'utérus.

Art. 6. — Polypes et tumeurs fibreuses de l'utérus.

Art. 7. — Lésions diverses, anomalies du placenta, hématocèle rétro-utérine, môle hydatique, grossesse double.

Art. 8. — Cancer de l'utérus.

Article premier.

OPÉRATION CÉSARIENNE, RUPTURE DE L'UTÉRUS, PERFORATION DE LA CLOISON RECTO OU VÉSICO-VAGINALE

Neuf pièces seulement, du n° 520 au n° 528 inclusivement, composent cet article. Quatre pièces, nos 520, 521, 522 et 523, sont des exemples de plaies utérines, suite d'opération césarienne. Les pièces n° 524 et 525 sont des exemples de rupture d'utérus gravide. Celles n° 526 et 527, de déchirure de la cloison recto-vaginale, et le n° 528 de la paroi vésico-vaginale par des graviers.

N° 520. — Modèle en cire d'un utérus ; opération césarienne.

Ce modèle en cire est très ancien et mal exécuté ; il existe dans l'excavation pelvienne une énorme tumeur qui s'opposait à l'accouchement. On a représenté sur cette pièce une incision de la paroi antérieure de l'utérus, qui s'étend à tout le vagin, et on a figuré sur un point de la cavité utérine, le point d'implantation du placenta.

(M. Coutouly.)

N° 521. — Modèle de l'uturus et du vagin de la pièce précédente ; déviation de l'utérus.

Le vagin, par suite de la disposition de la tumeur pelvienne, qui faisait une plus grande saillie à droite qu'à gauche, est réprésenté dévié à gauche, tandis que l'utérus présente une inclinaison à droite. L'utérus et le vagin forment entre eux un angle obtus.

(M. Coutouly.)

N° 522. — Modèle du bassin de la pièce précédente, n° 520 ; tumeur de l'excavation pelvienne.

On a représenté sur cette troisième pièce, la tumeur très volumineuse qui occupe toute l'excavation pelvienne du petit bassin, et qui a nécessité l'opération césarienne.

(M. Coutouly.)

N° 523. — Modèle, procédé Thibert, d'un utérus gravide; opération césarienne.

Modèle en carton-pâte d'un utérus dix-sept jours après l'opération césarienne. Une section longitudinale, pratiquée sur la paroi postérieure de cet organe et sur celle du vagin, met en évidence l'état des parois de la matrice et celui de l'incision primitive, dont les bords sont rapprochés et la plaie en partie cicatrisée. Une anse d'intestin adhère au fond de l'utérus.

(Professeur Paul Dubois.)

N° 524. — Modèle, procédé Thibert, d'un utérus gravide; rupture de l'utérus.

Modèle en carton-pâte d'une rupture du col et d'une partie du corps de l'utérus, observée chez une femme parvenue au terme de la grossesse. Cette rupture s'est effectuée sous l'influence des contractions utérines pendant le travail de la parturition.

(Professeur Paul Dubois.)

N° 525. — Utérus gravide avec une portion du vagin; rupture de l'utérus.

Rupture de l'utérus pendant le travail de l'accouchement. Cette pièce manque de renseignements, mais on constate sur la face antérieure du corps de l'utérus, une déchirure assez irrégulière à bords déchiquetés. La rupture est oblique de haut en bas et de droite à gauche, la solution de continuité qui a au moins de 14 à 15 centimètres, est dans l'axe de l'utérus ; elle avait dû permettre au produit de la conception de s'engager dans la cavité péritonéale.

N° 526. — Utérus avec le vagin et le rectum; déchirure de la cloison recto-vaginale.

Cette pièce est sans renseignements, la vessie est le siège d'une atrophie considérable. Il a existé chez cette femme, par une cause inconnue aujourd'hui, une déchirure d'un centimètre 1/2 de la cloison vésico-vaginale, qui a mis ces deux organes en communication à leur partie inférieure.

(M. Pigné.)

N° 527. — Utérus, vagin et rectum; perforation de la paroi recto-vaginale par un pessaire.

Cette pièce a été trouvée sur une vieille femme morte à la suite d'une hernie étranglée et gangrénée. La cloison vagino-rectale, au niveau de sa partie moyenne, présente un trou rond, parfaitement cicatrisé, et de la largeur d'une pièce de un franc. Cet orifice, qui établit une communication directe entre le vagin et le rectum (fistule recto-vaginale), a été produit par un pessaire d'ivoire en bilboquet, dont les débris sont également déposés dans le même bocal. L'utérus présente, en outre, une inclinaison latérale gauche très prononcée.

(Professeur Dupuytren, *Bul. de la fac.*, t. VII, p. 136.)

N° 528. — Reins, utérus et vagin avec une portion du rectum; perforation de la paroi vésico-vaginale par des graviers.

Cette pièce provient d'une jeune fille de 17 ans, qui avait éprouvé de vives douleurs dans la région rénale, avec un besoin fréquent d'uriner. Deux ans et demi avant sa mort elle a uriné du sang ; l'hématurie n'a été que passagère, puis il est survenu une incontinence d'urine.

On constate sur cette pièce une fistule vésico-vaginale qui est survenue à la suite d'un travail destructeur, qui a été produit par la présence de graviers, graviers qui, venus du rein gauche, s'étaient glissés sous la muqueuse par une ouverture anormale qu'ils avaient faite à la partie inférieure de l'uretère.

(M. Chavignez, thèse n° 41, 1838.)

Article 2.

FISTULES VÉSICO-VAGINALES

Dix pièces, du n° 529 au n° 538, sont des exemples de fistules vésico-vaginales. La pièce n° 535 est surtout intéressante au point de vue d'une anomalie de l'artère ovarique qui, ayant été lesée pendant l'avivement, a déterminé une hémorrhagie mortelle. La pièce n° 536 mérite aussi de fixer l'attention par suite de la lésion des uretères, qui peut amener des accidents graves. Enfin, la pièce n° 538 doit aussi nous intéresser pour la cause qui a produit la fistule, un morceau de bois qui a pénétré par le vagin.

N° 529. — Utérus avec le vagin et la vessie ; fistule vésico-vaginale.

Cette pièce provient d'une femme qui était accouchée depuis deux mois, et qui est morte d'une entérite. La vessie a été ouverte par sa partie supérieure et l'utérus incisé dans sa paroi antérieure. On constate sur cette pièce, une large perforation de la vessie, à peu près circulaire, dont le diamètre tranversal, qui est le plus considérable, est d'environ 2 centimètres 1/2. Cette perforation, qui intéresse le vagin, est située immédiatement au-dessous du col de l'utérus, qui paraît légèrement intéressé dans cette perte de substance. Les parois de la fistule sont épaisses ; la vessie adhère intimement au vagin, et les bords de la fistule sont complètement cicatrisés.

(Professeur Jobert de Lamballe.)

N° 530. — Utérus, vagin et vessie, fistule vésico-vaginale.

Cette pièce, qui a été mal préparée, est relative à une femme qui portait une fistule vésico-utéro-vaginale. Elle a été opérée par M. Jobert par son procédé d'autoplastie par glissement, et on constate qu'il existe sur cette pièce, dans la cicatrice, quatre petites perforations dont la plus grande a environ 2 millimètres ; mais je n'ai aucun renseignements sur l'étendue de la perforation avant l'opération.

(Professeur Jobert de Lamballe.)

N° 531. — Pubis avec la vessie, l'utérus et le vagin ; fistule vésico-vaginale.

Sur cette pièce l'utérus est très volumineux. Cette augmentation de volume est principalement due à l'hypertrophie des parois. La vessie, à sa face postérieure et supérieure, présente une perforation circulaire d'environ 1 centimètre de diamètre, qui comprend une partie du col utérin; il s'agit donc ici d'une fistule vésico-utéro-vaginale.

La cicatrice de la fistule est complète, et du côté de la vessie, la muqueuse vésicale présente quelques plis rayonnés. Les bords de la perforation sont épais ; ils ont près de 2 millimètres.

(Professeur Jobert de Lamballe.)

N° 532. — Vessie avec l'utérus et le vagin; fistule vésico-vaginale opérée.

Sur cette pièce il existait une fistule vésico-vaginale située au niveau du col de l'utérus. Cette fistule a été opérée par M. Jobert de Lamballe par son procédé d'autoplastie par glissement. La réunion a été partielle, et l'on constate dans les deux angles de la cicatrice, deux petites perforations d'environ 1 millimètre, dont l'orifice vaginal de chacune d'elles est situé immédiatement au-dessous du col utérin. La vessie présente encore une assez grande amplitude. La femme est morte d'accidents cholériformes.

(Professeur Jobert de Lamballe.)

N° 533. — Vessie avec l'utérus et le vagin; fistule vésico-vaginale double.

Sur cette pièce on constate du côté de la vessie deux fistules arrondies d'environ 6 millimètres de diamètre, et distantes l'une de l'autre de 3 centimètres. Ces deux fistules viennent s'ouvrir dans le vagin séparément, et à peu de distance des lèvres du col utérin. Il n'a point été tenté d'opération.

(Professeur Jobert de Lamballe.)

N° 534. — Pubis avec la vessie, l'utérus et le vagin; fistule vésico-vaginale.

Cette pièce provient d'une femme qui était récemment accouchée, depuis neuf mois environ. Il existe une fistule vésico-vaginale qui est située à peu de distance de l'orifice vulvaire. Par le toucher vaginal, on entrait avec la plus grande facilité dans la vessie par la fistule. L'urèthre était oblitéré par une membrane pellucide qui se rompit à l'autopsie, en introduisant une sonde, et sans le moindre effort. L'urèthre s'ouvre dans le vagin et non dans la vessie, parce que le bas-fond est détruit.

(M. Houel, *Soc. anat.*, 1865, 2e série, t. X, p. 265.)

Nº 535. — Utérus avec le vagin ; fistule vésico-vaginale ; hémorrhagie.

Sur cette pièce, qui est préparée par dessiccation, on a injecté les artères qui se rendent aux organes contenus dans l'excavation pelvienne. On constate qu'il existe une anomalie par suite du développement très considérable d'une branche artérielle provenant des artères utérines. Cette branche artérielle, pendant l'avivement de la fistule vésico-vaginale, ayant été intéressée, a déterminé une hémorrhagie considérable, à laquelle la femme a succombé.

(M. Horteloup, *Soc. anat.*, 1869, 2e série, t. XIV, p. 310.)

Nº 536. — Utérus avec le vagin, la vessie, les reins et les uretères ; fistule vésico-vaginale.

Cette pièce provient d'une femme qui portait une fistule vésico-vaginale déjà ancienne. Elle avait une diarrhée chronique avec fièvre, frisson. M. Verneuil, supposant l'existence d'une lésion rénale, constata qu'il existait une douleur vive au niveau des reins et une albuminurie considérable. Cette malade succomba rapidement, sans que l'on ait fait aucune tentative d'opération.

Le vagin sur cette pièce est très court, la fistule envahit toute la face postérieure de la vessie qui est revenue sur elle-même à un tel point, qu'on pourrait à peine y loger une amande. Il est impossible de retrouver même les traces du col, qui est complètement détruit.

Aux deux commissures de la fistule, se trouvent deux petits orifices qui ne sont autres que les orifices des uretères, mais tellement rétrécis, que l'on peut à grand'peine introduire un stylet filiforme.

Les reins sont le siège d'une néphrite interstitielle, et se présentent sous la forme du petit rein siliceux ; la capsule est très adhérente. Le bassinet est le siège d'une dilatation qui commence à envahir les calices, c'est l'hydronéphrose au début.

(Professeur Verneuil, *Soc. de chir.*, 1878, t. IV, p. 265.)

Nº 537. — Calcul volumineux du vagin ; fistule vésico-vaginale.

Ce calcul, parfaitement arrondi, a 25 centimètres de circonférence et 7 centimètres 1/2 de diamètre ; à son centre existe une boule en cire jaune également arrondie, qui a 13 centimètres de circonférence et 3 centimètres 1/2 de diamètre.

Ce calcul a été trouvé sur une vieille femme qui avait très probablement une fistule vésico-vaginale. La boule en cire avait été placée comme obturateur, et autour d'elle s'est déposée une couche épaisse de sels terreux de 2 centimètres d'épaisseur. Quant à la croûte de sels terreux, elle a été trouvée composée de phosphate ammoniaco-magnésien, de phosphate de chaux et de matière organique.

(Professeur Cruveilhier, *Soc. anat.*, 1850, t. XXV, p. 343.)

N° 538. — Morceau de bois qui a pénétré par le vagin et est arrivé dans la vessie; fistule vésico-vaginale.

Cette pièce provient d'une femme de 50 ans, qui, en franchissant une clôture de haie, appuya le pied gauche sur le lien de la clôture. Ce dernier se brisa. Cette malheureuse femme tomba à cheval sur la partie supérieure d'un échalier, qui pénétra par la vulve, traversa la colonne antérieure du vagin et arriva dans la vessie où il se brisa. Ce morceau de bois a 13 centimètres de long sur 5 1/2 de circonférence; il faisait à peine saillie dans le vagin d'un demi-centimètre. Par deux fois, le toucher vaginal ne donna aucun renseignement; le médecin crut que le morceau de bois était entré complètement dans la vessie; un troisième examen fit reconnaître une légère saillie dans les plis vaginaux. Sur le morceau de bois on a marqué, par une entaille visible, la portion du corps étranger accessible au toucher vaginal.

Pour arriver à cette saillie, il fallait suivre, autant que possible, la face postérieure du pubis. Les parois du ventre étaient un peu tendues; il était facile de sentir le bout supérieur du morceau de bois; on reconnut que sa direction était oblique de droite à gauche. Le bout de bois a été extrait à l'aide de fortes pinces à pansement.

Les suites du traitement furent simples : au bout d'un mois, il n'y avait plus de symptômes de fistule vésico-vaginale. Pendant les quinze premiers jours, quand la malade était longtemps sans uriner, il y avait par le vagin une légère perte d'urine ; mais au bout de deux mois, après l'avoir guérie d'une bronchite légère, le médecin demanda à la malade la permission de faire une injection forcée dans la vessie. Du liquide coloré fut injecté dans la vessie, il n'en sortit pas une goutte par le vagin. Après deux ans rien ne s'est manifesté du côté des organes génitaux urinaires.

(M. Houel.)

Article 3.

CORPS ÉTRANGERS DU VAGIN, ESTHIOMÈNE DE LA VULVE, OBLITÉRATIONS ET RÉTRÉCISSEMENTS DU VAGIN.

Six pièces seulement se rapportent à cet article, que j'ai cru néanmoins maintenir, en vue de celles qui, dans l'avenir, pourront le compléter. Les pièces nos 539 et 540, qui sont très intéressantes, sont relatives à des pessaires. Sur la pièce no 541, on constate un esthiomène ulcéreux de la vulve. Les pièces nos 542 et 542 *a* sont des exemples de rétrécissements de la vulve par des brides fibreuses, et la pièce no 543 une oblitération du vagin, qui est transformé en cordon fibreux.

N° 539. — Pessaire extrait du vagin.

Ce pessaire est circulaire et en gomme élastique, il est incrusté de substance calcaire. Il a été extrait du vagin d'une femme fort âgée. Ce pessaire avait séjourné dans le vagin pendant quatorze ans.

(Professeur J. Cloquet, 1824.)

N° 540. — Concrétion utérine.

Cette concrétion oblongue, qui a 5 centimètres dans son plus grand axe et 14 de circonférence, a été trouvée dans l'utérus d'une demoiselle de 56 ans. Elle est formée de poils blonds, feutrés et unis par une matière stéatomateuse.

N° 541. — Vagin, utérus et rectum; esthiomène ulcéreux de la région ano-vulvaire.

Cette pièce provient d'une fille publique, âgée de 27 ans, qui était blonde et avait tous les attributs d'une femme scrofuleuse, mais n'a présenté aucun antécédent syphilitique. A cause de l'importance de ce fait, je relaterai ici une grande partie de l'observation. Le début de son affection remontait à trois ans, par quelques boutons qui faisaient saillie au pourtour de l'anus, et qui se sont ulcérés.

Lorsque la malade est entrée dans le service de M. Trélat, à la Pitié, la région ano-vulvaire présentait les caractères suivants : le plancher périnéal n'était plus qu'une vaste surface ulcéreuse et végétante, ovalaire, à grand diamètre antéro-postérieur, limitée en avant et sur les côtés par la saillie considérable que formaient les grandes lèvres hypertrophiées. Les mamelons et les tubercules, qui s'élevaient de cette surface violacée, laissaient entre eux des sillons ou de véritables anfractuosités; mais il n'était plus possible, sans un examen méthodique, de reconnaître les orifices des divers conduits qui s'ouvrent à ce niveau, ni de retrouver les diverses parties qui forment le plancher du périné.

Les grandes lèvres avaient le triple de leur volume normal. Leur extrémité antérieure n'offrait point d'autres modifications; à sa partie moyenne, leur face muqueuse était légèrement ulcérée çà et là. Par leur extrémité postérieure, ces replis venaient se confondre avec le bourrelet cutané qui limitait en arrière la région envahie par la maladie. Ce bourrelet était œdémateux, d'un rouge violacé, et présentait, sur son bord libre ou interne, des saillies très accusées. A droite, il en était une du volume d'une noisette, en arrière de laquelle s'étalait, en un anneau membraneux, une lame de tissu perforée à son centre. Du côté gauche, se faisait remarquer un petit mamelon, qu'une ulcération peu étendue isolait d'une masse grossièrement lobulée, assez analogue à un amas de condylomes.

En dedans des plis génito-cruraux, la peau dure et épaisse portait, de chaque côté, de petits tubercules secs, dépourvus de croûtes, à surface légèrement ridée, variant de la grosseur d'un pois à celle d'une cerise. Six s'étaient développés à droite; ils étaient assez éloignés les uns des autres (2 à 3 cent. de distance), tandis que ceux du côté gauche, au nombre de cinq, étaient en un seul groupe.

Les petites lèvres conservaient leur disposition normale à leur extrémité antérieure, où elles étaient cependant légèrement tuméfiées. En arrière, au contraire, elles étaient brusquement interrompues : la nymphe droite, décollée et rejetée au dehors, se perdait sur une ulcération à bords élevés et à fond grisâtre, mesurant près de 3 centimètres de longueur sur 4 centimètres 1/2 de largeur; la nymphe gauche avait sa longueur habituelle, mais elle était aussi décollée, ulcérée sur divers points, et son bord était plus irrégulièrement et plus profondément dentelé que de coutume. Le clitoris était entièrement recouvert de son capuchon hypertrophié et œdémateux.

Le vestibule de la vulve, plus profond et plus spacieux que d'ordinaire, était entouré de tubercules assez nombreux. Des saillies analogues, et dont le volume variait de la grosseur d'un pois à celle d'une noisette, masquaient le méat urinaire ; si l'on venait à écarter celles-ci, on voyait l'orifice béant de l'urèthre, où le doigt pénétrait sans difficulté jusqu'à la racine de la troisième phalange du doigt indicateur. L'introduction d'une sonde dans la vessie, était d'une extrême facilité. On s'assurait ainsi qu'il n'existait ni épaississement ni induration de ce conduit, et que celui-ci, loin d'être rétréci, comme on pouvait le supposer, au premier abord, était, au contraire, manifestement dilaté.

On ne rencontre plus au-dessous de l'urèthre la colonne antérieure du vagin ; mais on tombe au fond d'un sillon qui, dans sa circonférence, enveloppe un îlot, de mamelons très proéminents, dont quelques-uns même avaient acquis le volume d'un marron. Avec une sonde on écartait facilement ces mamelons, et l'on apercevait, dans leur intervalle, le vagin entièrement séparé de l'ouverture vulvaire. Le toucher indiquait bien que les parois de ce canal étaient hypertrophiées à leur extrémité inférieure ; mais on ne constatait ni induration, ni brides cicatricielles, ni rétrécissement. Aucune tumeur n'avait pris naissance dans le bassin ; le col utérin avait sa forme et sa consistance normale. L'application du spéculum permettait d'affirmer l'absence de toute altération pathologique de ce côté.

La fosse naviculaire et la fourchette avaient disparu ; la portion du périné, comprise entre la vulve et l'anus, ainsi que l'anus lui-même n'existait plus. Une excavation, profonde de 2 à 3 centimètres, due au décollement de la cloison recto-vaginale, isolait l'îlot mamelonné où s'ouvre le vagin, de l'infundibulum où s'abouche le rectum. La portion rectale de la cloison, aujourd'hui entièrement cicatrisée, formait, entre ces deux conduits, un éperon fort saillant. On pouvait facilement circonscrire l'extrémité inférieure du rectum, dont la surface était d'un rouge violacé et sillonnée de nombreux plis longitudinaux. Comme le vagin, l'orifice inférieur du tube digestif était environné de mamelons et de crêtes ; mais ceux-ci ne l'obstruaient pas complètement. Enfin, tout à fait en arrière, près du coccyx, était creusée une petite fossette qui admettait l'extrémité d'une sonde de femme.

Toutes ces surfaces avaient une coloration rouge, en certains points violacée ; l'œdème leur donnait de la dureté et une grande épaisseur. Partout elles faisaient éprouver au doigt une résistance élastique considérable ; mais elles n'étaient, en aucun point, indurées. — De ces parties, les unes, envahies par l'ulcération, avaient perdu leur poli ; les autres, régulièrement cicatrisées, revêtaient l'aspect d'une muqueuse. Le doigt ne déterminait pas de douleur à la pression et ne donnait lieu à aucun écoulement de sang. Du reste, il ne s'était jamais produit d'hémorrhagie. Quelques douleurs, avec sensation de cuisson et de chaleur, survenaient au moment du passage des urines ou des matières fécales; mais, dues à une irritation directe, elles ne tardaient pas à s'apaiser, pour ne reparaître qu'avec le retour des mêmes causes.

On ne trouvait ni croûte ni amas d'épithelium sur les points ulcérés, mais il se faisait à ce niveau un écoulement sanieux, séro-muqueux, inodore; parfois cet écoulement était assez abondant.

Au moment de l'autopsie, comme cela s'observe sur la pièce, la région ano-vulvaire n'avait plus l'aspect qui a été décrit plus haut. Toutes les saillies ont perdu leur turgescence; les orifices béants de l'urèthre, du vagin et du rectum se terminent dans un vaste cloaque, où sont encore reliés quelques mamelons, qui bordent en avant les grandes lèvres.

Tous les tissus ont une décoloration blanchâtre; ils sont mous, flasques et ratatinés. Les tubercules eux-mêmes, que l'on rencontrait autour de l'orifice vulvaire, ont diminué de volume, et perdu leur état érectile. Le doigt, promené sur les points ulcérés, entraîne d'abord quelques détritus, puis ne tarde pas à déchirer les tissus. La vessie est assez petite, l'urèthre n'offre rien à noter. L'orifice du vagin est facilement reconnaisable, aujourd'hui que les mamelons qui l'environnent ont diminué de volume. L'utérus est petit; il ne présente aucune tumeur. Les ovaires et les trompes sont reliés au rectum par quelques tractus celluleux peu résistants; c'est là, du reste, la seule particularité à signaler. Les ligaments larges sont bien conformés. Le rectum n'est le siège d'aucun travail pathologique; il ne porte ni indurations, ni épaississements; autour de lui existe une riche atmosphère cellulo-graisseuse; son extrémité inférieure s'ouvre dans un cloaque, comme cela a été indiqué plus haut.

Examen histologique par M. le professeur Vulpian. — « J'ai examiné un petit morceau de peau, à une petite distance (2 centim.) des bords de l'ulcération.

Peau. — Des coupes ont été faites après vingt-quatre heures de macération dans l'alcool à 36°. On a contaté à l'œil nu et au microscope : un épaississement de l'épiderme peu marqué, s'il existe, dans les parties planes de la peau; réel, mais très peu considérable, au niveau de la tubérosité cutanée. — Sur les coupes, on a vu de plus, à l'œil nu et aussi avec de faibles grossissements microscopiques, que le derme, dans toute son épaisseur, offre çà et là de petites taches rosées, qu'un examen plus approfondi a fait reconnaître pour des amas de pigment hématique siégeant au voisinage des vaisseaux.

« Avec de faibles grossissements, après avoir traité la préparation par la glycérine et l'acide acétique, on aperçoit des vaisseaux qui se montrent sous forme de traînées, ramifiées ou non, un peu plus sombres que le reste du tissu ; et même avec ces faibles grossissements, il est facile de voir que cet aspect est dû à une accumulation d'éléments anatomiques autour des vaisseaux, leur formant des sortes de manchons assez épais, un peu diffus sur les bords.

« Avec des grossissements plus forts, ces éléments se montrent plus nettement. Il s'agit là d'une accumulation d'éléments cellulaires de petites dimensions, munis de noyaux, éléments dont plusieurs ont les caractères de leucocytes non granuleux (après action de l'acide acétique et de la glycérine). Ces éléments à forme de leucocytes sont arrondis et contiennent soit 1, soit 2, soit 3 noyaux, à bords nettement dessinés, tout à fait analogues à ceux des leucocytes traités par l'acide acétique; dans quelques-uns le noyau unique est en forme de biscuit. — D'autres éléments, plus nombreux que ceux-ci, sont munis pour la plupart d'un seul noyau plus régulier, et offrent encore quelques caractères de certains leucocytes à un seul noyau. Enfin, un certain nombre d'éléments paraissent un peu fusiformes ou un peu stelliformes : ce sont les plus extérieurs ; les plus intérieurs, ceux qui semblent être dans l'épaisseur de la paroi vasculaire ou qui sont au voisinage du vaisseau, sont des leucocytes.

« Ces éléments agglomérés, pressés les uns contre les autres au voisinage des vaisseaux, sont un peu plus espacés sur la limite du manchon péri-vasculaire qu'ils forment. A mesure qu'on s'éloigne des vaisseaux, ils sont disséminés, ou rassemblés çà et là en petits amas de quelques éléments, et ils se trouvent dans l'intervalle des faisceaux de tissu connectif.

« Il n'a pas été possible de déterminer si ces éléments, de nouvelle formation, existent exclusivement au voisinage des vaisseaux veineux. Ils sont peu nombreux dans la couche papillaire proprement dite du derme, et l'on n'en trouve que quelques-uns auprès des anses capillaires des papilles : c'est dans la couche moyenne du derme, que l'agglomération de ces éléments est le plus prononcée. »

(Professeur Trélat. *Soc. anat.* 1870, 2e série t. XV, p. 72.)

N° 542. — Orifice vulvaire; rétrécissement, brides fibreuses.

Orifice vulvaire d'une femme de 30 ans. Cette vulve, qui est très étroite, présente trois brides fibreuses, qui peuvent résulter soit de débris de l'hymen, soit, peut-être, d'une inflammation adhésive de la face interne des grandes lèvres.

(M. Houel.)

N° 542 a. — Utérus avec les annexes et le vagin; atrésie vulvaire.

Cette pièce provient d'une femme qui, pendant la vie, se plaignait d'éprouver de temps à autre des douleurs très vives dans le ventre. Elle déclarait n'avoir jamais eu ses règles. Il se faisait tous les mois un travail de congestion vers les organes génitaux, mais jamais il ne s'était fait le moindre écoulement sanguin par le vagin. L'examen de ses organes fit reconnaître une atrésie absolue de la vulve. Il n'existait pas le plus petit pertuis.

On voit très distinctement, sur cette pièce, les grandes et les petites lèvres, ainsi que le clitoris. La vulve se termine en cul-de-sac impénétrable. Le col de l'utérus est imperforé, et n'a aucune communication avec la cavité de cet organe. Il n'existait point de caillots dans la cavité utérine, elle était remplie, ainsi que le col, d'une matière semblable à du mastic.

Les trompes et les ovaires ont leur conformation normale.

(M. Dumontpallier, *Soc. de biologie*, 1880.)

N° 543. — Utérus avec le vagin ; oblitération du vagin, transformé en cordon fibreux.

Organes génitaux d'une jeune femme chez laquelle le vagin se termine en cul-de-sac à quelques lignes de la vulve ; il est en outre transformé dans toute son étendue en cordon fibreux. L'utérus, qui est très peu développé, n'a pas de cavité intérieure. Les ovaires et les trompes de falloppe existent, mais ces dernières n'ont pas de canal.

(Professeur Dupuytren.)

Article 4.

UTÉRUS BICORNE ET CLOISONNEMENT DU VAGIN ET DE L'UTÉRUS.

Dix pièces se rapportent à cet ordre de lésions, du n° 544 au n° 553. Quatre de ces pièces, n°s 544, 545, 546 et 547, sont des exemples d'utérus bicornes. Sur la pièce n° 547, un fœtus s'est développé dans une des cornes utérines. Six, nos 548, 549, 550, 551, 552 et 553, sont des exemples de bifidité complète. L'utérus et le vagin sont cloisonnés verticalement dans toute leur étendue.

N° 544. — Modèle en cire d'un utérus bicorne.

Sur ce modèle en cire on a représenté un utérus bilobé à sa base. La cloison intérieure s'étend jusqu'au niveau de la partie supérieure du col, qui est unique; on observe seulement à sa paroi postérieure un léger raphé médian. Il n'existe qu'une cavité vaginale, mais sa paroi postérieure présente un raphé médian très saillant, duquel on voit partir les brides transversales du vagin.

(Professeur Dupuytren.)

N° 545. — Utérus avec le vagin; utérus bicorne.

Sur cette pièce le corps de l'utérus est cloisonné, il est bicorne; la division n'occupe que le corps; le col est unique. Le cloisonnement ne commence que 4 centimètres au-dessus de l'orifice du col utérin. Le vagin est unique et présente à sa paroi postérieure un raphé médian très développé.

(Professeur Breschet.)

N° 546. — Vessie, vagin, utérus et rectum; utérus bicorne.

Cette pièce est des plus remarquables. Le vagin et le col utérin sont uniques, mais l'utérus est bicorne; chacune de ces cornes, très grêle, allongée, a près de 16 centimètres; elles se terminent par une partie renflée dans laquelle existe quelques corps fibreux. L'examen microscopique a permis de reconnaître que chaque corne présentait une muqueuse qui avait tous les caractères de la muqueuse utérine.

(Professeur Verneuil, 1854, t. XXIX, p. 9.)

N° 547. — Utérus avec le vagin; utérus bicorne.

Cette pièce provient d'une femme qui est morte peu de temps après l'accouchement. L'utérus est encore très développé et hypertrophié; il est bicorne; le col est unique. C'est dans la corne gauche, qui est la plus dilatée, que s'était développé le produit de la conception, et on trouve au fond de cette corne l'endroit où était inséré le placenta.

La corne droite ne contenait aucun produit de conception ; elle est assez notablement développée, par suite de l'agrandissement de sa cavité et l'hypertrophie de ses parois, qui présentent cependant une grande différence avec celles de la corne de gauche. Le vagin est unique.

(M. Follin.)

N° 548. — Utérus avec le vagin et le rectum ; cloisonnement de l'utérus et du vagin.

Cette pièce provient d'une petite fille. Le cloisonnement s'étend au vagin et à l'utérus ; les deux cavités vaginales sont séparées par une cloison complète. A la partie supérieure de chacune d'elles se trouve un museau de tanche, perforé comme à l'état normal, et conduisant chacun à une cavité utérine.

(Professeur Lallement.)

N° 549. — Modèle en cire de la pièce n° 548 ; cloisonnement de l'utérus et du vagin.

Sur ce modèle en cire on a représenté les organes génitaux de la pièce précédente, n° 548, qui appartiennent à une petite fille. Le vagin, sur cette pièce, est séparé en deux par une cloison médiane.

(Professeur Lallement.)

N° 550. — Modèle en cire de la pièce n° 548, cloisonnement de l'utérus et du vagin.

Sur ce second modèle en cire de la pièce n° 547, représentant les organes génitaux d'une petite fille, le vagin et l'utérus sont séparés en deux verticalement par une cloison médiane.

(Professeur Lallement.)

N° 551. — Utérus avec le vagin ; cloisonnement vertical, utérus et vagin double.

Cette pièce provient d'une femme adulte. L'utérus et le vagin sont doubles dans toute leur étendue. Par suite d'un cloisonnement intérieur, chacune des cavités vaginales a extérieuremen

un orifice assez large ; son étendue est normale; la cloison médiane est épaisse. L'utérus est bicorne; chaque corne, comme chez les ruminants, s'infléchit en dehors, et le col cloisonné présente un orifice distinct pour chacune des cavités vaginales.
(M. Casan, 1824.)

N° 552. — Utérus et vagin; ces deux organes sont doubles, et l'utérus bilobé.

Cette pièce, qui a été trouvée chez une jeune fille de seize ans, présente à peu près la même disposition que la précédente, n° 551. L'utérus est bicorne; le col est cloisonné ainsi que le vagin, mais l'orifice vulvaire de chacune des cavités vaginales est moins dictincte, ce qui tient à ce que la cloison, qui est plus mince, s'arrête à quelque distance de la vulve.
(M. Barth, 1840.)

N° 553. — Vessie, vagin et utérus; l'utérus et le vagin sont doubles, exstrophie de vessie et ouverture de l'intestin grêle et du gros intestin à la paroi abdominale.

Cette pièce provient d'une petite fille qui est née vivante. Elle était jumelle, l'autre enfant ne présentait aucun vice de conformation.

Dans la région hypogastrique, depuis le pubis jusqu'au cordon ombilical, qui s'insère très bas et transversalement, dans l'étendue de 5 centimètres, il existait une tumeur rougeâtre, qui présentait plusieurs inégalités et faisait une saillie de 2 centimètres; elle représente une espèce de verge. De chaque côté, et au même niveau, existent deux petites dépressions au centre desquelles se trouve un pertuis, dans lequel on peut engager un stylet fin et par où s'écoulait l'urine pendant la vie. Le cordon s'insère à la partie supérieure de cette exstrophie de vessie. Entre les deux pertuis indiqués, existe une autre ouverture qui conduit dans l'intestin grêle et dans le gros intestin. Au-dessous de l'exstrophie de vessie se trouvent deux rudiments de grandes lèvres.

L'utérus est divisé verticalement dans toute son étendue; il est bicorne, à chaque extrémité des cornes, qui sont légèrement renflées, se trouvent les trompes et les ovaires. Il existe aussi deux cols distincts qui se rendent dans chacun des deux vagins qui est également double. La longueur de chaque vagin est de 3 centimètres. Le gros intestin est réduit au cœcum; les deux pubis sont séparés par un écartement de 3 centimètres 1/2 comme cela s'observe généralement dans les exstrophies de vessie.

(Professeur Depaul, *Soc. anat.*, 1853, t. XXVIII, p. 354.)

ARTICLE 5.

INVAGINATION DU VAGIN ET DE L'UTERUS

Quatorze pièces du Musée, du n° 554 au n° 565 inclusivement, se rapportent à cet article. J'ai conservé pour ces pièces la désignation adoptée par le professeur Cruveilhier, au lieu de désigner les pièces sous les noms de chute ou renversement du vagin et de l'utérus. Dans l'invagination du vagin, sur quatre pièces l'invagination est incomplète ou avec rainure circulaire, n°s 554, 555, 556 et 558. Sur deux, l'invagination est complète et par conséquent à deux cylindres et sans rainure circulaire, n°s 557 et 559.

L'invagination ou chute de l'utérus comprend sept pièces, n°s 560, 561, 562, 562 *a*, 562 *b*, 563 et 564, et sur la pièce n° 561, le renversement s'est opéré après l'accouchement. La pièce n° 565 est un exemple d'inclinaison latérale de l'utérus.

N° 554. Utérus et vagin ; invagination du vagin avec rainure circulaire.

Cette pièce a été prise sur une femme morte quelques jours après l'accouchement. L'utérus, qui présente encore un volume considérable, se trouve fortement abaissé ; le vagin est le siège d'un déplacement que M. Cruveilhier considère comme le premier degré de l'invagination de cet organe, avec rainure circulaire ; la saillie que forme entre les grandes lèvres la partie invaginée est peu considérable, et des deux cylindres l'inférieur est constitué par la partie du vagin la plus extérieure, et le cylindre interne par la partie la plus élevée ; mais l'utérus est encore complètement étranger à l'invagination.

(M. Beauchène, *Bul. de la Fac.*, 1810, t. X. p. 38.)

N° 555. — Utérus et vagin; invagination du vagin avec rainure circulaire.

Cette pièce appartient au deuxième mode d'invagination de M. Cruveilhier. En effet, nous trouvons ici une invagination mixte. A l'extérieur des grandes lèvres apparaît le boudin de l'invagination; il est volumineux, pyriforme, percé à son centre d'un trou qui est l'orifice du col utérin; les deux cylindres qui constituent ce boudin invaginé sont formés l'interne par l'utérus, l'externe par la partie supérieure du vagin. A la circonférence de la tumeur, se trouve une rainure circulaire assez profonde, limitée par les grandes lèvres, et la partie inférieure du vagin, restée en place, ce qui constitue pour ce point une invagination à trois cylindres. L'utérus, à la partie inférieure de son corps, est manifestement allongé, car le corps est encore contenu dans l'excavation pelvienne.

(Professeur Cruveilhier, 1837.)

N° 556. — Pubis avec l'utérus et le vagin ; invagination du vagin avec rainure circulaire.

L'invagination sur cette pièce est presque complète. Aussi la rainure est-elle peu profonde, et le boudin de l'invagination très développé. Il est constitué extérieurement par le vagin renversé, qui est devenu cutané; les lèvres du museau de tanche sont effacées; le col est oblitéré. L'utérus allongé, descendu, dans la tumeur, forme le cylindre moyen, et sur la face antérieure de cette tumeur, on a pratiqué une incision qui permet de voir qu'une portion de la vessie entre dans l'invagination, qu'elle est interposée à l'utérus et au vagin. La direction de l'urèthre est inverse à l'état normal; la partie inférieure du corps de l'utérus et très allongée.

(M. Barth, 1841.)

N° 557. — Utérus avec le vagin; invagination du vagin sans rainure circulaire et calcul dans la portion supérieure de la vessie.

Le vagin, complètement invaginé, se présente à l'extérieur sous forme d'une volumineuse tumeur ovoïde, d'un aspect cutané, il existe à son sommet une petite dépression en cul-de-sac. C'est l'orifice de l'utérus oblitéré. Cette invagination réduite à son boudin, a son cylindre externe constitué par le vagin retourné; et le cylindre interne par l'utérus dont nous avons vu l'orifice du col oblitéré. L'orifice de l'urèthre a une direction inverse à son état normal, et la vessie, dont une portion se retrouve entraînée dans la partie invaginée, contient dans la partie supérieure, un calcul ovoïde du volume d'un petit œuf de poule.

(1837.)

N° 558. — Pubis avec l'utérus et le vagin; invagination du vagin avec rainure circulaire.

Cette pièce provient d'une femme d'environ 65 ans, qui a servi à une discussion importante à la Société anatomique, sur les chutes de l'utérus; et par cette raison je rapporterai ce fait avec d'assez grands détails.

En dehors des parties génitales externes on constate qu'il existe sur cette pièce une tumeur très volumineuse qui était facilement réductible ; elle mesure environ 10 centimètres, depuis l'orifice de l'urèthre jusqu'au sommet, qui est constitué par le museau de tanche. L'étendue, comme toujours, est moindre en arrière, elle présente une largeur transversale de 6 à 7 centimètres. Le museau de tanche est percé d'un orifice très étroit, il a à peine le calibre d'une plume de corbeau; l'urèthre a une direction oblique de haut en bas et d'avant en arrière.

Par le toucher rectal on sentait un cylindre dur et ferme, et si haut que l'on poussait le doigt on ne pouvait atteindre le fond de la matrice. Il existe donc une élongation notable du col utérin. Si l'on examine cette pièce par l'intérieur du bassin on observe, comme sur les précédentes, que la vessie est assez distendue; le cul-de-sac péritonéal antérieur n'a pas une très grande profondeur. Le fond de l'utérus est encore totalement situé à l'intérieur du petit bassin, et correspond à l'union des troisième et quatrième vertèbres sacrées. Il y a donc une élongation totale de l'organe ; le corps a conservé son volume ordinaire avec cependant une légère hypertrophie.

Le col est au contraire très allongé; la portion sous-vaginale n'existe plus; la longueur totale de l'utérus est de 12 à 15 centimètres, et sa forme se rapproche un peu de celle d'un sablier, car il est effilé et grêle dans sa partie moyenne. L'élongation porte donc sur la partie inférieure du corps et non sur le col. A 5 centimètres au-dessus de l'orifice du col, ce dernier est oblitéré.

(Professeur Verneuil, *Soc. anat.* 1859, 2e série, t. IV, p. 131.)

N° 559. — Invagination complète du vagin sans rainure circulaire.

Sur cette pièce l'invagination du vagin est sans rainure circulaire; elle est aussi complète que possible, le boudin de l'invagination est constitué dans son cylindre externe par le vagin, l'interne par l'utérus qui a une longueur de 12 à 14 centimètres. L'utérus a donc dû considérablement s'allonger, en même temps qu'il a pris la forme en callebasse. Le museau de tanche est effacé, mais le col n'est point oblitéré et l'orifice inférieur de l'urèthre, dévié de son état normal, regarde directement en haut.

(M. Barth, 1841.)

N° 560. — Utérus et vagin; invagination de l'utérus dans le vagin.

Cette pièce, qui est rare, est en même temps du plus haut intérêt. L'utérus, qui paraît normal quant à son volume et à sa structure, s'est invaginé, et le fond ayant passé à travers le col, se présente sous forme globuleuse dans la partie supérieure de la cavité vaginale. Les ovaires et les trompes n'entrent dans l'invagination que par la partie adhérente de l'utérus, leur extrémité libre est flottante dans la cavité abdominale.

(Professeur Thillaye.)

N° 561. — Très beau modèle en cire de la pièce précédente d'invagination du corps de l'utérus.

N° 562. — Utérus avec le vagin; renversement complet de l'utérus.

Cette pièce provient d'un femme primipare, âgée de 23 ans; huit jours après son accouchement, en allant sur le vase de nuit après avoir pris un purgatif d'huile de ricin, cette femme sentit tout à coup un choc intérieur, et elle eut la sensation de quelque chose qui tombait entre les cuisses.

Apportée à l'hôpital des Cliniques, M. Nélaton constata qu'il existait une anémie des plus caractérisées; le toucher vaginal faisait reconnaître une tumeur molle dépressible. En portant le doigt plus profondement, on arrivait sur un bourrelet assez saillant, correspondant à la partie la plus élevée de la tumeur. En écartant les grandes lèvres, on apercevait une tumeur constituée par la matrice renversée. MM. Nélaton et Depaul essayèrent à deux reprises des tentatives de réduction qui furent sans résultat ; la malade succomba deux jours après, à une péritonite.

On constate sur cette pièce que l'utérus est très volumineux, qu'il est retourné ; il constitue par sa face péritonéale un entonnoir large qui peut admettre trois doigts, et dans lequel sont engagés les ovaires en partie, les trompes et le ligament rond. Aucune anse intestinale n'était engagée dans la cavité péritonéale que présente l'utérus renversé. La vessie était vide et remontait assez haut au-dessus du pubis.

(Professeur Nélaton, *Soc. anat.* 1860, 2e série, t. V, p. 399.)

No 562 *a*. — Utérus; inversion totale de l'utérus chez une femme vierge.

Cette pièce est remarquable par sa rareté, si même elle n'est point unique dans la science ; elle provient d'une femme de 44 ans, religieuse. Cette femme fut réglée à 14 ans ; mais les règles vinrent irrégulièrement, furent peu abondantes jusqu'à l'âge de 38 ans. A cette époque il y eut de la leucorrhée et des règles abondantes qui constituèrent quelquefois de véritables pertes.

Un an et demi environ avant sa mort, elle a éprouvé de la gêne, de la pesanteur dans le bas-ventre, avec des nausées et des douleurs de reins. Puis elle s'aperçut bientôt qu'au moment de ses époques, quelque chose tendait à sortir par la vulve lorsqu'elle allait à la selle. Ce quelque chose rentrait ensuite. Un médecin appelé, diagnostiqua un polype. Plus tard, la malade perdit une petite masse désséchée, grosse comme un pruneau. Les pertes apparaissaient toujours aux époques des règles, puis un autre corps arrondi, sortit par la vulve et devint de plus en plus saillant.

M. Desprès, en examinant la malade, trouva une inversion complète de l'utérus qui est représentée sur la pièce suivante no 562 *b*. Ce diagnostic posé, restait à mesurer la longueur de cet utérus; on trouva qu'il avait 13 centimètres. L'hymen, qui était intact et avait la forme d'une grande vulve, commençait à couper l'utérus inversé au niveau de la fourchette. Les deux artères utérines battaient avec force, et avaient le volume de l'artère tibiale postérieure. M. Desprès voulut pratiquer l'ablation de l'utérus à l'aide d'un clamp, mais la malade, très affaiblie, succomba le cinquième jour à l'infection purulente avant que l'utérus ne fût détaché.

Sur la pièce fraîche, il existait des adhérences récentes qui unissaient la surface péritonéale de l'utérus renversé ; ces adhérences avaient une étendue de 1 centimètre en hauteur. Le ligament rond, le ligament de l'ovaire et la trompe utérine de chaque côté, sont unies par des adhérences anciennes. La trompe descend jusqu'au fond du cul-de-sac formé par l'utérus renversé. L'utérus hypertrophié a près de 2 centimètres à son fond. Les deux ovaires contenaient de petits kystes gros comme une noisette.

(M. Desprès, *Soc. de chir.*, 1880, t. VI, p. 389.)

N° 562 *b*. — Modèle, procédé Baretta, des parties génitales de la pièce précédente, inversion complète de l'utérus.

Sur cette représentation des organes génitaux, on voit qu'il sort de la vulve entr'ouverte, un corps cylindrique un peu renflé à sa partie terminale, grisâtre ; il était humide et suintait un liquide jaunâtre un peu poisseux. Sur la partie terminale de ce boudin, on voit deux orifices à peu près symétriques, séparés par un espace blanchâtre ressemblant à une cicatrice, qui sont l'orifice des deux trompes.

On voit sur les côtés de ce boudin de l'invagination, qui est formé par l'utérus invaginé, une rainure circulaire dans laquelle on pouvait introduire le doigt en circonscrivant la tumeur.

(M. Desprès, *Soc. de chir.*, 1880, t. VI, p. 389.)

N° 563. — Modèle en cire d'un bassin ; renversement complet de l'utérus.

Sur ce modèle en cire, le bassin étant réprésenté ouvert, on a figuré un renversement complet du fond de l'utérus ; à la place du fond de l'utérus existe une dépression, dans laquelle on voit de chaque côté les ligaments larges s'engager. Rien ne sort à travers l'orifice externe du vagin.

N° 564. — Modèle en cire de la moitié latérale droite du bassin précédent ; invagination du l'utérus.

Modèle en cire représentant une coupe verticale de tous les organes contenus dans l'excavation pelvienne de la pièce précédente. On a figuré sur cette pièce un renversement complet de l'utérus ; la femme est morte d'hémorrhagie probablement peu de temps après l'accouchement ; car l'utérus est dilaté et les parois en sont très hypertrophiées. La cavité abdominale étant ouverte, on constate l'existence d'une dépression à la place de la saillie formée par le corps de l'utérus, qui est renversé et totalement invaginé dans le vagin. De la dépression on voit sortir les ligaments larges avec les ailerons, qui occupent toute l'étendue de l'invagination.

(Professur Breschet, 1826.)

N° 565. — Utérus avec une portion du vagin; incurvation latérale de l'utérus.

Cette pièce, en assez mauvais état de conservation et mal préparée, présente une incurvation latérale de l'utérus. La base de cet organe, dont la cavité est un peu dilatée et contient un petit polype pédiculé, est fortement inclinée à droite. Au niveau de l'angle formé par le commencement de l'incurvation, la cavité utérine est très rétrécie.

(M. Barth.)

ARTICLE 6.

POLYPES ET TUMEURS FIBREUSES DE L'UTÉRUS

Quarante-sept pièces, du n° 566 au n° 611, se rapportent à cet article ; mais, pour faciliter les recherches, il m'a paru avantageux de diviser les pièces en cinq ordres distincts à savoir : Ordre 1er, polypes muqueux du col utérin. Ordre 2e, polypes ou tumeurs fibreuses pédiculées de la cavité utérine. Ordre 3e, tumeurs fibreuses interstitielles de l'utérus. Ordre 4e, tumeurs fibreuses faisant saillie sous le péritoine, sous-péritonéales ou intra-abdominales. Ordre 5e, tumeurs fibreuses, isolées libres dans la cavité abdominale.

ORDRE PREMIER

POLYPES MUQUEUX DU COL UTÉRIN

Quatre pièces seulement, nos 566, 567, 568, 569, sont relatives à cet ordre. J'ai cru néanmoins devoir, malgré leur petit nombre, leur conserver un ordre distinct, leur structure étant essentiellement différente des tumeurs suivantes.

N° 566. — Polype muqueux du col utérin.

Polype peu volumineux, égalant environ un petit œuf de pigeon, pédiculé, implanté à la partie interne du col utérin et qui venait faire saillie dans le museau de tanche. L'examen microscopique de cette petite tumeur a été fait par M. Robin, qui a constaté qu'elle était constituée par une hypertrophie considérable de la muqueuse utérine, dans laquelle on voit, même à l'œil nu, les follicules de Naboth très développés.

(Professeur Robin.)

N° 567. — Polype vésiculo-fibreux implanté sur le col utérin.

Polype enlevé par excision, implanté sur le col utérin. Sur la coupe du pédicule, qui était assez volumineux, existait un grand nombre de lacunes oblongues pleines de caillots sanguins. On y apercevait également quelques vaisseaux, dans lesquels j'ai pu réussir à pousser une injection fine. La tumeur ayant été verticalement incisée pour étudier sa nature et l'injection artérielle, on voit que ce polype se compose de deux masses distinctes, emboîtées l'une dans l'autre, et séparées par une couche celluleuse lâche, dans laquelle on retrouve les vaisseaux injectés, qui manquent complètement dans l'intérieur des tumeurs. Ces deux tumeurs paraissent constituées par un tissu fibreux; mais l'externe, moins dense, en grande partie formée par la muqueuse, contient dans son intérieur des follicules; l'interne, au contraire très dense, est uniquement fibreuse. Il est probable que c'était là, dans l'origine, deux corps fibreux voisins interstitiels enfermés dans la même enveloppe.

(Professeur Laugier, *Soc. anat.*, 1852.)

N° 568. — Modèle en cire d'un utérus avec le vagin; tumeur du col utérin.

Sur cette représentation en cire des organes génitaux, on a figuré une tumeur oblongue pyramidale, dont le sommet paraît devoir être implanté sur la lèvre postérieure du col utérin. Cette tumeur est lisse à l'extérieur et est pendante dans le vagin à la manière du battant de cloche. Elle descend près de l'orifice vulvaire; elle a 8 centimètres 1/2 de long.

Sur la corne droite de l'utérus, on a représenté trois saillies du volume d'une grosse noisette, et une altération kystique de l'ovaire gauche.

(Professeur Chaussier, 1799.)

N° 569. — Second modèle en cire de la pièce précédente, n° 568, montrant les tumeurs ouvertes.

Sur cette seconde pièce, la tumeur vaginale a été incisée. Les parois, épaisses d'environ 2 millimètres, circonscrivent une cavité unique dont la surface lamellée rappelle assez bien le feuillet de l'estomac des herbivores. Cette pièce étant sans renseignements, il est impossible d'apprécier aujourd'hui la nature du liquide contenu dans cette poche, qui a très probablement pour origine la dilatation d'un des follicules du col. La tumeur ovarique est également kystique.

(Professeur Chaussier, 1799.)

ORDRE 2.

Polypes ou tumeurs fibreuses pédiculées de la cavité utérine.

Quinze pièces, du n° 570 au n° 583, se rapportent à cet ordre. Pour la plupart de ces pièces, le pédicule, plus ou moins prononcé, s'insère au fond de la cavité utérine. La pièce n° 582 est un exemple rare de tumeur fibreuse étranglée circulairement au niveau du col.

N° 570. — Utérus avec une portion du vagin; polype de l'utérus.

Sur cette pièce existe une tumeur oblongue, d'environ 4 centimètres de longueur, qui est insérée par un pédicule étroit, à la partie postérieure de la face interne du col utérin. Cette petite tumeur, assez dense, fibreuse, régulière à sa surface, s'était engagée à travers le col utérin qu'elle a dilaté, et est venue faire saillie dans la cavité vaginale.

L'utérus, qui a son développement normal, contient, dans son épaisseur, deux petites tumeurs interstitielles du volume d'une petite noisette.

(Professeur Ph. Bérard, 1839.)

N° 571. — Utérus avec une portion du vagin ; tumeur fibreuse pédiculée du fond de l'utérus.

Polype fibreux du volume d'une petite orange, assez remarquable par sa forme, son implantation et son contenu. Cette tumeur, par la partie adhérente qui s'implante au fond même de l'utérus, offre une assez large base mal délimitée ; elle se continue sans ligne de démarcation avec le tissu utérin ; elle offre l'aspect que présente l'insertion du cordon placentaire, c'est-à-dire que, naissant par une large pédicule mal délimité, cette tumeur ne tarde pas à se rétrécir et présente alors un pédicule assez court, de 1 centimètre 1/2 environ de diamètre ; puis bientôt on voit son volume s'accroître au point d'égaler une orange, et la base du large ovoïde qu'elle forme est engagée à travers le col utérin ; elle vient faire saillie à l'intérieur du vagin.

Une incision verticale pratiquée sur cette tumeur, montre qu'elle est constituée par deux masses emboîtées l'une dans l'autre ; elles ont pu être assez facilement séparées l'une de l'autre. Elles sont toutes deux fibreuses. L'externe présente quelques lacunes qui sont probablement constituées par une hypertrophie des follicules de la muqueuse utérine, qui paraît spécialement la constituer. C'est un exemple de deux tumeurs fibreuses emboîtées l'une dans l'autre, comme M. Jarjavay en a cité des exemples si remarquables dans son excellente thèse de concours, 1850.

N° 572. — Utérus avec une portion de vagin ; polype de l'utérus.

Cette pièce provient d'une femme de 68 ans, morte d'hémorrhagie cérébrale. L'utérus, sur cette pièce, est assez volumineux et un peu allongé, il a 8 centimètres de long. La portion vaginale du col est presque effacée, et, par l'orifice, sortait un caillot sanguin, mou, noir, de la grosseur du pouce. L'orifice du col, qui était ouvert, s'appliquait sur ce caillot sans l'étrangler.

L'utérus ayant été incisé, sa cavité paraissait remplie d'une masse fibrineuse qui se continuait avec le caillot sus-indiqué ; à mesure que l'on monte vers le fond de l'utérus, ce polype est moins rouge, plus consistant. Sur le fond de l'utérus, il se pédiculise et se confond avec la muqueuse utérine à la manière d'un battant de cloche. M. Desprès pense qu'il s'agit ici de ces tumeurs décrites par Virchow, sous le nom d'hématodes de l'utérus. Ce polype a une longueur de 7 centimètres, et son plus grand diamètre en largeur est de 3 centimètres.

La muqueuse du corps de l'utérus présente vers l'angle droit, près de l'orifice de la trompe, un polype vasculaire de la grosseur d'un pois ; et une autre, sur sa face antérieure, de la grosseur d'une framboise. La muqueuse du col présente aussi quelquelques excroissances mamelonnées, mais peu vasculaires.

(M Desprès, *Soc. anat.* 1873, 3e série, t. VII, p. 789.)

N° 573. — Utérus avec le vagin; polype pédiculé qui s'insère au fond de l'utérus et fait saillie dans le vagin.

Cette pièce provient d'une femme de 45 ans, qui était entrée dans le service de M. le professeur Lefort, pour des douleurs abdominales continues avec rachialgie lombaire. Elle a dit que cinq ou six mois auparavant, elle avait éprouvé des douleurs analogues à celles de l'accouchement.

Depuis ce moment, les douleurs sont sourdes, mais continues. Le toucher vaginal permettait d'arriver sur une tumeur volumineuse qui remplissait tout le vagin. La tumeur faisait presque saillie à la vulve. Il n'était point possible d'arriver sur le pédicule. Le diagnostic resta incertain, relativement au point d'implantation de la tumeur. M. Lefort, pour ne point fatiguer la malade, remet l'examen à quelques jours. Pendant les deuxième et troisième jours qui suivirent, la malade se plaint de douleurs abdominales plus vives qu'à l'ordinaire. Le chirurgien, persuadé que la seule exploration avec le doigt a suffi à provoquer de légers accidents péritonéaux, interdit tout examen aux élèves du service.

Environ cinq ou six jours après le premier examen, et pour tâcher de voir le point d'implantation de la tumeur, M. le professeur Lefort pratique l'examen de la malade au moyen du spéculum de Bozeman. La tumeur est tellement volumineuse et la cavité vaginale tellement augmentée de volume, que ce nouvel examen, pratiqué avec les plus grandes précautions, ne fournit rien de nouveau au diagnostic.

On suppose un fibrôme utérin implanté à l'intérieur de l'utérus, et ayant été expulsé au moment des douleurs vives ressenties par la malade, il y a quelques mois. L'intervention chirurgicale est décidée. Le lendemain, la malade ressent de nouveau dans l'abdomen des douleurs plus vives cette fois qu'après la première exploration. Un frisson survient, le facies péritonéal s'accentue, et quelques jours après, la malade meurt sans que rien dans les manœuvres pratiquées ait pu faire soupçonner une pareille fin.

A l'autopsie on trouve des traces légères d'une inflammation péritonéale du petit bassin. Les lésions de l'infection purulente recherchées avec soin sont absentes.

Il existe dans l'utérus un polype volumineux gros comme une

petite tête de fœtus, inséré au fond de l'utérus par un long pédicule assez étroit, et qui descend dans le vagin. Les cavités utérine et vaginale sont très distendues. Le polype, à sa surface, présente des points isolés de sphacèle.
(Professeur Lefort, 1880.)

N° 574. — Utérus et vagin ; polype fongueux de la paroi postérieure de l'utérus.

Cette pièce est malheureusement sans renseignements, l'utérus a été incisé ainsi que le vagin à sa face antérieure. On constate qu'il existe, à l'intérieur de l'utérus, un polype vasculaire, qui s'insère par un large pedicule sur la muqueuse à la face postérieure. Le point d'insertion se fait en hauteur sur une étendue de 2 centimètres 1/2, et environ autant en largeur.
Au niveau de son point d'insertion, le polype se confond avec la muqueuse utérine, mais la tumeur ne tarde pas à prendre un aspect tout particulier, qu'il est regrettable de ne pouvoir examiner histologiquement. Elle présente un véritable chevelu qui rappelle, par son aspect, celui de certains fongus de la vessie. Il est probable que ce chevelu est formé par des capillaires ; ils s'engagent à travers le col utérin et s'avancent jusque dans le vagin. C'est pour cette raison que j'ai donné à cette tumeur le nom de polype fongueux vasculaire.
(M. Maisonneuve, 1855.)

N° 575. — Utérus avec une portion du vagin ; tumeurs fibreuses.

Cette pièce est sans renseignements. L'utérus, qui est augmenté de volume, présente un grand nombre de tumeurs fibreuses, de volume variable, qui sont interstitielles ; quelques-unes font aussi saillie sous la séreuse péritonéale.
La tumeur la plus volumineuse est située dans la cavité utérine ; elle s'insère sur la partie latérale gauche de l'utérus par un gros pédicule qui a environ 14 centimètres de circonférence. Cette tumeur s'est engagée à travers le col utérin qu'elle a effacé, et elle fait une saillie considérable dans la cavité vaginale, qu'elle remplit sans avoir contracté d'adhérence. Sa structure est essentiellement fibreuse, coiffée d'une couche muqueuse qui l'enveloppe.
(Professeur Malgaigne, 1856.)

N° 576. — Utérus avec une portion du vagin; tumeur fibreuse du fond de l'utérus.

Cette pièce est sans renseignements. L'utérus et le vagin ont été incisés sur leur face antérieure. On constate sur cette pièce que l'utérus est notablement hypertrophié. De son fond naît une grosse tumeur dont le pédicule d'insertion, qui est très large, s'étend plus à droite qu'à gauche, et se prolonge aussi sur la face postérieure. La tumeur dont le pédicule se confond intimement avec le tissu utérin est coiffée par la muqueuse; elle remplit la cavité utérine qui est très agrandie, s'engage à travers le col qui est très dilaté et en grande partie effacé, et fait une saillie considérable dans la cavité vaginale. Cette tumeur, qui est un myome utérin, est oblongue, elle a 14 centimètres de longueur à sa face antérieure, et a presque le volume d'une tête de fœtus à terme.
(M. Jean, 1877.)

N° 577. — Utérus avec le vagin; tumeur fibreuse implantée au fond de l'utérus.

Cette pièce, qui est sans renseignements, est aujourd'hui en assez mauvais état de conservation. L'utérus dilaté au point d'égaler le volume de cet organe vers la fin du cinquième mois de la gestation, est en même temps hypertrophié ; ses parois ont un centimètre environ d'épaisseur. A sa surface interne on trouve des débris déchiquetés, restes probables de tumeur fibreuse développée dans la paroi utérine, et qui était implantée par un large pédicule au fond de l'utérus. Cette tumeur descendait probablement jusque dans le vagin en passant à travers le col utérin.
(M. Michon, 1839.)

N° 578. — Utérus et vagin ; énorme tumeur fibreuse pédiculée insérée au fond de l'utérus.

Cette tumeur fibreuse, qui est énorme, a été observée sur une femme de 50 ans. Il y avait une grande irrégularité dans les règles, et, quelques jours avant l'entrée de la malade à l'hôpital, où elle n'a séjourné que peu de temps, à la suite d'une hémorrhagie abondante, elle avait été prise de douleurs vives semblables à celles de l'accouchement. Le ventre avait un développement comparable à celui que donnerait une grossesse de six mois; le toucher vaginal faisait reconnaître une tumeur, arrondic, volumineuse, plus dure en quelques points que dans d'autres, et qui donnait l'idée d'une tête de fœtus.

Au bout de quelques jours, la tumeur arriva jusqu'à la partie inférieure du vagin, mais sans franchir la vulve. M. Gosselin, pour abaisser la tumeur afin de l'extirper, fit des tentatives infructueuses avec les pinces érignes de Museux ; il employa alors le forceps, et, au bout de dix minutes, la tumeur s'engagea dans la vulve qu'elle franchit, et on put voir à l'extérieur un pédicule gros comme trois doigts réunis, court et implanté sur une autre saillie globuleuse, qui était la matrice renversée, invaginée. Cette disposition se voit très bien sur la pièce, la tumeur ayant été remise en place. La section du pédicule fut faite couche par couche. La malade succomba cinq jours après l'opération.

On constate sur la pièce, à près d'un centimètre en arrière du pédicule, une perforation de l'utérus à bords irréguliers qui avait été reconnue pendant l'opération, et qui occupe le fond de la matrice. Cette déchirure a très probablement été produite pendant les tractions nécessaires à l'abaissement de la tumeur, qui, pesée deux heures après l'opération, était du poids de 1,360 grammes. Sa longeur est de 20 centimètres, sa circonférence, à la partie moyenne, de 36 centimètres La structure de cette tumeur est fibreuse.

(Professeur Gosselin, *Gaz. des hôpitaux*, novembre 1851.)

N° 579. — Utérus avec le vagin; polype de l'utérus.

Cette pièce provient d'une femme de 49 ans. L'intérêt qu'elle présente n'est pas seulement dans la tumeur, mais dans la péritonite rapidement mortelle, qui a déterminé un examen au spéculum et le toucher avec le doigt. M. Verneuil a rassemblé dans la présentation de cette pièce qu'il a faite à la Société anatomique, un certain nombre de faits analogues, qui ont eu le même résultat désastreux.

L'utérus a environ le volume d'une femme enceinte de quatre mois; de l'intérieur de sa cavité on voit sortir, à travers le col qui est dilaté et en grande partie effacé, une vaste tumeur irrégulière qui s'épanouit en champignon, et présente plusieurs lobes, au niveau desquels existent quelques ulcérations de la muqueuse C'est à la suite de l'examen simple de cette tumeur par le spéculum et le toucher avec le doigt, que s'est développée une péritonite mortelle.

(Professeur Verneuil, *Soc. anat.*, 1872, 2e série, t. XVII, p. 190.).

N° 580. — Deux énormes tumeurs fibreuses de l'utérus, enlevées sur la même femme.

Ces deux tumeurs fibreuses ont été enlevées sur une femme de

46 ans, qui avait eu trois enfants et avait eu, à diverses reprises, des hémorrhagies utérines graves. Vers la fin de 1859, on constatait dans l'abdomen une tumeur volumineuse, et le toucher vaginal permettait de reconnaître qu'elle avait franchi le col; la partie saillante avait le volume d'un petit œuf.

La malade ne se trouvant point encore suffisamment incommodée, refusa toute opération. Il survint bientôt une hémorrhagie assez considérable qui fut suivie de l'expulsion d'une espèce de putrilage rougeâtre, assez abondant. Après s'être assuré que l'écoulement de sang avait lieu entre la tumeur et le col, le médecin ne fut pas peu surpris de voir cette végétation, sans altération de son tissu, diminuer de volume par ce travail éliminatoire. Depuis cette époque, jusqu'en 1860, les hémorrhagies furent moins fréquentes. Le polype avait acquis un volume considérable, et donnait lieu à un état de gêne et de pesanteur qui avait déjà bien épuisé les forces de la malade. Depuis quelques jours, elle éprouvait des douleurs semblables à celle de l'accouchement. Comme la tumeur était énorme et se présentait à la vulve, M. Cosseret fit cesser l'usage des dragées d'ergotine que la malade prenait depuis quelques jours.

A son arrivée, le 24 juin 1860, il trouva cette femme dans un tel état de faiblesse, qu'on le pria de ne pas commencer une opération qu'il n'aurait peut-être pas le temps d'achever. En effet, la face était pâle, le pouls faible, la respiration presque nulle, et la peau froide et visqueuse.

A l'odeur infecte répandue dans l'appartement, et à la couleur que présentait la tumeur, il était facile de voir qu'il existait un commencement de décomposition. La tumeur se présentait au-devant de la vulve; elle pouvait avoir 35 centimètres de circonférence; elle était dure, résistante. On ne distingua t pas de pédicule, si ce n'est que la partie engagée dans le canal vulvo-utérin était un peu moins volumineuse que la partie libre. La miction était impossible, malgré l'envie irrésistible de la malade de l'accomplir. On essaya en vain de pratiquer, comme le jour précédent, le cathétérisme.

Cette malheureuse, qui se sentait défaillir, fit comprendre à M. Cosseret qu'elle désirait être opérée.

Alors, n'écoutant que le désir de la malade, on la fit porter avec préaution sur le bord de son lit. De fortes tractions furent faites sur la tumeur qui eut bientôt acquis le volume d'une tête d adulte; quand elles n'eurent plus d'effet, l'opérateur s'assura, autant que possible, que ni la vessie, ni d'autres organes n'étaient entraînés avec la tumeur, et appliqua une ligature le plus haut qu'il lui fut possible; après quoi il procéda alors avec précaution à la section complète de cette tumeur qui pesait quatre livres. Comme il écoulait une assez grande quantité de sang de la partie de la tumeur qui restait, on appliqua du perchlorure de fer étendu d'eau et l'utérus fut réduit. Au moment où la malade fut remise dans son lit, il se manifesta des contractions utérines semblables à celles que l'on remarque après un accouchement, et pendant trois heures la malade eut des syncopes alarmantes. Des cordiaux furent administrés et le mieux arriva dans la nuit; il se continua jusqu'au rétablissement qui eut lieu au bout d'un mois et demi.

Plus tard, la malade commença à ressentir sa tumeur dans le bas-ventre. M. Cosseret n'y fit pas attention et ne jugea pas à propos de la soumettre à un nouvel examen.

Le 26 février 1861, il fut appelé en toute hâte auprès de la malade, qu'il trouva dans le même état et dans les mêmes conditions que le 24 juin. Il procéda de la même manière à l'ablation de cette nouvelle tumeur au moyen du bistouri. Cette tumeur était beaucoup plus volumineuse que la première, elle pesait deux kilog. 550 grammes. Sa consistance n'était pas non plus tout à fait la même que la première, car elle était plus molle et moins rénitente. Ces deux tumeurs sont placées dans le même bocal.

(M. Cosseret, de Dijon.)

N° 581. — Modèle en cire d'une tumeur fibreuse de l'utérus.

Modèle en cire d'une énorme tumeur fibreuse de l'utérus. Il n'existe point de renseignements; on peut seulement constater que cette tumeur a 27 centimètres de longueur sur 38 de circonférence. Sur une coupe qui a été pratiquée sur son grand axe, on a figuré à l'intérieur de cet énorme fibrome quelques épanchements sanguins et des points plus vasculaires.

(Professeur Dupuytren, 1826.)

N° 582. — Utérus et vagin; tumeur fibreuse de l'utérus, étranglement au niveau du col.

Tumeur fibreuse de l'utérus, qui paraît avoir pris naissance dans le fond de cet organe; elle était très probablement primitivement interstitielle, et est constituée par deux masses séparées par un étranglement considérable qui correspond au niveau du col utérin. Ces tumeurs ovoïdes, arrondies, lisses, égalent chacune une volumineuse tête de fœtus à terme. L'une est située dans la cavité utérine dilatée, l'autre dans le vagin. On ne constate sur aucun point de pédicule d'implantation.

(M. Houel.)

N° 583. — Modèle en cire d'une tumeur fibreuse du col utérin.

Modèle d'un corps fibreux du volume d'un gros œuf d'autruche, parfaitement cylindrique, situé dans le vagin qu'il a considérablement distendu. Ce corps fibreux est inséré par un petit pédicule qui a à peine 1 centimètre 1/2 de diamètre, sur le côté droit de la partie vaginale du col de l'utérus. A sa partie inférieure existe un prolongement long de 8 centimètres, du volume du doigt, qui s'engage à travers la vulve, où il présente un léger renflement en bouton.

(Professeur Desault.)

N° 583 a. — Utérus avec le vagin; tumeur fibreuse de l'utérus, ovarite, abcès du ligament large.

Cette pièce provient d'une femme de 42 ans, qui a présenté dans le cours de sa vie et surtout dans les deux dernières années, des accidents multiples qui ont déterminé la mort, et pour lesquels je renvoie à l'observation.

L'utérus, globuleux et d'un volume considérable, mesure 16 centimètres de hauteur sur 11 centimètres d'une corne à l'autre. Les parois sont épaisses, elles ont sur la ligne médiane 2 centimètres 1/2 ; le col est peu dur, d'un volume normal; son orifice, légèrement ouvert, se présente sous la forme d'une fente transversale de 1 centimètre de long. En incisant l'utérus sur sa paroi antérieure, on reconnaît qu'il contient un énorme polype fibro-vasculaire, qui prend son insertion vers la corne droite et supérieure par un large pédicule, à peine plus rétréci que le polype. Ce polype pyriforme, a 12 centimètres de long sur 6 de large; il s'amincit vers son extrémité inférieure qui a traversé l'orifice cervical supérieur du col en le dilatant, et est arrivé à 1 centimètre 1/2 de l'orifice cervical inférieur. La surface extérieure de ce polype est lisse, unie, blanchâtre; l'extrémité inférieure seule est mamelonnée et d'un brun violacé. Il est d'ailleurs consistant, mais présente une sensation de fausse fluctuation. En l'incisant on trouve qu'il est constitué au dehors, par une membrane d'enveloppe peu vasculaire, en dedans par un lacis irrégulier de fibres blanchâtres d'un diamètre variable, et de vaisseaux entrelacés très nombreux, qui, comme les fibres, se dirigent tous du pédicule du polype vers son sommet. A l'union du polype avec la paroi utérine, il y a une confusion complète du tissu utérin avec les fibres du polype, de telle sorte qu'on ne peut énucléer ce dernier, ni déterminer une ligne nette de démarcation. Les faisceaux de fibres musculaires utérines sont très beaux, et plus apparents que de coutume. La muqueuse est mince, lisse, unie, à peine rosée, souillée par un mucus blanchâtre. En deux points sur la paroi latérale gauche, elle est soulevée par deux petits corps fibreux blanchâtres, arrondis, ayant à peine 1 centimètre, et qui sont plus faciles à énucléer. Les orifices des trompes sont perméables.

L'ovaire gauche est abaissé et creusé d'une cavité de la grosseur d'une aveline, remplie de pus ; cette cavité est formée par une vésicule dilatée et épaissie, dont la paroi a une coloration grisâtre. Elle paraît s'être rompue d'un côté dans la cavité péritonéale, et dans le tissu cellulaire du ligament utéro-ovarien, et en dehors de l'utérus, dont le tissu cellulaire reste parfaitement sain, comme on peut le voir par la dissection qui en a été faite. Autour de cette cavité, qui occupe le milieu de l'ovaire, on retrouve le stroma ovarien, et des vésicules assez nombreuses qui paraissent normales. La trompe gauche a décrit une courbe, et vient coiffer l'ovaire auquel elle adhère par tout le bord de son pavillon. Son conduit est sain et perméable dans toute son étendue.

(M . Goupil, *Soc. anat.* 1863, 2e série, t. VIII, p. 523.)

ORDRE 3.

Tumeurs fibreuses interstitielles de l'utérus.

Douze pièces, du n° 584 au n° 595, se rapportent aux tumeurs interstitielles de l'utérus. Sur la pièce n° 595, les tumeurs sont multiples, et les unes sont interstitielles, les autres sous-péritonéales.

N° 584. — Utérus ; corps fibreux interstitiel.

Sur cette pièce il existe à la paroi postérieure de la cavité utérine, une dépression dans laquelle était logée un petit corps fibreux.

(Professeur Gosselin, 1864.)

N° 585. — Utérus ; tumeur fibreuse interstitielle.

Tumeur fibreuse interstitielle de l'utérus. Cette tumeur est arrondie, du volume d'un très gros marron, et développée au-dessus de l'orifice de la trompe droite. Il existe une seconde tumeur pédiculée, très petite, insérée au fond de l'utérus, à peu de distance du ligament large, et qui fait saillie du côté du péritoine.

(M. Beauchène, *Bul. de la Fac.*, 1810, t. II, p. 37.)

N° 586. — Utérus ; corps fibreux interstitiel avec un polype utéro-folliculaire du col utérin.

Cette pièce provient d'une femme de 50 ans. L'utérus renferme plusieurs corps fibreux interstitiels et l'on voit sortir du col, faire saillie dans le vagin un petit polype utéro-folliculaire, du volume d'une noisette, inséré sur le col utérin.

(M. Desprès, *Soc. anat.*, 1877, 4e série, t. II, p. 12.)

N° 587. — Utérus avec le vagin ; tumeur fibreuse interstitielle de l'utérus.

Cette tumeur fibreuse est développée dans l'utérus ; elle est très volumineuse, égale presque une tête de fœtus. Elle est ronde, et fait une saillie considérable dans la cavité utérine, où elle arrive jusqu'au niveau du col. La tumeur, ainsi que l'utérus et le vagin, ont été verticalement incisés. Aussi le siège de la tumeur ne peut-il laisser aucun doute ; elle est interstitielle, on distingue très nettement au pourtour de la partie saillante de la tumeur, du côté de la cavité utérine, l'enveloppe du tissu normal que lui forme l'organe. L'aspect tout particulier de la masse centrale, fibreuse, tranche très nettement sur le tissu utérin. Les parois utérines, au niveau du col, ont acquis une épaisseur de 2 centimètres 1/2.

(M. Beauchêne. *Bul. de la Fac.*, 1810, p. 37.

N° 588. — Utérus avec le vagin ; tumeur fibreuse interstitielle de l'utérus.

Cette pièce provient d'une femme de 56 ans, qui a cessé de voir à 53 ans et n'a jamais eu d'hémorrhagie utérine. Peu de temps après la cessation des menstrues, cette femme éprouva un peu de gêne dans la cavité abdomninale ; puis elle s'aperçut qu'il existait une grosseur dans son ventre, qui augmenta sensiblement de volume, sans jamais déterminer d'accidents graves, excepté, cependant, dans les derniers mois, où il exista quelques douleurs aiguës qui paraissaient résulter d'une péritonite.

Il existe, sur la face postérieure droite de l'utérus, plusieurs tumeurs fibreuses de volume divers. A l'intérieur de l'utérus, dans l'épaisseur de la paroi utérine, existe une énorme tumeur fibreuse, que l'on peut isoler dans certains points du tissu utérin, et qui se confond avec lui dans certains autres. Cette tumeur, à sa partie antérieure, est déchiquetée, ramollie, ce qui l'avait fait considérer à tort comme étant atteinte d'altération cancéreuse.

(M. Dumas, *Bul. de l'Ac. de méd.* t. V, p. 285.)

N° 589. — Utérus avec le vagin; tumeur fibreuse interstitielle de l'utérus.

Sur cette pièce qui est sans renseignements, on constate que l'utérus a un développement assez considérable; il égale celui qu'il présente vers le milieu du cinquième mois de la gestation. Au premier abord on pourrait croire sa cavité remplie par une énorme tumeur qui a l'aspect le plus parfait du type du tissu fibreux; mais il est facile de constater que la masse fibreuse qui descend jusqu'au niveau du col est interstitielle. On voit, en effet, tendue horizontalement au-dessus du col, une lame de tissu utérin normal, qui a été refoulée en bas et a pu être séparée de la tumeur, qui est profondément altérée à son centre. Le tissu fibreux est ramolli, déchiqueté.

(M. Rilliet, 1838.)

N° 590. — Utérus avec le vagin; tumeur fibreuse interstitielle de l'utérus.

Cette pièce est sans renseignements. On constate qu'il existe une tumeur fibreuse volumineuse, qui s'est très probablement developpée au fond de l'utérus; elle est interstitielle et est venue faire saillie dans la cavité utérine, qui est très dilatée, en même temps que les parois se sont notablement hypotrophiées. La tumeur, qui est ovoïde, a verticalement 22 centimètres, et 18 transversalement. Dans aucun point, elle ne présente d'altération; son tissu, qui est fibreux, est très dense, et malgré son volume elle ne présente point de dépôts crétacés.

(Professeur A. Bérard.)

N° 591. — Utérus avec le vagin; tumeur fibreuse interstitielle de l'utérus.

Cette tumeur, qui est énorme et sans renseignements, paraît s'être développée dans l'épaisseur du tissu utérin, qui est très hypertrophié, en même temps que la cavité est très développée pour contenir la masse morbide.

L'utérus et la tumeur ont été incisées verticalement, et on peut voir que cette tumeur est profondément altérée à son centre; son tissu est ramolli, dissocié, et cela dans presque toute l'étendue de son épaisseur. Cette altération a dû se produire pendant la vie.

(Prof. Cruveilhier, 1837.)

N° 592. — Modèle en cire d'un utérus; tumeur fibreuse interstitielle de l'utérus.

Cette tumeur, qui est représentée développée dans l'épaisseur de l'utérus, en remplit toute la cavité. On l'a aussi figurée divisée en un très grand nombre de masses distinctes.

(Professeur Dupuytren, 1806.)

N° 593. — Modèle en cire d'un utérus et d'un vagin; tumeur fibreuse interstitielle de l'utérus.

(M. Baudelocque, an VII.)

N° 594. — Utérus et vagin; tumeur fibreuse interstitielle de l'utérus.

Sur cette pièce, qui est sans renseignements, on constate que l'utérus a acquis un volume considérable ; il égale celui de cet organe au sixième mois de la grossesse environ. Les parois ont, dans certains points, de quatre à cinq centimètres d'épaisseur. Au niveau du fond existe une vaste cavité interstitielle développée dans l'épaisseur du tissu utérin hypertrophié, et qui se prolonge dans toute l'étendue de la paroi postérieure de l'utérus. Cette cavité est aujourd'hui en grande partie vide, elle ne comprend plus que quelques débris d'une ancienne tumeur fibreuse de l'utérus qui s'est ramollie, tumeur que M. Blandin a pu constater. La cavité utérine que l'on voit en avant de la poche que je viens de décrire, est aussi augmentée dans sa capacité qui ne contenait rien.

(Professeur Blandin, 1841.)

N° 595. — Utérus avec le vagin; tumeurs fibreuses multiples de l'utérus interstitielles, une autre pédiculée fait saillie dans la cavité péritonéale.

Sur cette pièce on constate que le corps de l'utérus présente un très grand nombre de tumeurs fibreuses. L'une de ces tumeurs, du volume d'un œuf de poule, occupe le fond de l'organe et est interstitielle ; c'est un myome dont le tissu se confond avec celui de l'utérus. Deux autres tumeurs font saillie dans la cavité utérine qu'elles remplissent ; elles ont un très large pédicule. Il existe en outre dans la paroi utérine hypertrophiée, de petites tumeurs du volume d'une noisette.

A la face postérieure de l'utérus et sur le côté latéral, au-dessous du ligament large, naît une grosse tumeur qui fait saillie sous le péritoine. Son pédicule, aplati et étroit, a deux centimètres de longueur. La tumeur sous-péritonéale a verticalement 15 centimètres et transversalement 9 centimètres ; elle est cylindrique, et composée d'un tissu fibreux très dense et de fibres enroulées, sans dégénération aucune.

(Professeur Laugier, *Soc. anat.*, 1866, 2e série, t. XI, p. 124.)

ORDRE 4.

Tumeurs fibreuses faisant saillie sous le péritoine, sous-péritonéales ou intra-abdominales.

Sept pièces seulement, du n° 596 au n° 602, se rapportent à cet ordre de lésion, et un grand nombre de ces tumeurs ont subi l'altération crétacée.

N° 596. — Utérus, tumeur fibreuse qui faisait saillie sous le péritoine.

Cette pièce est sans renseignements. On constate l'existence d'une tumeur fibreuse de l'utérus qui a le volume d'une tête d'adulte. Cette tumeur qui fait saillie sous le péritoine est irrégulièrement ovoïde, elle est lisse à sa surface, elle tient au fond de l'utérus qui a son développement normal, par un pédicule long de 5 centimètres et large de 3 centimètres.

N° 597. — Utérus ; tumeur fibreuse sous-péritonéale du l'utérus.

Sur cet utérus, on constate, vers la partie médiane de son fond, un pédicule étroit, long d'environ 2 centimètres, large d'un, qui se rend à une tumeur fibreuse qui fait saillie dans la cavité abdominale. Cette tumeur, qui a environ le volume d'une tête de fœtus, est oblongue; elle est irrégulière, bosselée à sa surface. Une incision pratiquée à sa partie médiane, montre qu'elle est constituée par un tissu fibreux, dense, lamelleux, enroulé dans certains points et qui n'a subi aucune altération.

Une seconde tumeur également sous-péritonéale, s'observe à la face antérieure du corps de l'utérus. Son pédicule très étroit est long d'environ 1 centimètre et la tumeur a le volume d'une noisette.

(M. Chassaignac, 1842.)

N° 598. — Utérus; tumeur fibreuse pédiculée, sous-péritonéale.

Cette pièce provient d'une femme de 56 ans, qui portait dans la fosse iliaque droite une tumeur fibreuse très volumineuse ayant 17 centimètres de long. Cette masse naît de la partie droite du col de l'utérus, par un pédicule mince, dans lequel à l'état frais on apercevait manifestement des vaisseaux allant de la matrice à la tumeur, qui a une forme triangulaire Cette tumeur était venue se loger dans la fosse iliaque droite en refoulant en haut le cœcum et le colon ascendant; son bord inférieur correspondait à l'arcade fémorale. Cette tumeur est formée de deux parties bien distinctes, l'une supérieure fibreuse. L'inférieure est creusée d'une cavité qui contenait de la sérosité sanguinolente. La partie inférieure de cette masse avait donc déjà subi une certaine altération.

(M. Gaubric, *Soc. anat.*, 1841, p. 138)

N° 599. — Utérus avec le vagin; tumeurs fibreuses sous-péritonéales.

Sur cette pièce on constate que l'utérus, à sa surface abdominale, présente un grand nombre de petites tumeurs fibreuses à divers degrés de développement. La plupart sont intra-pariétales, mais font un léger relief à la surface externe de l'utérus; d'autres ne tiennent plus que par un pédicule, et ce sont les plus volumineuses. Les petites tumeurs ont une structure fibreuse d'un blanc nacré resplendissant; la plus volumineuse, qui a le volume environ des deux poings, est, dans son intérieur, le siège de nombreux dépôts de noyaux crétacés, variables en volume. L'utérus est un peu hypertrophié, allongé surtout dans son col. Le vagin est aussi très allongé.

(Professeur Dupuytren.)

N° 600. — Utérus avec le vagin; tumeur fibreuse sous-péritonéale.

Cette tumeur fibreuse, qui est sous-péritonéale, est très volumineuse, elle égale au moins une tête d'adulte. Elle naît de la partie supérieure de l'utérus, à laquelle elle adhère par un large et court pédicule qui est volumineux. Cette tumeur n'a point subi d'altération notable, et l'utérus qui est sur le côté, présente un développement normal.

(M. Hirschfeld, 1838.)

N° 601. — Utérus; tumeur fibreuse sous-péritonéale.

Cette tumeur fibreuse, qui est d'un gros volume, est un peu oblongue, son grand axe est de 24 centimètres ; sa surface est rugueuse et mamelonnée. Cette masse morbide s'insère à la partie supérieure de l'utérus par un pédicule grêle, filiforme, long d'environ 6 centimètres. Une coupe étant pratiquée sur cette tumeur, on constate qu'elle est le siège d'un grand nombre de dépôts crétacés, qui forment peut-être les deux tiers du volume de la masse morbide.

Sur la face antérieure du corps de l'utérus, existe une seconde tumeur également sous-péritonéale, qui est mamelonnée à sa surface, et du volume d'une noix.

(M. Contour, 1840.)

N° 602. — Utérus; tumeurs fibreuses sous-péritonéales.

Cette pièce provient d'une femme de 59 ans, qui était affectée d'un cancer du sein droit qui s'est propagé à la plèvre du côté gauche.

L'utérus chez cette femme présente trois bosselures, inégales de volume et de consistance. Ces trois bosselures ont pour siège e corps de l'utérus, et elles ont une tendance à faire saillie du côté du péritoine. L'une de ces tumeurs, du volume d'un œuf de poule, présente tous les caractères d'un myome utérin. Une deuxième, située au même niveau de la base de l'utérus, et plus volumineuse que la précédente, et aussi plus dure, plus résistante, a subi l'altération crétacée. Ses parties crétacées sont séparées par des bandes de tissu fibreux. Une troisième a le volume d'une noix ; cette dernière, située au-dessous des précédentes, est complètement crétacée.

(M. Desprès, *Soc. anat.*, 1876, 4e série, t. I, p. 184.)

ORDRE 5.

Tumeurs fibreuses de l'utérus isolées.

Neuf pièces, du n° 603 au n° 611 inclusivement, sont relatives à cet ordre. Les pièces n° 604, 609 et 610 ont subi l'altération crétacée dans leur totalité. La pièce n° 611 est des plus intéressantes, et pour cette raison, je rapporterai l'observation. Cette pièce consiste dans un énorme kiste développé dans une tumenr fibreuse sous-péritonéale. Cette tumeur a été enlevée avec une partie du fond de l'utérus. C'est, je crois, le seul fait existant.

N° 603. — **Tumeur fibreuse de l'utérus.**

Cette tumeur, qui est énuclée de l'utérus, est arrondie, du volume d'une grosse orange; elle était probablement interstitielle. On constate à sa surface de petites bosselures denses ; la masse morbide a subi un commencement d'altération crétacée.

(M. Beauchêne.)

N° 604. — **Tumeur crétacée de l'utérus.**

Cette pièce, qui a été trouvée sur le cadavre d'une vieille femme, est oblongue. Elle a le volume d'un gros œuf de poule. Sa surface est légèrement mamelonnée. Une coupe, pratiquée dans son épaisseur, montre qu'elle a subi presque entièrement l'altération ossiforme ; elle est composée de petites masses crétacées, du volume d'un pois, encore séparées par de minces lamelles fibreuses.

(M. Amussat.)

N° 605. — **Tumeur fibreuse de l'utérus.**

Cette tumeur, qui est d'un volume considérable, pèse 11 hectogrammes; elle a été extraite de la cavité utérine, et la femme a guéri en douze jours. Une coupe, pratiquée dans cette tumeur, montre qu'elle est formée par un tissu fibreux, dense, serré, qui n'a point encore subi d'altération.

(M. Scouttetten, 1839.)

N° 606. — **Tumeur fibreuse de l'utérus.**

Cette tumeur, qui a le volume du poing, présente à sa partie supérieure un pédicule étroit, long d'environ 3 centimètres, qui devait s'insérer dans la cavité utérine. Cette tumeur a été opérée au moyen du forceps, et une coupe, pratiquée dans son épaisseur, montre qu'elle est formée de tissu fibreux.

(M. Soubaux, 1800.)

N° 607. — **Tumeur fibreuse de l'utérus.**

Cette pièce provient d'une femme de 64 ans. La tumeur fibreuse de l'utérus, qui s'est développée dans le côté droit de cet organe, paraît avoir été primitivement interstitielle. Cette tumeur est oblongue ; elle a une hauteur de 18 centimètres, sur un diamètre d'environ 10 centimètres; elle pesait 2 kilogrammes 500 grammes. A la coupe, on reconnaît bien encore des lamelles d'un tissu blanc nacré, évidemment fibreux, dans l'interstice desquelles s'est fait un dépôt de matière crétacée, qui a envahi toute la production morbide. Cette femme était, est-il dit, en même temps, atteinte de cancer utérin.

(M. Bouillon, *Bull. de la Fac.*, 1818, p. 18.)

N° 608. — **Tumeur fibreuse de l'utérus.**

Tumeur fibreuse de l'utérus. Elle est arrondie d'un diamètre d'environ 10 centimètres. Cette tumeur, qui était probablement interstitielle, est envahie, dans la presque totalité, par l'altération crétacée, qui se présente sous forme de petits îlots, séparés par du tissu normal.

(M. Voillemier, 1840.)

N° 609. — **Tumeur fibreuse de l'utérus; crétacée.**

Tumeur fibreuse intra-abdominale, préparée par dessiccation. Cette tumeur a été envahie, dans sa presque totalité, par des dépôts crétacés. Elle renferme encore, dans son centre, quelques éléments fibreux; c'est donc à sa périphérie que la pétrification est la plus avancée. Cette masse morbide, sur laquelle je n'ai que peu de renseignements, a, dans son grand axe, 17 centimètres ; elle était libre dans le ventre.

(Professeur Cruveilhier, 1841.)

N° 610. — Moitié d'une tumeur fibreuse crétacée de l'utérus.

Cette moitié de tumeur, qui était légèrement ovoïde, a 12 centimètres dans son plus grand diamètre, et 11 dans son plus petit. Elle a subi, dans sa totalité, l'altération crétacée, ossiforme, propre à ces tumeurs. Les plaques crétacées, très lisses sur la coupe, et assez larges, ont été examinées au microscope, et dans quelques-unes, on a trouvé des corpuscules osseux.

(M. Sandras, 1855.)

N° 611. — Utérus avec le vagin; kyste volumineux développé dans une tumeur fibreuse interstitielle de l'utérus.

Cette pièce a été enlevée sur une femme de 43 ans. Deux ans et demi avant son opération, il s'est produit une hémorrhagie utérine extrêmement abondante. Six mois environ après cet accident, la malade vit apparaître, sur le côté gauche du ventre, une tumeur; elle devint bientôt médiane. Son développement a été lent et graduel; mais il existait dans cette région des douleurs continuelles, qui augmentaient à l'époque des règles, qui étaient régulières.

Le ventre avait acquis un volume considérable; il était arrondi. La tumeur dépassait l'ombilic de 8 centimètres; elle était bien mobile, paraissait libre d'adhérences; il existait une matité absolue. Une ponction exploratrice donna issue à 5 ou 6 litres d'un liquide citrin, un peu filant. Le kyste ne s'affaissa pas en entier, et le ventre conserva, en partie, son volume. On songea néanmoins à un kyste ovarique. L'extirpation fut décidée, et, à la place d'un kyste de l'ovaire, on trouva une masse faisant corps avec l'utérus. L'extirpation en fut opérée, et la tumeur a été détachée 4 centimètres au-dessus des trompes; elle naissait du fond de l'utérus.

Le poids de la masse détachée de l'utérus était de 1,950 grammes après macération. Elle avait 40 centimètres dans son diamètre le plus considérable, qui est transversal, et 28 centimètres de haut en bas. La tumeur était de forme irrégulièrement ovoïde, d'un aspect rougeâtre. Une incision faite à sa face postérieure a ouvert la cavité du grand kyste. Ses parois ont une épaisseur variable, suivant le point que l'on examine. Du côté droit, elles atteignent jusqu'à 2 centimètres et plus, tandis que, à gauche, elles sont d'une grande minceur. La surface interne du kyste est inégale, parcourue par des plis et des sillons. On y remarque de nombreuses veinules. Cette grande cavité a

28 centimètres dans le sens transversal et 20 dans le sens vertical.

Un certain nombre de kystes, de dimension bien moindre, existent en différents points de la tumeur. Leur aspect, leur contenu, leur grandeur sont variables, et l'on pourrait les considérer comme des produits de la même nature, à des degrés différents d'évolution. Ils contenaient un liquide filant. D'autres renfermaient du sang pur ou a peine altéré.

Dans les petits kystes la paroi n'existe pas, à proprement parler ; le sang est épanché dans les mailles du tissu utérin ; les parois de la cavité sont comme réticulés. Le tissu utérin interposé à ces kystes a pris un énorme développement. Les sinus sont très dilatés. Sur la surface de section on en voit de très volumineux.

L'examen histologique a donné le résultat suivant : le kyste est constitué par un tissu riche en fibres musculaires de la vie organique, séparées par une grande abondance d'éléments du tissu conjonctif, soit fibres lamineuses, soit noyaux embryoplastiques. Les fibres musculaires sont plus volumineuses, en général, que les fibres de l'utérus à l'état normal, elles sont analogues à celles de l'utérus pendant la grossesse. A la face interne du kyste on ne trouve pas que le tissu de la paroi se modifie, et les éléments musculaires arrivaient jusqu'au contact du liquide qui était contenu dans le kyste. Ils ont cependant en ce point subi une dégénérescence granuleuse. Dans lè liquide qui était séreux, on a trouvé une grande quantité de globules rouges du sang extravasés, quelques rares globules blancs, et de grandes cellules sphériques, granuleuses, quelquefois irrégulières et un peu aplaties, à parois vésiculeuses très minces, renfermant un noyau dans leur intérieur.

Les recherches de M. Demarquay ne l'ont conduit à la connaissance d'aucun fait analogue ; mais un de ses élèves, lui aurait dit avoir vu un fait de ce genre en Amérique, et la même erreur de diagnostic avait été commise.

(M. Demarquay, *Union médicale*, 1868, 3e série, t. VI, p. 431.)

Article 7.

LÉSIONS DIVERSES ; ANOMALIES DU PLACENTA, HEMATOCÈLE RÉTRO-UTÉRINE, MOLE HYDATIQUE ET GROSSESSE DOUBLE

J'ai rassemblé dans cet article un certain nombre de pièces du Musée, peu nombreuses pour le moment, mais dont le nombre s'accroîtra certainement un jour et qui gagneront à être rapprochées.

Trois pièces, nos 612, 613 et 614, sont des exemples d'anomalies ou de lésions du placenta; trois autres pièces, nos 615, 616 et 617, sont des exemples d'hématocèle rétro-utérine. Deux pièces, nos 618 et 619, sont relatives aux môles hydatiques; enfin, la pièce n° 620 est un exemple intéressant de grossesse double avec momification de l'un des fœtus.

N° 612. — Placenta double avec deux cordons.

Sur cette pièce on constate qu'il existe un double placenta ; ils adhèrent entre eux dans une étendue assez considérable ; on y distingue très nettement deux cordons.

(Professeurs Désormeaux et Breschet, 1821.)

N° 613 — Placenta ; tumeur hémorrhagique.

Ce placenta, qui est volumineux, provient d'une femme qui est accouchée à terme. Il existe sur la face libre de cet organe, à peu de distance de l'insertion du cordon, une tumeur ovoïde, du volume d'une petite orange, qui est située sous la membrane amniotique. Cette tumeur, qui avait été considérée comme cancéreuse, est formée par un foyer hémorrhagique.

(Professeur Moreau.)

N° 614. — Placenta dit en raquette.

On constate sur ce placenta, dont les vaisseaux sont injectés, qu'ils s'épanouissent dans les membranes, à la circonférence desquelles il s'insère. C'est un exemple de placenta dit en raquette.

(Professeur Paul Dubois.)

N° 615. — Pubis avec la vessie, l'utérus et le vagin ; hématocèle rétro-utérine.

Cette pièce est malheureusement sans renseignements, ce qui lui retire beaucoup de son intérêt. Je l'ai néanmoins conservée ; elle servira à grouper à l'avenir les pièces de cette catégorie.

L'utérus, un peu volumineux, est allongé ainsi que le vagin et dépasse de beaucoup la partie supérieure du pubis de quinze centimètres environ. L'ovaire gauche contient dans son intérieur une cavité kystique, probablement hématique, du volume d'une noix. Celui de droite est confondu avec la trompe dans une masse qui adhère à la partie latérale gauche, à la partie postérieure et supérieure de l'utérus.

Cette masse, qui a le volume de la tête d'un adulte, forme une tumeur interposée entre l'utérus, le vagin et le rectum. Ce dernier, situé sur le côté gauche, contourne cette masse de bas en haut et de gauche à droite pour reprendre sa place normale à la partie supérieure. En bas, cette tumeur descend jusque dans l'excavation pelvienne, où elle devait être accessible au toucher vaginal.

Cette tumeur a été incisée à sa face postérieure ; elle présente une vaste cavité à parois assez minces, qui avait verticalement 13 centimètres et 16 horizontalement. Cette masse remplissait donc complètement l'excavation pelvienne, et elle est limitée supérieurement par le repli recto-utérin du péritoine, qui est fortement relevé en haut. A l'intérieur de cette vaste poche existait un liquide séro-sanguinolent, dont il est aujourd'hui impossible de reconnaître le point d'origine.

(Professeur Laugier.)

N° 616. — Utérus avec ses annexes et une portion du vagin ; hématocèle rétro-utérine en voie de formation.

Cette pièce provient d'une jeune fille de 16 ans, qui n'avait été réglée qu'une fois, deux mois et demi environ avant sa mort, et qui a succombée à une fièvre typhoïde.

A l'autopsie on a trouvé dans le petit bassin un épanchement de sérosité sanguinolente sans caillots, l'épanchement était assez considérable ; il a été évalué de 150 à 200 grammes. La trompe droite est libre d'adhérence, son pavillon est vivement injecté. L'ovaire, de ce côté, est le substratum d'une tumeur de la grosseur et du volume d'un petit œuf; sa couleur est brune; vers sa partie déclive, cette tumeur présentait un caillot de la grosseur d'un pois. Le caillot dur, en grande partie fibrineux, était étranglé par une ulcération à travers laquelle il se continuait avec un caillot situé dans la cavité de la tumeur. Avant l'ouverture du kyste on avait remarqué que la sérosité s'écoulait goutte à goutte par l'ulcération. L'épanchement intra-péritonéal avait donc eu pour source le kyste hématique; les parois du kyste sont formées par la séreuse ovarienne, doublée à son intérieur de plusieurs couches très minces de fibrine. Ce kyste repose sur l'ovaire et est en communication directe avec la cavité d'une vésicule de Graaf. Dans le même ovaire, d'autres vésicules sont le siège de petites apoplexies.

(M. Dumontpallier, *Soc. de biologie*, 1861. 3me série, t. III, p. 278.)

N° 617. — Modèle, procédé Thibert, d'un abcès rétro-utérin ouvert dans l'intestin grêle.

Sur cette représentation on a figuré une métrite chronique avec péritonite. Un foyer purulent s'est formé entre les feuillets épaissis du péritoine. Une communication existe entre l'abcès péritonéal et l'intestin grêle, près de la valvule iléo-cœcale. Une canule introduite dans la fistule montre la communication de l'abcès avec l'intestin.

(Professeur Chomel.)

N° 618. — Môle hydatique.

Cette masse assez considérable, vésiculeuse, hydatiforme, a été rendue par le vagin. La femme qui a rendu ce produit était âgée de 18 ans. D'après son dire, elle eut une première grossesse; l'accouchement ne se fit que le onzième mois; six mois après cet accouchement, elle éprouva du malaise, les règles qui avaient reparu se supprimèrent et restèrent trois mois sans reparaître; une perte considérable succéda à cette suppression, des douleurs vives s'y joignirent, quelques hydatides furent expulsées. M. Mirambeau, introduisant le doigt dans le col utérin, amena au dehors une quantité de petites vésicules qu'il qualifia d'hydatides en grappe.

On retrouve sur un point de cette pièce, une surface lisse qui ressemble à une demi-cavité, sur les parois de laquelle on voyait se dessiner des vaisseaux; il n'existait aucune trace de fœtus. Sur l'autre côté de cette membrane se remarque une quantité innombrable de petites vésicules, variables depuis le volume d'un grain de millet jusqu'à celui d'une noisette ; elles sont transparentes et appendues par de petits filaments, variables en volume et en longueur ; quelquefois chacun de ces filaments ne contient qu'une vésicule, d'autrefois il en contient un plus grand nombre. C'est bien là, évidemment, un de ces produits morbides que l'on désigne sous le nom de môles hydatiformes, ou mieux, vésiculaires. (*Voir pour de plus grands détails l'observation.*)

(M. Mirambeau, *Soc. anat.*, 1836, p. 46.)

N° 619. — Môle hydatique.

Cette pièce provient d'une femme âgée de 35 ans, qui a présenté tous les symptômes d'une grossesse. On constate un nombre considérable de petites vésicules appendues par des filaments de longueur et de volume variables, qui donnent à cette pièce l'aspect d'une grappe de raisin ; les vésicules sont nettement isolés. C'est donc un exemple de môle hydatique.

(M. Picard.)

N° 620. — Placenta ; grossesse double, momification de l'un des fœtus.

Cette pièce provient d'une femme âgée de 25 ans, d'une forte constitution, primipare et en mal d'enfant. Cette femme a été réglée pour la dernière fois dans les derniers jours d'octobre, époque de laquelle elle fait dater sa grossesse. Vers le commencement du troisième mois, elle a éprouvé des dérangements du côté des fonctions digestives : envie de vomir, vomissements. Cet état a duré pendant quinze jours environ ; à partir de ce moment la malade n'a plus rien remarqué ; elle n'a pas éprouvé de pertes rouges ou blanches pendant le cours de la grossesse ; elle a été étonnée d'avoir des douleurs, car elle n'attendait ses couches que dans deux mois.

Le toucher vaginal fait reconnaître que le col est dilaté, que la tête se présente en position occipito-iliaque gauche ; les membranes sont percées ; il s'écoule un liquide un peu coloré en rouge. L'auscultation démontre que le fœtus est vivant ; on entend ses pulsations au-dessus de la symphyse du pubis. M. Béraud sentit en outre, par le palper, une tumeur dans le fond du globe utérin, qui lui fit penser de suite à l'existence d'une grossesse double, et 12 heures après cette exploration, l'accouchement eut lieu. L'enfant chétif, peu développé, a respiré, crié ; il avait le développement d'un enfant de 7 mois.

Environ dix minutes après l'accouchement, M. Béraud extrait le placenta qui est d'un volume considérable ; il sort difficilement à travers la vulve. En l'examinant avec soin, le chirurgien trouve dans une poche un fœtus mort que l'on constate sur la pièce. Ce fœtus est aplati dans le sens tranversal, il a une couleur blanchâtre comme s'il avait macéré dans l'alcool; il a une longueur de 2 centimètres 1/2. Le cordon est mince, arrondi; son insertion se fait sur le bord d'un placenta jaunâtre peu volumineux, il adhère par une moitié de sa circonférence avec le placenta sain. La poche qui renferme ce fœtus est formée par l'amnios et contenait environ quatre cuillerées de liquide limpide.

(M. Béraud, *Soc. de biologie*, 1856, 2e série, t. III, p. 149.)

ARTICLE 8.

CANCER DE L'UTÉRUS

Sept pièces, nos 621, 622, 623, 624, 625, 626 et 627, sont des exemples de cancer de l'utérus. Dans toutes ces pièces c'est par le col que la lésion à débuté, et elle est presque toujours restée limitée à cette région ; ce n'est qu'exceptionnellement qu'elle s'est étendue jusqu'au corps.

No 621. — Utérus avec une portion du vagin ; cancer du col utérin.

Sur cette pièce, le museau de tanche et le col utérin, qui ont notablement augmenté de volume, présentent un aspect aréolaire des plus évidents ; il existe une trame circonscrivant de larges cellules, qui contenaient très probablement de la matière cancéreuse qui a disparu par la macération ; c'est là un exemple de cancer encéphaloïde très vasculaire et limité. Le corps de l'utérus est en grande partie normal comme volume et consistance; il y avait cependant une tendance à son envahissement. La partie latérale gauche du vagin, au niveau de son cul-de-sac, est envahie par la production morbide. La cavité utérine contient un petit polype pédiculé vésiculeux, du volume d'un grain de raisin.

(Professeur Chomel.)

N° 622. — Modèle en cire d'un cancer du col de l'utérus.

Sur cette pièce en cire, le vagin et l'utérus ont été représentés ouverts par leur face postérieure, et l'on constate que le museau de tanche et le col utérin ont été détruits par une production cancéreuse. Le corps de l'utérus est normal.

(Professeur Corvisart, 1801.)

N° 623. — Utérus avec le vagin ; cancer du col utérin.

Le col de l'utérus a été sur cette pièce complètement détruit par une production cancéreuse, qui a envahi en même temps la partie supérieure du vagin et a déterminé une perforation de la cloison vagino-rectale et vagino-vésicale. Le corps de l'utérus est en grande partie conservé; sa cavité est très rétrécie, réduite à une petite fente de 1 centimètre de long, et oblitérée à sa partie supérieure.

(Professeur Chomel.)

N° 624. — Moitié latérale gauche de la vessie, de l'utérus, du vagin et du rectum ; cancer du col utérin.

On constate sur cette pièce, qui a été verticalement divisée en deux, que le corps de l'utérus présente, en avant, des adhérences avec le bas-fond de la vessie et, en arrière, avec le rectum.

Ces adhérences circonscrivent une vaste cavité ayant pour paroi antérieure l'utérus, et une partie de la vessie et du vagin, et pour paroi postérieure, le rectum. Cette cavité était remplie de détritus de matière cancéreuse, qui provenait d'un cancer du col utérin qui est en partie détruit. Cette cavité communique en avant avec la vessie, qui est perforée au niveau de son bas-fond, et en arrière avec le rectum.

La partie supérieure de l'utérus est saine, sa cavité est très dilatée, elle présente des traces d'altération cancéreuse de sa muqueuse depuis sa partie moyenne jusqu'à l'orifice du col.

(M. Barthez, *Soc. anat.*, 1836, t. XI, p. 46.)

N° 625. — Utérus avec le vagin et la vessie ; cancer du col de l'utérus.

L'utérus, le vagin et la vessie ont été divisés en deux verticalement. Cette pièce provient d'une vieille femme de la Salpêtrière, qui est morte d'un cancer du col utérin. La lésion cancéreuse a détruit le museau de tanche, et à ce niveau, il existe une adhérence très intime, en avant avec la vessie, en arrière avec le rectum, mais il n'y a ni ramollissment ni perforation.

On constate sur la coupe, que l'utérus est notablement hypertrophié, sans augmentation de sa cavité ; le tissu utérin, dans toute la portion cervicale du col, est spongieux, pénétré de nombreuses cellules épithéliales qui s'infiltrent secondairement et successivement. Le fond seul de l'organe paraît normal.

(Professeur Cruveilhier, 1836.)

N° 626. — Utérus avec le vagin ; cancer du col utérin.

Cette pièce est en assez mauvais état de conservation, mais on peut encore constater que le col utérin a été détruit en totalité, tandis que le corps est sain. Dans la trompe existe une dilatation kystique très prononcée.

N° 627. — Modèle en cire d'une tumeur cancéreuse de l'utérus.

On a représenté sur cette pièce une énorme tumeur cancéreuse qui a envahi l'utérus dans sa totalité, la vessie et le rectum. L'ovaire droit égale le volume d'une tête d'enfant, et la tumeur remonte le long de la colonne vertébrale jusqu'au niveau de l'artère rénale, qui, de chaque côté, se trouve comprise dans la tumeur.

(Professeur Leroux, *Bull. de la fac.*, an VI, p. 182.

CHAPITRE VIII

Lésions de l'ovaire.

Un assez grand nombre de pièces, cinquante-huit, du n° 628 au n° 685, se rapportent aux lésions de l'ovaire, que je diviserai en trois articles distincts, à savoir :

Article 1. Tumeurs fibreuses de l'ovaire.

Art. 2. Kystes de l'ovaire et du ligament large.

Art. 3. Kystes pileux et pilo-dentaire de l'ovaire.

ARTICLE PREMIER

TUMEURS FIBREUSES DE L'OVAIRE

Les tumeurs fibreuses de l'ovaire sont assez rares ; on a même cru pendant longtemps que ces tumeurs n'existaient point, et elles avaient été confondues avec la grande classe des cancers. Mais huit pièces du Musée, du n° 628 au n° 635 inclusivement, me paraissent se rapporter à cet ordre de lésions.

Pour la pièce n° 628, la lésion est intitulée hypertrophie de l'ovaire, parce que, en effet, au milieu de la trame fibreuse qui est des plus évidentes, on y distingue à l'œil nu quelques vésicules ovariennes. La pièce n° 629 est un exemple de tumeur fibreuse altérée, qui a pris naissance dans le ligament large.

Les six pièces de tumeurs fibreuses de l'ovaire, qui, toutes, ont un volume considérable, sont les nos 630, 631, 632, 633, 634 et 635; trois de ces pièces, nos 631, 634 et 635, ne sont que des représentations en cire.

No 628. — Utérus avec ses annexes; hypertrophie fibreuse des deux ovaires.

Sur cette pièce, qui est sans renseignements, on constate que les deux ovaires sont notablement augmentés de volume; celui de droite est presque le double du gauche; il égale en volume un petit œuf de poule. Sur la coupe qui a été pratiquée, on distingue nettement des faisceaux de tissu fibreux, au milieu desquels existent quelques vésicules ovariques plus developpées que dans l'état normal. C'est un exemple de développement fibreux de la trame ovarique à son début.

No 629. — Utérus avec le vagin et le rectum; tumeur fibreuse du ligament large.

Sur cette pièce, dans le ligament large du côté droit, on constate une tumeur oblongue dont le grand diamètre est de 4 centimètres environ; elle s'est portée entre l'utérus et la vessie dans le repli vésico-utérin droit. Cette tumeur est constituée par une coque ossiforme d'environ 3 millimètres d'épaisseur; elle est remplie d'une substance fibro-calcaire.

(M. Barth, 1841.)

No 630. — Utérus avec ses annexes; tumeur fibreuse de l'ovaire droit.

Cette pièce provient d'une jeune fille de 22 ans, qui était mal réglée. Deux mois environ avant sa mort, elle s'aperçut qu'elle portait dans le ventre une tumeur qui était mobile, flottante dans la cavité abdominale. Il y avait en même temps de l'ascite.

On constate sur cette pièce une tumeur ovoïde, du volume d'une tête d'enfant, exactement développée aux dépens de l'ovaire droit, sans aucune adhérence avec les organes voisins, ni avec la paroi abdominale. Cette tumeur, qui est solide, d'une consistance ferme et homogène, ne présente sur sa coupe aucun kyste.

Cette tumeur est constituée par un tissu fibreux assez fin, ce qui lui donne un aspect grenu; elle ressemble à la coupe, au tissu de la pomme de terre.

(M. Ziembicki, *Soc. anat.*, 1874. 3e série, t. IX, p. 673.)

N° 631. — Modèle en cire d'un utérus ; tumeur fibreuse de l'ovaire droit.

On a représenté sur cette pièce une tumeur fibreuse de l'ovaire droit, qui a le volume du poing. Cette tumeur me paraît n'avoir subi aucune altération.

(Professeur Dupuytren, *Bull. de la Fac.*, 1806, p. 29.

N° 632. — Utérus avec ses annexes ; tumeurs fibreuses des ovaires.

Cette pièce provient d'une femme de 45 ans, qui est morte quatorze jours après avoir fait une fausse couche de 4 mois.

Sur cette pièce, qui a été l'occasion d'une assez longue discussion à la Société anatomique, on constate que l'ovaire droit a le volume d'un très gros œuf de poule ; il a été divisé perpendiculairement à son axe, et l'observation mentionne qu'il paraît infiltré de matière plastique.

L'ovaire gauche, beaucoup plus volumineux, était en même temps plus vasculaire, mais analogue comme aspect ; malheureusement ces tumeurs n'ont point été examinées histologiquement. Mais de la discussion qui a suivi, il en résulte que ces tumeurs ont été considérées comme étant des fibromes vasculaires des ovaires.

(M. Lesouëf, *Soc. anat.*, 1859, 2e série, t. IV, p. 37.)

N° 633. — Utérus avec ses annexes ; tumeur fibreuse de l'ovaire.

Cette pièce est malheureusement sans renseignements ; elle est ancienne et mal préparée. Elle a été donnée par le professeur Cruveilhier comme un exemple de tumeur fibreuse de l'ovaire. La tumeur, qui a un volume considérable, légèrement aplatie, a 21 centimètres transversalement et 18 verticalement ; sa surface témoigne, par l'existence de débris membraneux, qu'elle avait contracté des adhérences avec les organes voisins. Une coupe pratiquée dans un point limité de cette masse morbide, montre qu'elle est formée de tissu fibreux condensé qui n'a encore subi aucune altération.

N° 634. — Modèle en cire d'une tumeur fibreuse de l'ovaire.

Cette tumeur, que l'on a représentée oblongue, a 33 centimètres dans son plus grand diamètre ; elle appartient à l'ovaire, si l'on en juge par la pièce suivante, sur laquelle on a représenté une coupe. Cette tumeur doit appartenir aux tumeurs fibreuses de l'ovaire.

(Professeur Corvisart, 1800.)

N° 635. — Modèle en cire de la tumeur fibreuse précédente de l'ovaire, sur laquelle on a représenté une coupe de la tumeur.

(Professeur Corvisart, 1880.)

Article 2.

KYSTES DE L'OVAIRE ET DU LIGAMENT LARGE

Trente-cinq pièces, du n° 636 au n° 670 inclusivement, se rapportent à ces lésions. Trois kystes, n°s 636, 637 et 638, sont situés dans le ligament large, et sont appendus à ce ligament par un long filament. Ces kystes sont peu volumineux et paraissent être sous la dépendance probable des rudiments de l'organe de Rosenmuller.

Trente-deux kystes sont donc exclusivement réservés à l'ovaire, et sur ce nombre, les trois premiers, n°s 639, 640, 641, intéressants au point de vue du développement anatomique paraissent bien avoir pour point de départ les vésicules ovariennes. Mais les recherches histologiques démontrent au contraire que ces kystes se développent en dehors de ces vésicules, qu'ils atrophient, et tendent même à faire disparaître. De sorte que ces agglomérations kystiques que l'on trouve toujours sur un point limité des grands kystes et que l'on est tenté de considérer comme provenant de l'ovaire, ne présentent point, le plus souvent, à l'examen histologique, les éléments de cet organe.

J'ai rapporté avec soin l'histoire de certains kystes de l'ovaire, et en particulier ceux des nos 646 et 647, et je dois en donner ici la raison, qui pourra servir plus tard à l'histoire de l'ovariotomie. Le professeur Nélaton, en 1861, préoccupé des succès de l'ovariotomie en Angleterre, opération qui ne se pratiquait plus en France, résolut de faire le voyage pour voir exécuter cette opération et constater les succès annoncés par nos collègues de l'étranger. A cette époque c'était M. Baker-Brown qui était le plus en réputation. M. Nélaton assista à deux opérations faites par ce chirurgien, qui furent couronnées de succès, et rapporta de Londres les deux kystes nos 646 et 647 qu'il avait vu opérer.

Enhardi par les résultats heureux qu'il avait observés, le professeur de l'hôpital de la Clinique, après avoir fait sur ces deux kystes deux leçons remarquables, ne tarda pas lui-même à avoir l'occasion, pièces nos 648, 649, 650, 651 et 652, de pratiquer l'ovariotomie, et cela avec de grands succès. A partir de ce jour, l'ovariotomie fut acceptée en France et pratiquée par un grand nombre de chirurgiens. Mais je tenais, au point de vue historique, à signaler les deux kystes rapportés de Londres, et qui avaient été le point de départ de l'acceptation définitive en France, de cette opération.

En terminant ces généralités je signalerai encore la pièce n° 669, qui est un exemple de rupture d'un kyste de l'ovaire dans la cavité abdominale; et celle n° 670, qui est le résultat d'un kyste ovarique traité par le drainage.

N° 636. — Portion du ligament large; kyste du ligament large.

Sur cette portion du ligament large, on constate qu'il existe, dans son épaisseur, qui est un peu augmentée, une petite tumeur kystique du volume d'une noisette, adhérente par un petit pédicule du volume d'un fil. Cette tumeur contient un liquide transparent qui est devenu opaque par le séjour de la pièce dans l'alcool. Il est probable que ce kyste s'est développé dans une dépendance de l'organe de Ronsenmuller; c'est, au moins, ce qui apparaît à l'œil nu.

(Professeur Verneuil.)

N° 637. — Portion du ligament large; kyste du ligament large.

Ce kyste, qui est en tout semblable à celui de la pièce n° 636, est situé dans l'épaisseur du ligament large ; il a le volume d'une petite noisette; son pédicule très fin, ressemble à un fil. Le liquide contenu dans cette petite vésicule était transparent. Ce kyste est très probablement une dépendance de l'organe de Rosenmuller.

(Professeur Verneuil.)

N° 638. — Utérus avec le ligament large gauche; kyste du ligament large.

Sur cette pièce, qui est sans renseignements, on constate que la cavité utérine est notablement dilatée, elle pourrait contenir un petit œuf. Mais ce qui nous intéresse sur cette pièce, c'est que du ligament large, environ au niveau du tiers externe, naît un petit prolongement du volume d'un gros fil, long d'environ 5 centimètres. A l'extrémité libre de ce filament, existe un petit kyste du volume d'une petite noisette et qui contient un liquide séreux. Ce petit kyste flottait dans l'excavation pelvienne. Il est probable que ce petit kyste a pour point d'origine l'organe de Rosenmuller.

(Professeur Verneuil.)

N° 639. — Ovaires; kystes multiples.

Sur ces deux ovaires qui ont été incisés, on constate qu'il existe à leur intérieur un certain nombre de petits kystes en voie de formation qui peuvent contenir un pois. Ces kystes, en nombre variable pour chaque ovaire, présentent des cloisons complètes; ils se sont probablement développés dans les vésicules de Graaff, et peuvent être considérés comme le début des grands kystes. C'est au moins ce qui apparaît. Mais nous avons déjà dit que le microscope a de la tendance a admettre que ces kystes sont formés de toute pièce.

(Professeur Verneuil.)

N° 640. — Corps de l'utérus avec ses annexes; kystes de l'ovaire.

Cette pièce a été recueillie sur une vieille femme. Le corps de l'utérus est atrophié et le col est oblitéré. Il existe dans l'ovaire plusieurs cavités kystiques qui ont déjà acquis un certain volume, et dont les parois, complètes dans certains points, sont comme parcheminées. Quelques-uns de ces kystes, les plus volumineux, pourraient contenir un marron.

(Professeur Jobert de Lamballe.)

N° 641. — Utérus avec ses annexes; kystes uniloculaires des ovaires.

Sur cette pièce, qui est sans renseignements, chacun des ovaires présente une petite tumeur, dont l'une est du volume d'une orange, l'autre d'un œuf de poule. Il s'agit de cavités kystiques qui sont uniloculaires; leur membrane d'enveloppe, qui est assez mince, transparente, permet de distinguer le contenu qui est liquide, un peu altéré par le séjour dans l'alcool.

(M. Beauchène, 1808.)

N° 642. — Utérus avec ses annexes; kyste uniloculaire de l'ovaire droit.

Sur cette pièce, qui est sans renseignements, l'utérus présente son volume normal, et une portion du grand épiploon adhère à la partie supérieure de son corps.

L'ovaire droit adhère intimement à une tumeur avec laquelle il se confond. Cette tumeur, du volume d'une pomme, est arrondie; elle a été divisée à sa partie supérieure, il s'agit d'un kyste de l'ovaire, uniloculaire, dont les parois sont assez épaisses et denses. C'est évidemment un kyste ovarique en voie d'évolution.

N° 643. — Kyste de l'ovaire.

Cette pièce, en assez mauvais état de conservation, est préparée par dessiccation. Il s'agit d'un kyste de l'ovaire gauche qui a le volume d'une très grosse orange; il présente 9 centimètres de diamètre, et est arrondi.

Les parois de ce kyste sont épaisses et sont constituées, en dehors par le péritoine, et en dedans par une tunique fibro-celluleuse. Cette dernière forme une coque ostéo-calcaire, granulée dans certains points et formant des plaques dans d'autres.

Ce kyste était rempli de cholesterine que l'on a renfermée dans deux flacons placés sur le même plateau.

(Professeur J. Cloquet, 1836.)

N° 644. — Kyste de l'ovaire.

Portion de la poche d'un énorme kyste de l'ovaire. La face interne de cette cavité est hérissée dans sa totalité de petites aspérités, disposées en forme de papilles végétantes. Ces végétations ont été examinées au microscope par le professeur Verneuil, et il a reconnu qu'elles étaient constituées par de nombreuses cellules épithéliales.

(Professeur Verneuil, 1853.)

N° 645. — Utérus avec ses annexes; kystes des ovaires.

Sur cette pièce, on constate qu'il existe, pour chaque ovaire, un kyste. Ces deux kystes, uniloculaires, sont oblongs, parfaitement symétriques; sur les côtés existe une dilatation des trompes dont les pavillons sont intimement adhérents aux kystes. Les trompes sont dilatées jusqu'auprès de l'utérus, où elles sont obstruées. Il est impossible de faire pénétrer une soie de sanglier par leur orifice utérin.

(M. Chassaignac, *Soc. de chir.*, 1856, t. VII. p. 168.)

N° 646. — Kyste multiloculaire de l'ovaire, extirpé par M. Baker-Brown.

Ce kyste provient d'une jeune jeune fille de 18 ans, assez délicate. Dix-huit mois environ avant l'opération, les règles avaient disparu, et bientôt après, la jeune malade s'aperçut de l'existence d'une tumeur abdominale qui prit rapidement un volume considérable; le ventre devint aussi gros qu'il l'est au huitième mois de la grossesse.

Après avoir subi le traitement préparatoire, préconisé par M. Baker-Brown, cette jeune fille fut opérée, le 21 novembre 1861, devant M. le professeur Nélaton. L'anesthésie fut portée aussi loin que possible. Après l'incision de la peau des couches sous-cutanées et du plan aponévrotique, on ouvrit le péritoine, qui fut incisé sur une sonde canelée dans toute l'étendue de la plaie extérieure. A ce moment, des difficultés imprévues se présentèrent : d'abord une anse intestinale vint s'offrir aux regards, elle était adhérente au péritoine viscéral et à la surface du kyste, M. Baker-Brown dut détruire ces adhérences, soit avec le doigt, soit avec l'instrument tranchant.

Cette première difficulté vaincue, il s'en présenta une autre : la vessie, considérablement distendue, vint obstruer la plaie, il fallut la repousser dans le bassin et détruire les adhérences qu'elle avait contractées avec la tumeur.

Le kyste fut ensuite ponctionné. Le liquide écoulé, il fut facile de constater, par l'introduction de la main dans l'abdomen, que la tumeur était adhérente en différents points, surtout à gauche. L'opérateur détruisit ces adhérences, tantôt en attirant le kyste et les membranes en sens inverse, de manière à amener un décollement intermédiaire, tantôt en les déchirant avec le doigt ou en les coupant avec les ciseaux et le bistouri. Ces manœuvres furent assez longues et difficiles, puis le pédicule, large de trois à quatre doigts, fut amené dans l'angle inférieur de la plaie.

A ce moment, on s'aperçut qu'une artère un peu grosse était ouverte, et donnait un jet de sang assez vif. Afin de rendre la ligature du vaisseau plus facile, la masse entière du kyste fut attirée à l'extérieur ; on put alors reconnaître que pendant les manœuvres qui avaient pour but d'isoler la tumeur des parties adjacentes, il s'était produit quelque chose d'irrégulier.

L'utérus, qui était très fortement élevé dans l'abdomen, avait été atteint par l'instrument tranchant. M. Nélaton put parfaitement constater que le bistouri avait un peu entamé l'utérus au niveau de son bord supérieur et de l'insertion de la trompe droite ; le péritoine et, très probablement, le tissu utérin lui-même, avaient subi en ce point une sorte d'abrasion, et c'est de cette surface de section, large de 1 centimètre environ, que partait le sang. Une artère était ouverte, on y appliqua une ligature ; mais l'hémorrhagie continuant en nappe à la surface de la plaie utérine, il fallait, de toute nécessité, s'opposer à cette effusion du sang ; l'opérateur n'hésita point un seul instant, et appliqua à l'utérus lui-même la suture métallique, c'est-à-dire que, saisissant le péritoine qui recouvrait la lèvre antérieure de la plaie, il le rapprocha de la portion correspondante qui bordait la lèvre postérieure de la plaie utérine, et les maintint réunis à l'aide de cinq points de suture métallique, très rapprochés ; il coupa les fils très près du nœud, et les laissa en place. Puis, on appliqua cinq points de suture métallique à la partie abdominale, pour fermer la plaie, que l'on recouvrit d'une simple compresse imbibée d'eau fraîche.

M. Nélaton, préoccupé de l'issue d'une opération aussi laborieuse, retourna voir la malade, au bout de trois heures. Il s'attendait à la trouver dans un état des plus graves ; il n'en fut rien.

La malade ne souffrait point, elle était calme, et avait même quelque tendance au sommeil. L'opération avait eu lieu à 2 heures de l'après-midi ; à onze heures du soir, la malade avait 120 pulsations, mais elle n'éprouvait aucune douleur et se trouvait bien. Elle avait cependant ressenti, depuis l'opération, quelques douleurs dans le bas-ventre, accompagnées d'envies très fréquentes d'uriner ; on pratiqua le cathéterisme, et elle fut immédiatement soulagée.

Le lendemain matin, la jeune fille était calme et avait un peu dormi ; le ventre était plat, souple et indolent; la peau était fraîche ; le pouls encore fréquent; mais il n'y avait ni douleur, ni vomissements, ni rien, en un mot, qui indiquât une péritonite. La malade avait pris cinq centigrammes d'opium en lavement.

M. Nélaton, forcé de quitter Londres, eut fréquemment des nouvelles de sa malade par M. Gueneau de Mussy, qui la voyait souvent, et la guérison, malgré les diverses complications signalées, fut assez rapide et sans accident sérieux.

La tumeur, qui a été rapportée de Londres par M. Nélaton, présente les caractères suivants : elle est considérable, et, au moment de l'opération, elle avait environ le volume de deux têtes d'adulte ; sa surface, lisse dans certains points, est tomenteuse dans d'autres endroits où elle avait contracté des adhérences avec les organes voisins. Elle est constituée par plusieurs grands kystes qui ont été ponctionnés, et il existe en outre une multitude de petits kystes agglomérés, situés dans les parois de la poche principale. Les uns et les autres contenaient un liquide filant gélatiniforme, dont la quantité a été évaluée à plus de cinq ou six litres.

(Extrait de l'*Union médicale* 1861, t XII, p. 451.)

N° 647. — Kyste de l'ovaire ; ovariotomie pratiquée par M. Baker-Brown pour un kyste multiloculaire de l'ovaire.

La femme qui portait ce gros kyste était âgée de 27 ans. Il avait été reconnu environ quinze mois avant l'opération, qui fut pratiquée par M. Baker-Brown, le 14 novembre 1861. On fit, un peu à gauche de la ligne médiane, une incision commençant à 3 centimètres au-dessus de l'ombilic et descendant à 10 centimètres au-dessous. La ponction de la tumeur faite, on rompit les nombreuses adhérences du kyste avec les organes voisins ; il fut ensuite extirpé, et la plaie abdominale, à l'angle inférieur de laquelle était placé le pédicule, fut suturée avec des fils métalliques.

La malade a éprouvé peu de douleurs après l'opération ; elle a dormi deux ou trois heures pendant la première nuit ; et pendant les trois premiers jours, le pouls était à 96. M. Nélaton a vu cette malade le 21 novembre, 7 jours après l'opération. Les lèvres de la plaie étaient maintenues en contact par sept points de suture métallique et presque complètement réunies ; à la partie inférieure on voyait la surface de section du pédicule large à peu près comme le pouce. La malade n'avait plus de fièvre, le ventre était plat, souple et complètement indolore ; elle mange, au moment de la visite, du mouton rôti et de la purée de pommes de terre. Les renseignements postérieurs au voyage de M. Nélaton ont appris que la malade avait guéri sans accident.

Le kyste a un volume considérable, et avant d'être vidé il pouvait avoir de 40 à 45 centimères de diamètre dans sa plus grande étendue. La tumeur est constituée par quatre ou cinq grands kystes ; ils renfermaient une énorme quantité (près de 35 livres) d'un liquide brunâtre, visqueux et filant. Réduit à ses éléments solides, l'ovaire pesait encore sept livres et demi anglaises. Dans l'intérieur des poches principales, existent des poches secondaires, à des degrés divers de développement, qui, comme les grands kystes, contenaient un liquide filant. Sur la surface externe du kyste existe la trompe utérine fortement allongée qui a été coupée près de son insertion à l'utérus.

(Prof. Nélaton, *Union médicale*, 1861.)

N° 648. — Kyste multiloculaire de l'ovaire.

Ce kyste provient d'une femme de 26 ans. Il a été préparé par dessiccation; il est très volumineux, et contient deux énormes poches qui ne présentent entre elles aucune communication, et qui étaient remplies d'un liquide filant, gélatiniforme. Plusieurs poches secondaires, dont trois principales, du volume du poing, sont surajoutées à ce kyste volumineux. Sur la paroi de l'une de ces poches secondaires, existe une masse kystique qui apparaît comme étant l'ovaire, dont les vésicules étaient très développées. Je dois ajouter cependant que, le plus souvent, au microscope, on ne rencontre généralement pas dans ces masses kystiques les éléments normaux de l'ovaire, qui doivent être profondément altérés. On remarque également sur le paroi de ces kystes la trompe qui est très allongée. Ce kyste a été extirpé avec succès.

(Prof. Nélaton, *Bul. Acad. de méd.* 1862, t. XXVII, p. 943.)

N° 649. — Pubis avec la paroi abdominale et les organes pelviens ; résultat d'une oviarotomie après guérison.

Cette pièce est la paroi abdominale et les organes pelviens de la femme sur laquelle a été enlevée le kyste précédent, n° 648. Cette femme, qui était parfaitement guérie comme on peut le voir sur cette pièce, est morte cinq semaines après son opération, d'une attaque de tétanos qui est survenue sans cause connue.

L'autopsie n'a point révélé la moindre lésion dans les organes pelviens; ils ont leur forme, leur disposition normale; ils ne présentent aucune altération de pelvipéritonite. On constate seulement que la corne gauche de l'utérus adhère à la cicatrice abdominale par un pédicule étroit, médiocrement tendu. On ne trouve plus aucune trace des ligatures qui ont été appliquées sur l'épiploon.

La cicatrice cutanée qui s'étend de l'ombilic au pubis a 17 centimètres de long; son écartement est peu considérable; elle se présente sous la forme d'une ligne légèrement déprimée.

(Professeur Nélaton, *Acad. de méd.*, 1862, t. XXVII, p. 1,066.)

N° 650. — Kyste volumineux de l'ovaire.

Ce kyste de l'ovaire volumineux, contenait à son intérieur, environ 12 litres d'un liquide gélatiniforme, filant, d'une couleur blanc jaunâtre. Ce liquide était tellement épais, qu'il s'écoulait avec peine par une canule qui avait environ 1 centimètre 1/2 de diamètre. La malade avait été plusieurs fois ponctionnée, et le liquide se reproduisait, vers la fin, avec une rapidité telle, que la ponction était devenue nécessaire toutes les trois semaines environ. Il en était résulté, pour la malheureuse femme, un amaigrissement considérable et une faiblesse telle, que les jours de la malade étaient prochainement en danger. Cette rapidité de la reproduction du liquide, et, d'une autre part, la faiblesse de la malade, déterminèrent M. Nélaton à lui proposer l'extirpation de la tumeur.

Cette extirpation fut pratiquée en présence de MM. Corvisart et Houel. Le kyste, qui n'avait d'adhérence qu'avec le grand épiploon, fut assez facilement extrait, sans qu'une hémorrhagie se produise, par suite du décollement du grand épiploon à la face antérieure du kyste. Il est vrai que pour produire ce décollement, M. Nélaton, se servant du talon de la main, enleva de la surface du kyste la surface péritonéale, et non l'union des adhérences mêmes. Le kyste, ainsi isolé, pourvu d'un pédicule assez long, fut extrait de la cavité abdominale, et la malade guérit rapidement, sans avoir présenté aucun accident sérieux.

Le kyste, outre la loge principale que l'on constate sur la pièce, présente un grand nombre de petites loges secondaires, disséminées à sa surface. Toutes étaient remplies par un liquide filant. Mais, dans un point du kyste, existe une agglomération d'un grand nombre de ces poches, qui apparaissent comme étant le résultat de la dilatation pathologique des vésicules ovariennes. Cette portion de la tumeur, qui a été reconnue avant l'opération, constituait une masse solide ; elle a été incisée, et sur la coupe, l'on constate la trame des nombreuses cellules qui la composent.

(Professeur Nélaton, 1866.)

N° 651. — Kyste multiloculaire de l'ovaire.

Sur cette pièce, préparée par dessiccation, on constate que ce kyste, qui a été extirpé, est volumineux. Il est composé de deux grandes loges principales, qui contenaient un liquide épais, gélatiniforme. Un très grand nombre de petits kystes secondaires, à divers degrés de développement, sont groupés par place, à la surface des deux grands kystes. Dans un point limité, il est même facile de reconnaître l'ovaire, dont les vésicules sont développées pathologiquement.

(Professeur Nélaton, 1862.)

N° 652. — Kystes multiloculaires de l'ovaire.

Ce kyste, préparé par dessiccation, a 24 centimètres dans le sens de l'ovale et 13 de diamètre antéro-postérieur. Les parois en sont minces et très vasculaires, elles ont été injectées. Le liquide contenu dans la grande poche était filant. On distingue à la surface du grand kyste de nombreuses cavités, de capacité variable; on en compte 12.

(M. Pigné.)

N° 653. — Kyste uniloculaire et volumineux de l'ovaire.

(M. Bouvier, 1823.)

N° 654. — Modèle en cire d'un kyste de l'ovaire droit.

Sur cette pièce, on a représenté un kyste de l'ovaire du côté droit, qui contenait une matière puriforme. Cette tumeur, qui est oblongue, a 30 centimètres dans le sens de l'ovale sur 15 de diamètre, au niveau de sa partie moyenne. Les parois de la poche sont très vasculaires, et à cause de leur transparence, on a simulé la coloration jaune de la matière gélatiniforme.

(Professeur Thillaye, 1799.)

N° 655. — Modèle en cire d'un utérus, avec un kyste volumineux de l'ovaire.

N° 656. — Kyste de l'ovaire.

Ce kyste de l'ovaire, préparé par dessiccation, est volumineux, avec de petites poches indépendantes, situées sur la paroi de la poche principale.

(M. Pigné.)

N° 657. — Kyste de l'ovaire.

Ce kyste est préparé par dessiccation ; il est peu volumineux, mais il est probable qu'il a beaucoup perdu de son volume par la dessiccation. Il paraît être uniloculaire.

N° 658. — Kyste de l'ovaire uniloculaire.

Ce kyste, qui est unilocculaire, a été préparé par dessiccation, ce qui lui a probablement fait perdre de son volume.

N° 659. — Kyste de l'ovaire multiloculaire.

Ce kyste de l'ovaire, qui est préparé par dessiccation, est multiloculaire ; certaines parties des parois de la grande poche sont ostéo-calcaires.

N° 660. — Kyste uniloculaire de l'ovaire.

Cette pièce, préparée par dessiccation, présente un kyste volumineux de l'ovaire dont les parois, dans certains points, sont crétacées.

N° 661. — Kyste uniloculaire de l'ovaire.

Cs kyste est uniloculaire; il est peu volumineux relativement, il est arrondi et a environ 66 centimètres de circonférence. Les parois en sont minces ; elles étaient faciles à déchirer. Ce kyste a été extirpé avec succès.

Nº 662. — Kyste multiloculaire de l'ovaire.

Ce kyste, dans son ensemble, est encore volumineux, quoiqu'il ait beaucoup perdu de son volume par son mode de préparation, la dessiccation; il a encore environ 91 centimètres dans son plus grand diamètre. Ce kyste est formé par l'agglomération d'un très grand nombre de petits kystes, dont un certain nombre communiquent les uns avec les autres. On ne trouve point sur cette pièce, comme sur les précédentes, un ou deux grands kystes autour desquels se seraient développés de petits kystes secondaires. Tous les kystes sont petits et leur nombre en est considérable.

Sur un des points de ces kystes, existe une masse opaque, dans laquelle se rencontre un certain nombre de petits kystes, qui ressemblent à l'ovaire. Cette masse n'a point éte examinée histologiquement. Ce kyste a été enlevé avec succès par l'ovariotomie.

(Professeur Nélaton, 1866.)

Nº 663. — Kyste uniloculaire de l'ovaire.

Ce kyste, qui est uniloculaire, présente une grande poche qui est oblongue et a 23 centimètres dans son grand axe et 63 de circonférence. C'est la poche principale. Sur une des extrémités de l'axe oblique et comme surajoutée au kyste unique, on observe une agglomération de petits kystes très nombreux à divers degrés de développement. Ces petits kystes semblent constituer l'ovaire qui serait notablement augmenté de volume par le développement de nombreuses cavités secondaires.

Le grand kyste contenait un liquide filant; il a été extirpé avec succès, et la femme est devenue consécutivement enceinte; elle a eu deux couches qui ont été heureuses.

(M. Houel, 1865.)

Nº 664. — Kyste multiloculaire de l'ovaire.

Sur ce kyste, qui appartient à l'ovaire droit, et qui est multiloculaire, existent des cavités plus volumineuses que la tête d'un adulte; elles contenaient une matière gélatiniforme.

(Professeur Rostan.)

Nº 665. — Kyste multiloculaire de l'ovaire.

Sur ce kyste de l'ovaire, qui est conservé dans l'alcool, on constate l'existence de plusieurs poches qui, dans leur ensemble, formaient une tumeur volumineuse dont les parois sont fibro-celluleuses. L'utérus présente un développement considérable de son corps.

(Professeur Cruveilhier, 1838.)

N° 666. — Kystes volumineux de l'ovaire.

Sur cette pièce, l'ovaire présente un grand kyste, dont les parois ont, dans certains points, de 3 à 6 centimètres d'épaisseur; elles sont composées d'un tissu fibro-celluleux assez dense. A la surface du grand kyste existe une multitude de petites poches secondaires remplies d'un liquide gélatiniforme. Le volume de ces petits kystes intra-pariétaux, varie depuis un grain de millet jusqu'à celui d'une noix.

La surface interne du grand kyste est irrégulière, tapissée dans plusieurs points par des débris pseudo-membraneux. Il est très probable que le liquide renfermé dans cette cavité, qui était d'environ vingt-cinq litres, contenait du pus.

N° 667. — Kyste multiloculaire de l'ovaire.

Kyste multiloculaire de l'ovaire, qui est d'un volume considérable. Sur la paroi supérieure et moyenne de ce kyste, se trouvent plusieurs masses, variant de volume et constituées par de petits kystes.

(Professeur Cruveilhier.)

N° 668. — Modèle procédé Thibert d'un kyste multiloculaire de l'ovaire.

N° 669. — Kyste de l'ovaire qui s'est rompu dans la cavité abdominale ; grossesse.

A cause de l'intérêt de cette pièce, je vais donner un assez long extrait de cette observation. La femme sur laquelle a été recueilli ce kyste, était entrée dans le service de M. Barth, qui avait diagnostiqué l'existence d'un kyste de l'ovaire.

Le col utérin était très haut, refoulé, et très difficile à atteindre avec le doigt, qui était obligé de passer en arrière de la tumeur. Du reste, les règles manquaient depuis plus de huit mois, et il était évident que le ventre était soulevé par une masse liquide et fluctuante, et non par un fœtus ; enfin, la malade affirmait positivement ne pas être enceinte.

Le 10 mars, M. Barth enfonça dans la tumeur un trocart un peu au-dessus du pubis, puis il fit ressortir de dedans en dehors la pointe de l'instrument à 10 centimètres plus haut. Par ces deux orifices fut introduit un tube de caoutchouc libre par ses deux extrémités et plongeant par sa partie moyenne, percée de trous, dans l'intérieur de la poche. Cet écoulement graduel et constant devait, dans l'esprit de l'opérateur, faciliter la réduction du kyste. Il y eut un peu de péritonite locale, facilement calmée par des bains et des applications émollientes. Quinze jours après, le 25 mars, l'état de la malade était tellement satisfaisant, qu'elle put être présentée à l'Académie de médecine. Elle portait son tube, qui permettait de faire des injections d'abord détersives, puis un peu plus tard iodées. Quand on laissait passer plusieurs jours sans faire d'injection, le liquide s'altérait, il prenait une couleur plus foncée et une certaine odeur. Le kyste se rétractait sensiblement; car le jour de l'opération on avait retiré un grand seau de liquide rougeâtre, et au commencement de mai on ne pouvait plus guère injecter que la valeur d'une seringue et demie à hydrocèle. Malgré cette rétraction, le ventre gardait un volume considérable, qui n'était plus en rapport avec l'étendue du kyste.

Fatiguée d'un traitement qui avait déjà donné de bons résultats, mais qui durait depuis plus de deux mois, la malade, dans un accès d'impatience, arracha son tube, et demanda le lendemain sa sortie de l'hôpital. Elle lui fut accordée.

Le 27 mai, elle se présente à la consultation de M. Barth, dans un état alarmant : souffrances vives, facies altéré. Elle refuse de reprendre son lit à l'hôpital, et retourne à Neuilly, d'où elle était venue. Le soir même elle revient à Paris, et, fatiguée de douleurs très vives, elle demande avec instances son admission à l'hôpital.

A quatre heures, la malade *accouche d'un fœtus mort*, de 6 à 7 mois.

Une péritonite suraiguë se déclare, et la mort arrive dans la soirée du 28.

A l'*autopsie*, on trouva : l'utérus ne présentant rien autre chose que les traces d'un accouchement récent; une assez grande quantité de liquide purulent, épanché dans la cavité abdominale; les intestins rouges et vascularisés. Le kyste de l'ovaire, gros comme une tête d'enfant, est rompu à sa partie supérieure, où il existe une déchirure de 15 millimètres environ dans sa plus grande dimension. Autour de la rupture, les parois sont peu épaisses et peu résistantes. En arrière, à la place de l'ovaire, existe une masse gélatineuse de la grosseur du poing, et qui, en dehors de toutes autres circonstances, eût été un obstacle à la guérison. La paroi abdominale adhère très solidement au niveau des deux ouvertures faites par le trocart.

Il est très probable que la rupture du kyste a eu lieu ou le 27 mai, pendant les deux voyages de Paris à Neuilly et réciproquement, ou bien la nuit du 27, au moment même de l'accouchement.

Après l'interrogatoire et l'examen minutieux auxquels on avait soumis la malade, aucun des médecins qui la virent à plusieurs reprises n'avait soupçonné une grossesse. Celle-ci ne fut entravée ni par les injections ni par les percussions que l'on pratiquait presque journellement sur la tumeur.

(M. Barth, *Soc. anat.*, 1856, 2me série, t. Ier, p. 171.)

N° 670. — Kyste de l'ovaire traité par la canule à demeure.

Ce kyste provient d'une femme qui a subi sept ponctions dans la même année, et qui fut traitée ensuite par la sonde à demeure. Le kyste contenait dix litres de liquide au moment de la troisième ponction ; il en contenait presque le double à la première. Une sonde métallique fut placée, et des injections iodées faites tous les jours. Un mois après, le liquide séreux du kyste fit place à un liquide purulent. Au sixième mois, la poche kystique, revenue sur elle-même, adhérait largement à la paroi abdominale et avait le volume d'une orange.

Plusieurs fois M. Desprès a remarqué que le pus était retenu dans le kyste, et il pouvait le faire sortir en passant une sonde dans des directions variables. La sonde, qu'il laissa encore pendant trois ou quatre jours après les injections iodées, était bouchée par des fongosités en tout semblables à des bourgeons charnus. Trois fois il y eut des hémorrhagies par la sonde; elles étaient dues à l'ulcération de bourgeons végétants dans le kyste. En 1866, il ne mit plus de sonde. Le kyste formait, en arrière de la paroi abdominale, une grosseur du volume d'une orange. L'orifice de la fistule était rouge, et au moment des règles, il devenait douloureux à cause de l'irritation causée par le liquide filant et visqueux qui sortait de la fistule. Quelquefois le liquide présentait une mauvaise odeur, et c'était toujours à la suite d'une inflammation du kyste aux époques. A ce moment, les inflammations mensuelles retentissaient jusqu'à l'ombilic, qui était douloureux.

A partir de cette époque, il était évident que la malade conservait une fistule qui s'éterniserait. Il lui proposa de dilater la fistule pour aller cautériser énergiquement les fongosités. La malade et ses sœurs s'y refusèrent. Les injections iodées étant insuffisantes, M. Desprès les cessa. En 1867, 1868 et 1869, la malade se levait, mais sortait peu. D'un caractère difficile et un peu singulier, la malade ne voulait point sortir sans être très habillée, et comme elle ne pouvait mettre de corset, elle préférait rester au logis. La santé générale s'en ressentit ; la malade eut une bronchite grave dans l'hiver de 1863 et fut longtemps à se rétablir ; elle mourut pendant le siège de Paris, en 1870.

A l'autopsie, on a trouvé le kyste gros comme une tête d'enfant, adhérent largement à la paroi abdominale, au pourtour de l'ombilic et à l'intestin grêle. En ce point, il y avait du pus dans un petit abcès extérieur par rapport à la tumeur. Ce kyste, auquel sont intimement unis les deux trompes et l'ovaire du côté droit, semble dépendre de l'ovaire gauche. Il était formé par une membrane fibreuse, épaisse comme une pièce de dix centimes. La partie interne de ce kyste, autour du point où l'on suppose que se trouve le pédicule de l'ovaire, et dans une étendue circulaire qui comprend au moins la moitié de la surface interne, présente des fongosités mollasses dans lesquelles on trouve de petits follicules et des cloisons dans lesquelles il y a des crétifications. Les follicules se trouvent dans des végétations polypiformes, molles, analogues aux fongosités des articulations.

A l'examen microscopique, on a trouvé que ces végétations ou franges étaient constituées par les mêmes éléments que les bourgeons charnus, infiltrées par des éléments muqueux ou myxomateux. Les follicules étaient de véritables petits myxômes isolés. Çà et là, il y avait quelques éléments embryonnaires, fibro-plastiques. Il y avait des foyers purulents multiples, de formation récente, au milieu des fongosités de ce kyste.

(M. Desprès, *Soc. de chir.*, 1873, 2me série, t. II, p. 323.)

ARTICLE 3.

KYSTES PILEUX ET PILO-DENTAIRES DE L'OVAIRE

Quinze pièces seulement, du nº 671 au nº 685 inclusivement, se rapportent aux kystes pileux et pilo-dentaires de l'ovaire. La plupart de ces pièces remontant déjà à une époque assez ancienne, ont été déposées au Musée comme exemple d'inclusion fœtale. M. Lebert, s'étant servi de ces mêmes pièces pour faire son travail sur l'hétéradénie, a montré qu'il ne s'agissait point ici d'une véritable inclusion, et M. Malassez, qui a bien voulu examiner ces pièces, pense qu'il s'agit de phénomènes de *pathonogenèse*, comme cela se rencontre dans certains animaux inférieurs.

Les pièces nos 681 et 682, qui appartiennent à la pièce n° 680, sont surtout rares et remarquables, parce que dans la première il s'agit d'un maxillaire supérieur très reconnaissable, et dans la seconde d'un maxillaire inférieur.

Sur ces quinze pièces, six, nos 672, 674, 675, 676, 677 et 678, sont des exemples de kystes pilo-graisseux, et neuf sont des exemples de kystes pilo-dentaires, nos 671, 673, 679, 680, 682, 683, 684 et 685.

N° 671. — Modèle en cire d'une vessie et d'un utérus ; kyste pilo-dentaire de l'ovaire.

Cette pièce, qui est très mal exécutée, est la représentation en cire d'un kyste de l'ovaire droit dans lequel existaient de cheveux. Sur la face interne de la paroi du kyste, on a figuré huit dents parmi lesquelles on distingue des incisives, des canines et des molaires.

(M. Baudelocque, 1803.)

N° 672. — Utérus avec les annexes ; kyste pileux de l'ovaire.

Cette pièce, qui a été trouvée sur le cadavre d'une vieille femme morte à la Salpêtrière, est malheureusement sans renseignements. On constate qu'il existe un kyste du volume d'une orange ; les parois de cette poche sont ostéo-calcaires. Dans la cavité du kyste existent en grande quantité des cheveux de couleur brune qui étaient mélangés à de la matière sébacée.

(Professeur Cruveilhier, 1836.)

N° 673. — Utérus avec le vagin, la vessie et le rectum ; kyste pilo-dentaire de l'ovaire.

Cette pièce provient d'une femme de 35 ans, qui a eu plusieurs enfants. A la suite d'accidents d'apparence typhiques, cette femme vit apparaître dans la fosse iliaque droite une tumeur douloureuse, qui devint bientôt fluctuante et s'ouvrit spontanément au-dessus de l'arcade crurale, en bas et en dedans de l'épine iliaque antérieure. L'ouverture est restée fistuleuse ; il existait derrière la paroi abdominale un large foyer purulent parfaitement limité en arrière par la fosse iliaque, en bas par l'arcade crural, en avant par la paroi abdominale. Après avoir agrandi le trajet fistuleux, M. Richet, à l'aide d'une pince à pansement, retira de la cavité purulente une dent, un fragment d'os et des cheveux.

On constate sur cette pièce les débris d'un kyste que M. Richet me paraît à tort avoir considéré comme un kyste d'inclusion fœtale, que l'on reconnaît s'être développé dans l'ovaire droit. Ce kyste a le volume d'une petite pomme coupée en deux, et l'on voit encore dans son intérieur des dents, des poils et des fragments d'os. La moitié du kyste qui manque est celle qui adhérait à la fosse iliaque.

(Professeur Richet, *Soc. de chir.* 1857, t. VII, p. 376.)

N° 674. — Kyste pileux de l'ovaire.

Cette pièce, sur laquelle les renseignements manquent, consiste dans une touffe de cheveux considérable qui a été trouvée dans un kyste de l'ovaire. Ces cheveux, qui sont bruns et en très grand nombre, ont acquis une longueur considérable, environ 75 centimètres ; ils sont un peu feutrés.

N° 675. — Utérus avec ses annexes ; kyste pilo-graisseux de l'ovaire.

Sur cette pièce on constate que l'ovaire droit a acquis le volume d'une orange, et a pris la disposition kystique. Ce kyste contient à son intérieur une matière grasse, sébacée, au milieu de laquelle existe un assez grand nombre de poils blonds.

(Professeur Cruveilhier, 1835.)

N° 676. — Ovaire ; kyste pilo-graisseux.

Sur cette pièce existe une cavité kystique assez considérable de l'ovaire, dont les parois sont minces et la cavité anfractueuse. Au fond d'un des diverticulums, existe une masse sébacée qui renferme un certain nombre de poils blonds,

N° 677. — Ovaire ; kyste pilo-graisseux de l'ovaire.

Cette pièce est sans renseignements. Il s'agit d'un kyste de l'ovaire, dont la paroi fibreuse présente par places des dépôts crétacés. Ce kyste, du volume d'une grosse orange, est cloisonné à son intérieur ; et dans les diverses poches existait de la matière sébacée. Sur quelques points de la face interne de la poche, on trouve implantés dans l'épaisseur de la paroi, qui, à ce niveau, est augmentée, des poils blancs.

(M. Beauchène, *Bull. de la Fac.*, 1810, p. 37.)

N° 678. — Utérus avec ses annexes; kyste pilo-graisseux de l'ovaire.

Sur cette pièce, qui est sans renseignements, on constate que l'ovaire droit présente un kyste du volume d'un œuf environ. Les parois de ce kyste sont fibreuses, et il contenait à son intérieur de la matière grasse sébacée, dans laquelle existaient quelques poils.

N° 679. — Utérus avec ses annexes ; kyste dentaire de l'ovaire.

Sur cette pièce, qui est sans renseignements, on constate qu'il existe dans un ovaire un petit kyste à parois fibreuses, sur la face interne duquel existe une dent petite molaire, adhérente à la paroi du kyste.

(Professeur Velpeau.)

N° 680. — Kyste pilo-dentaire de l'ovaire.

Cette pièce provient d'une jeune fille d'environ 21 ans, qui, vers l'âge de 11 ans, vit apparaître dans la fosse iliaque gauche une petite tumeur qui augmenta lentement de volume. L'importance de cette pièce m'oblige à donner ici une analyse assez complète de cette observation.

A 15 ans cette jeune fille n'était point réglée, et la tumeur, signalée plus haut, augmentant toujours, remplissait presque tout l'abdomen. Un médecin ayant reconnu l'existence d'un kyste, pratiqua une ponction et retira de cette poche 6 à 8 litres d'un liquide transparent. Après la ponction le kyste se réduisit d'une façon notable. Au bout de 8 mois il se reproduisit et la jeune personne entra dans le service de M. Nélaton, qui constata l'existence d'une tumeur extrêmement volumineuse, qui s'étendait obliquement depuis la région de l'hypocondre gauche et de l'épigastre, jusqu'à la fosse iliaque droite. La matité occupe presque tout l'abdomen, excepté à droite.

Quelques jours après l'entrée de cette jeune fille à l'hôpital, M. Nélaton pratiqua une ponction sur le milieu d'une ligne étendue de l'ombilic à l'épine iliaque droite antérieure et supérieure. Cette ponction donna issue à 6 litres 1/2 d'un liquide blanc jaunâtre purulent.

Ce liquide se reproduisit très rapidement ; une nouvelle ponction donna issue à un liquide onctueux, très épais ; la canule fut laissée à demeure, et quand on l'enleva vingt jours environ après la ponction, il sortit une mèche de cheveux qui avait de 25 à 30 centimètres de long et de couleur blonde. Plus tard il sortit plusieurs mèches analogues, et la malade finit par succomber à l'infection putride.

A l'autopsie on trouva que le kyste adhérait très intimement à la paroi abdominale antérieure; la tumeur remplissait presque toute la cavité abdominale, et son point de départ était manifestement dans l'ovaire gauche. La forme de ce kyste est ovoïde ; son grand diamètre était presque vertical, la grosse extrémité de l'ovoïde était en haut et à gauche. La petite circonférence de l'ovoïde mesurée à sa partie moyenne, est de 55 centimètres ; la grande circonférence est de 90 centimètres. L'incision de cette tumeur permet de constater qu'elle est formée de kystes très nombreux et d'un kyste principal volumineux, qui forme à peu près les deux tiers inférieurs de la tumeur ; c'est ce dernier kyste qui a été ponctionné.

Dans l'intérieur du grand kyste se trouvent en grande quantité des matières grasses et des cheveux. Les parois de ce kyste ont une épaisseur qui varie de cinq à huit millimètres; elles sont formées d'une couche très dense de fibres musculaires lisses. La paroi interne du kyste est tapissée d'une sorte de fausse membrasse d'aspect fibrineux. Le tiers supérieur de la tumeur est formé par une masse solide, entourée de kystes très nombreux. Tous ces kystes renferment une matière grasse, le plus souvent mêlée à des cheveux très fins. Les cloisons qui séparent les kystes contiennent des débris osseux aplatis ; ces os sont isolés ou reliés par des prolongements à la masse solide, qui occupe le centre.

Cette dernière, qui semble représenter le stroma de l'ovaire, est coiffée complètement par les kystes périphériques. Elle est reliée à la paroi externe de la tumeur par des prolongements fibreux très nombreux, formant des cloisons d'épaisseur inégale, qui, par leur intersection, circonscrivent des kystes de volume différents, au nombre de quinze à vingt. En bas cette masse est tout à fait libre et forme la paroi supérieure du kyste inférieur.

Dans tous les points où cette masse se trouve libre d'adhérence, elle se présente sous le même aspect. Un nombre considérable de mamelons d'apparence cutanée, flottent au milieu de liquides graisseux qui remplissent les petits kystes et le grand kyste inférieur.

Le nombre de ces tumeurs est de seize à dix-huit. Leur forme est entièrement variable; presque toutes sont arrondies et pédiculées. La plupart sont supportées par un seul pédicule, et se subdivisent en deux, trois ou quatre lobules. Le volume de chacun de ces lobules varie de la grosseur d'une noisette à celle d'une petite pomme. La membrane qui les revêt a l'apparence de la peau ; elle porte implantés sur différents points de sa surface de longs cheveux. Dans tous les points ou l'on ne rencontre point de cheveux, se voit un duvet très fin, semblable à celui qui recouvre la peau du corps d'un fœtus. On y remarque aussi de nombreuses ouvertures ou pores, et ces orifices ne sont autre chose que l'extrémité terminale de conduits des glandes sébacées.

Sur quelques mamelons, la peau, au lieu de présenter une surface unie, est hérissée de nombreuses papilles qui lui donnent a peu près l'aspect de la langue.

Parmi ces mamelons, les uns sont complètement mous, les autres présentent à leur centre, ou vers leur pédicule, une consistance plus considérable, qui est due à la présence de portions d'os plus ou moins volumineuses. Ces os donnent, le plus souvent, implantation à deux ou trois dents qui font saillie à travers la peau. Quelques dents isolées semblent prendre implantation sur les parties molles.

En deux points différents existaient deux os considérables qui faisaient saillie hors de la masse centrale ; ils portent des dents alignées rappelant par leur disposition les arcades dentaires.

Le nombre des dents apparentes était de vingt-neuf. On pouvait ainsi les classer d'après leur type : quinze molaires, huit incisives, une canine ; cinq ne pouvaient être rapportées à un type précis.

Une dissection plus complète a permis d'isoler complètement deux os principaux qui formaient une partie du squelette de la masse centrale. De la sorte on a pu découvrir douze autres dents : les unes, complètement enfermées, comme les dents de deuxième dentition, au milieu du tissu osseux ; les autres, implantées à sa surface. On a pu donc compter ainsi quarante-deux dents.

Un périoste très adhérent et bien constitué revêtait chacun des os, et le tissu qui les reliait les uns aux autres, paraissait être de nature fibro-celluleuse.

L'examen microscopique de cette tumeur fait par M. Legros, a montré que l'enveloppe externe du kyste qui présente une épaisseur de cinq a huit millimètres, est formée de fibres musculaires lisses, ressemblant pour la longueur et la distribution aux fibres musculaires de l'utérus gravide. Le grand kyste devait donc être doué d'une contractilité puissante. Les matières grasses renfermées dans les différents kystes, n'offrent rien de bien intéressant à signaler.

Tous les kystes qui renfermaient, non plus une matière grasse, mais un mucus épais, transparent, étaient tapissés d'épithelium cylindrique à cils vibratiles encore très apparents.

Le tissu cutané revêtu d'épiderme disposé par couches stratifiées, renferme entre les poils et les follicules pileux, disséminés dans toute son étendue, d'innombrables glandes sébacées. Ces glandes, en beaucoup plus grand nombre que dans la peau normale, s'ouvrent, les unes à la surface de la peau, les autres entre le follicule pileux et le poil. La plupart de ces glandes sont très ramifiées ; beaucoup ont l'aspect d'une feuille de fougère ; une foule de petits culs-de-sac allongés, viennent s'ouvrir à droite et à gauche dans un même conduit central. Les glandes sudoripares n'existent en aucun point. Les papilles appartienent toutes au type conique ou filiforme.

Chaque dent reçoit un filament nerveux. En faisant des coupes sur le point très rétrici qui forme le pédicule de chacun des mamelons cutanés, on a vu qu'un filet nerveux pénètre par le pédicule, dans la partie la plus élargie de la tumeur. M. Legros pense que les nerfs qui se rendent aux dents et à la peau, ne sont qu'une terminaison des nerfs ovariques. Cette tumeur me paraît rentrer dans la classe des tumeurs hétérotypiques.

(Professeur Nélaton, *Soc. Anat.* 1867, 2me série, t. XII, p. 102.)

No 681. — Portion d'os trouvée dans la pièce précédente, n° 680, et contenant des dents.

Cette portion d'os représente assez bien le volume et la forme d'un maxillaire supérieur ; il porte, irrégulièrement distribuées, huit dents, parmi lesquelles se trouve une seule incisive; toutes les autres sont molaires.

(Professeur Nélaton, *Soc. Anat.* 1867, 2e Série, t, XXII, p. 108.)

N° 682. — Portion d'os trouvée dans la pièce n° 680, portant des dents.

Cette portion d'os ressemble assez bien à une moitié de maxillaire inférieur, dont la branche montante manquerait à peu près complètement. Cette portion d'os supporte cinq dents, trois incisives et une canine, parfaitement alignées ; puis à une certaine distance en arrière, une molaire.

(Professeur Nélaton, *Soc. Anat.* 1867, 2e Série, t. XXII, p. 108.)

N° 683. — Sept dents canines et molaires provenant de la pièce n° 680.

(Professeur Nélaton, *Soc. Anat.* 1867, 2e Série, t. XXII, p. 102.)

N° 684. — Kyste pilo-dentaire de l'ovaire.

Ce kyste, qui provient de l'ovaire, a le volume d'une orange; il contenait, dans son intérieur, de la matière grasse mélangée de poils bruns. Sur un des points de la surface interne du kyste, existe un épaississement de la paroi, sur laquelle est implantée une dent incisive.

(Professeur Velpeau.)

N° 685. — Portion de kyste pilo-dentaire de l'ovaire.

Cette portion de kyste pilo-dentaire de l'ovaire, a été prise chez une femme de 37 ans, qui est morte d'un cancer de l'utérus. On trouve implantées, sur une portion plus épaisse du kyste, à sa face interne, quatre dents molaires, au milieu de la matière sébacée que contenait ce kyste. Il existait en outre un très grand nombre de poils blonds.

(Professeur Hayem, 1871.)

CHAPITRE IX.

Lésions des trompes utérines.

Dix-huit pièces, du n° 686 au n° 703 inclusivement, sont relatives aux lésions des trompes utérines; huit pièces, n°s 686, 687, 688, 689, 690, 691, 692 et 693, sont des exemples d'hydropisies ou de kystes mucoso-purulents des trompes. Deux pièces, n° 694 et 695, sont relatives aux hémorrhagies de la trompe. Une pièce en cire, n° 696, est un exemple de grossesse extra-utérine. Six pièces, dont quelques-unes sont très intéressantes, n° 697, 698, 699, 700, 701 et 702, sont relatives à des grossesses tubaires. Enfin, la pièce n° 703, rapportée avec détail, est un exemple de grossesse probablement tubaire, qui s'est terminée par une hemorrhagie *abdominale secondaire*, à la suite de la rupture de la trompe utérine.

N° 686. — Trompe utérine ; kyste mucoso-purulent.

Sur cette pièce, la portion de la trompe utérine qui avoisine le pavillon est très dilatée ; elle contenait un liquide mucoso-purulent. La trompe a été injectée à la cire pour lui maintenir son volume.

(M. Pigné.)

N° 687. — Trompe utérine ; kyste mucoso-purulent.

Kyste mucoso-purulent de la trompe utérine, qui a été injectée. Le canal de la trompe, qui est flexueux, a acquis des proportions considérables en longueur et en volume. Dans un point, la circonférence de la trompe est de 11 centimètres. Cette partie, très renflée, correspond au pavillon.

(M. Pigné.)

N° 688. — Modèle, procédé Thibert, d'une dilatation considérable de la trompe utérine du côté droit.

Sur cette pièce on a représenté une dilatation considérable de la trompe utérine droite. C'est principalement la moitié externe qui est le siège de cette dilatation. Il existait une oblitération de ce canal à son orifice utérin, qui empêchait l'écoulement du pus par la matrice.

(Professeur Chomel.)

N° 689. — Trompe utérine ; hydropisie.

Sur cette pièce, qui a été recueillie sur une femme de 50 ans, il existe une hydropisie considérable de la trompe utérine droite, qui est oblitérée aux deux extrémités. La trompe, qui est très fluxueuse, présente deux cavités distinctes, et chaque cavité ne présente aucune communication avec la voisine. La partie la plus renflée du kyste, qui est préparée par insuflation, a 20 centimètres de circonférence ; elle correspond au pavillon de la trompe.

(Professeur J. Cloquet.)

N° 690. — Utérus avec les annexes; dilatation des deux trompes.

Les trompes de chaque côté, au niveau de leur pavillon, sont notablement dilatées; leurs parois sont épaissies, et elles contiennent à leur intérieur une matière jaunâtre, concrète, qui les oblitère, et que M. Barth regarde comme étant de la matière scrofuleuse ou tuberculeuse.

(M. Barth.)

N° 691. — Portion du ligament large avec la trompe ; kyste de la trompe de fallope.

Kyste du volume d'une orange, sur la paroi duquel on trouve étalée la trompe, et qui est en communication avec elle. M. Campenon pense même que le kyste est formé par le pavillon de la trompe.

(M. Campenon, *Soc. Anat.* 1872, 2me série, t. XVII, p. 43.)

N° 692. — Utérus avec les annexes ; kyste purulent de la trompe droite.

Sur cette pièce on constate l'existence d'un kyste purulent de la trompe droite. Les parois en sont très épaissies et comme fibro-musculeuses. La surface interne du kyste présente un grand nombre de petites saillies et de dépressions alternatives, qui rappellent assez bien l'aspect de certaines muqueuses vésicales. Dans certains points on trouve comme de petites villosités.

(M. Barth, 1842.)

N° 693. — Dilatation kystique des trompes utérines.

Les deux trompes utérines, renversées sur elles-mêmes, sont venues s'aboucher, d'où est résulté une dilatation qui constituait une tumeur du volume d'un œuf. La trompe droite paraît avoir pris une plus large part à cette dilatation ; elle était remplie d'un fluide épais, d'un blanc jaunâtre, ressemblant à de la matière tuberculeuse très molle. Dans un point de la tumeur, cette matière offrait la consistance du tubercule cru. M. Nivet a, en outre, constaté dans le poumon gauche du même sujet, qu'il existait une petite caverne et des tubercules miliaires.

(M. Nivet, 1837.)

N° 694. — Utérus avec les annexes; hemorrhagie de la trompe utérine.

Cette pièce est sans renseignements et assez mal préparée. On constate que l'utérus est volumineux ; les parois en sont épaisses, 1 centimètre environ. La cavité est aussi augmentée.

Dans la trompe droite existait une grossesse tubaire, dont on ne retrouve plus que des débris. La rupture du kyste a amené une hémorrhagie qui a été rapidement mortelle; mais il est impossible de préciser l'époque de la grossesse.

(Professeur Rostan, 1855.)

N° 695. — Utérus avec les annexes; hémorrhagies dans les trompes utérines.

Sur cette pièce, qui est sans renseignements, on constate que les deux trompes sont volumineuses; surtout dans la partie qui avoisine le pavillon, elles sont résistantes. Une incision pratiquée dans la trompe gauche montre que la cavité dilatée est remplie par un caillot sanguin fibrineux.

(Professeur Rostan.)

N° 696. — Modèle en cire d'une grossesse extra-utérine.

Sur cette pièce en cire, on a représenté un fœtus qui paraît presque à terme et momifié. Dans la note qui a été remise, il est seulement dit que ce fœtus s'était développé dans l'un des ovaires, ce qui est peu probable, et qu'il y avait séjourné 3 ans.

(Professeur Pelletan.)

N° 697. — Modèle en cire d'un utérus avec les annexes; grossesse tubaire.

Sur cette pièce, qui est absolument sans renseignements, on a figuré dans la trompe droite une grossesse tubaire. Le fœtus se serait développé dans la portion de la trompe qui avoisine le pavillon, et il paraît avoir environ 2 mois.

N° 698. — Utérus avec les annexes; grossesse tubaire.

On observe sur cette pièce, dans la trompe droite, une dilatation considérable de cet organe, qui contenait un produit de conception, dont l'âge ne peut être déterminé maintenant, vu l'absence de tous renseignements ; la tumeur oblongue a le volume d'un petit œuf. La trompe s'est rompue, et il s'est produit un épanchement sanguin dans la cavite péritonéale, qui a déterminé une péritonite rapidement mortelle.

(M. Barth.)

N° 699. — Utérus avec les annexes; grossesse tubaire.

Cette pièce provient d'une jeune femme de 28 ans, qui avait

eu une grossesse heureuse deux ans auparavant. Depuis deux mois et demi, ses règles s'étaient supprimées; elle éprouvait des douleurs vagues dans la cavité abdominale, qui lui firent supposer qu'elle était de nouveau enceinte.

Le 24 mai 1836, elle éprouva des douleurs vagues dans l'hypogastre, en même temps qu'il s'échappa du sang par la vulve; l'hémorrhagie arrêtée, il s'écoula de l'eau rousse par la vulve. Cette malade a succombé le 1er juin, avec des accidents de péritonite.

A l'autopsie, on a trouvé une grande quantité de sang noir dans le ventre. L'utérus est développé dans toute ses parties, le corps a environ 9 centimètres de long, son fond a 6 centimètres de large, les parois ont 14 millimètres d'épaisseur, le col a 32 millimètres de long. La cavité utérine est tapissée par une membrane molle, veloutée, qui est la caduque.

La trompe gauche, à peu de distance de son extrémité utérine, présente une dilatation piriforme, dirigée obliquement, de haut en bas, et de dedans en dehors. La trompe, à ce niveau, présentait le volume d'un gros œuf de pigeon. A la partie postérieure et supérieure de cette dilatation existe une déchirure à bords irréguliers, qui était bouchée par un caillot. C'est à ce niveau que s'est produite l'hémorrhagie qui a été mortelle. Le calibre des artères utérines était notablement augmenté. On apercevait les membranes de l'œuf à travers la rupture, et à leur intérieur le fœtus, qui est retiré de sa cavité et est placé à la partie latérale gauche de la pièce, tandis que les membranes sont à droite.

Le fœtus a de 18 à 20 millimètres de longueur; le cordon ombilical, qui est peu volumineux, s'insérait à la partie inférieure de l'œuf. Les parois de la poche, formées par la trompe dilatée, sont assez minces, cellulo-fibreuses, et la surface interne est rugueuse, mamelonnée. Le cathétérisme de la trompe, par l'utérus, a montré qu'elle était complètement oblitérée à 14 millimètres de son orifice utérin.

(M. Fleury, *Soc. anat.*, 1836, t. XI, p. 205.)

N° 700. — Utérus avec les annexes ; grossesse tubaire.

Cette pièce est sans renseignements, mais l'on constate que l'utérus est plus volumineux qu'à l'état normal : il a près de 8 centimètres de long. Sa cavité est également augmentée et tapissée de la membrane caduque. Les parois, à leur partie moyenne, ont 18 millimètres d'épaisseur.

Dans la trompe gauche, qui est oblitérée à peu de distance de la cavité utérine, existe, dans sa moitié externe, un renflement qui a été incisé, et dans lequel on voit un embryon long de

18 millimètres, entouré de ses membranes. Les parois de la poche se sont rompues, et il s'est produit dans la cavité abdominale une hémorrhagie qui a été rapidement mortelle.

N° 701. — Utérus avec les annexes; grossesse tubaire.

Cette pièce est encore sans aucuns renseignements. L'utérus, légèrement augmenté de volume en même temps que les parois sont hyperthiophiées, a une longueur de 9 centimètres. La cavité dilatée est tapissée par la caduque, qui a été isolée dans toute son étendue.

La trompe gauche, à peu de distance de l'utérus, présente un renflement qui lui donne à ce niveau le volume d'un petit œuf de pigeon. Dans cette cavité, dont les parois fibreuses sont très minces, existait un produit de conception, enveloppé de ses membranes. La poche s'est rompue, et il s'est produit une hémorrhagie qui a été rapidement mortelle.

(M. Thompson.)

N° 702. — Utérus avec les annexes; grossesse tubaire.

Cette pièce est encore sans grands renseignements. Tout ce que j'ai pu savoir, c'est qu'elle provient d'une jeune femme de 23 ans, qui avait eu auparavant une grossesse normale.

D'après les renseignements qui m'ont été fournis, la grossesse tubaire devait être arrivée à environ trois mois et demi.

Voici ce que l'on constate sur cette pièce : l'utérus est un peu plus développé, il a 8 centimètres de long; sa cavité est tapissée d'une caduque qui oblitérait l'orifice du col. Les parois de l'utérus ont une épaisseur de près d'un centimètre.

Dans la trompe droite, près de l'utérus, s'était développée une cavité kystique dans laquelle on constate qu'il existe un fœtus, bien conformé, qui était enveloppé de ses membranes. Ce fœtus semble bien se rapporter à l'époque indiquée précédemment de la grossesse. Il s'est produit une rupture de la paroi de la poche, qui a déterminé une hémorrhagie péritonéale, rapidement mortelle.

(Professeur Monneret 1862.)

N° 703. — Utérus avec les annexes; grossesse extra-utérine, abdominale secondaire.

Cette pièce présente un grand intérêt; aussi je rapporterai ici une grande partie de l'observation. La pièce provient d'une femme de 25 ans, qui est morte de pneumonie, le 18 janvier 1878.

Sept mois environ avant sa mort, cette femme avait éprouvé des douleurs dans le bas-ventre. M. Sevestre crut d'abord à l'existence d'une métrite; mais, comme il y avait depuis deux mois suppression des règles, avec des picotements dans les seins, qui avaient augmenté de volume, l'utérus étant peu volumineux, il supposa l'existence d'une grossesse extra-utérine.

Le 22 août 1877, cette femme, sautant quatre ou cinq marches d'un escalier, ressentit dans le ventre une vive douleur, et éprouva tous les symptômes d'une péritonite aiguë, en même temps que l'on observait tous les symptômes d'une hémorrhagie interne. Avec le repos et un traitement approprié, la malade put néanmoins rétablir sa santé, mais mourut quelque temps après.

A l'autopsie, on trouva dans l'abdomen et principalement dans l'excavation pelvienne, des taches diverses, noirâtres, qui furent attribuées à une ancienne hémorrhagie. Il n'existait cependant ni caillots, ni fausses membranes.

L'utérus est à peu près normal comme volume et comme cavité intérieure; on ne trouve rien qui puisse être considéré comme une caduque, les annexes ne présentent rien d'anormal à gauche. Du côté droit, la trompe, après un trajet de quelques centimètres, s'arrête brusquement et présente une solution de continuité; la déchirure est complète et telle qu'il ne reste de cet organe à peu près que la moitié correspondant à l'utérus. Au-dessus et en arrière de l'utérus, à l'extrémité de la rupture de la trompe, existe une tumeur dont l'enveloppe s'est déchirée pendant l'autopsie; elle est constituée par une poche contenant le produit d'une grossesse extra-utérine. Le placenta est entier et constitue les parois de la poche, qui renferme un fœtus de 4 à 5 mois; le cordon est inséré au centre du placenta, et se dirige obliquement derrière le dos, puis, sur la partie latérale gauche du tronc, passe au niveau de la crête iliaque.

Le fœtus, dont le crâne est aplati et plusieurs os de la face fracturés, présente un certain nombre de déformations congénitales. Il existe une main-bote avec de nombreuses déformations des doigts.

Il semble résulter de cette observation, que le fœtus s'est d'abord développé dans la partie externe de la trompe, puis est tombé consécutivement dans le péritoine, à la suite de la rupture de la trompe. Les accidents d'hémorrhagie interne et de péritonite suraiguë, à la suite du saut de plusieurs marches d'escalier, semblent coïncider avec la rupture de la trompe, constatée par l'autopsie. (*Voir pour les détails l'observation.*)

(M. Mossé, *Soc. anat.*, 1878, 4e série, t. III, p. 119.)

CHAPITRE X

Lésions du clitoris.

Six pièces seulement, n°s 704, 705, 706, 707, 708 et 709, sont relatives aux lésions du clitoris ; quatre pièces, n°s 704, 705, 706 et 707, sont des exemples d'hypertrophie du clitoris ou de tumeurs limitées à cet organe. Pour deux pièces, n°s 708 et 709, la lésion occupe la vulve.

N° 704. — Tumeur hypertrophique du clitoris.

Cette pièce provient d'une femme de 50 ans; le clitoris, très hypertrophié, formait une tumeur qui a le volume d'une grosse orange; elle était coiffée par les grandes lèvres, qui étaient distendues, et il n'existait aucun pédicule. La base était aussi large que la tumeur elle-même; l'ablation fut faite à l'aide de ligatures qui durent être pratiquées en plusieurs temps. La masse morbide tomba le seizième jour.

Il s'agit ici d'une tumeur essentiellement fibreuse, dont l'extrémité présente un grand nombre de petits mamelons distincts, de volume variable, mais tous d'une très grande dureté.

(M. Appiat, *Gaz. hebd.* 1861, t. VIII, p. 551.)

N° 705. — Tumeur fibreuse du clitoris.

Cette pièce provient d'une femme de 30 ans. Elle consiste dans une tumeur volumineuse, qui a 13 centimètres de hauteur, sur

8 de diamètre; elle faisait saillie à travers la vulve. La surface externe présente l'aspect cutané normal, et la base qui était libre, est mamelonnée, comme couverte de nombreuses végétations. Cette tumeur, qui était légèrement pédiculée, adhérait au clitoris et aux petites lèvres; elle a été enlevée par excision. Une coupe pratiquée dans son épaisseur, permet de reconnaître qu'elle est constituée par un tissu fibreux, dense et enroulé.

(M. Saucerotte.)

N° 706. — Modèle en cire d'une tumeur du clitoris.

Sur ce modèle en cire, on a figuré, appendu au clitoris par un pédicule long de 9 centimètres, et de 5 millimètres de diamètre, une tumeur volumineuse. L'extrémité du pédoncule est comme renflée en massue, et cette extrémité, qui a le volume d'une grosse orange, est mamelonnée à la surface; les saillies qui forment ces inégalités sont très accusées.

(Professeur Desault.)

N° 707. — Modèle en cire d'une tumeur du clitoris.

Sur cette pièce, qui est assez mal exécutée, on a figuré un clitoris qui, à sa partie libre, présente un petit renflement en champignon, renflement qui doit être constitué par du tissu fibreux.

(Professeur Desault.)

N° 708. — Modèle en cire d'une tumeur située aux parties génitales externes.

Cette pièce est la représentation en cire d'une tumeur dont il est impossible de déterminer le siège précis et la nature. Elle est indiquée par Pelletan, comme une tumeur lymphatique qui avait son siège aux parties génitales externes. L'excision de cette tumeur a été faite avec succès.

(Professeur Pelletan, *Bul. de la Fac.*, 1811, p. 150).

N° 709. — Utérus avec le pubis; végétations éléphantiasiques de la vulve.

Cette pièce est sans renseignements, mais l'on constate que le pourtour de la vulve, les grandes et petites lèvres et le clitoris, sont le siège de nombreuses végétations, d'aspect fibreux, et qui ont acquis un développement considérable.

CHAPITRE XI

Lésions de la glande mammaire.

Trente pièces, seulement, du n° 710 au n° 739 inclusivement, sont relatives aux lésions de la mamelle, et je les diviserai en deux articles distincts, à savoir : 1° tumeurs bénignes du sein ; 2° tumeurs malignes.

Article premier.

TUMEURS BÉNIGNES DU SEIN.

Douze pièces, du n° 710 au n° 721 inclusivement, sont des exemples de tumeurs bénignes du sein. Elles présentent une hypertrophie d'un des éléments ou de tous les éléments de la glande. La plupart de ces pièces datent d'une époque assez récente ; elles sont presque toutes consécutives à la discussion académique. Je signalerai particulièrement, comme intéressantes, les pièces n°s 710 et 712. Cette dernière, surtout, est un exemple de tumeur fibreuse du sein ; puis la pièce n° 713, dans laquelle domine également le tissu fibreux, mais avec de nombreux kystes.

N° 710. — Glande mammaire ; hypertrophie fibreuse.

Cette pièce est intéressante. Elle a servi, en 1855, de point de départ à l'Académie de médecine pour la discussion des tumeurs du sein.

Cette pièce provient d'une femme de 41 ans, qui, quinze ans avant l'extirpation de sa tumeur, reçut une violente contusion, dit-elle, dans le sein droit. Cette contusion fut suivie de douleurs vives et de gonflement de la glande mammaire. Après la disparition de la douleur, au dire de la malade, il serait resté un petit noyau dur, comme superposé au sein. A chaque époque menstruelle, et cela pendant sept ou huit ans, la tumeur devenait sensible et augmentait de volume ; elle augmentait donc graduellement.

M. Larrey, 10 ans après le début du mal, à l'aide du régime antiphlogistique, amena un soulagement si notable, une diminution si apparente de la tumeur, que la malade demeura deux ans sans rien faire. Mais, sous l'influence de nouvelles fatigues, l'engorgement reparaît et devient tel, cette fois, que la tumeur acquiert deux fois le volume du poing. La malade se décide donc à se laisser opérer, quinze ans après le début de son mal.

La tumeur, au moment de son ablation, pesait 1,175 grammes ; elle était assez régulièrement hémisphérique, et complètement isolée de la glande par une membrane mince, fibreuse.

Sa surface offre des bosselures diversement prononcées.

Sa coloration était d'un blanc jaunâtre, uniformément égale à l'intérieur et à l'extérieur.

Sa coupe présente un tissu ferme, dense. La trame fibrillaire s'y trouve entrelacée dans toutes les directions, et si fortement serrée, qu'elle ne peut être distinguée à l'œil nu. Des orifices multiples, de forme ovalaire ou arrondie, et de dimension variable, se trouvent irrégulièrement disséminés en tous sens, avec ou sans communications de leurs canaux entre eux.

Les caractères microscopiques attribués au tissu fibreux ont été assignés aux débris de cette tumeur par MM. Mandl et Rochoux. Ce sont, en grande partie, ceux qu'on trouve décrits par M. Lebert dans les tumeurs du sein dites fibro-plastiques. La tumeur, examinée au microscope par M. Mandl, se compose d'un tissu fibreux abondant mélangé des éléments de la glande mammaire. Le tissu fibreux présente des fibres à divers degrés de développement ; elles entourent les extrémités cæcales de la glande mammaire qui sont encore reconnaissables.

(M. Larrey, *Mém. de la Soc. de chir.*, 1848.)

N° 711. — Tumeur adénoïde de la mamelle.

Cette tumeur a le volume d'une tête d'adulte. C'est un exemple-type de ce que Velpeau a appelé tumeur bénigne du sein.
(Professeur Velpeau.)

N° 712. — Tumeur fibreuse de la mamelle.

Tumeur du volume d'une petite pomme qui a été enlevée dans le sein; elle est arrondie, d'une couleur blanche et très dense. Cette tumeur a été divisée à sa partie moyenne, et, sur la coupe, on distingue à l'œil nu très nettement, qu'elle est constituée par des lamelles de tissu fibreux, d'un blanc nacré, qui s'entrecroisent dans tous les sens, et rappellent exactement l'aspect des tumeurs fibreuses de l'utérus. Dans cette production, on ne trouve, dans aucun point, d'acini provenant de la mamelle.
(Professeur Thillaye, 1807.)

N° 713. — Tumeur fibro-glandulaire de la mamelle.

Cette tumeur, qui a été énucléée du sein, a le volume d'une grosse orange; elle est arrondie et assez dense. Une coupe a été pratiquée dans son milieu, et on y distingue très nettement des lamelles épaisses de tissu fibreux d'un blanc nacré, qui circonscrivent entre elles d'assez grandes lacunes, cavités qui sont très probablement formées par la dilatation des acini, acini qui ne se retrouvent point sur la pièce n° 712.
(Professeur Chaussier.)

N° 714. — Tumeur adénoïde de la glande mammaire.

Cette tumeur, qui est sans renseignements, est volumineuse, et lobée. Chacun des lobes est séparé de son voisin par du tissu fibreux. Ces lobes sont contenus dans une cavité kystique, et ne se relient au reste de la tumeur que par un pédicule plus ou moins étroit. Tous ces lobes sont formés par l'hypertrophie pathologique des éléments normaux de la glande. C'est pour cette raison que cette variété de tumeur a été désignée sous le nom de tumeur adénoïde.

N° 715. — Tumeur adénoïde de la glande mammaire.

Cette tumeur, qui est très volumineuse, comprend la totalité de la mamelle. On retrouve, dans cette masse morbide, toutes les variétés des tumeurs dites adénoïdes. Une partie de cette masse fibro-glandulaire est dense, dure, homogène; une autre partie inférieure est surtout lobulée, granuleuse. Par un orifice que l'on trouve à travers la peau du sein, et qui s'est produit par suite de la distension du tégument, on voit s'échapper un certain nombre de petites vésicules aplaties, qui se relient au reste de la tumeur par de petits pédicules, et qui ne sont que des dilatations pathologiques d'un certain nombre d'acini, qui sont comme disséqués, séparés les uns des autres.

(Professeur Nélaton, 1865.)

N° 716. — Tumeur hypertrophique de la glande mammaire.

Cette tumeur, qui est très volumineuse, a été enlevée du sein d'une femme âgée. C'est un type de la variété d'hypertrophie fibro-glandulaire décrite par Velpeau.

N° 717. — Tumeur formée par une hypertrophie fibro-glandulaire de la glande mammaire.

Cette tumeur provient d'une femme de 46 ans, qui avait eu plusieurs enfants et, en 1852, avait été opérée d'une tumeur du sein, d'un volume considérable. Cette tumeur pesait 1 kilogramme 500 grammes. M. Lebert, qui l'examina histologiquement, reconnut qu'elle était essentiellement formée aux dépens de la glande mammaire, sans la moindre trace d'éléments cancéreux.

La cicatrice devint bientôt le siège d'une ulcération, et cinq mois après, la malade ressentit quelques élancements ; elle vit, peu de temps après, apparaître une nouvelle tumeur qui augmenta graduellement, et, six mois après, au mois de mars 1853, la lésion avait acquis un développement considérable. Cette seconde tumeur récidivée fut enlevée par M. Larrey, et c'est elle qui est déposée dans le Musée.

Cette tumeur dépasse en volume celui d'une tête d'adulte ; elle pesait, au moment de l'ablation, 2 kilogrammes 300 grammes ; elle est formée d'une substance molle, friable. Elle est constituée par une grande quantité de tissu fibreux, au milieu duquel existe un assez grand nombre d'éléments fusiformes en voie de prolifération, au sein duquel se retrouvent des éléments glandulaires. Il existe aussi un certain nombre de petites cavités kystiques.

(M. Larrey, *Soc. de chir.*, 1853, t. III, p. 515).

N° 718. — Tumeur hypertrophique de la glande mammaire.

Cette tumeur, qui est assez volumineuse, et avait présenté un développement assez rapide, sans déterminer de grandes douleurs, est constituée par des éléments fibro-gandulaires qui rappellent assez bien la structure de la glande même. L'accroissement signalé plus haut est principalement dû à ce qu'il existe dans cette tumeur un assez grand nombre de cavités kystiques, qui ont un volume variable. La malade est restée définitivement guérie après son opération.

(M. Houel.)

N° 719. — Hypertrophie mammaire.

Cette tumeur, relativement peu considérable, a environ le volume d'une orange. Elle est formée par un développement assez accusé du tissu fibreux de la mamelle, et elle contient, à son intérieur, un assez grand nombre de kystes, dont les plus volumineux peuvent égaler une noisette.

(Professeur Nélaton, 1863.)

N° 720. — Hypertrophie mammaire.

Cette tumeur, peu volumineuse, présente une hypertrophie mamelonnée de la glande mammaire, avec de nombreux kystes peu volumineux.

N° 721. — Hypertrophie kystique de la glande mammaire.

Cette tumeur, qui a le volume d'un œuf de poule, est intéressante; elle a été enlevée de la mamelle par le professeur Denonvilliers. Cette tumeur est formée d'un grand nombre de petits kystes arrondis, ayant de 1 à 3 millimètres de diamètre, il semble que les acini soient transformés en véritables kystes. Pendant l'opération, il est sorti une matière purulente par le mamelon. Le professeur Verneuil, à la suite de l'examen de cette pièce, a pensé que ces petits kystes doivent plutôt être attribués à des rétrécissements multiples des canaux galactaphores, qu'au développement des acini.

(Professeur Denonvilliers, *Soc. anat.*, 1855, t. XXX, p. 36)

ARTICLE 2.

TUMEURS CANCÉREUSES DE LA GLANDE MAMMAIRE

Dix-huit pièces, du n° 722 au n° 739, sont des exemples de tumeurs malignes du sein. Je signalerai particulièrement la pièce n° 722, qui est un kyste mammaire; mais à l'intérieur de la cavité kystique, existe une petite tumeur cancéreuse. La pièce n° 729 est un exemple d'énorme tumeur cancéreuse du sein qui a été traitée par les flèches caustiques, dont l'action s'est étendue aux organes contenus dans la poitrine.

Je signalerai aussi tout particulièrement la dernière pièce, 739, qui est une représentation faite d'après le procédé Baretta. Cette pièce, qui a la plus grande analogie, comme siège et aspect avec les tumeurs cancéreuses, ulcérées du sein, est au contraire un exemple rare de tumeur syphilitique, qui a bien guéri par un traitement approprié.

N° 722. — Kyste de la glande mammaire avec un noyau cancéreux.

Cette pièce consiste dans une cavité kystique, du volume d'une grosse noix, qui contenait une sérosité roussâtre. Sur un des points de la paroi de ce kyste, existe une petite végétation que le microscope a montré être de nature cancéreuse.

(Professeur Gosselin, 1848.)

N° 723. — Sarcome fusiforme de la glande mammaire.

Cette pièce provient d'une femme de 40 ans, qui portait dans le sein une tumeur du volume de la tête d'un fœtus à terme. Cette tumeur est mixte, formée, les deux tiers environ, par une hypertrophie mammaire simple. Du côté de la face profonde qui reposait sur le muscle grand pectoral, existe, enchâssée dans la tumeur hypertrophique, une seconde tumeur du volume d'un gros œuf de poule, qui tranche nettement et est bien délimitée. Cette seconde tumeur, plus dense, d'une couleur plus foncée, est composée d'éléments fusiformes et à noyau. Il s'agit d'un sarcome nuchaire qui est enchâssé dans une hypertrophie glandulaire.

(M. Houel, 1865.)

Nº 724. — Tumeur cancéreuse de la glande mammaire.

Sur cette pièce, il a existé un cancer étendu de la glande mammaire qui a été en grande partie détruit par la gangrène, et à sa place existe une vaste cavité en forme de kyste.

(Professeur Denonvilliers.)

Nº 725. — Cancer aigu enkysté de la mamelle.

Cette tumeur cancéreuse a été enlevée chez une femme d'environ 55 ans. La maladie s'était développée très rapidement. Dans l'espace de quelques mois, la production morbide avait acquis le volume d'une pomme, et elle était le siège de douleurs très aiguës; il n'y avait point de ganglions dans l'aisselle.

La tumeur enlevée est contenue dans une espèce de poche kystique qui la limite de toutes parts, son tissu est mou; elle contient beaucoup de suc avec de nombreux foyers hémorrhagiques. C'est un type de la variété de cancer dite encéphaloïde. Malgré la forme enkystée de cette tumeur et une ablation, je dirais volontiers rapprochée du début de la lésion, elle a cependant récidivé assez rapidement, et environ un an après l'opération, le sein et l'aisselle étaient le siège de nombreuses tumeurs à marche également très aiguë.

(M. Houel, 1863.)

Nº 726. — Tumeur squirrheuse du mamelon.

La malade qui portait cette tumeur était âgée de 67 ans environ. La tumeur, du volume d'un gros œuf de pigeon, datait d'environ deux ans, et la femme en rapportait l'origine à un coup qu'elle avait reçu sur cette région quelque temps auparavant. La tumeur, située dans la région du mamelon, à sa partie inférieure et externe, était dure au toucher, très mobile à la surface de la poitrine; mais, par sa face antérieure, elle adhérait à la peau par de nombreux tractus qui, lorsque l'on voulait plisser la peau de la région, formaient de petites dépressions. Elle était, en outre, le siège de douleurs lancinantes qui inquiétaient vivement la malade.

Après l'ablation, l'examen de la tumeur fit reconnaître qu'il s'agissait bien évidemment d'une lésion squirheuse; elle est composée d'une trame assez considérable de tissu fibreux, au sein duquel on trouvait un suc lactescent, renfermant des éléments nucléaires assez abondants, dont quelques-uns, pourvus d'assez gros noyaux, avaient un volume considérable; on y rencontrait aussi des éléments fusiformes et fibro-plastiques.

(M. Houel.)

N° 727. — Tumeur squirrheuse du mamelon.

Cette tumeur, qui est assez volumineuse, occupe la région du mamelon; la peau est très adhérente à la tumeur, et il existait au niveau du mamelon une petite ulcération.

(M. Poumet, 1840.)

N° 728. — Tumeur cancéreuse de la glande mammaire.

Portion de mamelle d'une femme d'environ 50 ans; au centre de la glande mammaire il s'était développé une tumeur cancéreuse de forme oblongue, et qui avait acquis le volume d'un œuf de poule. Cette tumeur, très douloureuse à la pression, était aussi le siège d'élancements spontanés.

Sur cette pièce, on constate, à la partie inférieure, la portion de mamelle indurée qui avait été le siége d'une hypertrophie fibreuse. Au-dessus existe la masse cancéreuse, qui était mollasse et présentait un grand nombre de vacuoles qui sont remplies par de la fibrine provenant d'anciennes hemorrhagies. Ces parties fibrineuses sont en outre envahies par une grande quantité de granules graisseux qui, à l'état frais, donnaient à cette partie une coloration jaune ambrée.

(Professeur Nélaton, 1862.)

N° 729. — Tumeur cancéreuse du sein opérée par les flèches caustiques, perforation de la poitrine.

Cette tumeur cancéreuse, qui est énorme, provient d'une femme d'environ 40 ans. La tumeur, qui occupait le sein droit, avait au moins le volume des deux poings. Il existait, dans la glande mammaire, un squirrhe qui occupait tout le sein, avec un véritable semis de cancer dans la peau.

Cette malade fut opérée par les flèches de Canquoin; la tumeur, comme on le voit sur la pièce, fut cernée par vingt-sept flèches qui étaient espacées d'un centimètre environ ; elles déterminèrent des douleurs extrêmement vives. A la chute de certaines eschares, M. Bauchet reconnut que la plèvre était ouverte, et même que le poumon communiquait avec la plaie extérieure.

Comme on le voit sur la pièce, les flèches avaient au plus 4 ou 5 millimètres d'épaisseur ; l'eschare circulaire a en étendue 2 centimètres au moins. Elle est complète, c'est-à-dire que les tissus qui séparaient les diverses flèches ont été mortifiés, atteints par le caustique.

En dedans et en bas de la mamelle, on trouve le tissu cellulaire mortifié, dans une direction oblique de haut en bas, de dehors en dedans, allant de la mamelle vers la partie inférieure de l'appendice xyphoïde et vers le sein du côté opposé. Or, les flèches ont toutes été appliquées en sens contraire. Dans la direction du centre de la lésion, le sternum est dénudé.

Dans le creux axillaire, il reste, en dehors de la plaie d'élimination, deux petits morceaux de tissu cancéreux.

La cage thoracique a été détachée afin de montrer la perforation de la plèvre par sa face profonde. Il n'y a point de pneumonie. La plèvre est adhérente tout autour de la perforation, à 3 ou 4 centimètres de cette perforation, et il y a en cet endroit un foyer rempli de pus. Le poumon est perforé et communique avec ce foyer.

J'ai cherché avec soin la direction des flèches, et j'ai pu suivre leur trajet bien exactement. Les flèches ont pénétré sous la tumeur, mais elles étaient loin d'arriver à se toucher par leurs extrémités : il existait entre leurs pointes au moins 2, 3 et 5 centimètres, et cependant tout le tissu sous-mammaire était converti en une eschare. Les flèches avaient à peu près 6 à 7 centimètres de longueur ; celles qui étaient appliquées dans l'aisselle n'avaient pas été enfoncées à plus de 2 ou 3 centimètres, et cependant on suivait, comme du côté du sternum, une traînée celluleuse mortifiée dans une étendue de 12 à 15 centimètres au moins, qui, partant du creux de l'aisselle, arrivait directement à la perforation. Il y avait, un peu au-devant de cette perforation, un mamelon cancéreux, gros comme une petite noix, qui semblait avoir échappé à l'action du caustique.

(M. Bauchet, *Soc. de chir.*, 1859, t. IX, p. 233.)

N° 730. — Tumeur squirrheuse de la glande mammaire.

Sur cette pièce, il existe, au-dessus du mamelon, une vaste ulcération profonde de 4 à 5 centimètres. Cette ulcération repose sur une induration squirrheuse de la glande mammaire ;

elle a des bords fongueux irréguliers, en forme de bourrelet découpé sur ses bords.

(M. Caron du Villards, 1836.)

N° 731. — Vaste ulcération cancéreuse du sein.

Sur cette pièce, on constate, au-dessous du mamelon, une vaste et profonde ulcération, à bords frangés irréguliers. Il est probable que la plus grande partie de la tumeur cancéreuse a été gangrenée et s'est exfoliée.

(Professeur Nélaton, 1866.)

N° 732. — Cancer de la glande mammaire.

Cancer encéphaloïde du sein ; la tumeur, qui est arrondie, présente 8 centimètres dans tous les sens ; le tissu cellulaire a été envahi, la peau était ulcérée au niveau du mamelon. La tumeur ayant été incisée, on voit qu'il existe des points ramollis, qui forment des géodes dans lesquelles flottent des parties plus résistantes; le suc cancéreux a été détruit par la macération. Cette femme avait également un cancer volumineux du foie.

(Professeur Cruveilhier, 1837.)

N° 733. — Cancer de la glande mammaire.

Cette pièce, qui est en assez mavais état de conservation, est un exemple de tumeur cancéreuse du sein, observée sur un homme de 40 ans. Dans la tumeur, on a trouvé une grande quantité de produits ostéo-calcaires.

(Professeur Richerand, *Complément du Dictionnaire des Sciences médicales*, t. Ier, p. 173.)

N° 734. — Modèle en cire d'une énorme tumeur cancéreuse du sein.

Modèle en cire d'un cancer encéphaloïde du sein gauche. La tumeur est énorme, elle est pendante à sa partie inférieure, d'où il résulte que relativement à son volume, elle est pédiculée. La peau qui la recouvre est généralement saine; dans un point, cependant, qui est le plus culminant de la tumeur, elle est ulcérée sur une surface de la largeur de la paume de la main.

(Professeur Cruveilhier.)

N° 735. — Modèle en cire d'un cancer ulcéré du sein.

(M. Castel.)

N° 736. — Modèle en cire d'un cancer ulcéré du sein.

Cette pièce est la représentation de la pièce précédente, n° 735, à une époque plus avancée de la tumeur.
(M. Castel.)

N° 737. — Modèle en cire d'un cancer ulcéré du sein gauche.

Modèle en cire d'un cancer ulcéré du sein gauche. La tumeur, qui est très volumineuse, non circonscrite, s'étend depuis le sein jusqu'au moignon de l'épaule près de ce dernier; elle est largement ulcérée et végétante.
(Professeur Desault.)

N° 738. — Modèle en cire d'un cancer du sein ulcéré.

Modèle en cire d'un cancer du sein. La tumeur est ulcérée dans la largeur d'une pièce de 5 francs; la peau, dans ses environs, est criblée de petits tubercules, très probablement de nature cancéreuse.
(M. Cayol.)

N° 739. — Modèle, procédé Baretta, d'une tumeur syphilitique ulcérée de la glande mammaire.

Tumeur du sein gauche, datant de plus d'une année, complètement mobile, sans adhérence avec les parties sous-jacentes. Les ganglions de l'aisselle ne sont point pris. Il s'écoulait par l'ouverture de la plaie, un pus verdâtre, sans détritus. — Indolence absolue.

La mamelle droite renfermait, elle aussi, 7 à 8 nodonités arrondies, circonscrites, dures, mobiles, indolentes, sans adhérence à la peau et aux parties sous-jacentes. La mamelle, en totalité, était très mobile sur les parties profondes.

L'état de la malade était très mauvais : vieille, maigre, cachectique ; elle a eu la vérole il y a 10 ans. Cette dernière donnée, l'aspect insolite de la tumeur qui ne ressemble pas à du cancer, la mobilité, l'indolence, l'absence d'engorgement axillaire, et surtout l'altération symétrique des deux mamelles, propre à la syphilis, fait supposer que la tumeur du sein est une manifestation de cette diathèse. Administration de l'iodure de potassium; ce médicament amène rapidement une amélioration extraordinaire dans l'état de la malade ; la plaie se ferme en partie ; sur sa demande, la malade quitte le service, abandonnant dès ce jour tout traitement spécifique, malgré les recommandations qui lui sont faites. Trois mois après, elle revient à l'hôpital, mais son état est des plus lamentables, et elle succombe quelques jours après, avec des signes de généralisation. A l'autopsie, on trouva du tissu tertiaire, dans un grand nombre d'organes.

(Professeur Verneuil.)

APPAREIL DU SYSTÈME CUTANÉ ET CELLULAIRE

Les pièces de maladies de la peau, du Musée Dupuytren, sont divisées en deux séries. L'une de ces séries est formée par la représentation, procédé Thibert, des éruptions cutanées. La seconde série est, en grande partie, formée de pièces naturelles qui intéressent l'épiderme, le derme et le tissu cellulaire. C'est de cette dernière série seule qu'il est question dans ce catalogue. Les pièces de la première série n'ayant point besoin de description spéciale, l'étiquette seule suffit à leur énumération. J'ai néanmoins placé ici dix tableaux qui sont des peintures représentant des taches de la peau, qui ne s'observent que dans les climats chauds, qui forment une série très intéressante de ces lésions cutanées décrites sous le nom de carathès, et qui n'ont été encore bien signalées en France que par le professeur Alibert.

Cent soixante-trois pièces, du n° 1 au 149, constituent les pièces de cet appareil, qui sont des plus variées. Pour faciliter leur classement et celui des pièces à venir, je les diviserai en un assez grand nombre d'articles distincts, à savoir :

Art. 1. Lésions de la vaccine et de la variole.
Art. 2. Lésions de la morve.
Art. 3. Lésions épidermiques.
Art. 4. Sclérème de la peau et kéloïdes.
Art. 5. Tumeurs éléphantiasiques.
Art. 6. Lésions diverses.

Ar. 7. Lésions dites carathès ou taches endémiques des cordillières.

Art. 8. Lésions des glandes de la peau.

Art. 9. Lipômes.

Art. 10. Corps étrangers de la peau et du tissu cellulaire.

Art. 11. Lésions diverses de la peau mal caractérisées.

Art. 12. Cancer de la peau.

Article premier.

LÉSIONS DE LA VACCINE ET DE LA VARIOLE.

Quatorze pièces, du n° 1 au n° 14, se rapportent à la vaccine; un certain nombre de ces pièces sont artificielles et destinées à représenter l'évolution du bouton de vaccin. D'autres pièces naturelles, n°s 10, 11, 12, 13 et 14, montrent la pustule variolique sur la peau et les muqueuses.

N° 1. — Modèle, procédé Thibert, de deux pis de vache; coupox.

Sur cette pièce, on a représenté deux pis de vache, sur lesquels on a figuré le développement régulier de la pustule primitive du coupox.

N° 2. — Modèle, procédé Thibert, d'une portion du bras et de l'avant-bras; vaccine anormale.

Sur cette pièce, on a représenté trois boutons de vaccin anormaux dans leur développement, et qui se rapportent à la varicelle.

N° 3. — Modèle, procédé Thibert, d'une portion du bras et de l'avant-bras, sur lequel on a figuré une varicelle à grosses vésicules.

N° 4. — Modèle, procédé Thibert, de l'avant-bras et de la main droite représentant une varicelle à petites vésicules.

N° 5. — Modèle, procédé Thibert, d'une portion du bras et de l'avant-bras d'un enfant sur lequel on a figuré un développement régulier de la vaccine.

N° 6. — Modèles, en cire, de douze portions du bras, représentant l'évolution de la vaccine du premier au neuvième jour.

N° 7. — Modèle, procédé Thibert, d'une portion du bras et de l'avant-bras, sur lesquels on a représenté une éruption de variole discrète.

N° 8. — Modèle, procédé Thibert, du bras, de l'avant-bras et de la main gauche, sur laquelle on a figuré une éruption de varioloïde.

N° 9. — Modèle, procédé Thibert, de la face postérieure de la jambe, sur laquelle on a figuré une variole confluente.

N° 10. — Quatre morceaux de peau, pustules de variole confluentes ombiliquées.

Sur ces quatre portions de peau, qui ont été prises sur le même individu, on voit que les pustules, rapprochées les unes des autres, sont confluentes et ombiliquées.
(M. Barth, 1841.)

N° 11. — Trois morceaux de peau ; pustules de variole discrète.

Sur ces trois portions de peau, qui ont été prises sur le même individu, il existe une éruption discrète de pustules de variole qui sont ombiliquées.
(M. Barth, 1841.)

N° 12. — Trois portions de peau ; pustules de variole.

Ces trois portions de peau appartiennent à des régions différentes ; la supérieure à la plante du pied, la seconde, à la paume de la main. Dans ces deux régions, les pustules de variole sont à peine apparentes, à cause de l'épaisseur de l'épiderme.

La troisième portion, qui appartient encore à la plante du pied, est destinée à montrer l'aspect du disque pseudo-membraneux sur l'épiderme du pied. Les petites plaques sont des portions d'épiderme, adhérentes au disque.

(M. Barth, 1841.)

N° 13. — Modèle en cire de la main gauche; éruption variolique.

Ce modèle en cire est celui d'une femme morte de la petite vérole, et dont le cadavre fut exhumé, lors des fouilles faites dans l'église des Cordeliers. On y a figuré des pustules varioliques. La matière des boutons fut inoculée à des singes, mais sans succès.

(Professeur Thouret, 1797.)

N° 14. — Larynx et trachée-artère; pustules de variole.

Sur cette pièce, on constate l'état de la membrane muqueuse d. s voies aériennes dans certaines varioles. Il existe sur cette pièce une éruption putuliforme, ou par petites plaques dans le larynx, la trachée-artère et les bronches.

(M. Barth, 1841.)

Article 2.

LÉSIONS DE LA MORVE

Quinze pièces, du n° 15 au n° 29 inclusivement, se rapportent aux lésions de la morve. Une seule pièce, n° 20, est naturelle et relative au larynx d'un homme qui présente des ulcérations de la muqueuse. Toutes les autres pièces sont des représentations, d'après le procédé Thibert, des lésions de la morve sur l'homme et les animaux.

N° 15. — Modèle, procédé Thibert, d'une moitié de tête de cheval; équinie glanduleuse de la pituitaire.

Représentation de la moitié gauche d'une tête de cheval, qui était atteint de morve. On a figuré de larges et profondes ulcérations de la muqueuse pituitaire, avec sécrétion mucoso-purulente abondante.

N° 16. — Modèle, procédé Thibert, d'une moitié latérale droite de la tête d'un cheval; équinie glanduleuse.

On a figuré, sur le cornet inférieur de cette tête de cheval, des ulcérations profondes, que l'on remarque également sur divers points de la muqueuse pituitaire, qui est congestionnée et considérablement boursouflée. Ces ulcérations sont dues à la morve, et il se faisait, par les narines, un écoulement purulent abondant.

N° 17. — Modèle, procédé Thibert, d'une coupe antéro-postérieure des os de la face; morve chez l'homme.

Sur cette pièce, on a représenté la narine droite, le pharynx et la cavité buccale d'un homme On a figuré, dans les fosses nasales et dans le pharynx, des ulcérations nombreuses et profondes de la muqueuse. Il existait, en outre, une sécrétion mucoso-purulente, qui tapissait les fosses nasales. Il existe une plaque gangréneuse à la voûte palatine.
(Professeur Breschet.)

N° 18. — Modèle, procédé Thibert, d'ulcérations suite de morve, de la moitié droite de la muqueuse des fosses nasales d'un homme.

Sur cette pièce, on a représenté la moitié droite des fosses nasales d'un homme. La muqueuse est criblée de petites ulcérations, suite de morve, et elle présente sur divers points du cornet inférieur et du cartilage, un boursouflement et dans certains points une destruction.

N° 19. — Modèle, procédé Thibert, d'ulcérations suite de morve, de la moitié droite des fosses nasales d'un homme.

Sur cette pièce on a représenté une coupe de la moitié des

fosses nasales d'un homme qui était atteint de morve. On a figuré une éruption vésiculo-pustuleuse avec ulcération de la muqueuse de la pituitaire, qui est, en outre, congestionnée et boursouflée.

(M. Mailly.)

No 20. — Larynx d'homme avec la trachée-artère ; ulcérations de la muqueuse, suite de morve.

Sur cette pièce, la muqueuse du larynx et de la moitié supérieure de la trachée-artère sont profondément ulcérées par suite de la morve. Des débris de cette membrane flottent à l'intérieur du canal. Les cordes vocales, surtout les supérieures, sont en grande partie détruites, tandis que l'épiglotte est assez bien conservée à sa partie supérieure.

La partie inférieure de cette vaste ulcération laryngo-trachéale, se termine par un bord assez régulier, à environ 3 centimètres au-dessus de la bifurcation des bronches.

(Professeur Nélaton.)

No 21. — Modèle, procédé Thibert, de pustules de morve développées dans le larynx d'un homme.

Sur cette pièce, qui a été prise sur un homme, on a représenté un certain nombre de pustules et d'ulcérations, qui sont disséminées sur les bords de l'épiglotte et de l'orifice de la glotte.

(Professeur Breschet.)

No 22. — Modèle, procédé Thibert, de pustules de morve développées dans le larynx d'un homme.

On a figuré, sur cette pièce, le larynx d'un homme, ouvert à sa partie postérieure, et l'on voit des pustules et ulcérations de la morve, qui sont agglomérées sous l'épiglotte.

(Professeur Breschet.)

No 23. — Modèle, procédé Thibert, d'une moitié latérale de la face d'un homme ; morve.

On a figuré, sur cette moitié latérale droite de la face, sur la peau, des pustules et des escharres gangréneuses à divers états de développement suite de la morve.

(Professeur Breschet.)

N° 24. — Modèle, procédé Thibert, du bras d'un homme; abcès suite de morve.

Sur cette pièce, on a figuré un abcès métastatique du pli du bras; ouverture de l'abcès, vaste foyer purulent.

N° 25. — Modèle, procédé Thibert, de la face d'un homme, atteint de morve.

On a figuré, sur la face d'un homme atteint de morve, de nombreuses plaques gangréneuses, surtout vers la racine du nez, sur le front et les orbites. Les paupières supérieures sont tuméfiées et frappées de gangrène. Sur diverses autres parties de la face, on a représenté des pustules à divers états de développement.

(Professeur Andral.)

N° 26. — Modèle, procédé Thibert, d'une portion de peau atteinte de morve.

On a figuré sur cette pièce un lambeau de peau, sur lequel on remarque deux plaques gangréneuses, avec agglomération de pustules.

N° 27. — Modèle, procédé Thibert, d'une portion de poumon d'un homme atteint de morve.

Sur cette pièce, on a représenté une portion du poumon d'un homme. On a figuré des abcès lobulaires. Le parenchyme de l'organe est congestionné, et des abcès avec induration purulente, sont disséminés à son intérieur.

(Professeur Breschet.)

N° 28. — Modèle, procédé Thibert, d'un abcès lobulaire du poumon, chez un cheval atteint de morve.

On a représenté sur cette pièce une portion de poumon d'un cheval atteint de morve. On a figuré sur cette portion de poumon des abcès lobulaires. Des congestions partielles s'observent dans tout le parenchyme de l'organe.

N° 29. — Modèle, procédé Thibert, d'un abcès lobulaire du foie, chez l'homme; suite de morve.

On a représenté sur cette pièce une portion de foie d'un homme, et on a figuré des abcès lobulaires, suite de morve. On observe en outre, dans tout le foie, des congestions partielles disséminées, avec induration du parenchyme de l'organe.

ARTICLE 3.

LÉSIONS ÉPIDERMIQUES.

Sous cette dénomination de lésions épidermiques, j'ai compris toutes les lésions de l'épiderme hypertrophié. Les hypertrophies des ongles, les productions cornées de la surface de la peau, et les hypertrophies épithéliales qui se développent dans les follicules sébacés, *cornes internes*.

Vingt-deux pièces, du n° 30 au 51, se rapportent à cet ordre de lésions. Les pièces n° 30 et 32 sont des exemples très remarquables d'ichtyose congénitale.

Les pièces n°s 33, 34, 35, 36 et 37 sont des exemples d'hypertrophie des ongles ; celles n° 38, 39, 40 et 41, de couches épidermiques très épaisses, situées à la surface de la peau.

Les dix pièces suivantes, n°s 42, 43, 44, 45, 46, 47, 48, 49, 50 et 51, sont relatives à des productions épidermiques, développées sous forme de corne. Mais je veux attirer plus spécialement ici l'attention sur deux de ces pièces. Sur la première, n° 48, il s'agit d'une corne volumineuse de la face dorsale de la main, qui a succédé à une tumeur épithéliale qui a été cautérisée avec énergie, et sur la cicatrice de laquelle la corne s'est développée. La pièce n° 44 est un très beau et rare exemple de corne interne volumineuse, qui s'est développée à l'intérieur d'un kyste sébacé de la région occipitale.

N° 30. — Fœtus ; ichthyose congénitale.

Sur ce fœtus, la surface du corps est parcourue par de nombreux sillons, qui simulent la déchirure d'une partie du tégument ; il semble que chez cet enfant la peau ait été trop courte. Pour emprunter une comparaison qui peint assez exactement cette lésion, la peau a la plus grande analogie avec l'aspect que prend la déchirure des pommes de terre cuites à l'eau.

Le nombre des fissures du tégument est considérable. On peut les compter par centaines ; elles occupent aussi bien le tronc que les membres. Les membres inférieurs, dans leur dernier segment, jambes et pieds, en sont cependant exempts, excepté du côté gauche ; où il en existe une au niveau de la partie antérieure de l'articulation tibio-tarsienne.

La direction de ces fissures n'a rien de régulier ; au crâne, elles sont tantôt verticales, tantôt horizontales ou obliques. Au cou, au thorax, à l'abdomen, où elles sont nombreuses, à la région antérieure, elles offrent une direction plus régulière ; ces déchirures sont en général transversales à l'axe du corps ; on n'en compte que trois qui soient perpendiculaires. L'une est située sur la ligne médiane ; les deux autres sur les côtés latéraux du tronc. Au niveau des articulations gynglimoïdales, poignet et genou, l'écartement des bords des fissures est très considérable.

La profondeur de ces fissures épidermiques varie entre un demi-millimètre et un millimètre. Le fond est quelquefois lisse, d'autrefois rugueux. L'écartement compris entre les bords des fissures n'est pas toujours le même ; il est, pour un des sillons verticaux du ventre, de cinq millimètres ; mais la moyenne est de deux à trois millimètres..

La couche épidermique est bien moins épaisse au niveau des sillons ; mais je renvoie, pour les détails histologiques de cette lésion, à la pièce n° 32, où elle a été bien étudiée par M. Chambard.

(M. Houel, *Soc. de Biologie* 1852, 1re série, t. IV, p. 176.)

N° 31. — Portion de peau ; ichthyose congénitale.

Cette portion de peau, qui appartient au fœtus précédent, atteint d'ichtyose congénitale, a été prise sur le dos, et elle est destinée à montrer la profondeur des sillons.

(M. Houel, *Soc. de Biol.* 1852, 1re Série, t. IV, p. 176.)

N° 32. — Fœtus ; ichthyose congénitale.

Ce fœtus m'a été remis par Mme Plattier, sage-femme, qui m'a donné les renseignements suivants : il était à terme ; la mère avait 19 ans et le mari 26. La mère de l'enfant avait déjà été accouchée par la sage-femme, l'année précédente, d'un enfant qu'elle m'a affirmé être en tout semblable à celui-ci ; il a vécu dix heures et ce dernier a vécu vingt-sept heures.

Ce fœtus, bien conformé, présente une hypertrophie très notable de l'épiderme. Toute la surface du corps est couverte de larges plaques saillantes, dures et jaunâtres, séparées par des sillons au niveau desquels la peau présente son épaisseur et sa coloration normale.

Voici l'examen microscopique fait par M. Chambard, et que je transcris complètement ici, à cause de son importance ; il est le même pour la pièce n° 30.

Les fragments de peau soumis à l'examen ont été pris sur les limites des plaques ; de telle sorte que chaque fragment présente deux régions : une épaisse, répondant à la plaque dure, et une mince, correspondant aux sillons de la peau. Ces portions de peau ont été durcies par macération successive dans l'acide picrique, la gomme et l'alcool ; les coupes ont été colorées par le picro-carminate d'ammoniaque en solution à un pour cent.

Des coupes ont été faites dans trois directions différentes ; les unes parallèlement à la surface de la peau, les autres perpendiculairement, de manière à intéresser à la fois les parties minces et les parties épaisses, les dernières, enfin, dans une direction perpendiculaire à celle des précédentes, et n'intéressant que les parties hypertrophiées.

Sur les coupes qui intéressent les parties épaisses et minces, le derme ne présente aucune modification ; il repose sur une couche épaisse de tissu cellulo-adipeux. Les papilles sont presque toutes coupées transversalement et apparaissent, par conséquent, comme des cercles roses occupés par des vaisseaux coupés en travers, et séparés les uns des autres par un réseau de cellules épithéliales, appartenant aux corps muqueux de malpighi. On peut déjà constater sur ces préparations que les papilles ne sont pas hypertrophiées, au moins dans le sens de leur épaisseur. Le corps muqueux de malpighi présente également, dans les deux régions, une épaisseur uniforme et normale.

Les diverses couches du revêtement cutané : tissu cellulo-adipeux, derme, corps papillaire et couche de malpighi, sont non seulement saines, mais présentent une épaisseur égale et un aspect identique, dans les portions épaisses aussi bien que dans les portions minces. Mais l'étude de la couche cornée de l'épiderme va rendre compte des différences d'épaisseur, d'apparence et de consistance.

Dans les portions minces, en effet, la couche cornée offre une épaisseur de 40 à 50 millièmes de millimètre, uniforme, et interrompue seulement de distance en distance par de légers renflements qui répondent à la section transversale de conduits excréteurs de follicules pilo-sébacés. Dans les portions épaisses on voit, par une transition brusque, la couche cornée acquérir une épaisseur du simple au double. Elle est constituée par des lamelles épidermiques dont les unes affectent une disposition concentrique, de manière à former des figures qui rappellent les globes épidermiques ; les autres s'étendent parallèlement à la surface de la peau.

Au centre des figures qui, par la disposition des cellules sphéroïdales, simulent des globes épidermiques, se voient des orifices arrondis qui renferment pour la plupart des détritus ayant le reflet des matières grasses, et un poil qui apparaît sur une section transversale, comme une corde colorée en jaune par l'acide picrique.

Il résulte donc de l'examen de ces coupes que la couche cornée de l'épiderme, considérablement épaissie, est parsemée de figures qui correspondent à la section transversale des gaines des follicules pilo-sebacés, très abondants dans cette région, et des canaux excréteurs des glandes sudoripares.

Ces faits montrent que l'épaississement de la peau est uniquement constitué par l'épaississement brusque et considérable de la couche cornée de l'épiderme, et que la couche de malpighi, la couche papillaire et le derme ne participent aucunement à cette hypertrophie.

(M. Houel, *Soc. anat* , 1878, 4e série, t. III, p. 574.)

N° 33. — Ongles des doigts ; développement exagéré.

Sur deux de ces pièces le développement des ongles de la main est très exagéré. Ils ont acquis, pour l'un d'eux, une longueur de plus de 9 centimètres, et ils sont recourbés en crochet.

(M. Fleury, *Bull. de la Fac.*, 1807, p. 112.)

N° 34. — Main gauche, hypertrophie des ongles.

Sur cette main gauche il existe un développement exagéré des ongles, qui ont subi un accroissement considérable et sont recourbés en crochet.

(*Anc. Fac. de méd.*, 1794.)

N° 35. — Main droite, allongement hypertrophique des ongles.

Cette main a été prise sur un individu atteint de psoriasis arthritique. Les ongles sont tellement épaissis qu'ils sont presque cylindriques et présentent l'aspect corné. Leur couleur est jaune ocre. Ils sont recourbés de telle façon qu'ils touchent la face palmaire des doigts; leur courbure décrit une portion de cercle, ils s'inclinent les uns sur les autres. Les ongles des derniers doigts ont de 7 à 8 centimètres de longueur et un diamètre de 8 à 10 millimètres. Ils sont légèrement concaves du côté de la face palmaire. Les ongles des pouces sont relativement courts, épais.

Cette main provient d'un individu de 41 ans qui, par suite de sa disposition arthritique, avait des ankyloses généralisées et présentait des déformations articulaires multiples.

(M. Piogey, *Soc. anat.*, 1878, 4e série, t. III, p. 296.)

N° 36. — Main gauche, allongement hypertrophique des ongles.

Cette main provient du même individu que la précédente et présente une disposition identique des ongles.

(M. Piogey, *Soc. anat.*, 1878, 4e série, t. III, p. 296.)

N° 37. — Pied gauche; allongement hypertrophique des ongles.

Ce pied provient du même individu que les deux mains précédente, nos 35 et 36. L'ongle du gros orteil présente un grand développement, surtout en longueur ; il a 9 centimètres de long sur 1 centimètre de large; il est fendillé dans toute sa longueur. Les ongles des trois autres orteils sont aussi très développés.

(M. Piogey, *Soc. anat.*, 1878, 4e série, t. III, p. 296.)

N° 38. — Main droite ; ichtyose cornée.

Sur cette main droite, qui appartient à une vieille femme, on constate, du côté de la face palmaire de la main et de la face antérieure des doigts, un développement très considérable de prolongements cornés, qui occupent toute la paume de la main et de la face correspondante des doigts. Il est à regretter que les renseignements manquent.

(M. Richard Desruès, 1822.)

N° 39. — Main gauche; ichtyose cornée.

Cette main gauche, qui appartient à la même personne que la pièce précédente, présente une disposition identique.

(M. Richard Desruès, 1822.)

N° 40. — Pied droit; ichthyose cornée.

Ce pied appartient au même individu que les deux mains n°s 38 et 39. La peau du pied, jusqu'au-dessus des malléoles, est recouverte de nombreuses et épaisses couches d'épiderme stratifié, qui se déchire dans certains points et forme comme des écailles.

(M. Richard-Desruès, 1822.)

N° 41. — Pied gauche; ichthyose cornée.

Ce pied appartient au même individu que les trois pièces précédentes, n°s 38, 39 et 40. La peau du pied, jusqu'au-dessus des malléoles, est recouverte de nombreuses et épaisses couches d'épiderme stratifié, qui est éclaté dans certains points et forme comme des écailles.

(M. Richard Desruès, 1822.)

N° 42. — Tumeur cornée.

Cette excroissance cornée, qui est volumineuse, s'est développée sur le nez d'un mouton et est semblable à la corne d'un rhinocéros. Elle est formée par une sécrétion épithéliale, disposée en fibres longitudinales. La base était creusée en cône et contenait une matière sébacée.

(M. Maillot, *Soc. anat.*, 1836, t. XI, p. 139.)

N° 43. — Corne volumineuse.

Cette corne, très volumineuse, qui a l'aspect extérieur et la disposition d'une corne de bélier, est recourbée en crochet; elle a 20 centimètres de long et a été extirpée de la région occipitale d'une femme.

(M. Picarda, *Acad. de méd.*, 1867, t. XXXII, p. 826.)

N° 44. — Corne interne développée à la région occipitale.

Cette pièce a été recueillie sur une femme de 50 ans environ, qui portait à la tête un grand nombre de tumeurs. Le cuir chevelu avait pris la forme des circonvolutions cérébrales. M. Denonvilliers, avant d'enlever la tumeur, constata qu'elle était fluctuante en grande partie, et que dans son intérieur elle contenait une masse solide, pyriforme, adhérente par sa base aux parois du kyste, libre par son sommet. On peut voir, en effet, sur la pièce, que la disposition reconnue existe.

Le kyste, qui a le volume d'une tête de fœtus à terme, présente, outre le liquide qu'il contenait et qui s'est échappé, une masse dure, comme cannelée, pyramidale, que l'examen microscopique a démontré être constituée par des cellules épidermiques déformées et disposées dans un certain ordre. C'est un exemple rare de *fausse corne interne.*

(Professeur Denonvilliers, *Soc. de chir.*, 1852, t. II, p. 622.)

N° 45. — Dessin de la corne interne n° 44.

(Professeur Denonvilliers, *Soc. de chir.*, 1852, t. II, p. 622.)

N° 46. — Production cornée de la joue.

Cette pièce provient d'une femme de 80 ans. Quatorze ans avant sa mort, une verrue s'était montrée à la joue droite ; sept ans après, la verrue fut atteinte par une branche d'épine qui la divisa ; il se forma alors deux saillies de substance cornée ; l'une s'est détachée, l'autre a continué à s'accroître, et c'est cette dernière qui est déposée dans le Musée.

Ce prolongement corné tenait par une large base à la joue droite ; il est recourbé en demi-cercle et un peu tordu sur lui-même. Les dimensions sont les suivantes : longueur de la grande courbure 12 centimètres 1/2, de la petite courbure 7 centimètres, circonférence à la base 6 centimètres 1/2, circonférence de la pointe 2 centimètres.

La base d'implantation est à peu près carrée, et chaque côté du carré a un peu moins de 2 centimètres.

Le tissu de cette substance cornée, examiné au microscope, a paru formé de cellules épidermiques aplaties et comme roulées sur elles-mêmes. Ces cellules, traitées par une solution à froid de soude caustique, se sont promptement gonflées, déroulées, et ont offert tous les caractères des cellules qui forment le tissu corné normal.

(M. Bisson, *Soc. de biol.*, 1862, 3e série, t. IV, p. 65.)

N° 47. — Production cornée.

Cette production cornée s'est développée à la région lombaire d'un nègre; elle a été extirpée avec la portion de peau sur laquelle elle était implantée. Le volume de cette production cornée est considérable à sa base ; elle a 16 centimètres de circonférence et 7 de longueur; la partie supérieure représente un cône tronqué. La stratification de l'épiderme s'est faite de façon que la corne paraît composée de fibrilles verticales, disposées assez régulièrement.

(Professeur Cruveilhier, 1836.)

N° 48. — Production cornée développée sur le dos de la main droite.

Cette pièce est très intéressante au point de vue du développement de la lésion, qui s'est produite dans les circonstances suivantes. Au mois de juin 1851, dit le docteur Bergot, la femme Robin, âgée de 68 ans, vint lui montrer une ulcération qu'elle portait sur le dos de la main droite. Cette ulcération était survenue à la suite d'un bouton que cette malheureuse femme avait écorché, et pour lequel elle avait été consulter un de ces guérisseurs si nombreux dans les campagnes, qui la traita pendant six semaines sans résultat.

L'ulcération, qui était située sur la face dorsale de la main droite, avait la forme d'une étoile à trois rayons irréguliers ; les bords en étaient taillés à pic, comme avec un emporte-pièce. Le fond était d'un rouge brunâtre, sans bourgeons ni au centre ni à la circonférence. Les bords étaient rose pâle, durs, luisants, et à un demi-millimètre de distance, il n'y avait nulle trace d'inflammation ou d'ulcération à la peau.

Cette femme, ordinairement d'une bonne santé, paraissait, malgré la misère et les années, avoir été douée d'un tempérament sanguin. M. Bergot croyant avoir sous les yeux un ulcère simple, égalisa, avec des ciseaux courbes sur le plat, les bords de la perte de substance et toucha le fond avec le nitrate d'argent.

Les bords saillants se reformèrent sans que le fond de l'ulcération prît un meilleur aspect. Pour la seconde fois, M. Bergot incisa les bords, et il cautérisa le fond avec le nitrate acide de mercure. La plaie fut ensuite pansée avec un cérat dans lequel on avait incorporé un peu de sulfate de fer. Au bout de deux mois (septembre 1851), la plaie se cicatrisa complètement.

La cicatrice garda, pendant un an environ, l'aspect blanc que l'on observe ordinairement sur une cicatrice de moxa. Au bout de ce temps, vers le mois d'août 1862, elle se ternit; de blanche elle devint brune ; elle augmenta d'épaisseur et ne tarda pas à faire un relief sensible à la surface de la peau. Aucune douleur, aucune démangeaison ne se manifesta, les pressions étaient insensibles; mais six mois après, par conséquent en janvier 1853, le relief était devenu plus considérable. M. Bergot constata qu'il existait une excroissance qui avait la forme d'un cône tronqué d'environ 1 centimètre de haut et de 8 millimètres de diamètre à la base.

Cette production épidermique continuant de s'accroître, la femme Robin, enchantée d'avoir une main qui la recommandait à la charité publique, ne voulait plus se soumettre à aucun traitement.

Cette femme fut revue au mois de juillet 1854 par M. Bergot, qui constata que l'excroissance cornée avait atteint un volume considérable, et qui était à peu près celui que présente la pièce que je vais décrire un peu plus loin. Elle ressemblait admirablement à une corne de chèvre. Un travail d'élimination ne tarda pas à s'établir à la base. Une ulcération se forma et donna issue à un liquide infect. L'ulcération ayant continué à s'agrandir, la tumeur devint mobile, elle tendait à s'éliminer, mais les forces de la malade étant épuisées, elle succomba le 8 octobre 1854, deux ans et deux mois environ, après la première apparition de l'excroissance cornée.

Description de la corne. Cette corne est située à la face dorsale de la main ; la base, qui a un diamètre d'environ 5 centimètres, s'insère sur la peau, qui recouvre le premier espace interosseux, et le métacarpien du doigt indicateur. L'adhérence avec la peau est aujourd'hui peu considérable, ce qui tient d'une part à une inflammation éliminatoire qui, dans les derniers temps de la vie, s'est développée au pourtour ; et, d'autre part, au ramollissement central de cette base, qui a donné naissance à de la matière infecte qui s'est échappée à travers une perte de substance, longue d'environ 2 centimètres et large de 1, que l'on voit à la partie postérieure.

L'excroissance cornée, au lieu d'être droite, est légèrement courbe, à concavité inférieure, ce qui fait qu'elle est plus longue du côté de sa partie supérieure. Dans ce dernier sens elle mesure environ 12 centimètres, tandis qu'elle n'en a guère que 7 du côté concave. Le sommet, loin d'être pointu, est, au contraire, tronqué.

La structure extérieure de cette corne est à peu près celle que l'on observe chez les animaux, c'est-à-dire qu'elle paraît composée de filaments juxtaposés qui, au lieu d'être superposés de la base au sommet, comme cela s'observe chez les animaux, sont, au contraire, placées parallèlement à l'axe de cette corne. L'ensemble de ces filaments forme une pyramide à trois branches, accolées les unes aux autres. La densité n'est pas la même dans tous les points ; elle est plus considérable au sommet, moindre à la base, qui est creuse. L'examen microscopique a montré que toute la masse était formée par une stratification de lamelles épidermiques collées par un mucus, et qui sont d'autant plus serrées que l'excroissance est plus dense.

(M. Houel, *Bul. de la Soc. de chir.*, t. V, p. 231.)

N° 49. — Dessin d'une corne volumineuse qui s'est développée sur la face dorsale de la main droite.

Cette production cornée a la plus grande analogie avec la pièce n° 48.

N° 50. — Production cornée.

Cette production cornée, qui est de forme assez irrégulière, provient d'une femme de 35 à 45 ans. Elle siégeait à la partie supérieure et interne de la cuisse.

(M. Garcin, 1876.)

N° 51. — Tumeur épidermique en forme de corne, développée sur la tête d'un perroquet.

(Professeur Broca, 1856.)

ARTICLE 4.

SCLERÈME DE LA PEAU ; MOLLUSCUM ; TUMEURS FIBREUSES ET FIBRO-GRAISSEUSES

Quatorze pièces, du n° 52 au n° 64 inclusivement, constituent cet article, qui est un peu variée. Les deux premières pièces, n°s 52 et 53, sont relatives au sclerème de la peau ; elles proviennent du même individu.

N° 52. — Portion de peau du membre inférieur; sclerème de la peau.

Sur cette portion de peau des jambes, on constate qu'elle est atteinte de sclerème ; elle est considérablement hypertrophiée et parsemée sur certains points de plaques calcaires. La jambe de ce malade était transformée en une sorte de carapace. Il y avait d'anciennes varices et de l'athérôme artériel, mais l'aorte était saine.

(M. Pozzi, *Soc. anat.*, 1873, 2e série. t. VIII, p. 879.)

N° 53. — Portion de peau du membre inférieur ; sclerème de la peau.

Portion de peau du membre inférieur, même individu que la pièce n° 52. Cette portion de peau, comme la précédente, est atteinte de sclerème et considérablement hypertrophiée.

(M. Pozzi, *Soc. anat.*, 1873, 2e série, t. VIII, p. 879.)

N° 54. — Membre supérieur droit; molluscum.

Cette pièce est sans renseignements ; mais on constate dans l'épaisseur de la peau, faisant un léger relief à sa surface, un très grand nombre de petites tumeurs, dont les unes sont grosses comme une noisette ; les autres, aplaties et larges, ont 2 centimètres et plus de diamètre. Enfin, il existe au bras une tumeur qui fait saillie à la surface de la peau et qui est légèrement pédiculée.

N° 55. — Portion de peau ; tumeurs fibreuses pédiculées.

Sur cette portion de peau, qui a été prise dans le dos, on constate que la face épidermique est couverte d'un très grand nombre de petites tumeurs fibreuses pédiculées, dont le volume varie d'un très gros pois à un grain de millet.

N° 56. — Portion de peau ; tumeurs fibro-graisseuses du derme.

Cette portion de peau a été prise sur un homme dont la peau de toute la surface du corps était couverte d'un grand nombre de tumeurs aplaties, faisant un relief à peu près égal à la face externe et interne. Le siège primitif de ces tumeurs, qui sont très rapprochées les unes des autres, est dans la couche profonde du derme. A l'état frais, elles ont été reconnues comme étant fibro-graisseuses.

(MM. Forget et Fournet.)

N° 57. — Portion de peau provenant du même individu que la pièce précédente n° 56 ; tumeurs fibro-graisseuses du derme.

(MM. Forget et Fournet.)

N° 58. — Portion de peau ; tumeurs fibreuses du derme.

Sur cette portion de peau on trouve une très grande quantité de petites tumeurs fibreuses qui ont pour point de départ le derme. Les unes de ces tumeurs sont pédiculées ; les autres ont une large base.

(Professeur Béclard, 1813.)

N° 59. — Tumeur fibreuse développée dans la peau du dos.

Cette tumeur provient d'un jeune homme de 28 ans, auquel M. Demarquay avait déjà enlevé un énorme polype naso-pharyngien (n° 319 *b*. des maladies des os). Huit ans après il vit apparaître dans le dos entre les deux épaules, une tumeur du volume d'une grosse noisette ; elle était dure, aplatie, peu saillante, et paraissait intimement confondue avec le derme. Dans l'espace d'un an, cette tumeur a acquis un volume considérable, comme on peut le voir sur cette pièce.

Le derme adhère à la face convexe de cette tumeur, tandis que son adhérence à l'aponévrose est faible. La peau est mince dans la partie correspondante au produit morbide ; une incision faite au centre de la tumeur en démontre la nature fibreuse, en tout point semblable au polype enlevé huit ans auparavant. Voici l'analyse microscopique faite par le docteur Chalvet : « Cette pièce est un exemple très net de tumeur fibreuse proprement dite ; elle est exclusivement formée de matières amorphes et de faisceaux de fibres lamineuses dirigées en tous sens ou enroulées sur elles-mêmes. La matière amorphe est rapidement dissoute par l'acide acétique étendu, et alors les fibres deviennent plus apparentes. Les fibres sont courtes, transparentes, nacrées. L'élément vasculaire semble manquer complètement. On ne voit point de globules sanguins dans les préparations. Cependant on constate sur divers points des blocs irréguliers de matière hématique, qui sont la preuve que du sang a pénétré dans la masse du fibrome.

Il n'existe pas de fibres élastiques dans les fragements de cette tumeur. On a vainement cherché dans l'ensemble de ce tissu, quelques éléments cartilagineux que pouvait faire soupçonner l'aspect nacré de la tumeur. Partout on n'a rencontré que des éléments fibreux plus ou moins condensés, selon la dureté plus ou moins grande du tissu qui servait à faire la préparation; nulle part on ne trouvait d'éléments dégénérés.

(M. Demarquay, *Soc. de chir.*, 1865, 2e série, t. VI, p. 325.)

N° 60. — Modèle, procédé Baretta, d'une kéloïde de la région occipitale.

Cette pièce provient d'un jeune homme de 17 ans. Il existe à la région occipitale, au niveau de la terminaison du cuir chevelu, une kéloïde volumineuse, longue de 12 centimètres, et ayant verticalement 3 centimètres. D'après le dire du jeune homme, cette kéloïde serait survenue à l'occasion de la cicatrice de boutons déterminés par la coupe des cheveux.

(Professeur Dolbeau, 1875.)

N° 61. — Modèle, procédé Barretta, d'une kéloïde de la région occipitale.

Cette pièce a été moulée sur un enfant de 12 ans, qui portait à la partie postérieure de la tête, à la racine des cheveux, une tumeur du volume d'une noix, aplatie de haut en bas. Cette tumeur a été considérée par M. Dolbeau comme une kéloïde, en raison de son aspect et de sa consistance qui était analogue à celle d'autres kéloïdes situées sous le mamelon gauche et en avant de l'appendice xyphoïde. Il n'y avait eu aucun traumatisme pour expliquer l'existence de ces tumeurs, dont l'apparition était spontanée.

A cause de la région, de la réduction incomplète de la tumeur, ainsi que de son développement pendant l'effort, M. Dolbeau s'est demandé s'il ne s'agissait point d'un ancien sac d'encéphalocèle deshabité, ce qui est peu probable.

(Professeur Dolbeau, 1875.)

N° 62. — Modèle en plâtre de kéloïdes de l'oreille et de divers points du corps.

Sur un même plateau, on a moulé en plâtre deux kéloïdes de l'oreille, qui sont survenues à la suite du percement du lobule de l'oreille chez une jeune fille de 18 ans. On a aussi représenté sur ce plateau deux kéloïdes volumineuses situées au bras, au niveau des cicarices de pustules de vaccin. Ces deux kéloïdes se sont réunies.

(Professeur Dolbeau, 1875.)

N° 63. — Modèle, procédé Baretta, de la partie inférieure de la face du cou et supérieure du tronc; cicatrice vicieuse.

On a représenté sur cette pièce une cicatrice vicieuse, suite de brûlure par le pétrole de la partie antérieure du cou. Les brides cicatricielles rétractées ont déterminé une légère flexion permanente de la tête en avant.

(Professeur Dolbeau, 1875.

N° 64. — Portion de peau, kéloïdes cicatricielles.

Cette portion de peau provient d'une femme qui présentait sur la surface du corps un grand nombre de cicatrices, suites de brûlures. Sur un certain nombre de ces cicatrices, il s'était développé des kéloïdes analogues à celles que l'on observe sur cette porti n de peau.

(Professeur Richérand, 1822.)

Article 5.

TUMEURS ÉLÉPHANTIASIQUES

Les pièces de tumeurs éléphantiasiques sont au nombre de 15, du n° 65 au n° 79 inclusivement. Les quatre premières, n°s 65, 66, 67, 68, sont relatives à l'éléphantiasis de la peau du scrotum.

Les pièces n°s 69 et n° 70, qui proviennent du même individu, sont un exemple des plus remarquables et peut-être unique, d'une énorme tumeur molluscum éléphantiasique, qui recouvrait, en forme de manteau, les deux tiers supérieurs du dos d'un jeune homme. Cette tumeur, par son énorme poids, avait déterminé des déformations considérables du squelette que l'on constate sur la pièce n° 70.

Les pièces n°s 71, 72, 73, 74, 75, 76, 77, 78 et 79 sont des exemples de tumeurs éléphantiasiques, du pied et de la jambe, *pied d'éléphant.*

N° 65. — Tumeur éléphantiasique du scrotum.

Cette pièce est malheureusement sans renseignements. Il s'agit d'une tumeur éléphantiasique du scrotum, qui a un volume et un poids considérable. Le volume de cette tumeur dépasse celui de la tête d'un adulte, et elle est constituée par une masse de tissu fibreux, dense, qui résulte évidemment de l'hypertrophie du derme.

La surface cutanée de cette énorme masse est hérissée d'un très grand nombre de tubercules, dont le volume est variable; les uns sont sessiles, mais la plupart sont pédiculés.

(M. Follin, 1862.)

N° 66. — Portion de peau du scrotum; éléphantiasis.

Le scrotum présente une épaisseur considérable; il a près d'un centimètre. Le derme est très hypertrophié, et la surface externe, qui présente un grand nombre de plis, est couverte de petites tumeurs qui sont disséminées et ressemblent à des grains de semoule.

(Professeur Nélaton, 1862.)

N° 67. — Tumeur éléphantiasique du scrotum.

Cette tumeur éléphantiasique, qui est très volumineuse, provient d'un homme de 29 ans, qui n'a jamais quitté la France. A 22 ans, comme début de son affection, ce malade la vit apparaître à l'union du scrotum avec la verge, dont elle envahit peu à peu le fourreau. Chaque année, au printemps et à l'automne, il remarqua que ses parties étaient prises d'une inflammation qui se traduisait par de la rougeur, de la chaleur, des démangeaisons non douloureuses; une éruption de boutons extrêmement petits et un état fébrile dans les premiers jours. Cette poussée durait 15 jours, pendant lesquels le gonflement des parties augmentait visiblement, puis restait stationnaire jusqu'à l'arrivée d'une nouvelle poussée. La tumeur devenait si volumineuse et si gênante qu'il était obligé de la porter dans un sac muni de bretelles.

Quand ce malade se présenta à M. Voillemier pour être opéré les parties génitales étaient énormes; leur augmentation ne semblait porter que sur le pénis. Mais quand celui-ci était relevé, on voyait qu'il se confondait avec les bourses, qui étaient aussi plus grosses qu'à l'ordinaire. Le tout formait une tumeur cylindroïde, légèrement étranglée supérieurement, où elle présentait une sorte de pédicule très épais qui s'attachait sur le pubis. Quand le malade était debout, cette tumeur descendait au-dessus des genoux.

Au bout de quelques instants de station, elle descendait encore un peu plus bas et devenait plus grosse. Si on la mesurait dans cet état, en suivant le plan médian de symétrie du corps, on trouvait que son périmètre longitudinal, depuis la symphyse jusqu'à la marge de l'anus, avait 110 centimètres. Son pédicule avait 34 centimètres de circonférence; sa partie la plus large, qui répondait à son tiers supérieur, avait 50 centimètres.

Quand le malade était couché, la tumeur était d'un rouge assez vif; elle prenait une coloration plus foncée pendant la station. Dans sa moitié supérieure elle présentait de légers enfoncements où s'inséraient de petits groupes de poils; la pression, comme dans l'œdème, produisait des dépressions. La sensibilité était obtuse, mais existait partout.

La tumeur, après son ablation, contenait une grande quantité de liquide séro-sanguinolent. Elle pesait 3 kilogrammes 100 grammes, et était constituée, dans toute sa masse, par un tissu fibreux, grisâtre, assez mou en apparence, mais doué d'une élasticité très remarquable. (*Voir, pour le détail, l'observation.*)

(M. Voillemier, *Mém. sur l'éléphantiasis du fourreau de la verge et du scrotum*, 1873.)

Nº 68. — Modèle en plâtre d'une tumeur éléphantiasique du scrotum.

Sur ce moulage, on a représenté une tumeur volumineuse du scrotum, qui consiste dans une hypertrophie considérable de la peau. La verge est englobée dans le scrotum.

(Professeur Ant. Dubois, 1798.)

Nº 69. — Tumeur éléphantiasique; molluscum disposé en forme de manteau qui recouvrait les deux tiers supérieurs du dos.

Cette pièce présente le plus grand intérêt au point de vue de la lésion en elle-même, et des déformations qu'elle a déterminées sur le squelette. Je rapporterai donc l'observation avec d'assez grands détails.

Ce molluscum provient d'un individu de 28 ans. La tumeur datait de 16 ans; elle était née à la partie postérieure du cou, au niveau de la quatrième ou cinquième vertèbre cervicale, sur une petite saillie cutanée congénitale, semblable à plusieurs autres que le malade portait sur la surface du corps. Suivant l'expression de M. Titon, qui soignait ce jeune homme, la tumeur se présentait, huit ans avant l'opération, sous l'apparence d'une saillie lipomateuse, qui avait le volume, la forme et la consistance du sein d'un garçon adulte. Elle se développa peu à peu d'abord, puis, vers la fin, elle prit, assez vite, un accroissemant considérable.

Au moment de l'opération, cette tumeur formait un gigantesque pli de la peau qui s'étalait comme un manteau, mince en avant, épais en arrière, sur la moitié droite antérieure du thorax, l'épaule droite et le bras droit, la partie postérieure du tronc, du col au sacrum. Cette sorte de revêtement bizarre était rattaché à la racine du cou par un pédicule qui s'étendait de l'angle interne et supérieur de l'omoplate gauche à la fossette susternale, en passant sur l'épaule droite. Toutes ses dimensions sont beaucoup plus considérables en arrière qu'en avant. Ce pédicule, s'il est permis de donner ce nom à une pareille masse, mesurait en hauteur tout l'espace compris entre la cinquième cervicale et la dixième dorsale. Le bord postérieur était rectiligne; il allait directement de l'omoplate gauche à l'articulation sacro-iliaque du même côté. Son bord antérieur, qui était le plus court, se terminait par un angle arrondi et un renflement qui le séparait du bord inférieur. Le bord inférieur, le plus long de tous, n'était point droit mais sinueux; il n'était point uniforme, il présentait des saillies et des dépressions qui simulaient assez bien les plis d'un manteau. Horizontal dans sa première partie, il était très oblique, de haut en bas et de droite à gauche, depuis le bras jusqu'au sacrum.

A la face externe de la tumeur, la peau présentait à considérer deux portions distinctes, dont la ligne de démarcation suivait l'axe du membre supérieur. Le segment antérieur avait l'apparence normale, mais on y remarquait au-dessous de grosses veines, ou plutôt de larges sinus du diamètre du doigt indicateur, qui remontaient vers le cou et communiquaient largement avec les vaisseaux de cette région, plus dilatés que d'habitude. La peau du segment postérieur avait une forme et un aspect tout caractéristiques, et qui rappelaient, à première vue, la physionomie de l'éléphantiasis des Arabes. Elle présentait des poils séparés par des saillies mamelonnées.

Cette masse cutanée, outre les veines signalées plus haut, présentait un très riche réseau de petits vaisseaux et de capillaires.

On ne pouvait soulever cette masse pendant quelques instants sans éprouver rapidement une fatigue insupportable Quelle doit être celle du malheureux qui l'a constamment attachée à lui, elle est d'autant plus grande que la longueur verticale de la tumeur est énorme et que son épaisseur s'accroît à mesure que l'on se rapproche de son extrémité inférieure. La traction qu'elle exerce sur la circonférence supérieure du thorax est très notable, dès qu'elle s'éloigne du tronc, même quand ses mouvements sont très peu étendus. Il faut un développement considérable de force au malade pour la maintenir ; aussi, afin de conserver son centre de gravité, cherche-t-il à se courber en avant, et se cramponne-t-il, pour ainsi dire, en croisant ses bras sur sa poitrine. Pour diminuer ses dimensions en hauteur et, par suite, en alléger le poids, il est contraint de soutenir cette partie de lui-même dans une espèce de sac accroché à des bretelles, et de la porter comme si c'était un corps tout à fait étranger. Sous l'influence de la moindre secousse qu'on imprime à cette tumeur, le patient éprouve des ébranlements extraoadinaires, et il est entraîné en arrière.

Si, après avoir élevé la masse à quelques centimètres de hauteur, on la laisse retomber brusquement, il est menacé d'une chute à la renverse. Il en est de même quand il marche seul et qu'il fait un faux pas. Il n'en faut pas davantage pour qu'il soit jeté sur le dos.

Il ne peut marcher pendant quelques temps sans être pris d'une extrême lassitude ; il lui est impossible de se livrer à aucun travail, et il est réduit, depuis trois ou quatre mois, à passer sa vie dans la position horizontale, et, de préférence, dans le décubitus dorsal, couché sur cette doublure monstrueuse qui lui sert d'oreiller. Cette énorme tumeur fut enlevée par M. Nélaton, à l'aide de fortes ligatures.

L'examen de la tumeur, qui a été fait par M. Cornil, montre qu'elle est constituée par une hypertrophie du derme. La couche épidermique est mince, et les papilles ne sont pas visibles. Il n'y a pas de distinction entre ce qui serait le derme et le tissu cellulaire sous-dermique ; ce dernier n'existe pas, car il y a très peu de graisse, et rien qui rappelle la structure aérolaire du tissu cellulo-graisseux.

La surface cutanée ne présente pas d'élevures correspondant à des papilles, mais seulement les orifices par où sortent les poils longs et grêles, et le soulèvement produit par les glandes sébacées qui entourent le poil. La racine de ces poils est très longue ; elle mesure de 6 à 10 centimètres de longueur. Les glandes sébacées sont aussi extrêmement développées, ayant jusqu'à 3 millimètres de longueur, composées d'acini multiples, possédant un nombre considérable de culs-de-sac. Les cellules de ces glandes sont nucléaires et très petites, normales.

Dans la partie examinée, on n'a pas trouvé de glandes sudoripares.

Le tissu gris, semi-transparent, mou, œdémateux, sans suc lactescent, dont est formée la tumeur, présente comme élément essentiel des cellules de tissu conjonctif (corps fusiformes) et des noyaux embryo-plastiques, quelques cytoblastions très rares. C'est une hypergénèse de tissu conjonctif. Ce tissu est très vascularisé.

M. le professeur Robin a déclaré que cette tumeur est formée par une hypertrophie du tissu lamineux sous-épidermique, tant de celui qui entre dans la constitution du derme, que de celui qui fait partie du tissu cellulaire sous-cutané.

(Professeur Nélaton, *Gaz. des hôpitaux*, 1865, p. 65.)

N° 70. — Portion du squelette avec une partie des organes thoraciques de la pièce n° 69.

Cette portion de squelette se compose de la colonne vertébrale, des côtes, des omoplates, des clavicules et de la partie supérieure des deux humérus. On a conservé l'aorte, la trachée et l'œsophage.

Les déformations du squelette sont considérables, et du plus grand intérêt; elles résultent de l'effort fait par ce malade pour supporter le poids de cette énorme tumeur. Au niveau de l'extrémite inférieure du sternum, la face postérieure de ce dernier organe n'est éloignée de la face antérieure de la colonne que par un intervalle de trois travers de doigt. A mesure qu'on remonte vers le cou, les deux segments osseux se rapprochent de plus en plus, et vers la poignée du sternum il y a presque contact. Le point le plus étroit du défilé est limité en avant pour la portion la plus extrême de la face sternale, et en arrière par le cartilage qui sépare les quatrième et cinquième dorsales, ainsi que par le corps de ces deux vertèbres. On sera peut-être étonné de voir le bord supérieur du sternum correspondre à la quatrième dorsale ou au cartilage qui est au-dessous; l'explication viendra naturellement plus loin. Dans ce rétrécissement, qui admet à peine un manche de scalpel à plat, est étreinte la crosse de l'aorte, immuable dans sa position, où elle est fixée par le tronc brachio-céphalique, la carotide et la sous-clavière gauches, qui la soutiennent de part et d'autre. Ces artères ont aussi une partie de leur calibre effacé à leur origine, mais elles quittent rapidement ce passage resserré pour gagner leurs régions respectives. Après la crosse de l'aorte, sa portion thoracique gagne promptement le côté gauche des corps vertébraux.

L'œsophage est dévié à gauche. La trachée s'est portée tout entière sur la partie latérale droite de la colonne, derrière la clavicule; tandis que la bronche droite semble la continuer, la gauche l'abandonne sous un angle de 100° environ, et passe perpendiculairement sur la face antérieure de la colonne dorsale.

Pour en finir immédiatement avec les cavités splanchniques, disons que les poumons, emphysémateux à leurs sommets, étaient légèrement congestionnés en arrière, surtout le gauche; que la plèvre du même côté gauche contenait un demi-verre de sérosité; que le cœur sain était seulement recouvert par une couche de graisse plus épaisse que normalement.

Les dernières vertèbres cervicales et les premières dorsales paraissent d'abord augmentées de volume, mais il est facile de voir que cet accroissement apparent dépend de déplacements multiples des corps vertébraux. Cependant, si l'on examine les huit ou neuf premières vertèbres, on reconnaît que, sauf l'atlas qui est à peu près normal, elles présentent des déformations remarquables. Tandis que la moitié gauche a son aspect habituel, la moitié droite est moins large, tassée, rétrécie, de sorte que si ces deux moitiés étaient séparées par un trait de scie, on ne pourrait supposer qu'elles appartiennent à la même colonne.

La troisième vertèbre cervicale, très mince dans toutes ses parties, se voit à peine. Son diamètre vertical a perdu les deux tiers de sa hauteur. Les lames des quatrième, cinquième et sixième vertèbres ont presque complètement disparu à droite; une grande partie de l'apophyse transverse droite de la cinquième, qui est le centre de la perforation, n'existe plus. La moelle, dans une étendue de plusieurs mètres carrés, 4 à 5, n'était protégée que par les membranes. Les apophyses épineuses des quatrième, cinquième et sixième cervicales sont soudées entre elles; elles forment un arc osseux convexe en arrière, sur lequel passe une gouttière non interrompue qui est le vestige de la bifurcation normale des apophyses.

Les vertèbres, principalement à leur face antérieure, ne sont recouvertes que par quelques tractus fibreux qui représentent le périoste; leur tissu est dur, plus compacte que normalement et comme éburné.

La section cervicale de la colonne qui est convexe en arrière au lieu d'être concave, offre des déplacements multiples : outre le déplacement des vertèbres moyennes en arrière, qui produit cette courbure anormale, il existe un déplacement latéral d'après lequel les quatre dernières vertèbres sont entraînées sur la droite, pendant que les trois supérieures, et le cartilage qui est au-dessous, sont portés vers la gauche, de sorte qu'il paraît y avoir une certaine inclinaison du cou à gauche. Enfin, il y a encore un déplacement par rotation. Les quatre vertèbres inférieures ont tourné sur leur axe, de façon que leurs apophyses transverses droites sont attirées en arrière, pendant que les trois supérieures sont restées fixes dans leur situation. Donc, d'une manière générale, pour ce qui concerne la colonne cervicale : courbure à convexité postérieure, courbure à convexité latérale droite, torsion.

La section dorsale, au lieu d'être convexe en arrière, est concave; et cette concavité est tellement prononcée, que son rayon de courbure n'a pas plus de 5 ou 6 centimètres. Elle est circonscrite par les huit premières dorsales; son sommet est constitué par la quatrième, dont le corps est le plus rapproché du sternum. Au-dessous de la huitième dorsale, la courbe devient de moins en moins marquée; elle tend vers la ligne droite ou plutôt elle se continue insensiblement avec celle de la section lombaire, qui est normalement concave en arrière.

La réunion de la section cervicale et de la section dorsale se fait sous un angle presque droit, un peu obtus pourtant, dont le sommet est constitué par l'extrémité de la *proéminente*, en avant par le cartilage qui unit la sixième à la septième cervicale, dont il ne reste plus d'ailleurs que des vestiges, les corps de ces deux vertèbres arrivant presque au contact et présentant même une disposition en coin.

De cette conformation de la colonne vertébrale il résulte que la section dorsale semble, qu'on me permette d'employer cette expression, remontée dans le cou; ainsi s'explique comment la quatrième dorsale correspond au bord supérieur du sternum, comment les côtes sont très obliques et très rapprochées les unes des autres, les supérieures surtout qui se touchent et sont même en partie imbriquées. Le tiers postérieur des côtes a 1 diamètre moitié moindre que celui des deux tiers antérieurs. L'angle des côtes est tellement exagéré que, pour les deux premières, la portion antérieure et la postérieure sont parallèles.

La clavicule droite, beaucoup moins volumineuse que la gauche, est arrachée de son articulation avec le sternum. L'omoplate droite, plus basse que la gauche, est aussi beaucoup plus mince; son bord interne est tranchant et déchiqueté.

(Professeur Nélaton, *Gaz. des hôpitaux*, 1865, p. 65.)

N° 71. — Moitié inférieure de la jambe droite avec le pied; éléphantiasis.

Sur cette pièce, pour laquelle les renseignements manquent absolument, on constate que la peau de la partie inférieure de la jambe et de la face dorsale du pied est dure, dense, légèrement

hypertrophiée, avec quelques boutons qui ont fait désigner, par Dupuytren, cette lésion sous le nom d'éléphantiasis.
(Professeur Dupuytren, *Bul. de la fac.*, t. Ier, p. 160.)

N° 72. — Pied droit; éléphantiasis.

Cette pièce provient d'un homme de 38 ans, ferronnier, originaire du département des Ardennes, qu'il n'a jamais quitté. Sans antécédents maladifs, il avait seulement des varices aux membres inférieurs.

Vers l'âge de 25 ans, cet homme se blessa au côté interne de la jambe droite ; il résulta de cette blessure une plaie qui, depuis lors, au dire du malade, ne se ferma jamais définitivement. Cette plaie, pendant une période de 12 années, aurait présenté des alternatives de suppuration et de cicatrisation. Le membre affecté augmentait progressivement de volume. Aux points où existaient les plaies, il se formait des grosseurs qui changeaient la forme du membre, augmentaient son volume et son poids, et rendaient la marche de plus en plus difficile, assez pour qu'il demandât lui-même l'amputation qui a été pratiquée.

La jambe, sur cette pièce, n'existe pas ; le pied seul nous a été remis; mais à cause de l'importance de cette pièce j'en rappellerai néanmoins brièvement les caractères.

La jambe avait un volume considérable ; la circonférence de ce membre était occupée par une vaste ulcération, étendue depuis la partie moyenne jusqu'au-dessous des malléoles. Cette surface ulcérée, d'aspect grisâtre, offrait une configuration très irrégulière. Il existait une série de bosselures, dirigées suivant l'axe du membre, séparées l'une de l'autre par des espèces de gouttières, surtout prononcées à la face antérieure. Le fond de l'ulcération, hérissé de bourgeons qui lui donnaient un aspect chagriné, laissait suinter un liquide sanieux et fétide. Au-dessus de cette plaie, dont le bord supérieur est irrégulièrement festonné, la peau était lisse et cicatricielle dans une étendue de 10 à 12 centimètres. La surface ulcérée s'étendait au-dessous des malléoles. Plus bas, l'hypertrophie se continuait et portait également sur les orteils. La peau présentait une coloration d'un blanc mat. L'épiderme semblait formé par des villosités qui lui donnaient au toucher la plus grande analogie avec une langue de chat.

Comme on le voit sur la pièce, sur la face dorsale des pieds, à la limite de la surface ulcérée, existe un amas de saillies mamelonnées, de volume variable : les plus petites comme des pois, les plus volumineuses comme des noisettes. A la loupe, ces tumeurs présentent un tissu d'un blanc terne, très dense. C'est l'aspect du tissu fibroïde.

(Professeur Lefort et M. Tirman. *Soc. anat.*, 1861. 2e série, t. VI, p. 543.)

N° 73. — Pied ; éléphantiasis.

Ce pied provient d'un nègre qui a été amputé à l'âge de 25 ans, à Saint-Pierre (Martinique), pour un éléphantiasis. Le pied, qui a un volume considérable et est très déformé, est naturellement d'une coloration noir foncé. La peau, très hypertrophiée, est couverte de nombreux mamelons propres à cette lésion. C'est un spécimen-type du pied éléphantiasique.

(MM. Lapère et Bonamy, 1842.)

N° 74. — Moitié inférieure de la jambe droite avec le pied ; éléphantiasis.

Cette jambe a été amputée par M. Fleury sur un Auvergnat qui n'avait jamais quitté son pays et n'avait point été, par conséquent, dans les pays chauds, où l'éléphantiasis est si commun. La maladie avait débuté par les orteils, puis s'était étendue au pied et à la jambe ; cette dernière partie était, de plus, le siège d'ulcères cutanés anciens.

Le pied, qui a acquis un volume considérable, est tout déformé et ne consiste plus qu'en une espèce de renflement arrondi, semblable à un pied d'éléphant. La jambe et le pied sont recouverts de tubercules gros comme le bout du doigt, et que M. Andral, dans la présentation qu'il a faite de la pièce à la Société anatomique, a comparés à certaines végétations syphilitiques. Sur la coupe du membre, on constate qu'il existe une hypertrophie très considérable du derme ; le tissu musculaire est atrophié, tandis que le tissu celluleux, devenu plus dense, a pris l'aspect du tissu fibreux.

(M. Fleury, *Soc. anat.*, 1837, t. XII, p. 195.)

N° 75. — Portion inférieure de la jambe gauche et du pied ; éléphantiasis.

Cette pièce provient d'un nègre de la Guadeloupe. Le pied, très développé, très volumineux et déformé, est couvert de gros tubercules. C'est un type d'éléphantiasis assez avancé.

(Professeur Breschet, 1835.)

N° 76. — Moitié inférieure de la jambe droite avec le pied ; éléphantiasis.

Cette pièce est sans renseignements. Tout ce que je sais, c'est que cette moitié inférieure de la jambe avec le pied a été prise sur un nègre qui a été amputé. Le pied, qui est très volumineux, et dont la peau, très hypertrophiée, est couverte de nombreux tubercules sessiles, a, du talon à l'extrémité des orteils, 30 centimètres, et 25 d'un bord à l'autre. L'épiderme du pied est très épais.

N° 77. — Moitié inférieure de la jambe gauche avec le pied ; éléphantiasis.

Cette pièce provient d'un nègre. La peau de la jambe et du pied est très hypertrophiée, et ce dernier est très déformé. Au cou-de-pied, à la plante et au talon, la surface de la peau présente de nombreux tubercules volumineux, disposés de manière à dessiner un soulier qui chausserait le pied. L'épiderme, qui est très épais, est soulevé dans certains points et se détache avec facilité.

N° 78. — Modèle en cire de la cuisse, de la jambe et du pied ; éléphantiasis.

Sur cette pièce, on a figuré à la jambe et surtout au pied, à la surface de la peau, de nombreux tubercules fongueux qui me semblent devoir être rapportés à l'éléphantiasis.

(Professeur J. Cloquet, 1818.)

N° 79. — Modèle en plâtre d'un membre thoracique droit, atteint d'élephantiasis.

(M. Silvy, *Bul. de la Fac.*, t. VII, p. 179.)

Article 6.

LÉSIONS DIVERSES

Si grande, si large que soit une classification anatomo-pathologique, il y a toujours un certain nombre de faits qui lui échappent. Comme il importe, pour un catalogue, que les pièces ne changent plus de numéro, j'ai donc été obligé de créer quelquefois ce titre de « lésions diverses », sous lequel sont classées certaines pièces, qui n'ont entre elles que très peu de points de ressemblance.

Cet article ne comprendra, pour le moment, que trois pièces : celle n° 80, qui est un exemple de lésion de la peau du pied, dite *pied pérical* ou *pied de madura* ; la pièce n° 81, qui est un modèle de la main, sur lequel on figure un mal perforant du pouce et du médius ; enfin, la pièce n° 82, qui est un modèle en cire d'un nœvus veineux.

N° 80. — Portion inférieure de la jambe droite avec le pied, qui est atteint de la lésion dite « pérical », ou « pied de madura ».

Ce pied, qui est très volumineux, a été amputé sur un nègre; il est très déformé. C'est un exemple de la lésion désignée sous le nom de *pérical* ou *pied de madura*. La peau présente, surtout au niveau des phalanges et des métacarpiens, de profondes ulcérations, qui peuvent, dans certains cas, déterminer des altérations profondes des os, comme cela se voit sur la pièce n° 294 *d* des lésions du système osseux.

(M. Bérenger-Feraud, 1876.)

N° 81. — Modèles de deux mains droites ; mal perforant de l'extrémité de la dernière phalange du pouce et du médius.

Plateau sur lequel existe le moulage de deux mains droites : l'une est moulée d'après le procédé Baretta, l'autre est en plâtre. Ces deux mains ont été moulées sur un carrier âgé de 52 ans, alcoolique. Les extrémités de la dernière phalange du pouce et du médius sont atteintes de mal perforant.

(Professeur Dolbeau, 1875.)

N° 81 a. — Modèle en cire d'un nœvus veineux du front et de la face.

Ce modèle en cire est le buste du nommé Delaire, né à Meaux, en 1756. A sa naissance, il portait l'excroissance dite *taupe,* qui est ici représentée. Elle avait alors les proportions gardées, l'aspect et l'étendue indiqués.

(Professeur Alibert, monographie des dermatoses, p. 803.)

Art. 7.

DU CARATHÈS OU TACHES ENDÉMIQUES DES CORDILLIÈRES

Cet article se compose de dix peintures représentant dix individus qui sont affectés de cette lésion cutanée. Cette lésion est placée parmi les affections du réseau muqueux de Malpighi, et avec les difformités *maculeuses pigmentaires.*

On distingue plusieurs espèces dans ces taches : les unes sont plus ou moins foncées, grisâtres; cinq tableaux s'y rapportent, n°s 82, 82 *a*, 82 *b*, 82 *c* et 82 *d*; d'autres tableaux, au nombre de trois, n°s 82 *e*, 82 *f* et 82 *g*, sont des exemples de l'espèce rouge, plus ou moins foncée. Enfin, deux tableaux, n°s 82 *h* et 82 *i*, sont des exemples de l'espèce bleue, qui paraît très rare, relativement au degré de fréquence des deux espèces précédentes. Ces tableaux ont été donnés au Musée par M. Josué Gomez, qui a soutenu, en 1879, sa thèse sur ces altérations cutanées.

N° 82. — Peinture représentant un homme atteint de carathès ou taches endémiques des cordillières; espèce grise.

Ce tableau représente un homme de 56 ans, agriculteur; il était marié en seconde noce. La maladie a commencé chez cet homme à l'âge de 4 à 5 ans; elle a débuté par de petites taches, et ce n'est que quand cet homme fut adulte que le mal se généralisa sur tout le corps. Il n'a éprouvé d'autre incommodité qu'un peu d'ardeur à la peau, quand il s'exposait au soleil, ou quand il était sur le point de transpirer. Le froid intense produit aux parties malades de légères écorchures. Dans ses deux mariages, cet homme a eu sept enfants. Aucun ne fut atteint du carathès. Sa mère avait le carathès gris.

Dans ce tableau, sur les parties du corps représentées à nu, on voit que la peau a sa couleur naturelle à la paume de la main gauche. Il existe une tache blanchâtre à la face antérieure du poignet du même côté, et d'autres taches analogues sur la face dorsale du pied et de la main droite.

(M. Josué Gomez, thèse, 1879.)

N° 82 *a*. — Peinture représentant un homme atteint de carathès; taches endémiques des cordillières (espèce grise).

Ce tableau a été peint sur un homme de 40 ans, agriculteur et marié. Il n'avait point d'antécédents héréditaires ; il était malade depuis dix ans. Ni sa femme, ni ses enfants n'étaient affectés du carathès.

Les taches de la face, celles du dos des mains, des pieds et de la région sternale se rapprochent, se confondent presque, et le masque est pour ainsi dire peu percé; mais toutes les autres régions affectées, et qui sont les mêmes que celles du tableau n° 82, mais moins marquées, sont couvertes par des taches très foncées se rapprochant de la forme circulaire. Les espaces de peau normale intermédiaires sont très distincts, et l'aspect aréolaire est des plus manifeste.

(M. Josué Gomez, thèse, 1879, p. 28.)

N° 82 *b*. — Peinture représentant la tête et une partie du tronc d'un homme atteint de carathès; taches endémiques des cordillières (espèce grise).

Ce tableau a été peint sur un homme de 36 ans, célibataire, agriculteur. Il était sans antécédents héréditaires. La lésion reproduite dans ce tableau est très bien figurée. Indépendamment du caractère habituel des taches grises, M. Gomez fait remarquer que, malgré que sur la figure elles se rapprochent les unes des autres, et que la portion de peau qui les sépare soit affectée, elles le sont si faiblement que l'on dirait que cette peau est normale.

Ces taches ont été figurées sur la face, le cou et la partie antérieure du sternum. Ces taches ont la plus grande ressemblance avec celles que l'on voit sur les cadavres, lors de l'apparition des premiers signes de putréfaction sur la peau.

(M. Josué Gomez, thèse, 1879, p. 28.)

N° 82c. — Peinture représentant un homme atteint de carathès, taches endémiques des cordillières (espèce grise).

Ce tableau a été peint sur un homme de 30 ans, marié, agriculteur; il était malade depuis 16 ans, et sans antécédents héréditaires.

Ce tableau, sur lequel sont représentées quelques taches grises de la seconde espèce décrites par M. Gomez, offre cependant un type des taches grises générales, envahissant presque toute la peau, et que l'on ne pourrait pas apercevoir sans un examen attentif. C'est ce qui arrive avec les taches du visage et du cou; mais ces mêmes taches sont très prononcées aux pieds et aux mains, sans perdre toutefois leur caractère le plus saillant, c'est-à-dire, une certaine conformité dans leur mode d'invasion et dans leur coloration.

(M. Josué Gomez, thèse 1879, p. 29.)

N° 82d. — Peinture représentant un homme atteint de carathès; taches endémiques des cordillières (espèce gris foncé).

Ce tableau représente un homme de 25 ans, célibataire, agriculteur, atteint depuis l'âge de 20 ans du carathès gris foncé, qui a envahi presque tout le corps. Le père de ce jeune homme était affecté du carathès rouge, et était le frère de l'homme représenté dans le tableau n° 82 *e*. Ce jeune homme s'est mis en traitement il y a un an.

Comme on peut le voir sur ce portrait, après avoir subi un traitement empirique, ce jeune homme est encore passablement tacheté, mais c'est un véritable progrès de pouvoir obtenir de pareils résultats, dans une maladie qui défigure horriblement le malade.

Il existe encore sur la face quelques taches rougeâtres, d'autres bleuâtres. La poitrine, dans la partie visible, est normale comme coloration, ainsi que le front et une partie de la région dorsale de la main droite. Le bras et l'avant-bras gauche sont teintés en bleu faible, comme les jambes; une partie des cuisses et le dos des pieds sont en rouge clair et en bleu à côté du rouge. Partout, on peut remarquer l'uniformité d'invasion dans les deux espèces, ainsi que l'absence de forme déterminée.

(M. Josué Gomez, thèse, 1879, p. 89.)

N° 82 *e*. — Peinture représentant une tête d'homme, avec le tronc et les deux membres supérieurs; carathès, taches endémiques des cordillières (espèce rouge).

Ce tableau représente une tête d'homme, âgé de 45 ans, avec le tronc et les deux membres supérieurs. Il était marié depuis longtemps, agriculteur. Il était affecté du carathès depuis son enfance, et avait eu plusieurs enfants non affectés. Il s'est marié en 1871, avec une femme très robuste et sans carathès; cette femme habitait un climat froid avant son mariage. Il s'est manifesté chez elle, dans ces deux dernières années, des taches noires et rouges sur le bras, qui ont disparu à l'aide d'un traitement.

Comme on le voit sur ce tableau, les régions du visage de cet homme, le cou et la partie antérieure de la poitrine, sont complètement envahis par une seule coloration, rouge intense, qui est moins marquée sur le front, lequel est néanmoins malade. Les faces externes et postérieures de l'avant-bras gauche, et la région dorsale de la main et des doigts du même côté sont très pâles dans leur teinte. Chez ce malade, comme dans tous les cas analogues, on voit les extrémités supérieures et inférieures envahies de toutes parts, quoique le carathès soit plus prononcé dans les régions exposées aux influences extérieures et surtout à l'action solaire. D'ordinaire, le tronc est aussi affecté d'une manière uniforme et générale.

(M. Josué Gomez, thèse 1879, p. 34.)

N° 82 *f*. — Peinture de deux têtes avec la partie supérieure du thorax; carathès, taches endémiques des cordillières (espèce rouge).

Sur ce tableau, on a peint, sous deux aspects, la tête du même individu, vue de face et de dos. Cet homme était atteint, depuis son enfance, de taches blanches ; les taches rouges lui sont venues à l'âge adulte, et, comme dans le tableau précédent, n° 82 *e*, le carathès est tout à fait analogue dans sa coloration et sa distribution, si ce n'est que, dans ce tableau, on a trouvé sur les régions frontale, jugale, de l'oreille, des sourcils, de la mâchoire inférieure et vers le cou, de nombreuses taches blanches congénitales, et qui sont placées à peu près symétriquement sur les deux côtés.

Dans cette espèce, la tache n'a pas une forme fixe. Quand commence la maladie, on ne remarque qu'un prurit intense et qui peut devenir insupportable, avec une desquamation au début, légère et générale.

(M. Josué Gomez, thèse 1879, p. 35.)

N° 82 *g*. — Peinture représentant un homme atteint du carathès; taches indémiques des cordillières (espèce rouge et bleuâtre).

Ce tableau a été peint sur un homme de 14 ans, agriculteur, malade depuis depuis peu de temps, et sans antécédents héréditaires.

Sur ce tableau on voit, sur la partie antérieure droite du tronc, une longue bande qui commence sur les épines iliaques antérieures, remonte sur le ventre et se prolonge jusqu'à la clavicule du même côté, pour rejoindre une autre bande de la région claviculaire opposée, et descend sur la mamelle du même côté. Toutes les deux sont tortueuses, d'un rouge sans uniformité dans leur développement, et même on peut se rendre compte du travail local qui accompagne leur développement, ainsi que du degré de desquamation à cette époque de la maladie.

Sur les membres thoraciques et sur la partie antérieure de la cuisse gauche, existent des plaques qui sont tout à fait analogues aux précédentes; mais, sur les jambes et un peu sur la figure, on voit nettement la diffusion propre à l'espèce et sa tendance à se généraliser d'une manière uniforme.

On voit encore représentée sur ce tableau, une grande tache bleuâtre qui couvre le ventre, et d'autres de même espèce qui se voient sur les avant-bras, les bras, le cou et la partie inférieure du visage et celle des membres thoraciques. Il s'agit donc ici d'un carathès de l'espèce rouge et bleuâtre à la fois.

(M. Josué Gomez, thèse 1879, p. 36.)

N° 82 *h*. — Peinture représentant un homme atteint de carathès; taches endémiques des cordillières (espèce bleue).

Ce tableau représente un jeune homme de vingt ans, célibataire, agriculteur, qui s'est aperçu, depuis environ trois ans, qu'il était affecté du carathès; ses parents n'étaient point atteints de cette maladie.

On peut voir, sur cette peinture, que la face, surtout dans la moitié inférieure, est complètement envahie : la coloration y est très prononcée. Dans le reste de la face, on peut apercevoir quelque petite portion de peau intacte. Le cou est à peu près affecté comme cette dernière partie du visage. Sur le dos des mains la coloration est bleue intense et uniforme, mais sur le dos des doigts, spécialement au niveau de leurs articulations, les taches bleues n'existent pas; elles sont blanches, mais blanches d'une manière anormale; c'est seulement sur la continuité des phalanges que l'on voit des taches bleues, mais peu foncées.

Enfin, sur les faces dorsales des pieds et de la partie inférieure des jambes, on voit un grand nombre de taches bleues, prononcées, qui, sur quelques points, se réunissent et forment des plaques allongées, tout en conservant dans d'autres le caractère tacheté, et, par conséquent, séparées par des portions de peau intacte, comme dans la partie antérieure du dos, des pieds et sur la face dorsale des orteils.

(M. Josué Gomez, thèse 1879, p. 39.)

N° 82 *i*. — **Peinture représentant un homme atteint du carathès; taches endémiques des cordillières (espèce bleue).**

Ce tableau représente un homme de 50 ans, malade, depuis trente ans, du carathès bleu très avancé, et comme secoué par des traitements incomplets. Ni sa femme, ni aucun de ses nombreux enfants ne sont affectés. Il y a trois ans, il s'est soumis à un traitement empirique. D'une manière apparente, il était guéri; six mois après le traitement, le carathès recommence à reparaître. Quelque temps après six mois, il se fait traiter comme la première fois, et c'est après environ six nouveaux mois qu'il est envahi encore une troisième fois,

On voit sur ce tableau que toutes les régions découvertes sont complètement envahies : le tiers de la partie inférieure des cuisses, les jambes, le dos des pieds et des mains, l'avant-bras gauche, ainsi que la partie antérieure de la poitrine, le cou, la face et légèrement le front. Comme on peut le voir aux extrémités inférieure, le carathès est général, bleu foncé dans un grand nombre de points et brunâtre dans les autres. Au même membre et sur le côté gauche, au niveau de l'articulation tibio-tarsienne et sur la malléole interne, existent des taches blanches qui sont accidentelles, comme le sont aussi celles qui existent sur les deux genoux, au coude et sur le poignet du bras-gauche et qui ont commencé à paraître depuis deux ou trois ans.

(M. Josué Gomez, thèse 1879, p. 40.)

ARTICLE 8.

LÉSIONS DES GLANDES DE LA PEAU

Deux pièces seulement, dues à M. le professeur Verneuil, nos 83 et 84, se rapportent à cette lésion ; mais un certain nombre de pièces viendront plus tard se joindre à cet article, dans lequel j'ai encore placé la pièce n° 85, qui est un kyste congénital du cou.

N° 83. — Tumeur formée par l'hypertrophie des glandes sudoripares de la partie antérieure du sternum.

Cette tumeur, qui est molle, d'une coloration rosée, était située à la partie antérieure du sternum. Elle est légèrement translucide, et ne donnait pas de suc au raclage ; elle est granuleuse comme les tumeurs glandulaires.

Le derme est complètement intact; la tumeur est sus-dermique. Le derme se dédouble au niveau périphérique du tissu morbide et fournit une petite lame superficielle qui se réfléchit sur ses bords. La tumeur, à son début, a dû être intra-dermique. On y trouve les glandes sudoripares à divers degrés d'hypertrophie et le tissu conjonctif voisin hypertrophié, d'où la présence d'un peu de tissu fibreux en voie de formation.

(Professeur Verneuil, *Soc. anat.*, 1857, 2e série, t. II, p. 27.)

N° 84. — Hypertrophie des glandes sudoripares de la peau de l'aine.

Cette tumeur offre un grand intérêt, car les tumeurs des glandes sudoripares sont peu connues ; elle occupait la peau de l'aine. Cette tumeur était survenue spontanément, et avait mis deux ou trois ans à se développer.

Elle se présentait sous la forme d'une sorte de plaque dure, saillante, faisant corps avec la peau, et assez semblable aux plaques de kéloïde, se confondant par sa partie profonde avec le tissu cellulaire sous-cutané. On trouve dans cette tumeur des tubes sudoripares avec une altération profonde de leur épithélium, qui était notablement hypertrophié.

(Professeur Verneuil, *Soc. de chir.*, 1863, 2e série, t. IV, p. 84.)

N° 85. — Fœtus d'environ 4 ou 5 mois; kyste congénital de la partie médiane et postérieure du cou.

Ce fœtus, d'environ 4 à 5 mois, présente, à la partie postérieure du cou, une tumeur d'un volume considérable, égal à celui du poing d'un adulte. Cette tumeur fluctuante, multilobée, symétrique, occupait la partie postérieure du cou, de la nuque et du dos, depuis la fontanelle postérieure jusqu'à la huitième ou neuvième vertèbre dorsale; elle s'étendait sur toute la largeur de la face postérieure du fœtus. De toutes parts elle était limitée par des sillons permanents.

A la surface, on remarque une série de dépressions et de bosselures. Une dépression médiane, et, de chaque côté, une bosselure considérable; plus en dehors, une nouvelle dépression, puis une nouvelle bosselure, moins considérable que la première, le tout symétriquement placé de part et d'autre de la ligne médiane.

Les deux lobes voisins de la ligne médiane ayant été ouverts, ont laissé écouler un liquide blanc, limpide, transparent. Ils sont immédiatement sous-cutanés. Tous deux forment un kyste, isolé par une membrane celluleuse mince et ténue, membrane qui ne présente aucun orifice de communication avec les organes voisins. Chaque paroi est directement adossée sur la ligne du kyste le plus externe, du côté correspondant. A sa partie profonde, elle recouvre une tumeur fluctuante qui paraît être un troisième kyste également bilatéral et symétrique.

Les autres kystes n'ont pas été incisés, dans l'intérêt de la pièce anatomique. Le crâne et le canal rachidien ouverts, ne donnent écoulement à aucun liquide; les organes encéphalo-rachidiens sont normaux. Il est donc évident qu'il n'y a pas de communication actuelle entre ces organes et les kystes dont nous parlons, lesquels se seraient certainement vidés par l'ouverture faite au canal rachidien, si cette communication eût existé. Ajoutons qu'une communication antérieure, oblitérée par l'évolution normale du fœtus, n'est pas plus probable, car l'examen le plus attentif n'a pu faire découvrir au niveau des kystes, aucune bride fibreuse ou celluleuse susceptible d'attester cette communication.

Nous n'avons affaire, dans le cas actuel, ni à un spina-bifida, ni à une méningocèle, mais bien à un kyste congénital sous-cutané. De pareils kystes ont été décrits, mais aux parties antérieures et latérales du cou; jamais ils ne l'ont été, du moins à notre connaissance, à la partie postérieure.

(M. Desprès, *Soc. anat.*, 1866, 2e série, t. XI, p. 29, 44 et 50.)

Article 9.

LIPOMES

Trente-sept pièces, du n° 86 au n° 115, se rapportent plus ou moins directement aux lipômes. Toutes ces pièces sont loin, indépendamment du siège, de présenter comme graisse la même disposition anatomique. Les unes appartiennent à la variété de lipôme purement graisseux ; d'autres sont des fibro-lipômes ; d'autres sont des lipômes qui contiennent à leur intérieur un commencement d'ossification. Les uns sont superficiels, d'autres profonds, n°s 91 et 92.

Je ferai suivre les lipômes de trois pièces, n°s 116, 117 et 118, qui se trouvent placés ici, et que je ne puis plus changer.

N° 86. — Modèle en plâtre d'un lipôme du bras.

Sur ce moulage en plâtre, qui a été pris sur une femme de 35 ans, on a figuré un lipôme qui est développé à la partie supérieure et interne du bras. Il est du volume d'une orange : il a été opéré.

(Professeur Dolbeau, 1875.)

N° 87. — Modèle, procédé Thibert, d'un lipôme volumineux qui entoure le cou.

Cette pièce a été moulée sur un individu qui était à Bicêtre. Il existe une énorme tumeur, qui fait tout le pourtour du cou, mais qui est surtout saillante à sa partie antérieure. Cette tumeur avait été considérée comme un goître hypertrophique. Mais, si l'on tient compte de son énorme volume et de sa position (elle fait absolument le tour du cou), il est bien plus probable qu'il s'agit ici d'une tumeur graisseuse.

N° 87 *a*. — Modèle en plâtre de la tête et du cou ; lipôme du cou.

Sur ce moulage en plâtre, on a représenté la tête, le cou et la partie supérieure du thorax d'un homme, qui présente un volumineux lipôme lequel entoure le cou. A sa partie postérieure, il existe plusieurs renflements qui descendent dans le dos.

(Professeur Dolbeau, 1875.)

N° 88. — Lipôme.

Cette pièce étant sans renseignements, je ne puis assigner la région qu'occupait ce lipôme, qui a un volume considérable. Il est lobé, et présente un certain nombre de prolongements.

(Professeur Blandin.)

N° 89. — Lipôme.

Cette pièce est sans renseignements. Je ne puis préciser la région que ce lipôme occupait; mais son adhérence à une portion de peau qui a été enlevée avec la tumeur, prouve qu'il était sous-cutané. Cette masse graisseuse, un peu oblongue, et du volume de la tête d'un fœtus, est mélangée à une certaine quantité de tissu fibreux, ce qui lui donne de la consistance.

N° 90. — Lipôme.

Ce lipôme, qui était sous-cutané, comme le prouve une portion de peau qui a été enlevée avec lui, est purement graisseux. Il occupait la partie moyenne de la cuisse, et il était fluctuant. La tumeur est en forme de gourde; elle est séparée dans son milieu par un rétrécissement. Des deux tumeurs qui en sont résultées, une est notablement plus volumineuse que l'autre. Le tissu graisseux est limité de toutes parts par une membrane fibreuse qui l'enveloppe.

(Professeur Malgaigne.)

N° 90 a. — Lipôme volumineux de la cuisse.

Cette tumeur, entièrement graisseuse, lobulée dans certains points de sa surface, et du volume du poing, siégeait à la cuisse; mais les renseignements manquent absolument sur son siège précis et sa marche.

N° 91. — Portion inférieure du bras droit et supérieure de l'avant-bras; lipôme profond.

Cette pièce a été trouvée sur le cadavre d'un homme de 50 ans.

Ce lipôme, du volume du poing environ, assez rond, est situé à la partie supérieure de l'avant-bras droit, entre le muscle premier radial externe et le long supinateur, qui est soulevé par la tumeur. Une branche du nerf radial passe à la surface externe de la masse graisseuse, qui est molle et ne contient que très peu de tissu fibreux.

(Professeur Verneuil.)

N° 92. — Portion inférieure du bras gauche et supérieure de l'avant-bras; lipôme profond.

Lipôme du volume d'un œuf de poule, trouvé sur le cadavre. Il est situé profondément sur le bras gauche, dans le sillon de séparation du muscle brachial antérieur, et du long supinateur : le nerf radial, occupe sa place accoutumée, sous la tumeur, et un peu à sa partie antérieure. Ce lipôme, moins mou que celui de la pièce n° 91, est cellulo-graisseux, mais la partie adipeuse domine. Par sa face profonde, il adhère au périoste.

(M. Boullard, *Soc. anat.*, 1853, p. 359.)

N° 93. — Main droite; lipômes multiples.

Sur cette pièce, qui est malheureusement sans renseignements, on constate, aux faces dorsale et palmaire de la main droite, qu'il existe un grand nombre de tumeurs lipomateuses, variables en volume. Les plus volumineuses sont situées sur le bord interne, et se prolongent jusqu'à l'extrémité du petit doigt. Ces tumeurs, comme aspect et déformation du membre, ont la plus grande analogie avec certains enchondrômes, mais ces tumeurs sur cette pièce sont purement graisseuses.

(M. Follin.)

N° 94. — Main droite; lipôme du doigt médius.

Cette pièce provient d'un homme d'une cinquantaine d'années environ, dont le doigt médius porte sur sa face antérieure externe et un peu postérieure, une tumeur mollasse, lobulée, du volume d'un œuf de poule.

Cette tumeur, sans changement de couleur de la peau, laissait entendre, lorsqu'on la comprimait fortement, une légère crépitation. Les caractères généraux de cette tumeur firent penser que c'était un lipôme. L'examen anatomique a confirmé cette idée. En effet, au-dessous de la peau, existe une masse lobulée de tissu cellulo-graisseux jaunâtre. Ce tissu fibreux adhère à la face antérieure de la gaîne des fléchisseurs, assez fortement pour qu'il soit impossible d'enlever ce lipôme sans ouvrir cette gaîne. A la partie postérieure du doigt, l'adhérence est bien moins considérable.

(M. Follin, *Soc. de biol.*, 1852, 1re série, t. IV, p. 71.)

N° 94 *a*. — Moule en plâtre d'une main gauche, avec syndactilie et lipôme volumineux.

Ce moulage, avec la pièce naturelle, n° 94 *b*, a été envoyé à la faculté par M. Viardin, chirurgien de l'hôpital de Troyes. Cette main provient d'une petite fille d'environ dix ans, qui présentait une syndactilie qui réunit ensemble, comme cela se voit sur le moule en plâtre, le médius et l'annulaire, qui sont englobés dans une même gaîne cutanée jusqu'à leur extrémité unguéale, où on distingue assez nettement deux ongles.

Les deux doigts, ainsi réunis, sont très hypertrophiés dans toute leur étendue et déviés en dedans, du coté du petit doigt, en même temps qu'ils présentent une courbe à concavité palmaire. Le médius présente, à sa partie externe, une bosselure très considérable qui s'étend aussi à la face antérieure des deux doigts réunis. Cette tumeur qui était parcourue à sa surface par des veines nombreuses, avait subi un accroissement assez considérale dans les quelques mois qui ont précédé son ablation. Cette tumeur était devenue douloureuse, et, quand le bras était pendant, les veines se dilataient fortement. Tous ces caractères avaient fait penser à quelques personnes qu'il s'agissait d'un angiôme caverneux.

L'indicateur et le pouce sont également volumineux, mais surtout l'indicateur. La face dorsale de la main est aussi plus volumineuse que la face palmaire.

M. Viardin a procédé à la désarticulation de l'index, du médius et de l'annulaire. La tête du troisième métacarpien a même dû être réséquée à cause de son volume. L'enfant a très bien guéri, et le pouce et le petit doigt, qui représentent la pince de homard, peuvent être facilement opposés.

(M. Viardin, chirurgien à Troyes.)

N° 94 *b*. — Les trois doigts de la main précédente, n° 94 *a*, après leur extirpation; lipôme des doigts.

Sur la pièce disséquée, on constate que les phalanges de l'indicateur sont très hypertrophiées en longueur et en volume. L'index, qui a 9 cent. 1/2 de longueur, est, de toutes parts, enveloppé par une couche de graisse sans qu'elle fasse tumeur sur aucun point.

Les phalanges du médius et de l'annulaire sont enveloppées dans un sac cutané commun. Les phalanges du médius présentent une hypertrophie considérable en longueur et en circonférence, elles ont 15 centimètres de longueur. Les phalanges de l'annulaire ont leur développement normal, comme l'annulaire et le médius sont contenus dans une même gaîne cutanée; que les ongles sont au même niveau, le médius a dû décrire une espèce de courbe à convexité dorsale et à concavité palmaire et interne, de façon à s'adapter à la longueur de l'annulaire.

Ces deux doigts sont, en outre, recouverts dans toute leur étendue d'une couche graisseuse fluctuante, très épaisse, véritable lipôme périphérique, qui engaîne les deux doigts et qui présente, à la partie externe du médius, un relief considérable où la graisse forme une espèce de tumeur.

(M. Viardin, chirurgien à Troyes.)

N° 95. — Lipôme douloureux, fibro-graisseux de la région lombaire.

Cette pièce provient d'une femme de 40 ans environ, qui portait dans la région lombaire une tumeur oblongue, aplatie, molle, et qui avait pour caractère de produire, au moindre attouchement, une douleur des plus vives, au point d'arracher des larmes à la malade. Aussi ne pouvait-elle supporter dans cette région le moindre vêtement, et cette douleur, plutôt que le volume de la tumeur, qui est assez petit, a déterminé cette femme à venir réclamer une opération pour la débarrasser d'un mal aussi insupportable. Malgré ce caractère assez insolite, M. Nélaton n'hésita point à porter le diagnostic de lipôme.

La masse morbide enlevée donna issue à une assez grande quantité de sang, et elle se présente avec les caractères anatomiques suivants : On constate l'existence d'une trame fibreuse assez dense, beaucoup plus considérable que celle que l'on rencontre, même dans les lipômes fibreux. La graisse n'entre que pour une assez faible partie dans cette tumeur, qui contient encore quelques veines assez volumineuses qui se rapprochent de ce que l'on rencontre dans certaine tumeurs érectiles, quoique la masse morbide sur le vivant n'eût aucun des caractères des tissus érectiles. Mais, dans aucun point, on n'a pu trouver de filaments nerveux volumineux, ni aucun névrôme qui puisse expliquer l'acuité des douleurs que ressentait la malade.

(Professeur Nélaton, 1864.)

N° 96. — Modèle en plâtre d'un lipôme de la fesse.

Ce modèle en plâtre représente un lipôme qui pesait plus d'un kilogramme, et qui s'était développpé au niveau de la fesse d'une femme.

(M. Worbe, *Bul. de la Fac.*, t. IV, p. 518.)

N° 97. — Lipôme volumineux pédiculé de la fesse.

Cette pièce provient d'une femme de 73 ans, qui portait à la fesse une tumeur volumineuse qui datait de 33 ans. Cette tumeur a augmenté de volume lentement et progressivement, sans déterminer de douleurs.

Cette tumeur lipomateuse est très volumineuse, plus grosse qu'une tête d'adulte ; elle était pédiculée. mais on ne sentait que la peau dans le pédicule. Elle était bosselée, irrégulière, extrêmement dure en certains points, en sorte que sa consistance paraissait presque osseuse. La peau n'était pas adhérente ; en certains points, même, des parties de la tumeur semblaient détachées de la masse totale et roulaient sous le doigt. A la partie inférieure, la peau était un peu adhérente. Par suite de frottements et de l'inflammation survenue depuis un mois, il y a un véritable phlegmon de la périphérie, avec des points ulcérés, et, en d'autres des granulations. Lorsqu'on soulevait la tumeur avec la main, on se rendait compte de son poids, qui était très considérable.

Le poids de cette tumeur était de 6 kilogrammes : elle est constituée en majeure partie de tissu graisseux. Au centre, elle est formée par une substance calcifiée, très dure, et ayant absolument l'apparence du mastic.

(Professeur Lefort, *Soc. de chir.*, 1873, 2e série, t. II, p. 474.)

N° 98. — Modèle en cire d'un membre abdominal droit; lipôme de la partie interne de la cuisse.

Sur cette pièce en cire, on a figuré une tumeur lipomateuse volumineuse, qui est située à la partie supérieure et interne de la cuisse droite. Cette tumeur a été observée sur une femme âgée de 35 ans et a été enlevée avec succès.

(Professeur Gerdy, 1837.)

N° 99. — Modèle en cire du lipôme précédent n° 98, après son ablation, et destiné à en montrer la structure graisseuse.

(Professeur Gerdy, 1837.)

No 100. — Modèle en cire d'un membre abdominal gauche ; lipôme très volumineux de la partie interne de la cuisse.

Ce modèle en cire du membre abdominal gauche a été pris sur un homme de 57 ans, qui portait à la partie supérieure interne et postérieure de la cuisse, une énorme tumeur qui, de la racine de la cuisse, descendait jusqu'à 8 centimètres au-dessus du genou. La tumeur, qui pesait après son ablation 16 kilogrammes, avait à sa partie moyenne, y compris la cuisse, 88 centimètres de circonférence. On a figuré, à sa surface, un grand nombre de veines sous-cutanées dilatées, qui se voient au-dessous de la peau.

M. Velpeau, après ablation, a désigné cette pièce sous le nom de lipôme profond : elle contenait, en effet, beaucoup de graisse avec des kystes. J'ai assisté à l'opération, qui a été pénible, longue. La tumeur profonde sous-musculaire, arrivait au contact du fémur, et, si mes souvenirs sont bien exacts, ce devait être une tumeur fibro-graisseuse contenant un grand nombre d'éléments fibreux et fusiformes. Le malade est mort peu de temps après l'opération.

(Professeur Velpeau, 1837.)

No 101. — Modèle en cire du lipôme fibro-graisseux précédent, no 100.

La tumeur a été représentée incisée, et l'on voit qu'elle contient beaucoup de graisse avec des kystes.

(Professeur Velpeau, 1837.)

No 102. — Modèle en cire d'un membre abdominal gauche ; tumeur de la partie supérieure et externe de la cuisse.

Sur ce moulage en cire, on constate un gonflement fusiforme de la partie supérieure de la cuisse, et qui remonte jusqu'au niveau du pli de l'aine. La saillie de la tumeur est plus considérable à la partie moyenne ; la cuisse, à ce niveau, a 79 centimètres de circonférence, et l'on a figuré de nombreuses dilatations veineuses sous la peau.

Cette tumeur est peut-être mal placée ici, mais j'ai voulu la rapprocher des précédentes avec lesquelles elle a une certaine analogie de siège et de forme. Je ne pense pas qu'il s'agisse ici d'un lipôme ; il est beaucoup plus probable que c'est un sarcôme fibro-kystique, mais, je le répète, il m'était plus commode de la placer ici.

(Professeur Gerdy, 1838.)

N° 103. — Second modèle du membre abdominal gauche, en cire, de la pièce précédente, n° 102.

Sur ce second modèle, on a représenté le membre abdominal gauche dépouillé de sa peau, dans toute l'étendue de la cuisse, jusqu'au-dessous du genou, avec les veines sous-cutanéees dilatées; mais aucune coupe n'a été figurée dans la tumeur pour en monter l'aspect intérieur.

(Professeur Gerdy, 1838.)

N° 104. — Modèle en cire d'une tumeur volumineuse de l'aisselle droite; fibro-lipôme.

Cette tumeur a été considérée, par Pelletan, comme un cancer de l'aisselle; mais elle me paraît se rapporter beaucoup plus aux lipômes. Cette tumeur a un volume considérable, elle est oblongue et a 40 centimètres de haut sur 31 de large: elle paraît, excepté dans un point, être très bien limitée à sa surface. Elle est jaunâtre et a une coloration graisseuse.

(Professeur Pelletan, *Bul. de la Fac.*, 1807, p. 32.)

N° 105. — Second modèle en cire de la pièce précédente, n° 104; représentée incisée.

On voit que cette tumeur se compose de deux parties distinctes: une manifestement graisseuse; l'autre, plus foncée, présente un grand nombre de petites cavités. Cette seconde moitié ne ressemble point aux cancers; elle me paraît plutôt devoir se rapporter aux tumeurs fibro-graisseuses.

(Professeur Pelletan, *Bul. de la Fac.*, 1807, p. 32.)

N° 106. — Peau qui enveloppait un lipôme du dos.

Cette portion de peau enveloppait une tumeur lipomateuse, qui pesait environ 10 kilogrammes, et était située au dos. L'extirpation a été pratiquée en l'an VII, par Levert, chirurgien des armées.

(Professeur Percy.)

N° 107. — Modèle en cire d'un lipôme qui avait son siège sous les muscles fessiers.

(Professeur Sabattier.)

N° 108. — Tumeur fibro-celluleuse sous-cutanée.

Cette pièce, qui est sans renseignements, a le volume d'une tête de fœtus : elle est fibro-celluleuse ; elle était sous-cutanée. Il s'est fait, à son intérieur, quelques épanchements sanguins peu considérables.

N° 109. — Tumeur fibro-graisseuse avec un kyste.

Cette tumeur, qui a le volume d'une tête de fœtus, était sous-cutanée, car elle porte sur un point de sa circonférence une portion de peau qui lui est adhérente. Cette tumeur, qui est sans renseignements, présente des parois fibro-graisseuses qui ont environ 2 centimètres d'épaisseur et sont très denses. A l'intérieur existe une vaste cavité kystique, dont la surface est anfractueuse. Ce kyste contenait un liquide dont j'ignore les qualités.

N° 110. — Tumeur fibrineuse sous-cutanée.

Cette tumeur, située au-dessous de la peau, du volume du poing, aurait eu une origine traumatique. Elle datait de plusieurs années, et avait fini par altérer la peau. Elle fut extirpée par le professeur Roux, qui pensait avoir affaire à une tumeur cancéreuse. A l'examen, et comme cela se voit sur la pièce, à l'intérieur de cette masse il existe des caillots stratifiés à divers degrés de condensation.

(Professeur Verneuil.)

N° 111. — Tumeur fibreuse, située sous le muscle trapèze.

Cette tumeur, du volume du poing, était située sous le muscle trapèze. Elle a été observée chez une femme de 35 environ, et avait eu un développement très rapide car, au dire de la malade, son début ne remontait qu'à quelques mois, quatre environ.

A la coupe, lorsque la masse morbide était fraîche, elle avait une couleur blanc rosé, et les différents faisceaux de fibres enroulées étaient séparés par des vésicules nombreuses, qui donnaient à la tumeur un aspect tout particulier et auraient pu tout d'abord éloigner l'idée qu'il s'agissait, dans ce cas, d'une véritable tumeur fibreuse. Cette tumeur contenait un liquide rougeâtre. A l'examen microscopique, outre l'élément conjonctif, qui était évident même à l'œil nu, on découvre l'existence de nombreux éléments fibro-plastiques en voie d'évolution, qui expliquent la rapidité de développement de la tumeur.

(Professeur Nélaton, 1866.)

N° 112. — Tumeur fibreuse de la région abdominale, située dans la région hypogastrique.

Cette tumeur siégeait à la partie inférieure de la paroi abdominale sur la ligne médiane, chez une jeune dame. Elle remontait à dix années; la peau était violacée et adhérente en ce point. L'enveloppe pseudo-kystique, composée de tissu conjonctif, a été entièrement enlevée avec la peau. En certains points, elle était séparable de la tumeur. En d'autres, elle adhérait intimement à celle-ci. Il résulte de cette circonstance que les tumeurs fibro-plastiques ne doivent pas être énucléées, et que, dans quelques cas, la récidive s'explique vraisemblablement par ce qu'on a laissé quelques vestiges de tissu fibro-plastique adhérent à l'enveloppe. Ici on peut encore remarquer la longue date de la tumeur.

Cette tumeur, d'une couleur blanche, offre un aspect fibroïde : à la surface de sa coupe, on trouve une série de faisceaux d'éléments fusiformes, séparés les uns des autres par des faisceaux de tissu conjonctif. En d'autres termes, cette tumeur est un sarco-fibrome, ou, si l'on veut, un sarcome évoluant dans le sens du tissu conjonctif.

(Professeur Verneuil, *Soc. anat.* 1871, 2me série, t. XVI, p. 110.)

N° 113. — Tumeur fibro-graisseuse du creux poplité.

Cette pièce provient d'une femme âgée d'environ 60 ans. La tumeur avait, dans ce cas, vingt ans de date au moins; son accroissement avait été lent : elle siégeait sous la peau dans le creux poplité. La peau s'était ulcérée, sans doute sous l'influence du frottement des vêtements. La malade éprouvait des picotements plutôt que des douleurs véritables. Sur une coupe, cette tumeur présente, à l'œil nu, les caractères d'une tumeur fibro-plastique devenue graisseuse. Des coupes diverses, pratiquées dans son épaisseur, ont montré l'existence d'un tissu réticulé, et dans les mailles de ce réticulum se voient des éléments lymphatiques. Il s'agit donc d'une lymphadénome.

(Professeur Verneuil, *Soc. anat*, 1871. 2me série, t. XVI, p. 110.)

Nº 114. — Fibrôme de la partie supérieure et interne de la cuisse, en voie d'ossification.

La jeune fille qui portait cette tumeur était âgée de 20 ans. Elle raconte qu'elle a fait une chute sur le siège, et que depuis cette époque elle s'est aperçue qu'elle avait une grosseur à la partie supérieure et externe de la cuisse. M. Verneuil constate en effet à cet endroit, à égale distance des branches du pubis et de l'ischion, une tumeur non adhérente à la peau, mais assez profonde quoiqu'un peu mobile, et qui, par les rapports qu'elle affectait, semblait dépendre du tendon d'insertion du muscle droit interne. Cette tumeur était un peu sensible au toucher, et, en l'examinant, l'interne, M. Nepveu, perçut une certaine crépitation. La découverte de ce symptôme fit penser successivement à une fracture de l'ischion ou à une tumeur sanguine, à cause de la chute qu'avait faite la malade. L'idée d'un fibrôme ou d'un enchondrome fut aussi émise, mais tout en réservant le diagnostic. La tumeur semblait augmenter un peu de volume et devenait de plus en plus douloureuse. M. Verneuil se décida à pratiquer l'ablation de la tumeur, qui était entourée d'une atmosphère de graisse extrêmement dure. Elle était située sous l'aponévrose, tandis qu'à sa partie profonde, du côté des muscles, existait une bourse séreuse accidentelle.

Après avoir assez facilement énucléé la tumeur, on fit une coupe qui montra un tissu fibreux entouré d'une coque osseuse, avec des aiguilles de même tissu, convergeant de la périphérie au centre. L'examen microscopique confirma la nature fibreuse de ce tissu, au milieu duquel on rencontrait quelques cellules cartilagineuses. Il est à remarquer que, dans le point qui répondait à la bourse séreuse, la coque osseuse était plus résistante et le tissu fibreux plus dense, tandis que, du côté opposé, la tumeur était plus molle et le tissu osseux moins abondant. C'est dans cette portion antérieure de la tumeur qu'on retrouve les traces d'un épanchement sanguin, avec des traces d'inflammation du tissu en voie de prolifération.

(Professeur Verneuil, *Soc. anat.*, 1869, 2e série, t. XIV, p. 178.)

N° 115. — Fibrôme de la paroi abdominale, en partie ossifié.

Cette pièce provient d'une femme de 80 ans, qui portait cette tumeur à la paroi abdominale depuis plus de 20 ans. Cette tumeur, qui a le volume de la tête d'un enfant, avait, par son poids, fini par se pédiculiser, et elle pendait sur la région de l'aine droite. Elle s'était enflammée, et un abcès s'était formé au-devant d'elle.

Cette tumeur pesait 4 kilogrammes 500 grammes. On voit au centre une masse du volume du poing, qui est complètement calcifiée. Cette masse calcifiée est entourée d'une couche fibro-graisseuse. Les tractus fibreux qui unissaient cette tumeur, ont fait penser à M. Desprès, que ce fibrôme avait été primitivement intra-pariétal et qu'avec le temps il s'était pédiculisé.

(M. Desprès, *Soc. de chir.*, 1878, t. IV, p. 647.)

N° 116. — Tumeur fibreuse sous-cutanée du canal inguinal.

Cette pièce provient d'un homme de 22 ans, qui portait à la partie interne de la région inguinale gauche, dans un point qui correspond au bord externe du muscle droit, une tumeur globuleuse ayant la forme et le volume d'un œuf de poule. La tumeur était mobile sur les parties profondes, et ne semblait point offrir la moindre trace de pédicule. L'accroissement avait été lent et s'était fait régulièrement.

Cette tumeur est constituée par une masse ovoïde, entourée d'une enveloppe celluleuse pourvue de quelques vaisseaux. Le tissu fibreux, dense, serré, présente à la coupe un aspect luisant et laissait suinter un peu de sérosité claire. Examiné au microscope le tissu fibreux a présenté les caractères suivants : des faisceaux fibreux entrecroisés et serrés les uns contre les autres.

(Professeur Denonvilliers, *Gazette des hôpitaux*, 1864, p. 294.)

N° 117. — Tumeur fibreuse de la région thoracique.

Cette tumeur, du volume de la tête d'un enfant, était située sous la peau, au-devant du muscle costo-abdominal. Elle a été considérée par Beauchêne comme de nature fibro-cartilagineuse, ramollie à l'intérieur. Elle ressemble assez à certaines tumeurs fibreuses de l'utérus ; mais Beauchêne attribue au ramollissement ce qui pourrait bien plutôt être rapporté à la présence de petits kystes si communs dans les lésions de ce genre. Il existait sur le même individu plusieurs autres tumeurs agglomérées et pesant ensemble huit livres et demie.

(M. Beauchêne, *Bull. de la fac.* 1810, p. 37.)

N° 118. — Tumeur fibro-colloïde.

Cette tumeur, qui est volumineuse, oblongue, s'était développée dans le tissu cellulaire de la face externe de la cuisse droite. Cette masse est formée de tissu fibreux, infiltré d'une assez grande quantité de matière colloïde. Cette tumeur a été enlevée avec succès.

(M. Labbé, 1856.)

ARTICLE 9.

CORPS ÉTRANGERS DE LA PEAU ET DU TISSU CELLULAIRE

Seize pièces, du n° 119 au n° 133, ont été placées dans cet article. Les trois premières pièces, n°s 119, 120 et 121, n'appartiennent qu'indirectement à cet article, car les pièces n°s 120 et 121 sont des dépôts cutanés de la bourse prérotulienne. Des pièces analogues ont déjà été décrites dans les maladies du système osseux. Ces pièces auraient pu en être rapprochées ; mais, d'un autre côté, elles me paraissent plutôt à leur place ici. C'est pourquoi je les y ai conservées.

N° 119. — Production osseuse trouvée dans les muscles adducteurs de la cuisse.

Production osseuse, ayant de 5 à 6 centimètres de long sur 3 ou 4 de large, aplatie, trouée à son centre, et qui a été trouvée sur un cadavre, au milieu du muscle adducteur superficiel de la cuisse. Les fibres musculaires, parfaitement normales, s'attachaient régulièrement sur elle. Il n'y avait aucune altération appréciable dans le membre et en particulier dans le squelette de ce membre. M. Mascarel pense, et cette opinion paraît probable, que cette altération s'est développée dans une intersection fibreuse, probablement congénitale.

(M. Mascarel, *Soc. anat.*, 1840, t. XV, p. 397.)

N° 120. — Tumeur ostéo-calcaire, prérotulienne.

Cette tumeur provient d'une femme de 66 ans. Elle datait de 36 ans. Cette femme portait deux tumeurs analogues, situées à la partie antérieure des deux rotules. C'est la tumeur du côté droit qui a été enlevée et déposée dans le Musée.

Cette pièce, qui a un poids spécifique considérable, présente une forme irrégulière : elle est à peu près triangulaire ; la face antérieure est convexe et hérissée de rugosités, de mamelons, qui lui donnent l'aspect d'une pierre meulière. Elle adhérait intimement à la peau par ses rugosités.

Une coupe pratiquée dans cette tumeur montre qu'elle est constituée par une masse d'apparence crayeuse, renfermée dans une poche fibreuse. L'analyse chimique a montré qu'elle était formée de phosphate et de carbonate de chaux. Ce dépôt calcaire est très dense, très compacte. Il ne s'agit donc point ici, malgré les apparences, d'une véritable ossification.

N° 121. — Tumeur ostéo-calcaire, prérotulienne.

Cette tumeur crétacée, qui siégeait au-devant du ligament rotulien, est volumineuse, oblongue, et a la plus grande analogie avec la pièce n° 120. Elle a été enlevée avec succès.

(M. Voillemier, 1858.)

N° 122. — Portion de peau d'un individu tué à bout portant par un coup de fusil.

Sur cette portion de peau, en même temps que l'on constate le trou fait par la balle, comme le coup de fusil a été tiré à bout portant, on observe, autour de la perforation cutanée, un très grand nombre de petits grains de poudre, qui, comme de véritables corps étrangers, ont pénétré dans la couche superficielle de la peau, qui se trouve ainsi colorée en noir.

(Professeur J. Cloquet, 1836.)

N° 123. — Concrétion cutanée du bras.

Cette pièce a été déposée comme un exemple de concrétion

cutanée, qui aurait été retirée du bras d'une jeune fille de 18 ans. Cette masse aplatie a un volume considérable, et cette jeune fille en portait plusieurs autres analogues, mais moins volumineuses.

N° 124. — Concrétions ostéo-cartilagineuses.

Ces concrétions ostéo-cartilagineuses, qui sont en grande partie crétacées, ont été trouvées dans le tissu cellulaire. Je n'ai aucun renseignement sur la région qu'elles occupaient.

N° 125. — Modèle en cire d'une concrétion qui a été trouvée dans le tissu cellulaire d'un cerf.

Les renseignements manquent sur cette concrétion, qui est reproduite en cire. Elle est volumineuse, ovoïde, et ressemble beaucoup, comme aspect, à certains calculs biliaires. Cette concrétion aurait été trouvée dans le tissu cellulaire d'un cerf.

N° 126. — Concrétion sous-cutanée.

Cette concrétion, aplatie, rugueuse, qui a été déposée par le professeur Thillaye, comme cutanée, a la plus grande analogie avec les masses ostéo-calcaires que l'on trouve dans la bourse prérotulienne.

(Professeur Thillaye.)

N° 127. — Main gauche ; pénétration de corps étrangers dans le derme.

Cet homme était piqueur ou rhabilleur de pierres meulières. Il repiquait les meules avec un marteau en acier, taillé en biseau cunéiforme, et il recevait les éclats soit du fer, soit de la pierre sur les mains et les vêtements.

Les deux mains présentent sur leur face dorsale, mais principalement la gauche, qui est celle que nous décrivons, un tatouage noirâtre et irrégulier. En touchant la face dorsale de la main gauche, où sent à travers la peau, de petits corps durs, logés dans les téguments et placés à une profondeur variable, la coloration en est d'autant plus foncée qu'ils semblent plus superficiels.

La main gauche est beaucoup plus marquée ou criblée que la droite. Cet homme en donne l'explication en disant que, prenant le marteau à deux mains, il avait la main gauche plus rapprochée du marteau. Cette main tenait le manche et présentait au dehors la face dorsale, elle était plus exposée que la droite aux éclats de la pierre et du marteau.

Sur cette main gauche, le tatouage occupe surtout la face dorsale et externe des quatre derniers doigts. Le pouce n'est pas taché. Ces petits corps étrangers sont, pour la plupart, fixés dans l'épaisseur de la peau, deux ou trois seulement ont dépassé le tégument et sont situés au-dessous de l'aponévrose. Les plus volumineux de ces petits corps étrangers ont 3 millimètres de longueur ; les plus petits sont punctiformes et ont à peine 1/2 ou 3/4 de millimètre de diamètre.

La forme de ces corps étrangers est arrondie ou irrégulièrement polyédrique. Ils sont enveloppés d'une membrane qui les entoure ou qui les enkyste. Cette membrane d'enveloppe a 1 millimètre d'épaisseur. La plupart de ces corps sont, sur cette main, formés par du fer.

(Professeur Laboulbène. *Soc. de Biologie*, 1862, 3e série, t. IV, p. 191.)

N° 128. — Main droite ; pénétration de corps étrangers dans le derme.

Cette main provient du même individu que la précédente, n° 127, qui exerçait la profession d'aiguiseur de meules. Sur cette pièce, la face dorsale des doigts et de la main, présente un grand nombre de petits corps étrangers qui ont pénétré la peau ; mais leur nombre est beaucoup moindre que sur la main précédente. J'en ai donné la raison dans la narration résumée de ce fait.

(Professeur Laboulbène. *Soc. de Biologie*, 1862. 3e série, t. IV, p. 194.)

N° 129. — Main gauche; pénétration de corps étrangers dans le derme.

Cette main gauche provient d'un homme qui exerçait la profession d'aiguiseur de meule, et, comme sur les mains nos 127 et 128, la peau de la face dorsale de la main et des doigts, présente un certain nombre de corps étrangers qui ont pénétré le derme.

(Professeur Laboulbène, 1862.)

N° 130. — Corps étranger de la fesse; boulet de canon.

Ce boulet de canon, du poids de 2 kilogrammes 780 grammes,

après avoir fracturé la cuisse d'un canonnier, s'était profondément caché dans les chairs et logé dans le tissu cellulaire près de l'articulation coxo-fémorale.

(Baron Larrey.)

N° 131. — Biscaïen qui a été extrait avec succès de la cavité du crâne d'un russe.

N° 132. — Deux fragments de balles extraits de la cuisse.

Ces deux moitiés de balles, très aplaties, ont été extraites, l'une de la cuisse, l'autre de la jambe d'un blessé, à Wagram et en Espagne.

N° 133. — Balle ronde enkystée dans le tissu cellulaire.

(Professeur Jobert de Lamballe.)

ARTICLE 10.

LÉSIONS DIVERSES DE LA PEAU, MAL CARACTÉRISÉES

Six pièces, n°s 134, 135, 136, 137, 138 et 139, dont la plupart sont en cire, représentent des lésions de la peau, très mal caractérisées, que je ne puis dénommer exactement. C'est la raison qui m'a déterminé à les ranger sous ce titre.

N° 134. — Modèle de la face et du cou; affection cutanée.

On a représenté sur ce moulage en cire, une affection mal caractérisée du nez, qui est détruit. La lésion est étendue aux lèvres supérieure et inférieure, et elle serait survenue à la suite d'un coup, ce qui est peu probable.

N° 135. — Modèle en cire de la face; affectation de la peau du nez et de la lèvre supérieure.

Cette lésion, mal définie, aurait été traitée par l'application de la pâte de frère Côme.
(Professeur An. Dubois, 1807.)

N° 136. — Modèle en cire de la moitié latérale gauche de tête et de la face ; tumeur du cuir chevelu.

Cette tumeur, qui est volumineuse, est représentée avec un aspect fongueux ; elle est située à la partie supérieure et moyenne du crâne. Cette tumeur, qui est ulcérée à son sommet, est de nature épithéliale, et s'est développée très probablement dans les follicules de la peau du crâne.
(Professeur An. Dubois, 1799.)

N° 137. — Second modèle en cire de la pièce n° 136, de tumeur du crâne.

Comme sur la pièce précédente, n° 136, on représente la moitié gauche du crâne et de la face, mais après ablation de la tumeur.
(Professeur An. Dubois, 1799.)

N° 138. — Modèle en cire de l'épaule gauche ; tumeur de l'épaule.

Cette pièce a été moulée sur un sujet d'environ 50 ans. On a figuré, à la face postérieure de l'épaule, au niveau de la partie antérieure de la fosse sous-épineuse, une tumeur fongueuse à large base, qui paraît avoir pour siège la peau. Cette tumeur a été désignée, par M. J. Cloquet, sous le nom de « fongus hématode ».
(Professeur J. Cloquet.)

N° 139. — Modèle, procédé Baretta, d'un pied gauche ; ulcérations scrofuloïdes.

On a représenté sur cette pièce de nombreuses ulcérations situées au bord interne du pied, à la face plantaire et au talon.

Ces ulcérations ont été considérées par M. Dolbeau comme étant de nature scrofuloïde, ulcéreuse, sénile, survenues sur un homme de 60 ans.

(Professeur Dolbeau.)

Article 11.

LÉSIONS CANCÉREUSES DE LA PEAU

Dix pièces seulement, du n° 140 au n° 149, se rapportent aux lésions cancéreuses de la peau. C'est un chiffre restreint, mais qu'il sera facile de combler plus tard. Un catalogue a l'avantage de mettre à jour les lacunes d'un musée et, par suite, de permettre de les combler.

Quatre de ces pièces, n°s 140, 141, 142 et 143, sont des exemples de cancer épithélial. Quatre autres, n°s 144. 145, 146 et 147, sont des exemples de sarcome fibro-plastique. La pièce n° 148 est un cancer mélanique, et celle n° 149 un enchondrome.

N° 140. — Tumeur épithéliale.

Cette tumeur était située sur le cuir chevelu; elle a été largement enlevée: sa surface externe est profondément ulcérée. Il s'agit d'une tumeur épithéliale, sur laquelle les renseignements manquent.

(Professeur Blandin.)

N° 141. — Main droite avec la partie inférieure de l'avant-bras; cancroïde ulcéré de la face dorsale de la main.

Il existe, sur cette pièce, qui est sans renseignements, à la face dorsale de la main, une large et profonde ulcération qui est de nature épithéliale, et dont le grand diamètre est transversal. Cette ulcération, qui paraît avoir débuté par la peau, qu'elle a détruite, a pénétré profondément. Elle est arrivée jusqu'aux os du carpe, qu'elle a envahis. Deux doigts de la main, le médius et l'annulaire, atteints dans leurs articulations, sont en grande partie détachés. Le doigt indicateur manque complètement. Je ne sais s'il a été amputé antérieurement, ce qui me paraît probable, ou s'il a été éliminé par la lésion.

M. Nélaton a pratiqué l'amputation de l'avant-bras au niveau de la partie moyenne.

(Professeur Nélaton, 1862)

N° 142. — Main droite avec la partie inférieure de l'avant-bras; cancer épithélial de la face dorsale de la main.

Cette pièce provient d'un Arabe âgé de 50 ans, auquel on a fait l'amputation de l'avant-bras au tiers inférieur. Il existe, à la face dorsale de la main droite, dans sa moitié interne, une large ulcération de la tumeur épithéliale, qui paraît avoir débuté par la peau, et est arrivé profondément jusqu'au niveau de l'articulation du médius, de l'annulaire et du petit doigt, qui se trouve dévié en dedans. Le doigt annulaire manque; il est probable qu'il a été détaché par les progrès de l'ulcération, qui est si profonde qu'elle est arrivée jusqu'à la face palmaire.

L'amputation était le seul remède à apporter à une pareille lésion.

(M. Maty, médecin-major, 1874.)

N° 143. — Portion de la jambe gauche avec le pied ; ulcère fongueux de la jambe, avec production d'épithélium.

Cette pièce provient d'un malade qui portait un ulcère à la jambe, survenu à la suite d'une plaie, et datant de 1813. Cet ulcère avait fini par se fermer en 1821, et il était resté dans cet état jusqu'en 1858. A cette époque, il s'est ouvert et fermé deux ou trois fois. Depuis ces dernières années, il s'était couvert de végétations fongueuses, offrant çà et là des cavités remplies de matière caséeuse qui, en sortant, présentaient tout à fait l'aspect des *vers du nez*. Ces ouvertures étaient inégales : les unes avaient un 1/2 centimètre, arrondies, les autres plus petites, aplaties, donnaient à la matière une forme rubanée.

A l'origine de ce mal, M. Broca n'eut pas d'inquiétude, parce que l'observation d'un cas semblable lui avait démontré qu'il n'y avait pas d'accident à redouter. Il savait, d'un autre côté, que la matière blanchâtre était de l'épithélium produit dans les anfractuosités. Cependant, chez ce dernier malade, l'affection ne tarda pas à s'aggraver. Le tibia se prit, il se perfora, et des trous faisaient communiquer le canal médullaire avec le dehors. Ces trous ressemblaient à de petites couronnes de trépan. En cinq ou six semaines, le tibia était détruit presque en entier dans son quart inférieur. Dans toute l'étendue de l'ulcère, il y avait des foyers d'épithélium; il y en avait aussi dans le tibia, dans le périoste; de sorte que ces foyers pouvaient être pris pour des masses tuberculeuses ou cancéreuses.

L'amputation de la jambe fut pratiquée au tiers supérieur.

(Professeur Broca, *Soc. de chir.*, 1862, 2e série, t. III, p. 493.)

No 144. — Portion inférieure de la cuisse avec la jambe gauche; tumeurs fibro-plastiques généralisées.

Cette pièce provient d'un homme de 32 ans, militaire retraité : il avait servi pendant 12 ans dans l'artillerie. Au mois de juillet 1852, il fit une chute de cheval qui fut suivie d'une entorse tibio-tarsienne gauche, et, en 1854, à la suite d'accidents graves, suivis d'inflammation assez intense, il fut amputé de cette jambe au niveau du tiers inférieur.

En 1855, ce malade s'aperçut de l'apparition simultanée de plusieurs tumeurs qui se sont développées dans l'ordre suivant : 1° au flanc gauche; 2° au bras gauche; 3° au côté externe de la cuisse droite. Le moignon lui-même commença à prendre un développement insolite. Les tumeurs du flanc, du bras et de la cuisse furent successivement enlevées et reconnues, après leur ablation, comme étant des sarcomes à petites cellules (*tumeurs fibro-plastiques*).

Peu de temps après, le malade éprouva une gêne considérable de la respiration, et, à l'auscultation, à droite, on trouva la respiration nulle jusqu'au niveau du cinquième espace intercostal : le malade ne tarda pas à succomber.

A l'autopsie, on trouva une énorme tumeur qui avait le volume d'une tête d'adulte. Elle occupait le médiastin et refoulait le poumon. De nombreuses tumeurs occupaient divers autres organes.

Sur la jambe, qui est la pièce conservée, on constate qu'il existe une tumeur fibro-plastique, très volumineuse, dans le tissu cellulaire qui sépare les muscles du mollet.

Une seconde tumeur, parfaitement indépendante, existe dans le creux poplité, entre les jumeaux.

Deux petites tumeurs roussâtres sont en rapport avec les os.

Les vaisseaux et nerfs sont parfaitement sains; dans le creux poplité, ils plongent au-dessous de la tumeur qui occupe cet espace, pour aller se perdre dans l'épaisseur de la jambe.

En incisant à la partie postérieure du membre le plan musculaire très aminci, qui représente les jumeaux, on découvre une première tumeur, isolée de la masse principale par une seconde couche de fibres qui répond au soléaire. Cette tumeur, large en haut, s'amincit progressivement en bas pour disparaître vers le milieu de la jambe : elle en occupe le tiers supérieur. Une multitude de lobes isolés, paraissent s'être rapprochés pour la constituer ; ils n'ont entre eux d'autre connexion que la pression qui les unit. On en voit quelques-uns se détacher spontanément après l'incision des plans aponévrotiques qui les maintiennent.

Entre le soléaire et les muscles de la couche profonde, se trouve une masse énorme de tissu fibro-plastique ; en avant, elle refoule le ligament inter-osseux, soulève les muscles, les vaisseaux et les nerfs placés au-devant d'elle, et comprime la face postérieure des os, au point de les atrophier. En arrière, elle refoule les vaisseaux tibiaux postérieurs qu'elle sépare complètement du nerf correspondant : ce dernier plonge dans l'épaisseur de la tumeur vers sa partie moyenne, après s'être étalé en faisceaux à sa partie supérieure avant d'y pénétrer. Vers son extrémité terminale, le nerf présente un renflement traumatique qui adhère à la cicatrice de l'amputation.

Les vaisseaux tibiaux postérieurs ne plongent nullement dans la tumeur : ils rampent à sa surface. Les vaisseaux et nerfs tibiaux antérieurs, grâce à l'atrophie des muscles, sont presque sous-aponévrotiques.

Une petite tumeur, parfaitement isolée, s'est développée au devant de la masse principale, dont elle est séparée par le bord inférieur du fléchisseur propre du gros orteil ; en bas, elle est directement en rapport avec la tumeur principale. Des deux petites tumeurs indépendantes qui occupent la partie inférieure du moignon, la première semble entièrement formée par un épanchement sanguin ; elle offre pourtant, à la coupe, quelques noyaux blanchâtres. La seconde, qui est aussi plus volumineuse, et adhère, dans une partie de son étendue, à la peau, présente intérieurement le même aspect que la masse principale ; elle est cependant parsemée de stries sanguines très nombreuses surtout à la superficie.

La déformation des os est caractéristique : ils n'offrent pas la moindre altération du tissu. Le périoste lui-même est parfaitement sain. L'atrophie semble ne reconnaître pour cause que la compression. Vers sa partie inférieure, le tibia se termine en pointe : son épaisseur a diminué de moitié. Le péroné se trouve atrophié surtout vers sa partie moyenne, qui présente une échancrure tellement profonde, que l'os semble presque coupé en cet endroit.

Dans presque toute l'étendue du membre, les fibres musculaires sont pâles, amincies, atrophiées et réduites à leur plus simple expression; mais partout où les plans musculeux ont conservé quelque épaisseur, on les voit parsemés de petits nucléoles d'éléments fibro-plastiques. On peut donc assister, en quelque sorte, par la pensée, au développement primitif de la tumeur.

(M. Chassaignac, *Bul. Soc. de chir.*, t. VII, p. 90.)

N° 145. — Tumeurs fibro-plastiques isolées et généralisées.

Ces trois tumeurs proviennent du même individu que la pièce n° 144.

(M. Chassaignac, *Soc. de chir.*, t. VII, p. 90.)

N° 146. — Tumeur fibro-plastique de la cuisse.

Cette tumeur est aplatie, de circonférence régulière, et à peu près ovalaire. Elle existait depuis six ans à la partie interne de la cuisse d'une femme de 30 ans; elle était pédiculée, et son ablation n'a donné lieu qu'à une très légère hémorrhagie. Envisagée uniquement à sa surface extérieure, cette tumeur, qui peut avoir dans sa plus grande longueur de 4 à 5 centimètres, semblait constituée par deux lambeaux de peau accolés l'un à l'autre. Une coupe pratiquée perpendiculairement à ses deux faces, a fait découvrir un tissu qui, par sa nature, sa consistance et sa couleur, rappelle complètement celui du foie; de gros vaisseaux circulaient dans son épaisseur.

Pour M. Nélaton, cette tumeur est érectile, et son tissu serait en grande partie une transformation de fibrine successivement épanchée. Pour M. Robin, qui a examiné cette pièce au microscope, il ne s'agit point ici d'une tumeur érectile, mais d'une tumeur fibro-plastique à éléments étoilés, éléments très rares dans les productions de ce genre. Sa teinte particulière serait due à des granulations graisseuses d'une coloration très foncée.

(Professeur Nélaton, *Soc. anat.*, 1863, 2me série, t. VIII, p. 178.)

N° 147. — Tumeur cancéreuse de la peau de l'aisselle.

Cette tumeur, qui est volumineuse et sans renseignements, occupait la peau de l'aisselle.

(Professeur Cruveilhier, 1837.)

N° 148. — Portion du pied; cancer mélanique de la plante du pied.

Sur cette portion de pied, qui supporte trois orteils, on constate l'existence d'un cancer *mélanique* qui siégeait entre le quatrième et le cinquième orteil du pied gauche, et que M. Velpeau a enlevé sur une homme de 50 ans.

Cette production mélanique est située immédiatement sous l'épiderme; elle est développée dans le derme et le tissu cellulaire sous-cutané. En dehors se trouvent deux petits points noirs formés par un dépôt de même matière.

En incisant entre le deuxième et le troisième métatarsien, M. Velpeau trouva une masse développée dans le tissu cellulaire, et il réséqua les deuxième, troisième et quatrième métatarsiens

L'examen microscopique a été fait par M. Robin; cette tumeur est, suivant lui, un type de cancer mélanique.

(Professeur Velpeau et M. Binet, *Soc. anat.*, 1857, 2me série, t. II, p. 14.)

N° 149. — Enchondrôme volumineux de la paroi thoracique.

Tumeur très volumineuse de la paroi thoracique, occupant le côté gauche, depuis la septième côte jusqu'à la région de l'hypocondre. La tumeur, qui présentait pendant la vie le volume de la tête d'un adulte, est lobulée. Elle était très dure dans certains points, ramollie et fluctuante dans d'autres. Elle gagne la région antérieure et présente, sur sa partie la plus proéminente, une ulcération qui conduisait dans une poche très étendue.

Il y a plusieurs années, le malade s'était brisé du côté gauche la sixième côte, et ce n'est que depuis ce moment qu'il s'est aperçu du développement de la tumeur, qui paraît, en effet, avoir été plutôt consécutive à la fracture, que cause prédisposante de cette dernière. Le développement s'est fait lentement, mais d'une manière continue. Dans les six derniers mois, il a pris un accroissement plus considérable, et c'est alors seulement que des douleurs vives se sont manifestées. Les ganglions axillaires n'étaient point affectés. La paroi de la poitrine était comprise en totalité dans la tumeur; la respiration ne s'entendait plus de ce côté, de la matité existait dans la partie inférieure du thorax; mais il n'y avait point d'egophonie.

On peut constater sur la pièce que la tumeur a détruit la partie antérieure de plusieurs côtes : la sixième, septième et huitième. Par cette perforation elle a pénétré dans la poitrine. Le poumon de ce côté était refoulé, atrophié. Il était dur, imperméable à l'air. Un épanchement considérable s'était produit dans la plèvre, et la tumeur, qui avait déprimé le diaphragme, faisait une sorte de hernie dans la cavité abdominale.

L'examen microscopique a été fait par M. Lebert, qui a constaté qu'elle était, en grande partie, formée par un tissu cartilagineux, au sein duquel existait une substance colloïde qui était comme enkystée, et contenait, avec beaucoup de matière amorphe, quelques corpuscules cartilagineux.

(M. Ducluzeau, *Soc. anat.*, 1852, t. XXVII, p. 93.)

TABLE DES MATIÈRES

DU TOME CINQUIÈME

APPAREIL DE LA RESPIRATION ; GÉNÉRALITÉS.

CHAPITRE PREMIER

CHAPITRE II.

Nos des pièces — Pages

CHAPITRE III.

CHAPITRE IV.

CHAPITRE V.

CHAPITRE VI.

CHAPITRE PREMIER.

Nos des pièces — Pages

CHAPITRE II.

CHAPITRE III.

CHAPITRE IV.

Nos des pièces — Pages

CHAPITRE V.

CHAPITRE VI.

CHAPITRE VII.

Nos des pièces | Pages

CHAPITRE VIII.

CHAPITRE IX.

CHAPITRE X.

CHAPITRE XI.

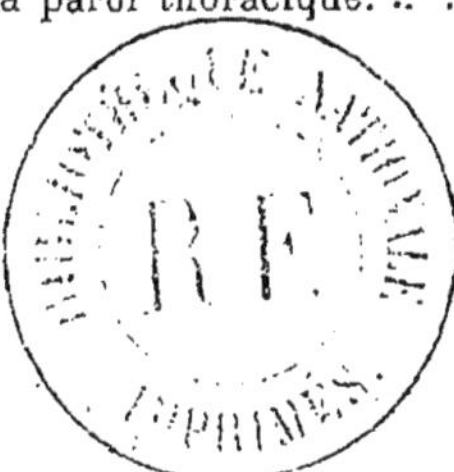

FIN DU CINQUIÈME VOLUME.

Paris. — Imp. PAUL DUPONT, 41, rue Jean-Jacques-Rousseau. — 105.80

CATALOGUE DES PIÈCES

DU

MUSÉE DUPUYTREN

L'ordre suivi pour la classification des pièces dans le Musée a été observé dans la publication de ce Catalogue ; c'est par appareil ou système qu'elles ont été disposées, savoir :

1° L'appareil de la locomotion : système osseux ;
2° Le système musculaire ;
3° Le système nerveux ;
4° L'appareil des sens ;
5° L'appareil de la circulation ;
6° L'appareil de la digestion avec ses glandes annexes ;
7° L'appareil de la respiration ;
8° L'appareil génito-urinaire ;
9° Le système cutané et cellulaire ;

Enfin, une dixième division sera consacrée aux monstres, et formera le volume de la tératologie.

Le CATALOGUE DU MUSÉE DUPUYTREN se compose de cinq volumes, avec quatre atlas de planches photographiées.

Prix : 60 francs

P. S. — Le cinquième volume termine le **Catalogue du Musée Dupuytren**. Il ne reste plus que la **tératologie**, qui fera l'objet d'un volume spécial.

Ce n'est que vers la fin de 1882 que paraîtra ce sixième et dernier volume du Catalogue.

Afin de tenir toujours le **Musée Dupuytren** au courant des pièces nouvelles qui sont déposées chaque année, il sera publié, tous les quatre ans un supplément. Cette publication, dans un temps donné, deviendra ainsi une collection importante de faits nombreux d'anatomie pathologique, avec pièces à l'appui.

Paris, Imp. PAUL DUPONT, 41, rue Jean-Jacques-Rousseau — 31.12.80

www.ingramcontent.com/pod-product-compliance
Ingram Content Group UK Ltd.
Pitfield, Milton Keynes, MK11 3LW, UK
UKHW020311200726
13857UKWH00001B/137